Hans Ulrich Zollinger

Pathologische Anatomie

Band I Allgemeine Pathologie

Mit Schlüssel zum Gegenstandskatalog
GK 2: Pathologie

unter Mitarbeit von

Leonardo Bianchi, Peter Dalquen, Fred Gudat, Philipp Heitz
Robert Hess, William Meier-Ruge, Michael Mihatsch
Helmuth Ohnacker, Wolfgang Remagen

5., neubearbeitete Auflage

173 meist zweifarbige Abbildungen in 269 Einzeldarstellungen und 2 Farbtafeln, 38 Tabellen

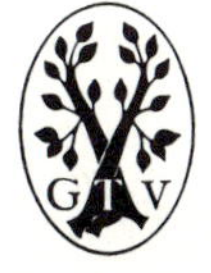

1981
Georg Thieme Verlag Stuttgart · New York

Wichtiger Hinweis: Medizin als Wissenschaft ist ständig im Fluß. Forschung und klinische Erfahrung erweitern unsere Kenntnisse, insbesondere was Behandlung und medikamentöse Therapie anbelangt. Soweit in diesem Werk eine Dosierung oder eine Applikation erwähnt wird, darf der Leser zwar darauf vertrauen, daß Autoren, Herausgeber und Verlag größte Mühe darauf verwandt haben, daß diese Angabe genau dem Wissensstand bei Fertigstellung des Werkes entspricht. Dennoch ist jeder Benutzer aufgefordert, die Beipackzettel der verwendeten Präparate zu prüfen, um in eigener Verantwortung festzustellen, ob die dort gegebene Empfehlung für Dosierungen oder die Beachtung von Kontraindikationen gegenüber der Angabe in diesem Buch abweicht. Eine solche Prüfung ist besonders wichtig bei selten verwendeten Präparaten oder solchen, die neu auf den Markt gebracht worden sind.

CIP-Kurztitelaufnahme der Deutschen Bibliothek

Zollinger, Hans Ulrich:
Allgemeine Pathologie / Hans Ulrich Zollinger.
Unter Mitarb. von Leonardo Bianchi ... –
5., neubearb. Aufl. – Stuttgart ; New York :
Thieme, 1981.
(Pathologische Anatomie/Hans Ulrich Zollinger; Bd. 1)

1. Auflage 1968
2. Auflage 1969
1. Französische Auflage 1970
1. Italienische Auflage 1971
3. Auflage 1971
3. Auflage, 1. unveränderter Nachdruck 1973
3. Auflage, 2. unveränderter Nachdruck 1974
3. Auflage, 3. unveränderter Nachdruck 1974
4. Auflage 1975
1. Spanische Auflage 1977

Satz: Maisch + Queck, Gerlingen, gesetzt auf Linotype-Satzsystem 2/3
Druck: Aprinta, Wemding
ISBN: 3-13-423105-0

5 4 3 2 1 0

Autor:

Prof. Dr. Hans Ulrich Zollinger, emerit. Vorsteher des Pathologischen Instituts der Universität Basel

Mitarbeiter:

Leonardo Bianchi, extraord. Professor, Institut für Pathologie der Universität Basel

Peter Dalquen, PD, Institut für Pathologie der Universität Basel

Fred Gudat, PD, Leiter der Abteilung für Immunpathologie, Institut für Pathologie der Universität Basel

Philipp Heitz, PD, Institut für Pathologie der Universität Basel

Robert Hess, extraord. Professor, Forschungsabteilung Ciba-Geigy AG, Basel

William Meier-Ruge, PD, Forschungsabteilung Sandoz AG, Basel

Michael Mihatsch, PD, Institut für Pathologie der Universität Basel

Helmuth Ohnacker, Leiter der Abteilung für Kinderpathologie, Institut für Pathologie der Universität Basel

Wolfgang Remagen, extraord. Professor, Institut für Pathologie der Universität Basel

Vorwort zur 5. Auflage

Die Abklärung von Pathogenese und Ätiologie der verschiedenen Leiden ist eine der Grundvoraussetzungen für die moderne Medizin; die lawinenartige Zunahme der diagnostischen Biopsien, Punktionen usw. in den letzten Jahrzehnten zeigt dies sehr anschaulich. Zum Verständnis der Veränderungen welche der allgemeine Praktiker, der Kliniker, der Radiologe usw. und vor allem der Pathologe beobachten kann, ist das Grundwissen der allgemeinen pathologischen Anatomie und Histologie sowie der Pathophysiologie Voraussetzung. In diesem Band befassen wir uns mit der allgemeinen Pathologie, ohne jedoch auf pathophysiologische Erklärungen sowie auf Beispiele aus der speziellen Pathologie verzichten zu können. Bewußt wird in Ergänzung zu Vorlesungen und Kursen immer wieder gezeigt, daß die allgemeine Pathologie keine trockene Theorie sein muß, sondern mitten im praktischen Denken des Arztes ihren Platz hat. Die Tatsache, daß die beiden Taschenbücher in immer stärkerem Maße von praktisch tätigen Ärzten angeschafft werden, weist die Studenten auf die Bedeutung des gebotenen Stoffes hin, der nicht nur nach dem Gegenstandskatalog schnell für das Examen durchgearbeitet, sondern auch tatsächlich verarbeitet, verstanden und in den wesentlichen Punkten intellektuell integriert werden muß. Die einzelnen schematischen Zeichnungen sollen diesen Vorgang der „Dauerspeicherung" des Wissens erleichtern. Dasselbe gilt für die neugewählte drucktechnische Verarbeitung. Das Sachverzeichnis wurde wie in den früheren Auflagen besonders ausführlich gestaltet.

Wir haben versucht, dem Studenten neue Fachwörter weitgehend zu erklären, oft ist dies schon aus Platzgründen schlechterdings unmöglich gewesen. Der interessierte Verarbeiter von Band 1 wird in Band 2 die noch fehlenden Erklärungen ohne weiteres finden. Die beiden Bände gehören im übrigen inhaltlich unbedingt zusammen, insbesondere auch, weil die in der deutschen Examensordnung gewählten Beispiele aus verschiedenen Gründen nicht mit denjenigen in Band 1 unseres Taschenbuches übereinstimmen.

Fast alle Abschnitte der allgemeinen Pathologie wurden weitgehend überarbeitet, oft auch grundsätzlich neu konzipiert. Ich danke meinen Mitarbeitern für die große Mühe, die sie sich gemacht haben, auf kleinem Raum die ihre Gebiete betreffenden Grundlagen verständlich darzustellen und zugleich die Brücken zu den Nachbargebieten auszubauen. Wertvolle Beiträge verdanken wie Herrn Prof. H. P. Rohr sowie Herrn PD Dr. Zak. Ganz besonders dankbar bin ich Herrn Dr. h. c. Günter Hauff und seinen Mitarbeitern im Thieme Verlag für die ausgesprochen angenehme und anregende Zusammenarbeit.

Wertvolle Hilfe bedeuten für uns die Kritiken und Anregungen (siehe letzte Seite dieses Bandes), die wir in großer Zahl erhalten und verarbeitet haben.
Schließlich hoffe ich, daß unsere allgemeine Pathologie auch weiterhin mithelfe, das in der deutschsprachigen Welt bisher gültige Grundprinzip des wesentlichen Verständnisses an Stelle eines ausgewählten Kataloges aufrecht zu erhalten.

Basel, Februar 1981 HANS ULRICH ZOLLINGER

Inhaltsverzeichnis

Einleitung: Grundbegriffe 1

Mißbildungen 4

Teratogenese 5

Teratogenetische Determinationsperiode 5
Teratogenetischer Determinationspunkt 5

Ursachen der Mißbildungen 6

Genetisch 6
  Chromosomenkrankheiten 6
Nicht-genetisch 10

Doppelmißbildungen 12

Einzelmißbildungen 13

Fetopathien 15

Regressive Störungen 17

Atrophie 18

  Altersatrophie 18
  Involutionsatrophie 20
  Druckatrophie 20
  Inaktivitätsatrophie 21
  Hormonal bedingte Atrophie 21
  Atrophie bei Zirkulationsstörungen 22
  Hungeratrophie = Inanitionsatrophie 22
Alterveränderungen 23

Stoffwechselstörungen 25

Wasserstoffwechsel 27
  Regulation des Wasserhaushalts 27
  Störungen des Gesamtwasserhaushalts 28
  Störungen des Zellwasserhaushalts 28
Eiweißstoffwechsel 30
  Eiweißstoffwechselstörungen 33
Hornbildstörungen 48
Anhang: Störungen des Aminosäurenstoffwechsels 49

Fettstoffwechsel . . . 49
Fettstoffwechselstörungen . . . 52
Kohlehydrate . . . 72
Hormonale Regulation des Blutzuckers . . . 72
Kohlehydratstoffwechselstörungen . . . 72
Glykosphingolipide, Glukosaminoglykane (Mukopolysaccharide), Glykoproteine, Schleim . . . 82
Pigmente . . . 87
Exogene Pigmente . . . 88
Endogene Pigmente . . . 90
Mineralstoffe . . . 110

Zelltod und Nekrose . . . 123

Progressive Veränderungen . . . 130

Hypertrophie . . . 131

Hyperplasie . . . 132

Regeneration . . . 133
Physiologische Regeneration . . . 133

Wundheilung . . . 141
Heterotropie . . . 146

Atmung . . . 153

Ventilationsstörungen . . . 154

Diffusionsstörungen . . . 158

Störungen des Sauerstofftransports . . . 159

Störung der Zellatmung . . . 160

Anhang: Tod im Wasser . . . 161

Kreislaufstörungen . . . 163

Kreislauffunktion . . . 164

Kardiale Kreislaufstörungen . . . 165

Vaskuläre Kreislaufstörungen . . . 172

Blut- und lymphbedingte Kreislaufstörungen . . . 176

Entzündung ... 211

Wechselbeziehung Noxe : Wirt ... 212

Aggressionsfaktoren der Erreger ... 212
Virulenz der Erreger ... 212
Toxinproduktion der Erreger ... 212
Enzyme der Bakterien ... 213
Quantitative Aspekte ... 214
Organotropie ... 215
Auslösung immunpathologischer Vorgänge ... 216

Abwehrmechanismen ... 217

Unspezifische Abwehrelemente ... 217
1. Haut und Schleimhäute ... 217
2. Filterorgane ... 218
3. RHS = Retikulohistiozytäres System ... 218
4. Zellen der Entzündung ... 224
5. Unspezifische biochemische Abwehr ... 228
Spezifische Immunabwehr – Fremderkennung ... 234
Immunpathologie ... 253
Allgemeine klinische Entzündungszeichen ... 266
Die komplexen Reaktionsgruppen bei der Entzündung (zugleich Stadien) ... 267
1. Alteration ... 267
2. Kreislaufstörung ... 268
3. Exsudation ... 269
4. Proliferation ... 274
5. Reparation – Narbenbildung – Heilung ... 275

Nosologie der Entzündungen ... 278

A. Klinische Nosologie ... 278
B. Morphologische Nosologie ... 278
Alterative Entzündung ... 278
Kreislaufstörung im Vordergrund ... 279
Exsudative Formen der Entzündung ... 279
Proliferative Entzündung ... 288
C. Pathogenetische Einteilung der Entzündung ... 290
D. Ätiologische Einteilung der Entzündung ... 291
Spezifische Granulationsgewebe = Granulome ... 291

Geschwulstlehre ... 343

Allgemeines ... 344

Definition der Geschwulst ... 344
Vorkommen ... 344

Häufigkeit . . . 344
Heilung bösartiger Geschwülste . . . 346
Dignität der Geschwülste = gutartig oder bösartig . . . 347
Eigenschaften maligne transformierter Zellen . . . 347
Pathologisch-anatomische Merkmale eines malignen Tumors . . . 348
Infiltration, Destruktion . . . 349
Mestastasenbildung . . . 350
Atypie und Polymorphie . . . 355
Mitosen . . . 355
Umgebungsreaktion . . . 356
Stroma . . . 356
Tumor-Wachstum . . . 356
Rezidivbildung . . . 357
Tumornekrose . . . 357
Zytologische Tumordiagnostik . . . 358
Folgen maligner Tumoren . . . 358

Einteilung der Tumoren . . . 360
Einteilung der Tumoren nach Prognose . . . 360
Verschiedene Grade der Dignität . . . 362
Einteilung der Tumoren nach Histogenese . . . 367
Einteilung der Tumoren nach Organogenese . . . 368

Tumortheorien . . . 369
Grundvorgang = Kanzerisierung einer Zelle . . . 369
Reiztheorie = Irritationstheorie (Virchow) . . . 370
Hyperregenerationstheorie . . . 372
Keimversprengungstheorie (Cohnheim) . . . 374
Anhang: Maligne Kindertumoren . . . 377
Strahlentheorie . . . 379
Röntgenstrahlen . . . 380
Radioaktive Substanzen . . . 380
Chemische Theorie . . . 381
Vorwiegend lokal wirkende Karzinogene . . . 381
Resorptiv-systemisch wirkende Karzinogene . . . 383
Hormontheorie . . . 385
Hormone und Tumorentstehung beim Menschen . . . 386
Vererbungstheorie . . . 386
Artdisposition . . . 386
Rassendisposition . . . 386
Individualdisposition . . . 386
Altersdisposition . . . 387
Geschlechts- und Organdisposition . . . 387

Mutationstheorie 387
Infektionstheorie 388
Parasiten als Krebserreger 388
Viren als Krebserreger. 389
Virustumoren beim Menschen. 391
Immunität und Tumorbildung. 392

Spezielle Tumorlehre. 393

Nosologie (Einteilung) der Tumoren 393
Mesenchymale Tumoren 393
Epitheliale Tumoren 327
Mischtumoren 434
Grundlagen der Krebsbekämpfung 436

Allgemeine Ätiologie 441

Chemische Schäden. 442

Arzneimittel 442
Genußgifte 445
I. Organotropie der Giftstoffe. 445
II. Systemisch angreifende Gifte 446
III. Lokal angreifende Gifte 448
Schäden durch Vitaminstörungen 449
Schäden durch Staub 453

Thermische Schäden 457

Hitzeschäden. 457
Verbrennung, Verbrühung 457
Sonnenstich = Insolation 459
Kälteschäden. 459
Lokale Wirkung 459
Kälteschäden des Gesamtkörpers. 460

Elektrischer Strom. 461

Blitz 461
Künstlicher elektrischer Strom 461
Strommarke 461
Starkstrom 462

Strahlenwirkungen. 463

Lichtstrahlen. 463
Ionisierende Strahlen 463

Einleitung: Grundbegriffe

Gesundheit

(WHO): »Zustand völligen körperlichen, seelischen und sozialen Wohlbefindens«.

Krankheit:

Wesentliche (»über das Normalmaß hinausgehende«) Störung der Gesundheit.

Pathologie:

Lehre von den Krankheiten.

Nosologie:

Einteilung der Krankheiten.

Ätiologie:

Krankheitsursachen (äußere und endogene [= »im Körper gelegene«]), meist mehrere wirksam (polykausal).

Pathogenese, formale:

Ablauf des Krankheitsgeschehens, z. B. Weg der Bakterienausbreitung, Zusammenspiel der Elemente bei Granulomentstehung.

Pathogenese, kausale:

Welche zusätzlichen Voraussetzungen bestehen für Krankheitsentwicklung neben ätiologischem Agens, z. B. Disposition, Erschöpfung usw.

Disposition:

Besondere Krankheitsanfälligkeit (genetisch [HLA, s. S. 15], geschlechtsabhängig, Hunger, Therapiefolgen, Alter, soziale Unterschiede, Psychopathologie, psychopathologische Einflüsse usw.).

Morbidität:

Erkrankungshäufigkeit in Gesamtbevölkerung, meist pro 100000 angegeben.
Inzidenz: Neuerkrankungshäufigkeit in Gesamtbevölkerung.

Mortalität:

Zahl der Todesfälle an einer Krankheit in Gesamtbevölkerung.

Letalität:

Zahl der Todesfälle an einer Krankheit bezüglich Gesamtzahl der Erkrankten.

Heilung:

a) **Restitutio ad integrum** = ohne Defekt abgeheilt.

b) **Defektheilung** mit oder ohne klinisch erfaßbarer Funktionseinschränkung.

Tod:

a) **Sogenannter »biologischer« Tod**

Df: Völliger Funktionsausfall von Herzkreislauf und Hirn ohne ärztliche Hilfsmaßnahmen, wie künstliche Beatmung usw.

b) **Klinischer Tod**: Herz- und Atemstillstand; ZNS-Schädigung (durch O_2-Mangel) noch behebbar.

c) **Hirntod**: EEG (Elektroenzephalogramm) ohne Ausschläge: Null-Linie während mindestens 12 Stunden. Hirnnervenabhängige Reflexe irreversibel ausgefallen, z. B. weite starre Pupillen. Hirnkreislauf irreversibel erloschen. Atemstillstand irreversibel.

Todeszeichen:

Totenflecken (livores) nach 1–4 Stunden. Rotviolett in tiefliegenden Körperabschnitten durch intravasale Blutansammlung (schwerebedingt), wegdrückbar. Nach 24 Stunden (±) Diffusion des Hämoglobins in das Gewebe → nicht wegdrückbar.

Leichenstarre (rigor mortis): Muskelkontraktion: vorhandenes ATP als Energie erschöpft. Aktin – Myosinkomplexe nicht mehr getrennt → permanente Muskelkontraktion. Beginn: Vereinzelt sofort, meist nach 2–6 Stunden, Kopf → Peripherie, Lösung analog nach 2–3 Tagen.

Veränderungen der Organe nach Tod des Patienten

(Autolyse). Pigmente s. S. 87 ff, Autolyse der Zelle S. 123. Leber: Postmortales Verdämmern der Kerne. Gesamtstruktur erhalten. Keine Hyperämie. Keine Leukozyten. Also keine vitalen Reaktionen.

Schaumleber: Postmortale Vermehrung von gasbildenden Erregern.
Magen: Gastromalacia acida: Postmortale Selbstverdauung des Magens (besonders bei akutem Hirntod) *ohne* vitale Reaktion, d. h. ohne Zeichen der Entzündung, die bei intravitaler Nekrose nie fehlen.

> Merke: Typisch für postmortale Veränderung ist auch die blutige Imbibition, besonders im Herz (Endokard) erkennbar.

Imbibition = Durchtränkung des Gewebes mit dem Hämoglobin aufgelöster Erythrozyten.

Obduktion = Sektion = Leichenöffnung:

Korrekt ausgeführt → an eingesargter Leiche nicht erkennbar!

a) **Klinische Autopsie**: Abklärung unklarer klinischer Krankheiten, Kontrolle neuer Medikamente, Röntgentherapie und Operationsmethoden (Wirksamkeit, Nebenwirkungen), Erkennung neuer Krankheitsbilder, Abklärung pathogenetischer Fragen → Möglichkeit neuer prophylaktischer, diagnostischer und therapeutischer Maßnahmen.
Ausbildung der Studenten und Ärzte: klinische Befunde bestätigt oder abweichend erklärt; Erarbeitung der notwendigen Grundlagen für die Pathologen zur Beurteilung von Biopsien.

b) **Gesetzlich vorgeschriebene Autopsie**: Verdacht auf strafbare Handlung von Drittpersonen (gerichtlich angeordnet).
Verdacht auf klinisch nicht gesicherte ansteckende Krankheit (BRD).
Bei Kremation (Einäscherung) von Amtsarzt angeordnet, wenn Leichenschau Unklarheiten ergibt.

Biopsie:

Df: Oberbegriff für intravital aus diagnostischen Gründen entnommenes Gewebe und Körperhöhlenergüsse.

Methode:
Messerbiopsie, Punktion mit Hohlnadel, scharfem Löffel, Kürettage (Auskratzung: Gebärmutter usw.).
Eigentlich jedes Operationspräparat ist eine Biopsie.

> Merke: Jedes Operationspräparat muß unbedingt histologisch untersucht werden → immer wieder nicht erwartete Befunde festgestellt.

Zytologie, diagnostische: Zellen in Ergüssen, Sputum oder aus Punktionsnadel untersucht. Auch eine Art von Biopsie.

Mißbildungen

Df: Mißbildung = Folge pränataler Entwicklungsstörungen (Dysontogenese, Dysgenie).
Teratologie = Lehre von den Mißbildungen (Teras = Mißbildung).

Häu: 2–5% der Neugeborenen zeigen wesentliche Mißbildungen.

Fo: Fehlentwicklung oder Differenzierungsstörung während Embryo- und Fetogenese kann zu Hemmungs- oder Überschußbildungen führen. – Störung im Ablauf der Entwicklung kann im Prinzip Anlaß geben zu:

a) Mißbildungen der Gestalt: »spezifische« Entwicklungsstörung,
b) allgemeinem (»unspezifischem«) Entwicklungsschaden: Keimtod, Hemmung des physiologischen intrauterinen Wachstums,
c) Stoffwechseldefekten (Enzymopathien: »inborn error of metabolism«, Dyshormonosen) oder
d) Veränderung proliferativer Zellen, u. U. erst nach langer Latenz manifest. Bei: Diaplazentare Karzinogenese bei Stilboestrolbehandlung der Mutter.

Teratogenese

Die Ontogenese läuft in sukzessiven, wohldefinierten Phasen (Perioden) ab. Schädigungsmuster also *phasenspezifisch*.

Teratogenetische Determinationsperiode

= Zeitspanne, innerhalb welcher erb- und umweltbedingte Faktoren einwirken müssen, um Mißbildungen zu erzeugen. Kann beim Menschen u. U. ermittelt werden: Bestrahlung, Virusinfektionen (Rubeolen), chemische Substanzen (Thalidomid). Besonders empfindlich sind die organogenetischen Phasen der Embryonalentwicklung (= »phänokritische« Phasen).

Merke: 1. Zellen im Teilungsvorgang sind besonders empfindlich auf vielseitige Einflüsse. 2. Schäden, welche in prämitotischen Zellen gesetzt wurden, äußern sich vor allem in der Teilungsphase.

Bei: Gehirn: 3.–11. Woche, Augenbecher: 3.–4. Woche, 7. Woche, Linsenbläschen: 3.–6. Woche, Zahnleiste: 6.–12. Woche, Lippen, Gaumen: 6.–8. Woche, Herz: 20.–50. Tag, Trennung von Speise- und Luftröhre: 5. Woche, Extremitäten: 4.–6. Woche.

Merke: Die Frühgravidität, d. h. das erste Trimenon der Schwangerschaft, ist besonders empfindlich gegenüber vielseitigen Einflüssen, die als Ursachen von Mißbildungen in Frage kommen (Tab. 1).

Teratogenetischer Determinationspunkt

Bei: Verschluß des Septum interventriculare, nach welchem ein Schaden nicht mehr zu einem Septumdefekt führen kann.

Exp.: Genaue Bestimmung des Konzeptionszeitpunktes durch Vaginalabstriche (Spermiennachweis) → Bestrahlung der graviden Ratte in ganz bestimmten Zeitpunkten → gesetzmäßiges Erzeugen von bestimmten Mißbildungen, welche den entsprechenden Determinationsperioden entsprechen.

Merke: Mißbildungsform hängt weniger von der Art der teratogenen Substanz als vom Zeitpunkt ab, in welchem die Schädigung einwirkte.

Ursachen der Mißbildungen *(Abb. 1)*

Genetisch

Df: Übertragbare Veränderung der Erbsubstanz (Genom). Chemisch-strukturelle Änderung der DNS im ♂ - oder ♀-Gameten.

Häu: 1/5 der Mißbildungen.

Pg: Spontan oder induziert durch ionisierende Strahlen, Zytostatika.

Fo: *Dominanter Faktor* → genbedingte Veränderung bereits in erster Filialgeneration manifest → Keimtod (dominanter Letalfaktor) oder → Fehlbildung, wenn Keimling intrauterin überlebt. *Rezessiver Faktor* → erst dann Veränderung im Phänotyp der Nachkommenschaft, wenn er homozygot vorkommt.

Chromosomen: Fibrilläres Grundgerüst = Chromonema

Körnige Querbänder = DNS-Chromomeren

Gene = DNS, Selbstverdoppelung vor jeder Teilung. Wirken als Matrizen bei der RNS-Bildung spezifisch = Schablonen (vgl. Abb. 10).

Modifikation:

erworbene Strukturänderung

Mutation:

Neuauftreten einer genbedingten Veränderung

1. Je älter Mutter, desto häufiger
2. Wärme fördert exp.
3. Ionisierende Strahlen, Ultraviolett
4. Chemisch: Stickstofflost, Nitrite, Antimetaboliten

Chromosomenkrankheiten = Gametopathien (Tab. 1)

Strukturelle Veränderungen der Chromosomen (= bei der Zellteilung bei jeder Art in konstanter Zahl in Erscheinung tretende Portionen von DNS-Doppelhelix, bestehend aus zwei Längshälften, den Chromatiden) können in mitotischen oder meiotischen Zellen mikroskopisch erfaßt und klassifiziert werden (Zytogenetik). Solche *chromosomalen Aneuploidien* können während der Keimzellreifung (Gametoge-

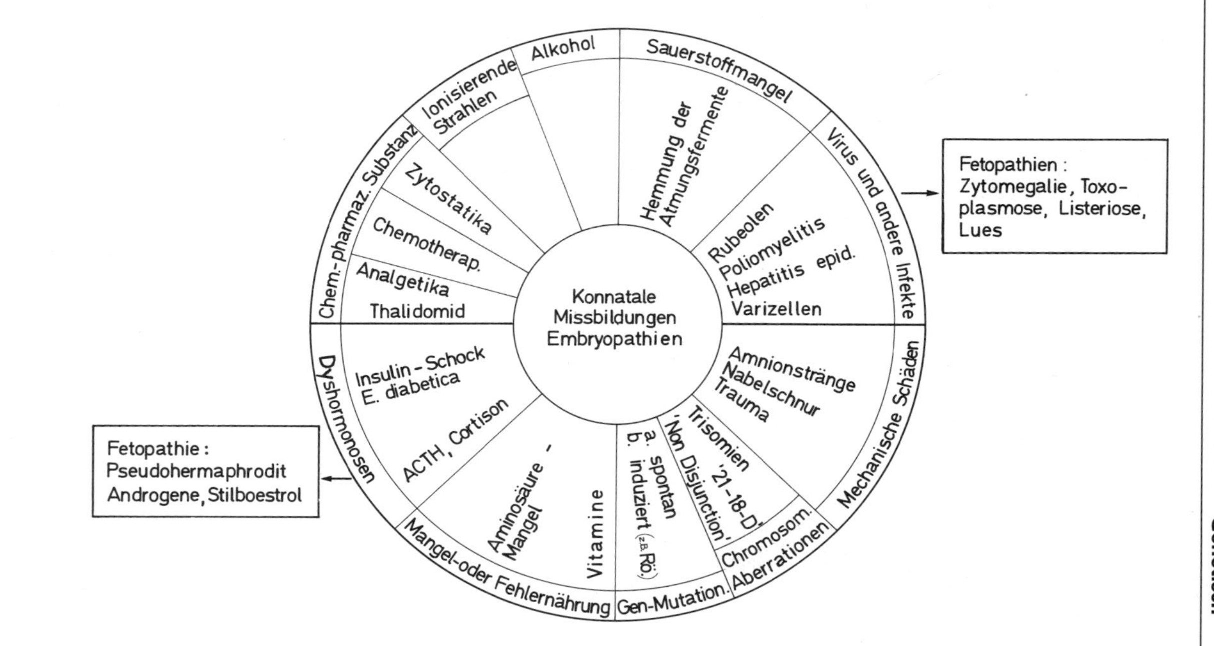

Abb. **1** Pathogenetisch-ätiologisches Spektrum für die Mißbildungsentstehung (nach Wegner)

Tabelle 1 **Mißbildungen**

Pränatalperiode = Kyematogenese	Entwicklungsperioden	pathologischer Zustand	Kyematopathien
	Gametogenese: Periode der Keimzellentwicklung bis Befruchtung	**Gametopathien:** vor allem Chromosomenaberrationen	
	Blastogenese (1.–18. Tag der Entwicklung): Proliferation morphologisch gleichartiger Zellen. Morula → Blastozyt. Bildung prospektiver Zonen und Primitivanlagen	Keimtod, **Blastopathie**	
	Implantation in die Uterusmukosa am 18. Tag		
	Embryogenese (19. Tag bis Ende 3. Monat): Bildung der Organanlagen, Organogenese. Plazentation mit Anschluß an mütterlichen Kreislauf	**Embryopathie** (meist Einzelmißbildungen oder embryonaler Tod → Abort)	
	Fetogenese (Anfang 4. Monat bis Geburt): Organdifferenzierung, stoffwechselmäßige Differenzierung	**Fetopathie**	

nese) oder nach der Befruchtung in den ersten Teilungsstadien der Zygote auftreten. Folgen von *Chromosomenbrüchen* und *Non-disjunction* (Anaphasestörung) = strukturelle und/oder numerische Veränderungen. (Abb. 1)

Menschlicher somatischer Karyotyp (diploider Satz) = 22 Autosomenpaare und 2 Gonosomen = Heterosomen (Geschlechtschromosomen): XX oder XY. Zytogenetisch in Lymphozyten- oder Fibroblastenkulturen oder nach Amniozentese (Punktierung der Fruchtblase) analysierbar. *Barr*-Körperchen in *weiblichen* Interphasekernen = sichtbare Heterochromatinmasse des einen, inaktiven X; das genetisch allein (monosomal) funktionierende andere X besteht aus Euchromatin und ist unsichtbar.

Numerische Aberrationen: Polyploidie; Aneuploidie: Monosomie, Trisomie, Polysomie.

Strukturelle Aberrationen: Aneusomien. Folge von Deletionen, Insertionen, Translokationen.

Klinische Zytogenetik unterscheidet: Autosomale und gonosomale Aberrationen, Mosaikbildungen (Entstehung: erste Furchungsstadien).

Häu: > 5% aller angelegten Graviditäten zeigen Chromosomenanomalien → 1/10 (= 0,5% aller) ausgetragenen → davon ⅓ kongenitales Mißbildungssyndrom.

Ca. 50% aller erfaßten Spontanaborte zeigen Chromosomenveränderungen: Trisomien > Monosomien und Polyploidien.

Autosomale Veränderungen

Trisomie 21 = Mongolismus (*Down*-Syndrom): 3 freie Chromosomen 21. Schwachsinn, schräge Augenstellung, tiefsitzende, hypoplastische Ohrmuscheln, Vierfingerfurche der Hand, häufig angeborenes Herzvitium (!), Duodenalatresie, Nierenagenesie. Weitere Einzelheiten s. Lehrbücher der Pädiatrie.

Häu: 1 : 600 Geburten. Häufung bei älteren Müttern: Altersabhängige Zunahme von Non-disjunction (Oogenese).

Trisomie 13 (*Pateau*-Syndrom) und Trisomie 18 (*Edwards*-Syndrom) selten. Schwere multiple Störungen (Herz, Gaumen, Nieren usw.), früh → letal.

Autosomale Monosomie: Abortierte Früchte. – Polyploidie: Häufig in Tumorzellen.

Spezifische Deletionen: Selten. Chromosom 5: »cri du chat«-Syndrom. Chromosom 22: »Philadelphia-Chromosom« bei chronischer myeloischer Leukämie (s. S. 388) in Knochenmarkszellen.

Weitere somatische, strukturelle Aberrationen bei einer Reihe von Erbkrankheiten (*Fanconi*-Anämie, *Bloom*-Syndrom, Ataxia teleangiectatica), die mit malignen Tumoren einhergehen.

Gonosomale Veränderungen

Monosomie 45, X (XO): *Ulrich-Turner*-Syndrom: Gonaden-Dysgenesie, äußere Genitalien rudimentär, Zwergwuchs (s. Bd. II).

Trisomie 47, XXY: *Klinefelter*-Syndrom (s. Bd. II): Hodenhypoplasie mit Tubulusatrophie und Vermehrung der *Leydig*-Zellen, eunuchoider Habitus, Gynäkomastie, Schwachsinn, *Barr*-Körperchen.

Trisomie 47, XYY: »Supermann«, mit reduzierter Fertilität.

Trisomie 47, XXX: Geistig behinderte Frauen.

Mosaik 45/46, XO/XY: Pseudohermaphrodit, Syndrom der testikulären Feminisierung, weiblicher Habitus mit kurzer Vagina, nichtdeszendierte Hoden.

Mosaik 46/46, XX/XY = Echter Hermaphrodit (= 2geschlechtig).

Enzymopathien

Df: Fehlen oder pathologische Zusammensetzung bestimmter Enzyme.

Bei: Glukose-6-Phosphatdehydrogenasemangel → Erythrozytendefekte → Hämolyse (Auflösung des Blutes), da Schutz vor Oxidation fehlt. Hämolytischer Schub ausgelöst durch oxidierende Medikamente, Fava-Bohnen usw.

Phenylketonurie (s. S. 49), Alkaptonurie (s. S. 91) Glykogenspeicherkrankheit (s. S. 80), Galaktosämie (s. S. 82), Lipidosen (s. S. 71), Mukopolysaccharidosen (s. S. 87).

Nicht-genetisch (vgl. Abb. 1)

Häu: 4/5 der Mißbildungen.

Pg: Die genetische Informationsübertragung ist intakt. Embryogenese und Fetogenese werden durch nichtgenetische, äußere Faktoren beeinträchtigt.

1. Mechanisches Trauma

Besonders bei Tubargravidität diskutiert. Amnionstränge, Nabelschnurumschlingung.

2. Hypoxie

Keim hat intensiven oxidativen Stoffwechsel, dient der DNS-, RNS- und Eiweißsynthese; besonders S-Phase sehr sauerstoffabhängig.

3. Ionisierende Strahlen

Wenige 100 R genügen, um sehr stark proliferierendes (fetales) Gewebe hochgradig zu schädigen.

4. Chemische Schäden

Nach Thalidomidkatastrophe heute intensive Nachkontrolle der Wirkung von Medikamenten, Nahrungsmittelzusätzen, Waschmitteln und industriellen Produkten. Cave: Solche Substanzen wirken oft speziesspezifisch, d. h. mehrere Spezies müssen in Exp. getestet werden. – Zytostatika (Radiomimetika = Nachahmer der Wirkungen von ionisierenden Strahlen). – Avitaminosen (A, B). – Alkoholismus der Mutter.

5. Hormonale Störungen

Hypothyreose; Behandlung der Mutter in der Gravidität mit ACTH, Glukokortikoiden, Geschlechtshormonen; Diabetes mellitus.

6. Mangelzustände

Aminosäuren, Vitamine.

7. Virusinfekte

(Augenarzt Gregg 1941 Australien: Röteln). In Frühgravidität gefährlich → Viren passieren Plazentarbarriere. – Alle pathogenen Viren potentiell teratogen.

Pathogenese der Fehlbildungen

Ursache der symmetrischen oder asymmetrischen vollständigen und unvollständigen Spaltbildungen in der Blastogenese nicht bekannt. In Embryonal- und Fetalperiode bedingen aufgezählte Noxen ausgedehnte Ausfälle (Nekrosen) des stark proliferierenden Blastems → benachbarte Schichten entwickeln sich in fehlerhafter Weise weiter, da Induktion durch die zerstörten Gewebe ausfällt.

Doppelmißbildungen

Df: Grundlegende Störungen bezüglich Körpergrundgestalt.

Pg: Blastopathie (Tab. 1).

Extreme: Eineiige Zwillinge – Hamartom und Choristom.

a) Symmetrische Doppelbildungen = Pagus = verbunden.

   α) Pagus durch partielle Keimspaltung: z. B. zwei Oberkörper und Köpfe oder 2 Unterkörper

   β) Pagus durch Verschmelzung von 2 Anlagen: 2 vollständige Feten, verwachsen.

b) Asymmetrische (»parasitäre«) Doppelmißbildungen, z. B. normaler Embryo und amorphe Masse oder normaler Embryo und Akardius.

Teratombildung: Grundsätzlich eine parasitäre Doppelbildung, bei welcher der Zwillingsanteil nur noch aus wenigen oder einem organisierten Gewebe besteht → Übergänge zu lokalen Gewebefehlbildungen mit Überschußwachstum:

Hamartom = Fehlbildung aus demselben Keimblatt, z. B. kavernöses Leberhämangiom, Angioleiomyom der Nierenrinde etc.

Hamartoblastom = maligne Bildung aus Hamartom hervorgegangen,

Choristom: Tumorartige Bildung aus nicht in dieses Keimblatt bzw. Gewebe gehörigem versprengtem Substrat. Bei: Dermoidzyste des Ovars.

Einzelmißbildungen

Df: Störungen der Organogenese (Tab. 1).

Pg: Embryopathie.

Hemmung: *Aplasie* = Anlage vorhanden, Entwicklung fehlt jedoch, Bei: Mamille, aber kein Drüsenkörper oder statt Ösophagus nur ein solider Strang.

Agenesie = Organanlage fehlt überhaupt. Bei: weder Mamilla noch Drüsenkörper; ein Teil des Ösophagus fehlt völlig.

Hypoplasie = Organanlage vorhanden, nicht voll entwickelt. Bei: kleine Mamille und kleiner Drüsenkörper; Niere mit verminderter Papillenzahl, Ösophagus streckenweise als dünnes Rohr vorhanden.

Atresie = Sonderform der Aplasie: Lumen entwickelt sich nicht im soliden Gewebestrang: Darm, Gallengänge usw.

Stenose = Lumen vorhanden, jedoch zu eng.

Steigerung (Überschuß): 3 Nieren, zusätzlich Mamma aberrans.

Verlagerung:

Choristie:

Gewebe in anderes Keimblatt verlagert.

Dysraphie:

Embryonale Spaltbildungen bleiben offen: Spina bifida, Myelozele (Ausstülpung von Rückenmarksubstanz nach dorsal durch Lücke in Wirbelsäule), Anenzephalie, Wolfsrachen, Nabelschnurbruch, Herzmißbildungen, Hypo-Epispadie (Urethra mündet unten oder oben proximal am Penis).

Ausbleiben von Septenbildung:

Truncus arteriosus communis.

Verschmelzung:

Keime zu nahe beisammen: Hufeisenniere, Fingerverschmelzungen.

Verdoppelung: 2 Uteri (2 Müller-Gänge), 2 Ureteren.

Drehung falsch:

Kuchenniere mit ventral liegendem Nierenbecken und Ureter.

Wanderung fehlt: Beckenniere.

Fetopathien (Tab. 1)

Bei: Lues connata (s. S. 308), kongenitale Formen von: Toxoplasmose (s. S. 327), Zytomegalie (s. S. 322), Listeriose (s. S. 313), Tuberkulose, Herpes simplex (s. S. 319); Morbus haemolyticus neonatorum (s. S. 96), Fetopathia diabetica (s. S. 78). Pränatale Mangelentwicklung (Dystrophie).

Feto-fetales Transfusionssyndrom bei eineiigen Zwillingen. Echte Mißbildungen als Fetopathie viel seltener als bei Embryopathie, da Organentwicklung in Fetalperiode weitgehend abgeschlossen.

Bei: Extremitätenabschnürung durch Amnionstränge, Klumpfußbildung bei Oligohydramnion (zuwenig Fruchtwasser), Mikrophthalmie und Mikroenzephalie bei kongenitaler Toxoplasmose.

Anhang: HLA-Antigene und Krankheiten

HLA-Antigene (früher: Transplantationsantigene) können durch agglutinierende Antikörper auf menschlichen Leukozyten (**H**uman **L**eukocyte **A**ntigen) nachgewiesen werden, sind auch auf allen anderen somatischen Zellen vorhanden. Determiniert durch den Histokompatibilitätskomplex (Gewebeverträglichkeit) des Chromosoms Nr. 6: Aus vier verschiedenen Loci (HLA/A, HLA/B, HLA/C, HLA/D) bestehend (s. Abb. 91 S. 245).

Einige Krankheiten kommen bei gewissen HLA-Antigenen stark gehäuft vor: Spondylitis Bechterew (s. Bd. II, S. 612 und Tab. 24 S. 263), B_{27}-Träger 21mal häufiger als übrige, Reiter-Syndrom: B_{27}-Träger 40mal häufiger, akute Uveitis anterior (Entzündung im Bereich der vorderen Augenkammer): B_{27}-Träger 31mal häufiger, Diabetes mellitus (s. S. 74) usw.

Pg: Unklar, Störung der Immunantwort? Molekulare Ähnlichkeit zwischen HLA-Antigenen und Antigenen von Mikroorganismen? HLA-Antigene als Rezeptoren von Viren?

Regressive Störungen

Atrophie = »Mangel an Ernährung«

Df: Sekundäre Rückbildung = Abnahme der Substanz: Körper, Organ, Gewebe, Zelle.

Bf: Gewebe volumenmäßig vermindert, Zelle verkleinert, z. T. sind die Zellen auch zahlenmäßig vermindert (z. B. lymphatischer Apparat). In epithelialen Geweben scheint Stroma pro Volumeneinheit relativ und teilweise auch absolut vermehrt durch Fibrose (Hirn: Fasergliose der Astrozyten), da Bindegewebe weniger von Atrophie befallen; zum Teil auch bindegewebiger Ersatz des Parenchyms. Fettgewebe oft vermehrt = Vakat-Fettgewebswucherung. Organoberfläche oft gefältelt.

Atrophie-Ursachen
Alter
Involution
Druck
Inaktivität
Hormonal
Zirkulationsstörungen
Hunger

Altersatrophie

Df: Mit dem Alter physiologischerweise sich einstellende Atrophie der Organe (senile Atrophie), teilweise endokrin bedingt.

Vo: Alle Organe und Gewebe beteiligt (unterschiedlich stark!). Hirn, Leber, Herz, Haut, Knochen usw.

Pg: »Abnützung«. Histone im höheren Alter stärker an DNS-Doppelhelix fixiert → Puff-Bildung gehemmt → weniger mRNS (vgl. Abb. 10) → weniger Eiweiß gebildet.

ma: Altersatrophische Organe zeigen häufig:
a) *Verkleinerte* Organmasse;

b) *Braunen Farbton:* Anreicherung des Pigmentes Lipofuszin = Abnützungspigment (intermediäre Stoffwechselschlacken), das sich mit zunehmendem Alter, besonders in atrophischen Organen, ablagert (s. S. 36 und 92). Braune Atrophie sichtbar im Vergleich mit typisch größerem und rotem Organ (Herz [Abb. 2], Leber).

mi: Zellen und Kerne verkleinert = »einfache Atrophie«, Lipofuszin in Form gelbbrauner Körnchen in Kernnähe, beim Myokard den Kernpolen spindelförmig aufgelagert. »Numerische Atrophie«: Zellzahl reduziert zufolge Nachschubdefizit.

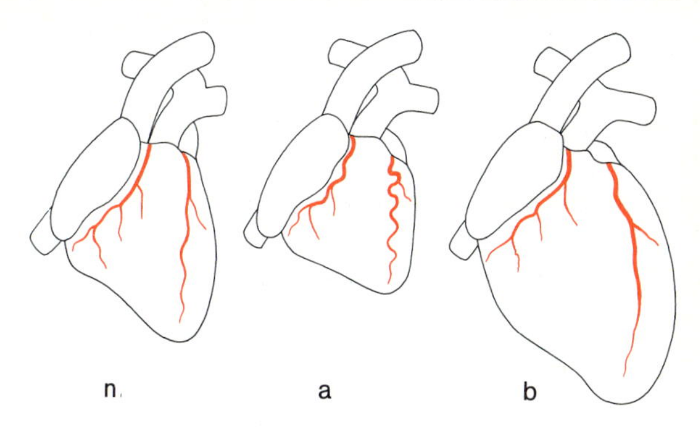

Abb. **2** Atrophie und Hypertrophie: n = normales Herz, a = atrophisches Herz mit geschlängelten Gefäßen, b = hypertrophes Herz, Gefäße gestreckt

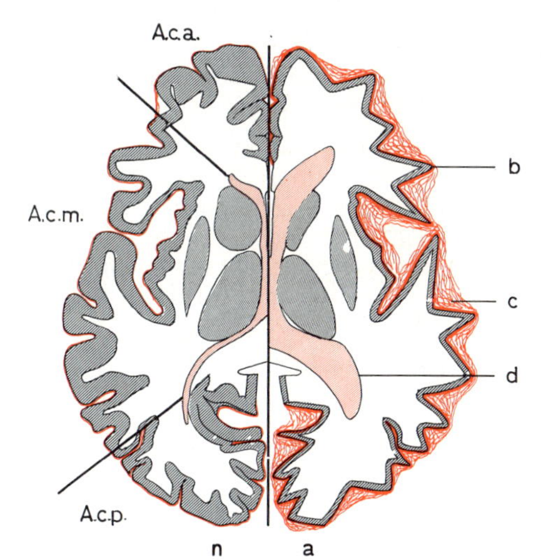

Abb. **3** Horizontale Hirnscheibe, links Normalzustand (n), rechts Atrophie (a). b = Verschmälerung von ganzer Windung und grauer Substanz, c = leichte Fibrose der Leptomeninx und Hydrocephalus externus, d = Hydrocephalus internus (Ausweitung der Liquorräume)
A. c. p. = Ernährungsbereich der A. cerebri posterior
A. c. m. = Ernährungsbereich der A. cerebri media
A. c. a. = Ernährungsbereich der A. cerebri anterior

Bei: ZNS: Hier ist die Atrophie besonders wichtig, weil bei Ganglienzellen keine Regeneration möglich.

ma: (Abb. 3). Gewicht herabgesetzt, verschmälerte Hirnwindungen, dafür erweiterte Windungstäler und Ventrikel. Freigewordener

Raum vom Liquor eingenommen → Hydrocephalus externus (subarachnoidal) und internus (in Ventrikeln) e vacuo (zufolge Vakuumbildung durch Atrophie). Funktion des ZNS ist Kollektivleistung der Ganglienzellen, deshalb bleibt geistige Frische relativ lange erhalten. Bei diesem Beispiel gehen bei der Atrophie Funktion und Morphologie nicht parallel.

Senile Lungenatrophie = Altersemphysem (»Blählunge«): Elastizität des Gewebes reduziert wegen geringerem Gehalt an Elastin und Kollagen. Verschwinden von Alveolarsepten durch Atrophie → Alveolenzahl herabgesetzt und Alveolengröße vermehrt (s. Bd. II, S. 307).

Involutionsatrophie

Df: Physiologische Organrückbildung schon vor dem Senium (hohem Alter).

Vo: Ductus Botalli, Nabelgefäße, Ductus thyreoglossus, Thymus, Uterus nach Geburt.

Lymphatisches Gewebe: Maximale Größe der Lymphknoten mit 2–3 Jahren: Große Tonsillen; Mesenteriallymphknoten bis kirschgroß. – Zunehmende Abnahme der Lymphknotengröße im Alter: Lymphknoten besteht aus dünnem Mantel lymphatischen Gewebes, übriger Raum von Fettgewebe eingenommen. Bei Bedarf kann sich das lymphatische Gewebe wieder vermehren.

Ovar: Umwandlung des Ovars in fibrösen Körper in Menopause.

Hoden: Regelmäßig Atrophie im höheren Alter.

Druckatrophie

Pg: Mechanisches Moment (z. B. Osteoklasten durch Pulsation gereizt) und meist auch gestörte Zirkulation (Druck auf Gefäße).

Bei: Wirbelsäule: Druckatrophie durch Aortenaneurysma (= sackförmige Ausweitung, Abb. 4).
Schädelkalotte: Pacchioni-Granulationen führen über Reizung von Osteoklasten zur Atrophie.
Leber: Zwerchfellfurchen *längs* bei chronischer Lungenblähung, Schnürfurchen *quer* nach Tragen eines Korsetts (preußischer Gardeoffizier, s. Bd. II, S. 434), Zellplattenatrophie der Leber bei Amyloidose (Abb. 14 a).

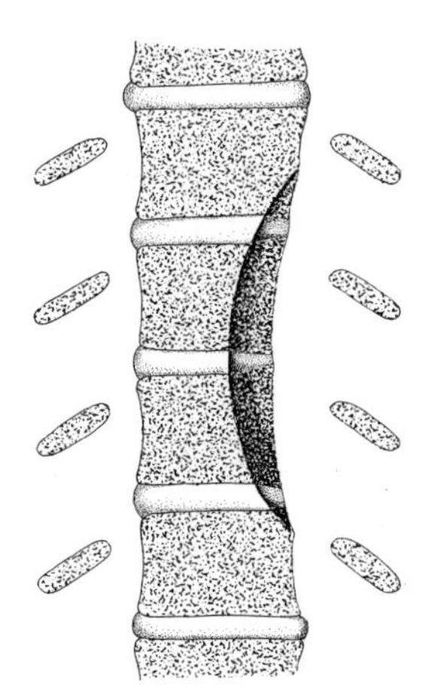

Abb. **4** Dellenförmige Druckatrophie der Wirbelsäule durch Aneurysma der Aorta

Pg: Bindegewebeersatz nach Parenchymuntergang.
Niere: Hydronephrose (Ausweitung des Nierenbeckens auf Kosten des Parenchyms durch Harnrückstau).
Fet: Mißbildung durch amniotische Stränge.
Hirn: Lokale Druckatrophie durch Akustikusneurinom (Tumor des N.acusticus), Meningeom (Tumor der Leptomeninx), diffuse Druckatrophie durch Liquorabflußstörung → Parenchym verschmälert.

Inaktivitätsatrophie

Pg: Stoffwechselzustand eines Organs nicht nur abhängig von neuralen und hormonalen Einflüssen, auch von funktioneller Beanspruchung.

Merke: Inaktivität führt zu Atrophie!

Vo: *Muskelatrophie:* Bei Lähmungen Muskel- und Knochenatrophie: Bei durch Gips ruhiggestelltem frakturiertem Bein oder Arm.

Hormonal bedingte Atrophie

Vo: *Hoden:* Bei chronischem Alkoholkonsum → Alkoholische Leberzirrhose → Erkrankte Leber baut Testosteron in östrogenähnliche Substanzen um → Hodenatrophie, weiblicher Behaarungstyp.

Schilddrüse: Nach erhöhter Jodzufuhr. Erhöhter Blutjodspiegel hemmt TSH-Produktion der Hypophyse → fehlender Reiz zur Bildung des Schilddrüsenhormons.

Nebennierenrinde: Nach Kortisontherapie: Kortison hemmt ACTH-Produktion → Stimulation der NNR fällt weg. Diese Form der Atrophie ist reversibel, Erholung erfordert jedoch Zeit; deshalb Kortikoidtherapie nicht plötzlich absetzen, sondern »ausschleichen«.

Atrophie bei Zirkulationsstörungen

Pg: Minderdurchblutung. Wichtiger Faktor bei Druckatrophie (s. S. 20).

Vo: *Verengte Nierenarterie.* Meist schwere Degeneration der Niere neben der Atrophie.

Unterschenkelhaut: alte Venenverschlüsse (Status varicosus cruris).

Hungeratrophie = Inanitionsatrophie

Ae: Länger dauernder Hungerzustand oder Resorptionsstörungen.

Pg: Unveränderte Dissimilation bei herabgesetzter Assimilation → Defizit.

Vo: Im Gegensatz zur senilen Atrophie vor allem Fettgewebe und Muskulatur betroffen. ZNS nicht berührt.

Sonderformen: Epikard, Knochenmark. Hier führt Fettschwund zur *gallertigen Degeneration* (Abb. 5) des Fettgewebes: Schwund des Fettes im Fettgewebe unter Wassereinlagerung und Rückbildung des Fettgewebes zu retikulärem Bindegewebe.

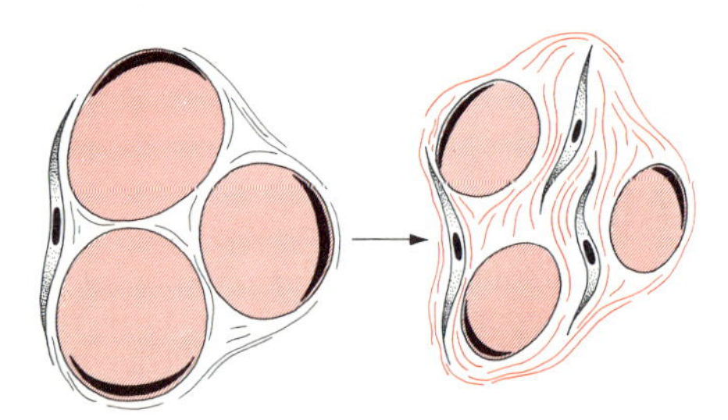

Abb. **5** Atrophie des Fettgewebes (a) mit gallertiger Degeneration. n = unverändertes Fettgewebe

> Merke: Körper sucht Raumverkleinerung bei Atrophie durch Füllmaterial auszugleichen: Wassereinlagerung bei Hirnatrophie (Hydrocephalus e vacuo), Lipomatose der Niere, d. h. Hilusfettgewebe bei Nierenatrophie vermehrt.

Anhang:

Altersveränderungen

Df: Durch physiologisches Altern bedingte Veränderungen ohne Krankheitswert. Alterskrankheiten: Altersveränderungen, welche klinische Symptome hervorrufen. Pathologisches Altern: Verfrüht oder/und verstärkt eintretend.

Bei:

Haut

Epidermis verdünnt, elastische Fasern vermindert, Kollagenfasern plump. Reichlich Pseudoelastin = Elastoid = Elazin [verändertes Kollagen?] (Elastosis cutis senilis).

Blutgefäße

Media: Muskulatur reduziert, Kollagen vermehrt. Elastica interna verdickt und aufgesplittert. Intimafibrose. Arteriosklerose verstärkt.

Herz

Braune Atrophie (s. S. 18).

Leber

Braune Pigmentierung und zentrolobuläre Atrophie.

ZNS

Ganglienzellen an Zahl vermindert, Lipofuszin vermehrt; senile Drusen, allgemeine Atrophie (s. Abb. 3, S. 19).

Lunge

Atrophie der Septen → Alveolaroberfläche eingeschränkt → weit erscheinende Alveolargänge, Elastin im Verhältnis zu Kollagen vermindert.

Altersdiabetes (s. S. 74.)

Altersamyloid (s. S. 44.)

Senile Osteoporose

Osteozytenfunktion eingeschränkt → Knochenbalken verschmälert.

Wundheilung

verzögert: Regenerationsfähigkeit vermindert. Bei: Auswanderung von Fibroblasten aus einem Bindegewebsexplantat nimmt progredient mit dem Alter zu.

Immunsystem

Autoantikörpererkrankungen und Tumoren vermehrt auftretend.

Zellen

Verkleinert, Funktion reduziert Kerne: Heterochromatin vermehrt, Euchromatin (genetisch aktiv!) vermindert, G-Phase (s. Abb. 52) verlängert, Zahl der Mitosen bei Regeneration reduziert.

Pg: Im ganzen unklar. Wichtige Faktoren: Nicht regenerierende Zellen (Ganglienzellen usw.) vermindert, Stützgewebe (auch in Gefäßen): Makromolekulare Veränderung der Interzellularsubstanz: Kollagen, Elastin, Knorpel (→ Arthrose), Zwischenwirbelscheibendegeneration (→ Osteochondrose). Dadurch Abtransport von Stoffwechselschlacken eingeschränkt.

Endokrine Steuerung eingeschränkt zufolge Involutionsveränderung der innersekretorischen Organe (s. S. 20); Residuen durchgemachter Krankheiten.

Diskutiert wird: Wiederholte Schäden an DNS (fehlerhafte Reduplikation, chemische Veränderungen) während des Lebens summieren sich im Alter + Wiederherstellung durch »Reparaturenzyme« langsam erschöpft → ungenügende Regeneration → ein Faktor für Verminderung der Zellzahl → Atrophie.

Stoffwechselstörungen

Häufig handelt es sich dabei um *degenerative Prozesse:* Abwehrmaßnahmen der Zelle genügen nicht mehr, um Schaden (vermutlich Enzymstörungen) zu kompensieren.

Ursache der Zelldegeneration:

1. Mangel an bestimmten Stoffen (Aminosäuren, Kohlehydrate, O_2, Elektrolyte)
2. Energiemangel: Enzymrepression, inadäquates Substrat, Schädigung des Elektronentransportes.
3. Ansammlung abnormer Materialien in der Zelle bei Speicherung.
4. Direkte mechanische, thermische, elektrische oder ionisierende Zellschäden.
5. Angeborener Mangel an bestimmten Enzymen.

Histochemie

Beschäftigt sich generell mit der Chemie der Gewebsfixation sowie der spezifischen Darstellung und Lokalisation extra- oder intrazellulärer Substanzen.

Gewebeaufarbeitung

1. **Gefriermethoden**

   Unfixiertes Gewebe mit Kohlensäureschnee oder flüssigem Stickstoff rasch auf tiefe Temperatur gebracht → Gefrierschnitte (Kryostatschnitte).
   Verwendung für intraoperative Schnellschnitte, Enzymhistochemie, Immunhistochemie.

2. **Physikalische Fixation**

   Gefriertrocknung: Tiefgefrorenes Gewebe → Vakuum → Flüssigkeit entzogen (Eis sublimiert zu Wasserdampf im Vakuum) → chemische Dampffixation (z. B. Formaldehyddampf). Verwendung für Enzymhistochemie, Immunhistochemie. – Weitere Methoden: Gefriersubstitution, Gefrierätzung.

3. **Chemische Fixation**

   Flüssigfixation in Formaldehyd, Äthanol, Alkoholäther usw. für die Lichtmikroskopie; Paraformaldehyd, Glutaraldehyd und Osmiumtetroxyd für EM.

Verwendung: Für Histologie, Spezialfärbungen teilweise auch für Enzymhistochemie und Immunhistochemie.

Spezifische Darstellung extra- oder intrazellulärer Substanzen

1. **Spezielle Färbemethoden**

   Proteine und Aminosäuren, Nukleinsäuren und Nukleoproteine, Karbohydrate und Glykoproteine, Lipide, Lipoproteine, Aldehyde, Ketone, anorganische Substanzen, Pigmente.

2. **Enzymhistochemie** (Abb. 6)

   Nachweis und Lokalisation der Aktivität einer Reihe von Enzymklassen wie Oxydoreduktasen, Transferasen, Hydrolasen, Lyasen, Isomerasen oder Ligasen.

3. **Fluoreszenzmikroskopie**

   Biogene Amine, Nukleoproteine, Nukleinsäuren

4. **Immunhistochemie**

   Grundsätzlich für jedes im Gewebe vorhandene Antigen (s. S. 234) verwendbar.

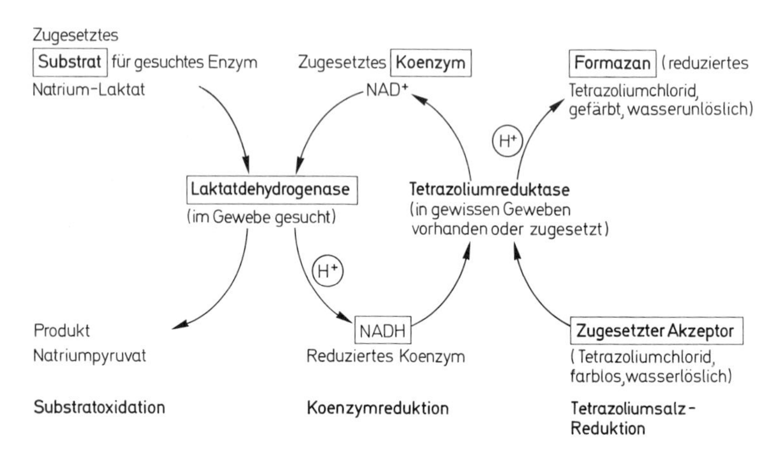

Abb. 6 Enzymhistochemische Reaktion (vereinfacht): Protonenübertragung vom Substrat auf einen Akzeptor durch Laktatdehydrogenase (= gesuchtes Enzym), ein Koenzym und eine Akzeptorreduktase

Anwendungen

Identifizierung von Lipiden, Lipoproteinen, Glykoproteinen bei Speicherkrankheiten, Entmarkungskrankheiten.

Identifizierung verschiedener Amyloidtypen.

Nachweis anorganischer Substanzen bei Metallosen (Schäden durch Metallablagerungen), Fremdkörpern.

Nachweis einer verminderten Aktivität von Schlüsselenzymen bei Stoffwechselstörungen wie Speicherkrankheiten, Muskelerkrankungen.

Identifizierung von Zelltypen mit Hilfe von »Marker-Enzymen« auf Blutausstrichen oder am Gewebeschnitt bei Leukämie, malignen Lymphomen, amelanotischem Melanom.

Identifizierung cholinerger Nervenfasern und von Ganglienzellen bei der Diagnose der Aganglionose des Kolons (s. Bd. II, S. 397).

Lokalisation biogener Amine im Nervensystem oder in chromaffinen Zellen durch Formaldehyd-induzierte Fluoreszenz. Darstellung von Nukleinsäuren durch Fluorochrome.

Immunhistochemische Lokalisation von Antigenen: Virale, bakterielle oder parasitäre Antigene, Darstellung von Hormonen in endokrinen Tumoren oder bei paraneoplastischer Hormonproduktion.

> Merke: Bei jedem unklaren Befund (Operationspräparat, Autopsie) sollte Material möglichst schnell tiefgefroren werden → histo- bzw. biochemische, fluoreszenzoptische Untersuchung.

Wasserstoffwechsel

Körper des Erwachsenen: 40–50% Festsubstanzen, 50–60% Wasser: 30–40% intrazellulär, 20% extrazellulär: 16% interstitiell, 4% intravasal.

Regulation des Wasserhaushalts = Homöostase

Isovolämie und Isotonie hängen u.a. von ausgewogener Wasseraufnahme und Wasserausscheidung ab. Wasserausscheidung unter Kontrolle von ADH (Adiuretin) und Aldosteron (Abb. 7).

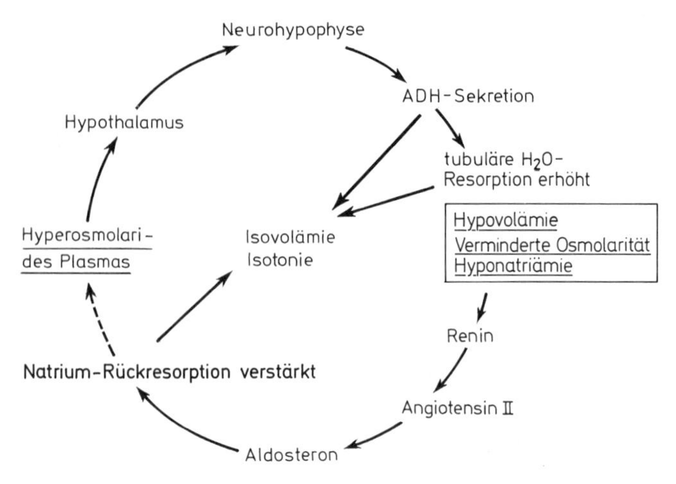

Abb. 7 Regulation des Wasserhaushalts (vereinfacht)

Störungen des Gesamtwasserhaushalts

(s. Lehrb. d. Pathophysiologie)

Störungen des Zellwasserhaushalts

Zellödem

Andere Bezeichnungen: Zellhydrops, früher »trübe Schwellung« (Abb. 8)
Spezialform: Ballonierung = extreme Form des Zellödems z. B. in Leber = typischer *Zellhydrops.*

Ae: Hypoxydose (O_2-Mangel), Allgemeininfektion, Autointoxikation (Urämie usw.), exogene Vergiftung.

Pg: a) Mitochondrienschaden → O_2-Mangel → ATP-Mangel → Na-Pumpe versagt wegen Energiemangel (Fermente für ATP usw. in Cristae der Mitochondrien) → Wassereinströmen.

b) Direkte toxische Membranschädigung der Zelle und ihrer Organellen → Wassereinströmen in die Zelle.

Lo: Besonders Niere (Hauptstückepithel), Leber, Myokard.

ma: Organe bei schwerster Form infolge Kapillarkompression durch geschwollene Zellen *blaß, groß* durch Zellschwellung zufolge

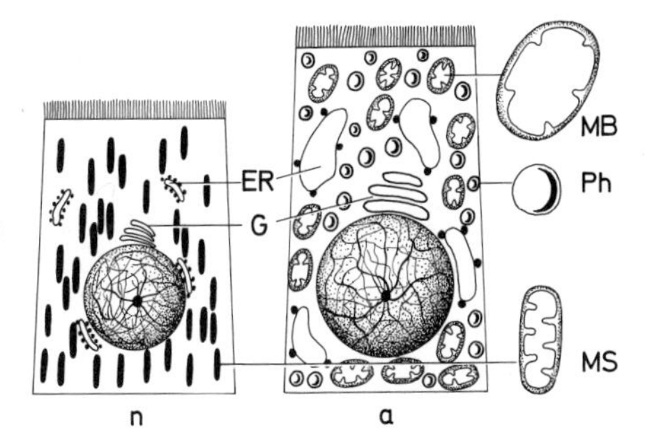

Abb. **8** Zellödem (trübe Schwellung) einer Nierenhauptstückzelle (a) mit kugeliger Schwellung der Mitochondrien im Phasenmikroskop (Ph) und zystischer Ausweitung sowie Cristae-Verkürzung (MB) im Elektronenmikroskop. G = Golgi-Feld, ER = rauhes endoplasmatisches Retikulum. – Links normale Tubuluszelle (n) mit stäbchenförmigen Mitochondrien (MS)

Wassereinlagerung, *trüb* zufolge Körnelung des Zytoplasmas durch bläschenförmige Mitochondrien usw. (deshalb früher *»trübe Schwellung«* genannt).

mi: (Abb. 8). Zellen, evtl. auch Kerne vergrößert, blaß, zytoplasmatische Granula: Durch Wasseraufnahme geschwollene Mitochondrien.

EM: Schwere Schwellung der Mitochondrien mit Verkürzung, evtl. völligem Verlust der Cristae, wenn sehr ausgeprägt: Ein Mitochondrienbläschen am anderen, allgemeine Wassereinlagerung in das Zytoplasma → Organellen auseinandergerückt. Erweiterung des ER → Vakuolen (z. B. Einschlußvakuolen in Leberzellen bei akuter Hypoxydose).

Bei: 3jähriges Kind verstirbt plötzlich ohne klare Todesursache. Die »trübe Schwellung« der Organe, das Zellödem, ist der einzige Hinweis auf toxische Schädigung bei perakuter Sepsis.

Vakuoläre Degeneration

Df: Intrazelluläre Wasseraufnahme → Vakuolen.

Ae: Hypoxie; chemische Schäden, ionisierende Strahlen usw. → Energiemangel, osmotische Störungen → Mitochondrien, RER, Lysosomen schwellen.

Pg: Veränderte Zellpermeabilität oder vermehrte intrazelluläre osmotische Wirkung.

Vo: Hauptstückepithel der *Niere* etc.:

❶ *Grobblasig:* Aethylenglykol (Abb. 9 a).

❷ *Großvakuolär:* Bedingt durch Hypokaliämie. Vereinzelte große Vakuolen auch nach O_2-Mangel (Abb. 9 b)

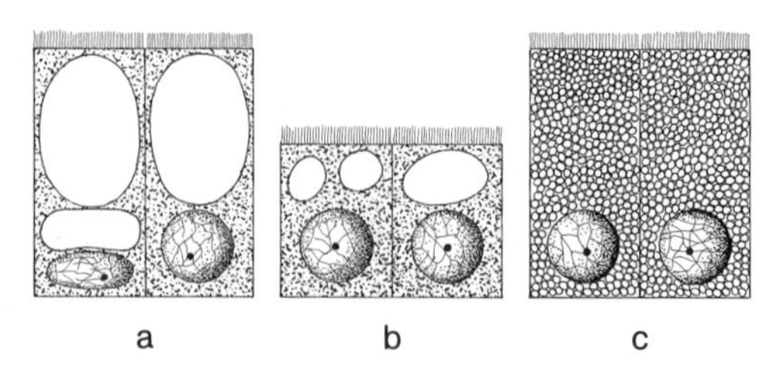

Abb. 9 Formen der vakuolären Zellveränderung am Beispiel des Tubulusepithels: a = großblasige, b = großvakuoläre, c = feinvakuoläre Veränderung. Bürstensaum überall erhalten

❸ *Kleinvakuolär:* Nach Zuckerinfusion bei bestehendem Kreislaufkollaps. Pg: Zuckerspeicherung in Lysosomen der Hauptstückepithelien → das Zellinnere ist hyperton gegenüber Extrazellulärflüssigkeit → Wasser ins Zellinnere → »Osmotische Nephrose«: Zellen sehr stark vergrößert, feinstes Schaumzytoplasma (Abb. 9 c) durch Lysosomenbläschen.

Anhang

Kernvakuolen: meist Zytoplasmainvagination mit oder ohne Glykogen. In Leber bei Diabetes gehäuft.

Eiweißstoffwechsel

Funktionen des Eiweißes

1. Formgebung (Kern-, Zytoplasmastruktur) = Bausubstanz.
2. Grundsubstanz für Enzyme, Antikörper, bestimmte Hormone = Betriebssubstanz.
3. Notwendig zur Erhaltung des pH sowie des onkotischen = kolloidosmotischen Drucks.

Struktur

Aufbau aus ca. 20 Aminosäuren (2mal 10^{18} Kombinationen möglich). Molekulargewicht (MG) 10000–7000000.

Resorption

Abbau zu Aminosäuren im Darm → Wiederaufbau in allen Geweben zu artspezifischen, ja organspezifischen Eiweißen.

Aufnahme von zuviel Eiweiß → Umwandlung in Fett.

Aufnahme von zu wenig Eiweiß → Hypoproteinämie (s. u.).

Keine Eiweißzufuhr → innerhalb 70 Tagen → Tod.

Autoradiographie

Abkürzungen: RNS = Ribonukleinsäure, DNS = Desoxyribonukleinsäure, AS = Aminosäure.

Bindeglied zwischen Biochemie und Morphologie. Einblick in *Dynamik* des Stoffwechsels. Erlaubt Beurteilung des Stoffumsatzes der Einzelzelle. Wichtig, da verschiedene Zellen eines Organs nicht in gleichem Lebensstadium und gleicher Stoffwechsellage.

Methode

Ausnutzung der ionisierenden Strahlung der Isotope: Bausteine = Vorläufer des zu untersuchenden Stoffwechsels mit radioaktiven Isotopen markiert → Tier injiziert → Einbau in Zell- und Gewebsstrukturen → Histologischer Schnitt mit Photoemulsion überzogen → nach Expositionszeit über den Orten des Einbaus der Isotope in die Zelle (Syntheseorte): ionisierende Strahlen der Isotope → Schwärzungen der Emulsion in Form von Silberkörnern. Intensität der Schwärzung (Zahl der Silberkörner) erlaubt Rückschlüsse auf Stoffwechselintensität der markierten Substanz → Bestimmung des turn-over = zeitlicher Ein- und Abbau einer Substanz.

Substanzen: ^{3}H-markierte AS oder Nukleinsäure-Vorläufer, ^{35}S-haltige AS, ^{14}C-markierte AS etc.

^{3}H-*Thymidin* wird nur zur *DNS*-Synthese (S-Phase) im Kern verwendet. Untersuchungen der *Protein*synthese mit ^{3}H-*Leucin* oder anderen markierten AS. Nach Injektion erfolgt Verteilung der Substanz im AS-Pool. Zellen nehmen von dort auf und bauen ein. Im histologischen Schnitt dort die größte Schwärzung, wo das meiste ^{3}H-Leucin eingebaut = Ort der größten Eiweißsynthese.

Vergleich der *relativen* Größe des Eiweißumsatzes:

- Ganglienzellen
- Pankreasepithelien = 100
- Hauptzellen des Magens

- Leberepithelien = 30
- Nierenepithelien

- Fibrozyten = 1–2
- Muskelzellen

Vergleichende färberische Bestimmung des zytoplasmatischen *RNS*-Gehaltes ergibt entsprechende Werte: 100 : 30 : 1, also: Direkt proportionale Relation von Mengen an zytoplasmatischer *RNS* zur Proteinsynthese.

Untersuchungen mit ^{3}H-markierten Nukleosiden als Vorstufen der Nukleinsäuren ergeben: Einbau von ^{3}*H-Zytidin* in die RNS: Neubildung im Kern mit einem Maximum in Nukleolus und den Chromatinstrukturen → Abgabe der RNS an das Zytoplasma, z. B. an die Strukturen der Ergastoplasmas: Ribosomen = Ort der Proteinsynthese.

Eiweißsynthese der Zelle (Abb. 10)

An DNS-Matrize (Chromosomen) bezüglich Basensequenz geprägte Übermittler-RNS = m-RNS gebildet (m = messenger) → verläßt Kern und wandert an Ribosomen → Ribosomen wandern entlang der m-RNS und tasten diese nach Basensequenzen ab → Transfer-RNS schleppt aktivierte Aminosäuren an die Ribosomen → aktivierte Aminosäuren lagern sich entprechend durchlaufender Basensequenz aneinander und bilden Polypeptidketten → lösen sich vom Ribosom und schließlich von der Transfer-RNS.

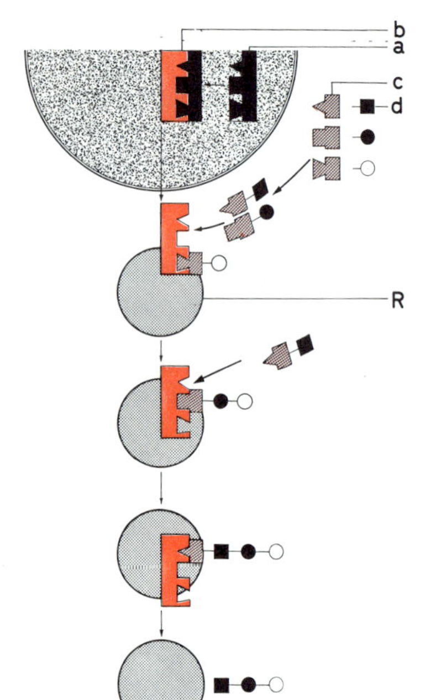

Abb. **10** Schematische Darstellung der zellulären Eiweißbildung: Im Kern (ganz oben) bildet sich an der DNS-Matrize (a) die m-RNS (b), welche beim Durchlaufen durch ein Ribosom (R) in ihrer Matrizenoberfläche die entsprechend »geformte« transfer-RNS (c) fixiert. Vorher hat sich die transfer-RNS mit den jeweils entsprechenden aktivierten Aminosäuren (d) verbunden. Diese Aminosäuren lagern sich aneinander und werden schließlich vom Ribosom als Protein abgestoßen (unterster Abschnitt)

Proteinsynthese im Pankreas: Nach der beschriebenen Eiweißbildung → Überführung in Golgi-Apparat → Eiweißmassen (= Enzym) von Membran umhüllt → abgespalten von Golgi-Apparat → Enzymgranula = Zymogengranula apikal in Zelle.

Eiweißstoffwechselstörungen

Veränderungen der Serumproteine abhängig von:

a) Aufnahme (s. o.)
b) Körpereigenem Aufbau:

Albumine und Fibrinogen in Leber, Globuline im RES i.e.S. (Knochenmark, Milz, Kupffer-Sternzellen), Gammaglobuline in Plasmazellen.

> Merke: Statt RES spricht man auch von RHS = Retikulohistiozytärem System, da die Endothelzellen nicht, wie noch Aschoff glaubte, maßgeblich beteiligt sind (S. 218).

c) Verwertung:
   a) Androgene wirken anabol (Eiweißansatz) → positive N-bilanz.
   b) Glukokortikoide wirken katabol bzw. antianabol (Glukoneogenese) → neg. N-bilanz.
   c) Thyroxin → Umsatzsteigerung.

Hypoproteinämie

Df: weniger als 6 g% Eiweiß im Serum.

Ae: *Glomeruläre* Erkrankungen → Eiweißverlust durch die Niere (und den Darm). Nephrotisches Syndrom: Proteinurie, Ödeme und Hypoproteinämie usw. (s. Bd. II, S. 104).

1. *Eiweißverlust:* Enteritis, Colitis ulcerosa (geschwürige Dickdarmentzündung), Darmschädigung durch Rö.; ausgedehnte Brandwunden usw. Iatrogen: z. B. Aszitespunktion; Glomerulaschäden.

2. *Inanition:* Säuglingsmangelernährung, Hunger, Krebskachexie.

3. *Resorptionsinsuffizienz:* Pankreasfermentmangel (Mukoviszidose etc.); Darmwandschaden, Sprue (s. S. 54 f).

4. *Ungenügende Bildung:* Leberinsuffizienz.

5. *Gesteigerter Umsatz* (turnover): Thyreotoxikose (Überfunktion der Schilddrüse).

6. *Gesteigerter Verbrauch:* Osteomyelitis (Knochenentzündung), Tbc, chronische Infekte, Tumoren.

Hyperproteinämie

Multiples medulläres Myelom = Plasmozytom

Df: Plasmazelltumoren im Knochenmark.

Plasmazellen = Produzenten der Immunglobuline. Plasmazellen des Knochenmarkes zur Bildung zahlreicher Eiweißkörper befähigt, im Falle des Plasmozytoms: Vorwiegend exzessive Mengen von monoklonalen (von einer Zellfamilie = Klon stammend) Immunglobulinen (IgG, A, D, E oder Bruchstücke davon). Infektanfälligkeit erhöht.

Fo: a) exzessive *Globulinvermehrung*

b) *Amyloidose:* S. 40

c) Auftreten von Bence-Jones-Eiweißkörpern im Urin = L-Ketten der Immunglobuline (s. S. 247): Nicht 100% beweisend für Plasmozytom und nicht immer vorhanden.

d) Hyperproteinämie, Hyperviskosität → Membranschäden, dazu tubuläre Überladung mit Eiweiß. Beide → Eiweißrückresorption reduziert → *Proteinurie* → Ausfällung der Proteine im Tubuluslumen → großer Zylinder → bleiben bei gleichzeitiger Dehydration stecken → Umwandlung der Tubulusepithelzellen in Fremdkörperriesenzellen + Verstopfung der Tubuli → Nephrohydrose (Ausweitung der Nierentubuli), Nierenschrumpfung, Tod durch Urämie.

e) *Kristalline Eiweißausfällung* in Tubuluslumina.

f) Schollenförmige PAS + Ausfällung von Eiweiß im Knochenmark.

g) Maulbeerartige Eiweißtropfen in Plasmazellen = Russell-Körperchen (auch bei chronischer Entzündung auftretend).

Weitere Symptome:

BSG (Blutsenkungsgeschwindigkeit) sehr *stark erhöht.* Herdförmige *Knochenzerstörungen* (Schädeldach, WS), Kompakta von innen angenagt (Rattenbisse).

PS. Unterscheide davon das solitäre, extramedulläre Plasmozytom (s. Bd. II).

Morbus Waldenström:

Verwandt dem Plasmozytom mit Auftreten von monoklonalem IgM= Makroglobulin.

Sekundäre Hyperproteinämie:

bei Infektionskrankheiten.

Verschiebung des Albumin/Globulin-Quotienten

= Dysproteinämie

Normal ca. 2:1. Verschiebung des A/G-Quotienten stets zugunsten der Globuline durch:

1. Verminderung der Albuminfraktion bei Leberschädigung (Leberzirrhose).
2. Vermehrung der Globulinfraktion + Verminderung der Albuminfraktion.
   a) Plasmozytom.
   b) Morbus Waldenström.
   c) Chronisch-entzündliche Krankheiten (z. B. chron. Arthritis rheum.).
   d) Nephrotisches Syndrom.

Pathologische Eiweißablagerungen

Von den hier zu behandelnden Stoffen Hyalin, Fibrinoid und Amyloid ist das Amyloid am eindeutigsten definiert (s. S. 40). In Tab. 2 wurde versucht, Hyalin und Fibrinoid voneinander abzugrenzen; am vernünftigsten würden heute beide Stoffe unter dem Begriff »Hyaloid« (glasähnlich) zusammengefaßt.

Hyalin

Df: Hyalin ist ein Begriff ursprünglich der makroskopischen, später der mikroskopischen Morphologie. Darunter fallen Substanzen verschiedener chemischer Struktur, die mit Eosin sehr stark rot färbbar, homogen, kompakt und glänzend sind. Hyalin ist in der Regel nicht von einer entzündlichen Reaktion begleitet.

Nach dem Ort ihres Auftretens unterscheidet man ❹ bzw. ❺ Formen:

❶ **Epitheliales Hyalin durch Speicherung** (Abb. 11 a)

Vo: Tubulusepithelien der Niere: Kompakte, glänzende Kugeln = Phagolysosomen mit rückresorbiertem Eiweiß → Anschwellen der Epithelien unter Einengung des Lumens. Voraussetzung: Durchlässigkeit der Glomerula für das entsprechende Eiweiß.

Tabelle 2 **„Hyaloide“ Substanzen**

Hyalin	**Fibrinoid**
1. Epithelial, durch Speicherung 2. Epithelial, durch Zellschaden 3. Bindegewebiges Hyalin 4. Hämatogenes Hyalin	1. Immundepots a) mit entzündlicher Verquellung (Rheuma) b) entzündliche Nekrosen (Schönlein-Henoch, Periarteriitis nodosa) c) reine immunologische Depotbildung (z. B. Glomerulonephritis)
5. Vaskuläres Hyalin ✧	2. Insudatives Fibrinoid in Arteriolen ohne entzündliche Reaktion
	3. Insudatives Fibrinoid in Arteriolen mit entzündlicher Reaktion (maligne Nephrosklerose, s. Bd.II, S. 135) 4. Fibrinoide Verquellung durch Säurewirkung

✧ Die eingerahmte Zone entspricht einer unterschiedlichen Nomenklatur der verschiedenen Autoren; die meisten bezeichnen das vaskuläre Hyalin bei Arteriolosklerose eben als Hyalin, wir glauben, daß es sich dabei eher um Fibrinoid handelt.

Exp: Hühnereiweiß i. p. (MG 17–30000) → Proteinurie → hyalintropfige Eiweißspeicherung in den Tubulusepithelien. Auch beim Menschen wird normalerweise Eiweiß abfiltriert und total rückresorbiert; diese Menge genügt nicht zum Auftreten von Hyalin.

Grundsätzliches über Aufnahme von Stoffen durch die Zelle (s. a. S. 128 und S. 219).

Verarbeiten von zerstörter (überalterter?) Zytoplasmasubstanz: Umhüllung durch Membran von Golgi-Apparat → Autophagievakuole, dazu Lysosomen → Bildung von Zytolysosomen (= Zytosegrosomen) → Weiterverarbeitung zu Restkörpern, Auflösung oder Ausschleusung wie oben.

❷ Epitheliales Hyalin durch Zellschaden

Vo: Councilman-Körper = hyaline Einzelzellnekrose bei Hepatitis epidemica etc. (Abb. 11 d).

Mallory-Körper: Bei HE-Färbung leuchtend rote, grobe Partien im Leberzellzytoplasma (Abb. 11 e) = im EM filamentöses

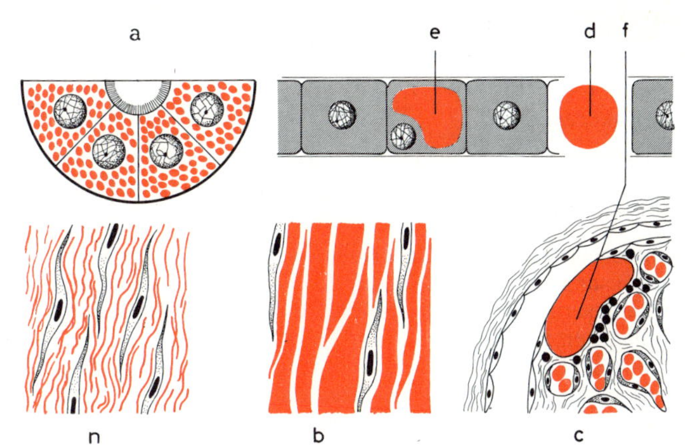

Abb. **11** Formen des Hyalins: a = epitheliales Speicherhyalin: hyalintropfige Veränderung des Nierenhauptstückepithels, n = unverändertes kollagenes Bindegewebe, b = hyaline Bindegewebsentartung mit hochgradiger Verdickung der Einzelfasern, c = hämatogenes Hyalin: Sekundär veränderter Fibrinthrombus (f) in Glomerulumschlinge, d = epithelial-degeneratives Hyalin: Councilman-Körper und e = Mallory-Körper in Leberzellplatten

Material (angesammeltes α-Präkeratin); charakteristisch, aber nicht pathognomonisch für alkoholische Schädigung.

❶ u. ❷ = *van-Gieson-gelb-orange.*

❸ **Bindegewebiges Hyalin** (Abb. 11 b)

Einlagerung von vermehrten Protofibrillen in Kollagenfasern → dicke, balkige, homogene Massen, Verlust der typischen welligen Struktur, *van-Gieson-leuchtend-rot.*

EM: Hyaline Bindegewebefasern kreuz und quer angeordnet.

Bei: Narben, hyaline Platten auf Pleura (Asbestose, alte fibrinöse Beläge).

Beachte: »Hyaline Glomerula« = verödete Glomerula. Können ganz oder teilweise aus bindegewebigem Hyalin (van Gieson-rot) oder vorwiegend oder teilweise aus van Gieson-gelben Residuen geschädigter Schlingen bestehen.

Einschub: Normales kollagenes Bindegewebe:

a) *Elementarbaustein = Tropokollagen 2800 × 1,5 nm: 3 Polypeptidketten = Tripelhelix* (Prolin, Hydroxyprolin, Glyzin und andere Aminosäuren).

b) *Protofibrillen* = lineare Polymere von Tropokollagenmolekülen →
c) *Elementarfibrillen:* EM: Perioden 70 nm, lagern sich seitlich aneinander →
d) *Kollagene Fasern.*

Zwischen Fasern interfibrilläre Grundsubstanz: saure Mukopolysaccharide (Glykosaminoglykane) = Glykoproteide = PAS-Granula in Fibroblasten.

Bindegewebefaserbildung erfolgt in der Grundsubstanz nach Ausschleusung von Tropokollagen aus Fibroblasten. Erst Auftreten von Silberfasern (= Elementarfibrillen + Mukopolysaccharide), dann von kollagenen Fasern.
Fibrolyse: Durch Säure-Basen-Gleichgewichtsverschiebung (besonders bei Entzündung): Elementarfibrillen in Protofibrillen aufgesplittert. Reversibel, wenn keine Stoffe dazwischen abgelagert. Protofibrillen können durch proteolytische Fermente der Leukozyten in Tropokollagenmoleküle aufgesplittert werden.

❹ Hämatogenes Hyalin

Vo: Schilddrüse: Sog. Kautschukhyalin, entstanden aus Schilddrüsenkolloid + Blutplasma.

Hyalinisiertes Fibrin in Thromben (alte, subtotal verschließende, massive Lungenemboli), Nierenglomerula (Abb. 11 c) oder Exsudaten, homogene hyaline Eiweißzylinder in den Harnkanälchen. – Hyaline Alveolarmembranen (s. S. 210). Eigentlich sollte das hämatogene Hyalin als *Fibrinoid* bezeichnet werden; Name Hyalin hat sich jedoch eingebürgert.

Van Gieson-gelb-orange.

❺ Insudationshyalin bei Arteriolosklerose (s. unten)

Fibrinoid ④ Formen (vgl. Tab. 2)

Df: Leuchtend rot bei HE-Färbung, *van Gieson-gelb-orange*, meist positive Fibrinfärbung.

① Immundepot-Fibrinoid

a) mit *entzündlicher Verquellung:* Einlagerung von Immuneiweißkörpern in das kollagene Bindegewebe färbt sich jetzt van Gieson-gelb statt rot. Die darin enthaltenen Silberfasern werden wieder nachweisbar.

Bei: Rheumatisches Granulom (s. S. 335).

b) Fibrinoide Nekrosen: Sehr massive Einlagerung von Immunstoffen mit schwerer Gewebeschädigung → Zellnekrose.

Bei: Purpura Schönlein-Henoch (s. Bd. II, S. 247), Periarteriitis nodosa (S. 340).

c) Reine Depotablagerung: Nur mit starker Vergrößerung erkennbare van Gieson-gelbe homogene Ablagerungen.

Bei: Verschiedene Formen der Glomerulonephritis, Lupus erythematodes (s. S. 338) usw.

② **Insudatives Fibrinoid ohne entzündliche Reaktion** (Abb. 12)

Bei: Arteriolosklerose.

Pg: Eindringen von Plasmabestandteilen unter das Endothel, besonders bei allgemeiner Blutdrucksteigerung, gelegentlich auch bei Endothelschaden usw. und normalem Druck (z. B. Röntgenvaskulopathie). Wird von vielen Autoren als Hyalin bezeichnet (s. oben: Insudationshyalin).

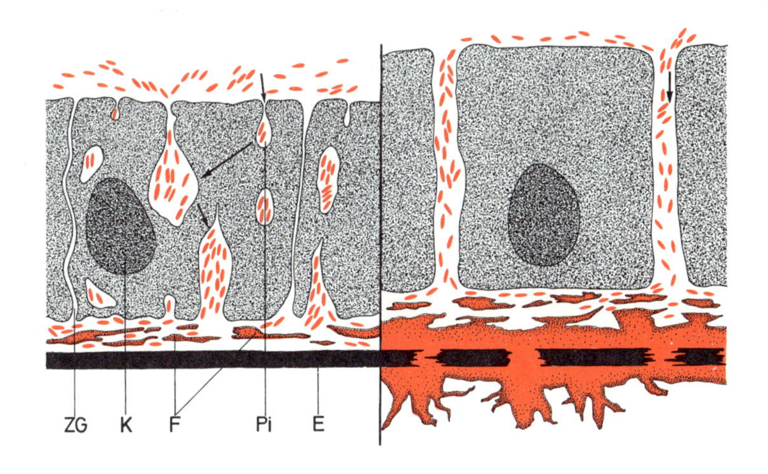

Abb. **12** Pinozytosestörungen an der Gefäßwand: a) Durch echte Pinozytose (Pi) gelangen Plasmaeiweißkörper (rote Stäbchen) in die Zelle und schließlich in den zwischen Zelle und Basalmembran (E) gelegenen Raum, wo sie als Fibrinoid (F) abgelagert werden. K = Zellkern, ZG = Zellgrenze
b) Plasmaeiweißkörper durch Interzellularspalten → subendothelialen Raum (gleichzeitig bestehende Pinozytose der Einfachheit halber weggelassen). Hochgradige Fibrinoidansammlung im subendothelialen Raum → Basalmembran durchsetzt → umliegendes Gewebe durch Fibrinoid infiltriert (nach Ooneda u. Mitarb.)

③ Insudatives Fibrinoid mit entzündlicher Reaktion

Bei: Maligne Nephrosklerose (Nierenschädigung durch schwere Blutdrucksteigerung).

Pg: Ebenfalls Insudation von Plasmabestandteilen, welche jedoch alle Gefäßschichten auseinanderreißt und in die Umgebung ausströmt → Nekrose der Media und perifokale entzündliche Reaktion.

④ Fibrinoide Verquellung durch Säurewirkung

Bei: Bindegewebsveränderung im Grund eines Magenulkus, Hautveränderungen bei Säureeinwirkung usw.

Amyloid

Df: Amyloid (»stärkeähnlich«) ist extrazelluläres homogenes Eiweiß, das mit alkoholischem Kongorot rot gefärbt wird und dann im polarisierten Licht (Doppelbrechung) flaschengrün aufleuchtet.

Häu: Unter 1% der Autopsien, früher häufiger. Minimale, klinisch irrelevante Amyloidablagerungen im Myokard in 15–20% der Autopsien (s. unten).

Dg:

> Merke: An die Amyloidose wird viel zu selten gedacht!

Wird in weniger als 10% der Fälle zu Lebzeiten diagnostiziert. Diagnose stets bioptisch: Rektumschleimhaut, Niere (bei klinischen Symptomen), Leber, Dünndarm, Gingiva. Feinnadelpunktion der Milz.

Nachweis des Amyloids

1. Alkoholische Kongorotfärbung → Amyloid rot (s. Abb. 5 auf Tafel V, S. 475). Nicht ganz zuverlässig → Untersuchung im polarisierten Licht → flaschengrüne Farbe (zuverlässig, Abb. 15 c).
2. ***EM:*** Typische Fibrillen.
3. Übrige Färbungen weniger spezifisch: Wässrige Kongorotfärbung (früher als Bennhold – Probe auch intravital verwendet); Thioflavin-T-Färbung: gelb-grüne Fluoreszenz im UV-Licht. Methylviolettfärbung: Metachromasie → Amyloid rot (fehlt bei primärer Amyloidose).

4. Färbereaktion bei Routinefärbungen: HE-rosa, van Gieson-gelb, PAS-rot-violett.

Natur und Zusammensetzung des Amyloids

1. ***EM:*** a) Unverzweigte, stets extrazelluläre, 5–10 nm breite, 30–1000 nm lange Fibrillen.

   b) Pentagonale, aus 5 Untereinheiten bestehende, zentral hohle Strukturen von 8 nm Durchmesser, bestehend aus α_1-Glykoprotein des Serums, nur geringe Mengen in Amyloiddepots vorhanden. Bedeutung unbekannt.
2. *Röntgendiffraktion und Ultrarot-Spektroskopie:*

Amyloidfibrillen bestehen aus Polypeptidketten mit »antiparalleler β-pleated sheet«-Struktur (= zieharmonikaartig gefaltetes Wellblech). Bei Verlust der β-pleated sheet-Struktur → keine Fibrillen im EM, keine Doppelbrechung nach Kongorotfärbung.

3. *Immunchemische Analyse:* ❹ Formen bekannt:

❶ **AIO** = **A**myloid of **i**mmunoglobulin **o**rigin, d. h. aus leichten Ketten (Lambda > Kappa) der Immunglobuline oder Bruchstücken davon bestehend.

Bei: Plasmozytom.

❷ **AUO** = **A**myloid of **u**nknown **o**rigin (unbekannten Ursprungs). Besteht aus Protein A oder Bruchstücken davon: Protein mit nahezu konstanter Aminosäuresequenz am N-terminalen Molekülende. Herkunft des Protein A unbekannt, möglicherweise Antigen-Antikörper-Komplex (s. S. 258) oder Bruchstück davon.

Bei: Sekundäre Amyloidose bei chronischen Infekten (s. unten).

❸ **AEO** = **A**myloid of **e**ndocrine **o**rigin: Bestehend aus Hormonmolekülen, ihren Vorläufern (Prohormon) oder Bruchstücken davon.

Bei: Amyloid besteht im medullären Schilddrüsenkarzinom aus Kalzitonin, im Insulinom aus Insulin, im Hypophysenadenom aus Somatotropin. Pankreasinselhyalinose = Amyloid aus Insulin.

❹ Nicht klassifiziertes Amyloid: Seniles Amyloid, Hautamyloid, senile Plaques im Gehirn und Alzheimersche Neurofibrillenveränderungen (von einigen Autoren als Amyloid bezeichnet, da Kongorotfärbung und Doppelbrechung positiv, s. Bd. II S. 634).

Pg: Nicht endgültig geklärt. Möglicherweise: Protein + physikochemische Alteration → Amyloidfibrillen.

In vitro: Leichte Ketten der Immunglobuline + Proteolyse (Pepsin) oder Nierenlysosomen → Amyloidfibrillen. In vivo: Amyloidbildung aus leichten Ketten der Immunglobuline oder Protein A, möglicherweise unter Mitwirkung von Makrophagen → Amyloidfibrillen. Amyloid in hormonproduzierenden Tumoren wahrscheinlich von Turmorzellen gebildet. Lokalisation der Amyloidablagerungen abhängig von Gewebsaffinität der Vorläuferproteine (leichte Ketten, Protein A). Schwere der Amyloidablagerung abhängig von Syntheserate und Abbaurate. Rückbildung der Amyloiddepots nach Elimination des Stimulus möglich, z. B. Ausheilung der Osteomyelitis → Abnahme der Amyloiddepots besonders extrarenal.

Einteilung der generalisierten Amyloidose (Tab. 3)

❷ Histologische Formen (Abb. 13, Tab. 3)

> Merke: Vor allem bei der Biopsiediagnostik wichtig.

❶ *Periretikulärer Typ,* besser *Basalmembrantyp*
Amyloid entlang der Basalmembran der Gefäße, selten der Drüsenepithelien, z. B. tubuläre Basalmembran in der Niere.

Tabelle 3 **Einteilung der generalisierten Amyloidosen**

klinisch	histologisch	
	Periretikulärer (Basalmembran) Typ	Perikollagener Typ
hereditär (familiär)	Mittelmeerfieber Nephropathie mit Urtikaria (Nesselfieber) und Taubheit Korneadystrophie	Neuropathische Amyloidose Kardiomyopathische Amyloidose
primär (idiopathisch)	selten, stets Nierenbefall	häufig früher: Paramyloidose, atypische Amyloidose Sonderform: senile ± generalisierte Amyloidose
sekundär (erworben)	Chronische Entzündungen Maligne Tumoren	Plasmozytom Morbus Waldenström Schwerkettenkrankheit
	meist AUO	meist AIO
	immunchemisch	

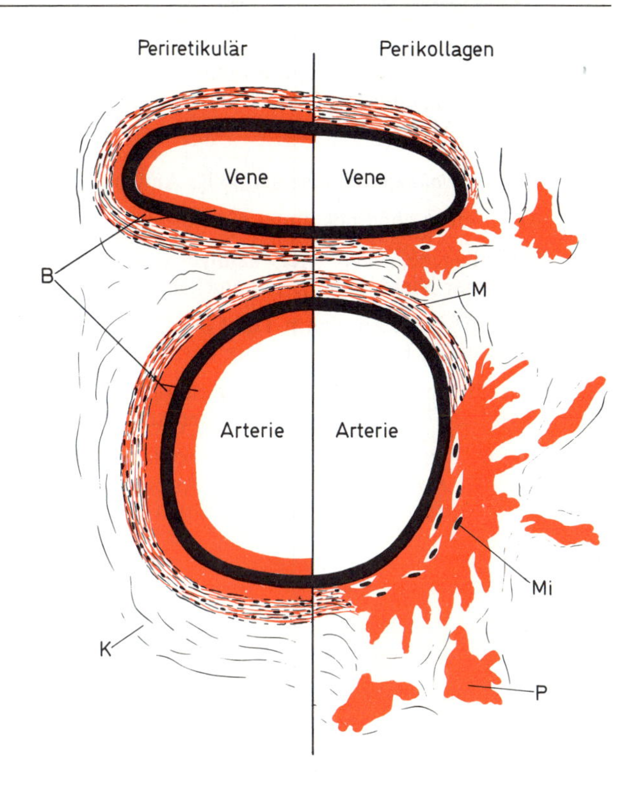

Abb. **13** Histologische Amyloidtypen. B = Basalmembran, M = glatte Muskelfasern, Mi = glatte Muskelfasern isoliert, K = Kollagenfasern. P = perikollagenes Amyloid, B = peri-BM-Amyloid = periretikuläres Amyloid

> Merke: Bei diesem Typ in über 90% Nierenbefall, vor allem Glomerula.

❷ *Perikollagener Typ*
Amyloid um Kollagenfasern, besonders häufig Gefäßwandkollagen: Adventitia und Media.

> Merke: Bei diesem Typ in weniger als 50% Nierenbefall, meist nur Gefäße.

❸ Klinische Formen (Tab. 3)

① *Hereditäre Amyloidose*

Häu, Vo: Sehr selten; besonders Mittelmeerraum, Finnland, Portugal, USA. Häufigste Form: Mittelmeerfieber (immunchemisch: z. T. AUO)

② *Primäre Amyloidose* (früher: atypische Amyloidose)

Df: Amyloidose ohne bekanntes Grundleiden.

imi: Perikollagener Typ viel häufiger als periretikulärer Typ (= immer Nierenbefall). Immunchemisch: AUO > AIO.

Vo: Herz 75%, Magen-Darm-Trakt 60%, Milz 50%, Niere 50%, Leber 40%, Lunge/Nebenniere ca. 30%.

Sonderform der primären Amyloidose: Senile Amyloidose = häufigste Form der Amyloidose bei Autopsien (50–60%).

imi: Lokale oder ± generalisierte Amyloidablagerungen in Herz > Lunge > Aorta und andere große Arterien > Pankreas > Niere > Nebenniere > Zentralnervensystem. Immunchemisch: Nicht klassifiziert.

③ *Sekundäre Amyloidose*

Df: Amyloidose bei bekanntem Grundleiden.

a) *Periretikulärer Typ*

Vo: Tuberkulose > rheumatoide Arthritis > Morbus Crohn (s. Bd. II, S. 407) und Colitis ulcerosa (s. Bd. II, S. 409) > andere chronische Infekte > Bronchiektasen > (angeborene oder erworbene Ausweitung der Bronchien) > Lepra > Karzinome (besonders Nierenkarzinom).

Organbefall: Niere 85%, Milz 80%, Leber 60%, Nebenniere 40%, Pankreas und Magen-Darm-Trakt 15%, andere Organe seltener.

Immunchemisch: Meistens AUO.

b) *Perikollagener Typ*

Vo: Plasmozytom, Morbus Waldenström.

Organbefall: Herz 85%, Nieren 75%, Nebennieren 70%, Magen-Darm-Trakt/Lunge 60%, Milz 50%, Schilddrüse 30%, andere Organe seltener.

Sonderformen

Lokalisierte Amyloidosen

Vo: Senile Amyloidose mit Herzbefall (s. oben), Amyloidose bei hormonproduzierenden Tumoren, Inselhyalinose des Pankreas, Hautamyloidose.

Amyloidtumoren

Vo: Respirationstrakt besonders Larynx, Lunge, Harnwege, Konjunktiva, Knochenmark, Lymphknoten, Schilddrüse.

mi: Isolierte Amyloidmassen umgeben von Fremdkörperriesenzellen und z. T. dichten Plasmazellinfiltraten.

Ausgewählte Organveränderungen bei Amyloidose

Niere

ma: Organ sehr fest, glasig, blaß, gelblich-rosa.

mi: Abb. 14 b; Amyloidablagerungen beginnen im Mesangium der Glomerula, → Amyloidmassen »fließen« peripherwärts entlang der glomerulären BM → Durchsetzung der BM mit Amyloidfibrillen → Glomerulumverödung. Amyloidablagerungen auch in Vasa afferentia und efferentia, selten große Gefäße (perikollagene Form). Amyloidablagerungen auch entlang tubulärer Basalmembran, von proximal nach distal im Nephron zunehmend.

Sy: Proteinurie → nephrotisches Syndrom; am Schluß: Hypertonie; Urämie; bei starkem Tubulusbefall (selten): Polyurie, Isosthenurie, tubuläre Azidose.

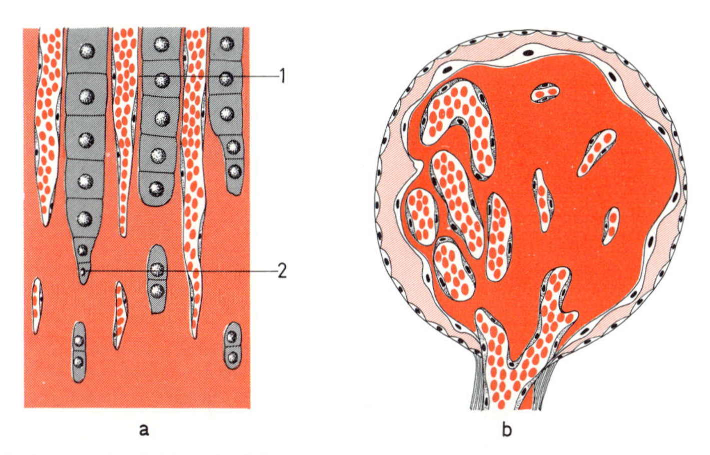

Abb. **14** a = Amyloidose der Leber. Amyloidmassen rot. 1 = Amyloidablagerung unter dem Sinusendothel. 2 = Schwere Atrophie der Zellplatten. a und b: Kongorotfärbung
b = Amyloidose eines Nierenglomerulum: Rote Amyloidmassen in und um Basalmembran der Schlingen und des Vas afferens sowie im Mesangium abgelagert. Kapselraum enthält dementsprechend Eiweißmassen

Leber

ma: Groß, speckig, grauweiß, glasige Schnittfläche.

mi: Amyloidmassen abgelagert zwischen Leberzellplatten und Sinusendothel (also subendothelial, Abb. 14 a) und Zentralvenen. Beginn im mittleren Teil des Leberläppchens, später diffus → Schwund des Epithels durch Druck (Abb. 14 a). – Ausschließlich vaskulärer Befall bei perikollagener Form.

Sy: Selten: Ikterus, Aszites.

Milz

ma: Groß, fast knorpelhart, glasig transparent. Zwei Formen:

a) *Sagomilz* (Abb. 15 a): Amyloid in den Follikeln. Grauglasige Knoten. Gehäuft bei Tbk.

b) *Schinkenmilz* (Abb. 15 b): Rote Pulpa befallen, Follikel ausgespart, homogen glasig. Gehäuft bei Lues.

Herz

ma: Kardiomegalie (Herz vergrößert), Myokard auf Schnittfläche glasig, selten knotige Einlagerungen in Endokard und AV-Klappen.

mi: Periretikuläre Form: Ablagerung meist in Arteriolen und Venulen → Gefäßeinengung → feinfleckige Fibrose. Perikollagene Form: Ablagerungen im Interstitium des Myokard → Atrophie/Nekrose der Herzmuskelfasern → fein- bis grobfleckige Myokardfibrose. ± ausgedehnte Amyloidablagerungen in Endokard, AV-Klappen und Reizleitungssystem.

Häu: Häufigste Form der Amyloidose bei Autopsien. Senile Amyloidose (über 70jährige Patienten): Herzohren in über 90 % befallen, Herzkammern in weniger als 10 %.

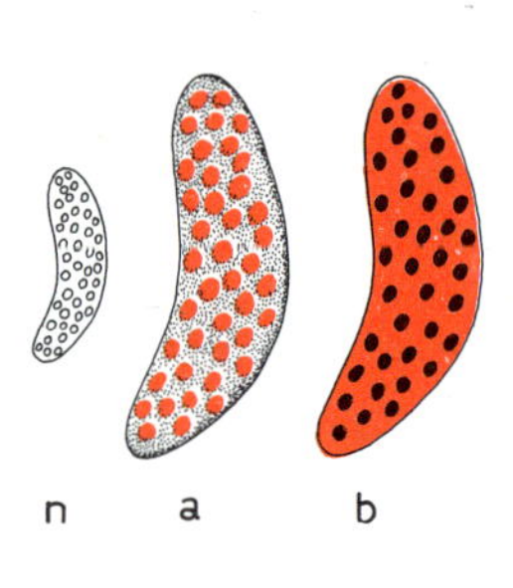

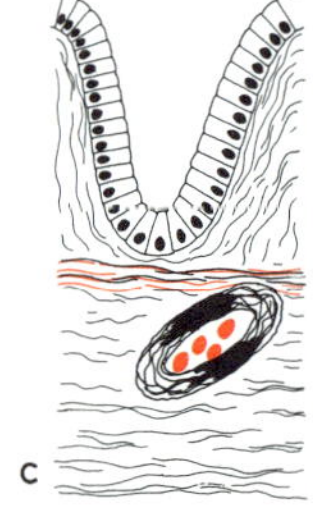

Abb. **15** Amyloidose: n = normale Milz mit den Follikeln, a = Sagomilz: Follikel enthalten Amyloid (rot), b = Schinkenmilz, Amyloid liegt in der roten Pulpa, Follikel nicht befallen, c = bioptischer Amyloidnachweis in Rektumschleimhaut: Ein kleines Gefäß zeigt nach Kongorotfärbung teilweise Doppelbrechung seiner Wandung (hier schwarz dargestellt)

Sy: Kardiomegalie, Herzinsuffizienz, Niedervoltage (Niederspannung) im EKG, Herzrhythmusstörungen, besonders AV-Block, Digitalisüberempfindlichkeit, selten Klappensymptome mit Stenose. – Senile Amyloidose häufig symptomlos, wenn Amyloid nur in Herzohren und Vorhöfen.

Magen-Darm-Trakt

ma: Selten: starres Rohr mit Wanddicke bis 1 cm. Ausdehnung: Zunge bis Anus.

mi: Amyloid in Gefäßen (Abb. 15 c), besonders der Submukosa und Subserosa. Befall der Lamina muscularis propria selten und dann meist bei perikollagener Form (besonders Plasmozytom).

Sy: Selten; Motilitätsstörungen, (Obstipation oder Diarrhö), Blutung, Malabsorption.

Anhang 1: Einschlußkörper

Df: Meist eosinophile, kompakte, scharf begrenzte, rundliche Gebilde in Zellen.

Ae: Viruserkrankungen.
Ionisierende Strahlen (besonders bestrahlte Tumoren). Blei und andere Metalle.

mi: Eosinophile, meist 2–3 μm große Körper in Kern (Adenovirus, Herpes simplex, Blei, ionisierende Strahlen), in Zytoplasma (Rubella, Pocken [diagnostisch bei Tier nach 18–24 Stunden nachgewiesen = Guarnieri-Körper], Molluscum contagiosum, Tollwut [bei Tier Negri-Körperchen, s. Abb. 120, S. 317], oder in Kern und Zytoplasma (Varizellen, Masern, Zytomegalie bis 15 μm [intrazytoplasmatische dabei basophil]).

Pg: Einschlußkörper vermutlich Ausdruck einer zellulären Störung der Eiweißsynthese durch Virusneubildung, ionisierende Strahlen oder Blei usw. Bei Viruserkrankung enthalten die Einschlußkörper vereinzelt neben Protein noch Viren oder einzelne Virusuntereinheiten (Adenovirus, Masern, Tollwut), meist aber nach initialer Virussynthese keine Viren mehr nachweisbar (Herpes simplex, Pocken usw.).

Anhang 2: Corpora amylacea

mi: Glykoproteinkugeln, geschichtet.

Vo: Prostata, Lunge, Leptomeninx: Meningeom, bestimmte Ovarialtumoren.

Fo: Häufig sekundäre Verkalkung.

Hornbildungsstörungen

Hyperkeratose

Df: Verstärkte Verhornung mit Verdickung des Stratum corneum.

Vo: Verschwielung (Anpassung an mechanische Reize); Seemannshaut, Landwirtshaut (Anpassung an UV-Bestrahlung) usw.

Parakeratose

Df: Atypischer Verhornungsprozeß: Fehlen der Körnerschicht, atypische *kernhaltige* Hornschicht.

Vo: Chronisches Ekzem. Psoriasis vulgaris (silbern glänzende, erhabene Hautstellen).

Dyskeratose

Df: Verhornung *einzelner* Zellen in tiefen Schichten des Plattenepithels.

Leukoplakie

Df: Verhornung eines normalerweise nicht verhornenden Plattenepithels.

Vo: Mundschleimhaut, Ösophagus, Portio vaginalis uteri, Pachydermia laryngis (weißliche Flecken über den Stimmbändern → rauhe Stimme). (s. auch S. 365).

Bei den Leukoplakien mit zusätzlicher Dysplasie (s. S. 365) handelt es sich oft um ausgesprochene *Präkanzerosen* = Veränderungen, von denen wir wissen, daß sie bei ausreichender Latenzzeit maligne entarten (s. S. 362).

Ichthyosis s. Bd. II, S. 273

Onychogryphosis:

Krallenartige Verkrümmung und Verdickung der Nägel.

Anhang: *Störungen des Aminosäurestoffwechsels*

Alkaptonurie s. S. 91

Phenylketonurie

Pg: Phenylalaninhydroxylase fehlt → Phenylalanin nicht in Tyrosin umgewandelt → Phenylalanin und Abbauprodukte (= Phenylketone) im Blut angesammelt.

Fo: Phenylpyruvat schädigt Hirn in Entwicklungsphase → Oligophrenie (»angeborener« Schwachsinn: 1% aller oligophrenen Kinder) und positiver Guthrie-Test. Rechtzeitige Diät → keine Hirnstörung.

Zystinurie

Hereditär: Zystin, Lysin, Arginin, Ornithin von Niere ausgeschieden, da zufolge Enzymdefektes nicht tubulär rückresorbiert → Nierensteine.

Zystinose

Ae: Enzymopathie (unklar).

Sy: Aminoazidurie, Glykosurie, Phosphaturie → Osteomalazie = unverkalkte Knochensubstanzbänder außen an Knochenbalken.

mi: Zystin-Kristalldepots (hexagonal) in RHS (Milz, Leber, Knochenmark, Thymus, Lymphknoten und Niereninterstitium → Fremdkörperentzündung → Schrumpfnieren.

Fettstoffwechsel

Unterscheide: Fett (= Lipide) und Fettgewebe.

Lipide

Neutralfette (Triglyzeride = TG) = Ester von Glyzerin mit drei meist gesättigten Fettsäuren (= FS). Hämalaun-Sudan: Fette orange. Nicol: einfachbrechend.

Cholesterin: gelöst oder kristallisiert in Tafeln oder Spindeln. Hämalaun-Sudan: orange oder gelb-bräunlich. Nicol: *doppelbrechend.*

Phosphatide und Zerebroside: Hämalaun-Sudan: schmutzigbraun. Nicol: einfachbrechend.

Neutralfette = Triglyzeride

Histologie des Fettgewebes

1. Gelbes (weißes) Fettgewebe = gelbe Fettzellen.
Entstehen aus undifferenzierten mesenchymalen Zellen; reife Histiozyten und Fibrozyten können sich wahrscheinlich nicht in Fettzellen umwandeln.

mi: Rund oder polyedrisch, großer Fettropfen (= TG) ohne Membran. Zytoplasma und Kern sind halbmondförmig an Zellmembran verdrängt.

EM: Zytoplasma: Viel Mitochondrien, wenig RER, GER, Golgi, freie Ribosomen; an Oberfläche Pinozytosevakuolen = typische *Speicherzelle.* Trotzdem sehr stoffwechselaktiv, ständiger Umsatz der TG.

2. Braunes Fettgewebe = brombeerartige Lipozyten.

mi: Braune Fettzelle: Kleiner als gelbe, polygonal, viele kleine Fetttropfen im Zytoplasma.

EM: Sehr viele große Mitochondrien mit hohem Zytochromgehalt (= braune Farbe). RER, GER und Golgi klein, Pinozytosevakuolen. Glykogengranula zahlreich.

Physiologie des Fettgewebes

Funktionen des Fettgewebes

1. Speicherfunktion: TG = Energie in Fettgewebe = wichtigster und ökonomischster Energiespeicher außer Glykogen in der Leber.
2. Wärmequelle: Subkutanes Fettgewebe erzeugt durch Eigenstoffwechsel Wärme: »Elektrisches Heizkissen«: Gilt vor allem für braunes Fettgewebe. Hibernierende Tiere haben viel braunes Fettgewebe.
3. Füllgewebe mit Pufferfunktion: Fußsohle etc. *Gelbes* (weißes) *Fettgewebe.*

Bildung der TG

Glukose (aus Leber) + Chylomikronen (aus Darm) + andere Lipoproteine (VLDL: s. unten) aus Leber am Aufbau der TG beteiligt (Abb. 16). Bei Lipolyse der TG in Fettzelle → freie Fettsäuren (FFS) freigesetzt, die an Albumin gebunden im Blut erscheinen (Abb. 16).

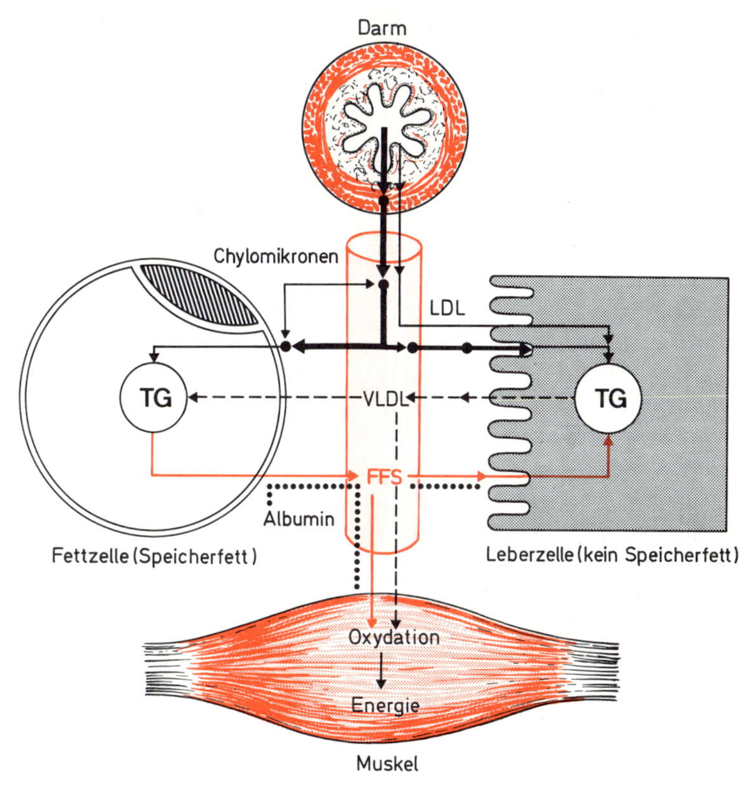

Abb. **16** Transportwege der Lipide. Erklärung s. S. 52
●●●●●● = Albumin
Herkunft und Schicksal der HDL sind komplex (s. Lehrb. Pathophysiologie) und deshalb nicht eingezeichnet

Steuerung von TG-Aufbau und Lipolyse in Fettzellen

1. Einstrom von Glukose in Fettzelle (erleichtert durch Insulin) → fördert TG-Aufbau.
2. Chylomikronen am Endothel der Fettgewebskapillaren gespalten in Trägerprotein, FS und Glyzerin durch heparinsensitive Lipoprotein-Lipase (»clearing factor«). Resynthese der Lipoprotein-Lipase stimuliert durch Insulin und Glukose.
3. Lipolyse im Fettgewebe durch hormonsensitive Lipase. Aktiviert durch Noradrenalin, Adrenalin, Sympathikusreiz, Glukagon, ACTH, Kortikosteroide, TSH, Vasopressin; gehemmt durch Insu-

lin (→ FFS im Blut bei Diabetes mellitus erhöht), Prostaglandin E_1 und Nikotinsäure.
Fasten (Glukoseabfall im Blut), Hunger, vermehrte Arbeit, Kälte, steigern Lipolyse → Glyzerin und freie Fettsäuren (FFS) im Blut ausgeschleust.
Braunes Fettgewebe: Oxidative Prozesse herrschen vor: Starker O_2-Verbrauch mit Umwandlung von Glukose und FFS in CO_2. Dabei wenig Energie in Form von ATP gestapelt, sondern wird frei in Form von Wärme (biochemischer Ofen!).

Serumlipide

Im Blut Lipide (= Serumlipide) an spezifische Trägerproteine (= Apoproteine A-E) gebunden. (Nur FFS haben keine eigenen Trägerproteine und sind im Blut an Albumin gebunden).

Einteilung in ❹ sich entsprechende Klassen (Tab. 4) nach:

A. Dichte bei Ultrazentrifugation

❶ Chylomikronen < ❷ **V**ery **l**ow **d**ensity **l**ipoproteins (VLDL) < ❸ **L**ow **d**ensity **l**ipoproteins (LDL) < ❹ **H**igh **d**ensity **l**ipoproteins (HDL).

B. Wanderungsgeschwindigkeit in Elektrophorese

❶ Chylomikronen (bleiben an Auftragungsstelle) < ❷ Präbetalipoproteine (= VLDL) < ❸ Beta-Lipoproteine (= LDL) < ❹ Alpha-Lipoproteine (= HDL).

Tabelle 4 **Lipoproteine in Blutplasma, klassifiziert nach Dichte und elektrophoretischer Wanderungsgeschwindigkeit**

A Dichte	① Chylomikronen	② VLDL	③ LDL	④ HDL
B Elektrophorese	Chylomikronen	prä-beta	beta	α

Fettstoffwechselstörungen

Störungen des Neutralfettstoffwechsels

Grundstörungen des Neutralfettstoffwechsels
- Vermindertes Fettangebot
- Fettaufnahme (Assimilation) im Dünndarm gestört
- Pathologische Fettablagerungen im Gewebe

Vermindertes Fettangebot

Isolierte Verminderung von Fett- und Kohlenhydratzufuhr über längere Zeit durch Eigensynthese kompensiert. Quantitativer Nahrungsmangel → KH-Reserven (400 g = 1600 kcal = 6700 J) nach 1 Tag erschöpft → Reservefett verbraucht: Subkutis, in Muskulatur, Epikard, retroperitonäal, Mediastinum → später Orbita, Gelenke, Fußsohlen und Handflächen (vorwiegend Stützfunktion). Fettdepots = ca. 9 kg Fettgewebe = ca. 8 kg TG → 72000 kcal = 300000 J reichen für 60 Tage (H_2O- und Vitaminzufuhr vorausgesetzt). Gallertige Degeneration des Fettgewebes s. S. 22.

Fettaufnahme (Assimilation) im Dünndarm gestört = Malassimilationssyndrom

Df: Symptomenkomplex (s. S. 56) als Folge einer ungenügenden Assimilation von Nährstoffen (Fette, Kohlenhydrate und Eiweiße). Unterteilung s. Tab. 5.

1. Maldigestion (= Störungen der intraluminalen Phase)

A. *Mangel an konjugierten Gallensäuren* → Fortfall des emulgierenden Effektes, Mizellenbildung mit Fetten gestört → Resorption erschwert.

α *Synthesestörung:* bei Leberparenchymschaden.

β *Sekretionsstörung:* Verschlußikterus, intrahepatische Cholestase, Gallefistel.

Tabelle 5 **Pathogenetische Einteilung des Malassimiliationssyndroms**

1. **Maldigestion** (= Störungen der intraluminalen Phase)
   - Mangel an konjugierten Gallensäuren
   - unvollständige Lipolyse
2. **Malabsorption** (= Störungen des intestinalen Schleimhauttransports)
   Globale Schleimhauterkrankungen
   - Primäre Malabsorption (= „primäre Sprue")
     a) Gluteninduzierte Enteropathie
     b) Tropische Sprue
     c) Idiopathische (unklassifizierbare) Sprue
   - Sekundäre Malabsorption (= „sekundäre Sprue)
   Spezifische, bzw. selektive Störung des Dünndarmepithels
3. **Intestinale Lymphabflußstörung**
   - primär
   - sekundär
4. **Nicht klassifizierbare Störungen**

γ *Gallensäurenverlust* durch

- Gallensäuren im distalen Ileum nicht rückresorbiert → Unterbrechung der enterohepatischen Zirkulation der Gallensäuren bei Ileumresektion, Ileumausschluß durch operativen Kurzschluß zwischen Dünn- und Dickdarm (Enteroanastomose) oder Ausfall der Ileumfunktion bei chronischen Entzündungen des Ileums.
- Bakterielle Dekonjugation der Gallensäuren durch pathologische Besiedlung des Dünndarms: Bei Syndrom der blinden Schlinge usw. (s. Bd. II).
- Medikamentös: Cholestyramin (bindet Gallensäuren im Dünndarm).

B. Unvollständige Lipolyse

α *Pankreatogen*

- Synthese der Lipase vermindert: Pankreasinsuffizienz bei Pankreatitis, nach Pankreasresektion, bei Mukoviszidose (s. S. 85).
- Ausscheidung der Lipase gestört. Bei Obstruktion durch Tumor oder Stein.
- Inaktivierung der Lipase durch gastrische Hypersekretion bei gastrinsezernierendem Inselzelltumor des Pankreas (= Zollinger-Ellison-Syndrom, s. Bd. II, S. 532).

β *Gastrogen*

Nach Billroth II (Bypass-Operation des Duodenums) → keine Sekretion von Sekretin und Pankreozymin → Lipase nicht stimuliert.

2. Malabsorption (=Störungen des intestinalen Schleimhauttransports)

A. Globale Schleimhauterkrankungen

α *Primäre Malabsorption* (= »primäre Sprue«)

Df: Primär wird Zottenatrophie des Dünndarms gefunden.

❸ Formen:

- *Gluten*induzierte Enteropathie (= einheimische Sprue): Erwachsener oder Kind (= Zöliakie).

  Ae: Gliadinanteil des Gluten (in Weizen, Roggen, Hafer, Gerste usw.) → schwere Schleimhautatrophie des Dünndarms → TG können in Darmepithel nicht synthetisiert werden. Gliadinentzug → Heilung.

- *Tropische* Sprue (Indien, Südostasien): Ähnliche Schleimhautveränderungen wie einheimische Sprue. Spricht auf Glutenentzug nicht an, jedoch auf Antibiotika.

– *Idiopathische* (nicht klassifizierbare) Sprue = primäre nicht-tropische Sprue: spricht auf Glutenentzug nicht an.

β Sekundäre Malabsorption (= »sekundäre Sprue«)

Df: Malabsorption als Folge einer vorbestehenden, andersartigen Schleimhauterkrankung des Dünndarms ohne primäre Zottenatrophie.

Bei: Ausgedehnte Dünndarmentzündungen (s. Bd. II), Röntgenstrahlenschaden des Dünndarms, proximale Dünndarmresektion, Amyloidose, arterielle Durchblutungsstörungen.

B. Spezifische bzw. selektive Störung des Dünndarmeptihels

– *NNR-Insuffizienz:* Enzymaktivität für Re-Esterifizierung der Triglyzeride in Dünndarmzelle herabgesetzt → Steatorrhö (Neutralfette im Stuhl).

– *Gestörte Lipoproteinsynthese* in Dünndarmzelle: A-beta-Lipoproteinämie: Fehlen des Trägerproteins. – Proteinsynthese gestört nach Puromycin, Aethionin, Zykloheximid, CCl_4.

– Primärer oder sekundärer *Disaccharidasemangel* (Laktasemangel).

3. Intestinale Lymphabflußstörung

Pg: Verschluß der abführenden Lymphwege

Primäres intestinales Lymphödem: Primäre intestinale Lymphangiektasie mit Lymphödem = angeboren.

Sekundäres intestinales Lymphödem

Morbus Whipple: Große fetthaltige, PAS-positive Phagozyten in der Dünndarmschleimhaut (Abb. 17a). Ölseen mit entzündlicher Reaktion in regionären Lymphknoten (Abb. 17b).

Ae: Infektion mit Korynebakterien.

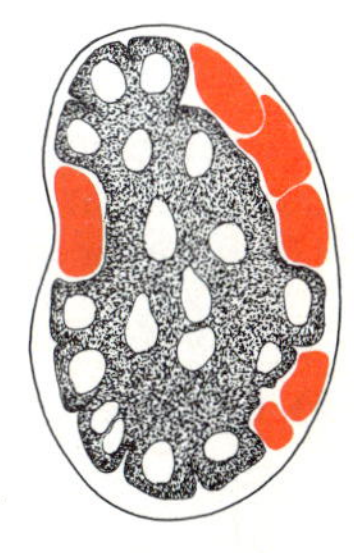

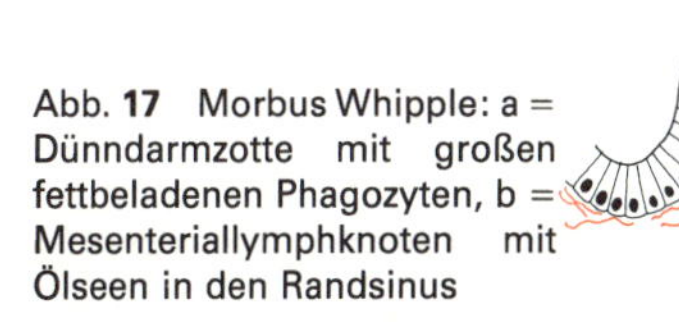

Abb. **17** Morbus Whipple: a = Dünndarmzotte mit großen fettbeladenen Phagozyten, b = Mesenteriallymphknoten mit Ölseen in den Randsinus

Ferner: Tumormetastasen in Mesenteriallymphknoten (Lymphosarkom, Hodgkin). – Tabes mesaraica: Lymphknotentuberkulose bei Kindern. – Lymphgefäße verödet: Entzündungsfolge. – Rechtsinsuffizienz, Trikuspidalinsuffizienz, Pericarditis constrictiva.

4. Nicht klassifizierbare Störungen

Vo: Bei IgA-Mangel, diabetischer Enteropathie (diabetische Steatorrhö und Diarrhö), Hypoparathyreoidismus, Hyperthyreose.

Folgen des Malassimilationssyndroms

Vermehrte Ausscheidung von Fett im Stuhl (> 6 g/24h) → Steatorrhö.

Mangel an:	*Folge:*
Fett, Kohlenhydrate, Proteine	Gewichtsverlust, Kachexie, Milzatrophie, Darmzeroidose (s. S. 97)
Proteine	Ödeme
Fe, Vitamin B_{12}, Folsäure u. a. Vitamine	Anämie, Glossitis, Neuritis
Vitamin K	Petechien, hämorrhagische Diathese
Vitamin D	Osteomalazie (s. Bd. II, S. 567)
Gestörte Na^+– und H_2O-Aufnahme (durch nichtabsorbierte Fettsäuren)	Diarrhö, Dehydratation
Elektrolyte (Kalium)	Schwäche
Kalzium	Tetanie (s. S. 114), Parästhesien

Pathologische Fettablagerungen im Gewebe=Verfettung

Standardmodell: **Leber**. Enthält normalerweise 5–8 % Lipide; histologisch sichtbare Verfettung, wenn Lipide > 8 % (Abb. 15). Dabei nur TG in Leber angestiegen.

Pg: der Fettleber (Abb. 18):

❶ *Gesteigertes Angebot von Fetten an Leber*

❶ a: aus Nahrungsfetten,

❶ b: aus peripherem Fettgewebe (durch gesteigerte Lipolyse, s. S. 51).

❷ *Gesteigerte Bildung* von

❷ a: FS aus Glukose und Aminosäuren (= AS),

❷ b: TG aus Fettsäuren und Glyzerin: u. U. VLDL im Blut vermehrt.

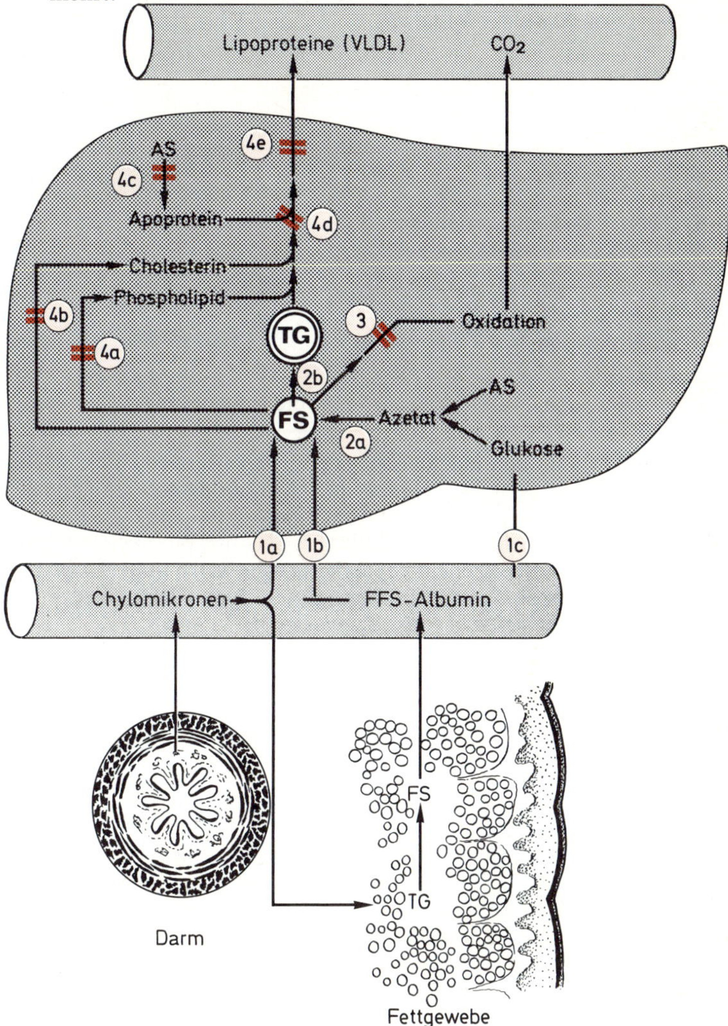

Abb. **18** Verschiedene pathogenetische Mechanismen (❶–❹) führen zu Leberverfettung (s. Text)

❸ *Eingeschränkte FS-Oxidation.*
❹ *Verminderte Fettabgabe in das Blut*

als Beta-Lipoprotein (= VLDL):

bei verminderter Lipoproteinsynthese (❹ a–❹ d) oder bei verminderter Sekretion der VLDL ❹ e.

Ätiologie der Leberverfettung

❹ pathogenetische Formen:

❶ Nutritive Verfettung ❷ Hypoxämische Verfettung ❸ Toxisch bedingte Verfettung ❹ Endokrin bedingte Verfettung

❶ *Nutritive Verfettung*

a) **Durch Polyphagie** (= viel Essen)

Merke: Wichtige Zivilisationskrankheit heute = Adipositas = Obesitas

Lebenserwartung sinkt mit zunehmenden Fettpolstern (= Adipositas) infolge Herzmehrbelastung, Hypertonie, Arterioskleroservermehrung, Cholelithiasis, Diabetes mellitus (Abb. 19).
Dabei Fettangebot aus Nahrung vermehrt (TG und/oder Cholesterin, s. Pg ❶ a in Abb. 18), aber auch hyperkalorische KH-Zufuhr (Pg ❶ c): Straßburger Gänseleber durch Zwangsfütterung mit KH: Fettdepots

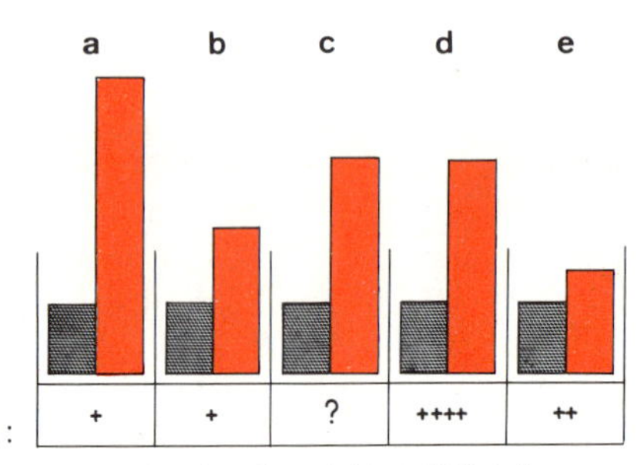

Abb. **19** Morbidität (a–d) und Mortalität (e) bei Obesitas (rot) im Vergleich zu Normalpopulation (schraffiert) a = Hypertonie, b = koronare Herzkrankheit, c = Cholelithiasis, d = Diabetes mellitus

überfüllt → Angebot an Leber steigt → kann nicht verarbeitet werden → Ablagerung.

b) **Selektiver Eiweißmangel** bei normokalorischer Ernährung: Kwashiorkor = schwere Eiweißmangelkrankheit bei Kind in Afrika, Südamerika und Westindien.

Pg: Gesteigerte Lipolyse → FFS im Blut vermehrt (s. Pg ❶ b) *und* Störung der Lipoproteinsynthese (s. Pg ❹ c) → Leberverfettung. Eiweißgabe → Fett verschwindet zuerst im Läppchenzentrum.

Exp: Ratte: Cholin- und Methioninmangel (= ein Methyldonator für Cholin, Pg ❹ c in Abb. 18) → Verfettung. Mensch *nicht:* Cholinoxidase Mensch ≪ Ratte.

P. S. Hunger, Kachexie: Gesteigerte Lipolyse im Fettgewebe (Pg ❶ b), aber selten Leberverfettung, da FFS aus peripherem Fettgewebe verbrannt (lediglich braune Atrophie der Leber, s. S. 18).

ma: Leber vergrößert, goldgelb, Ränder abgerundet, auf Schnitt trüb, Konsistenz teigig, Brüchigkeit erhöht.

mi: Große Fettropfen in Leberzellen, Beginn Läppchenperipherie (Abb. 20 a) → Zentrum. Kern an Zellrand gedrückt. Wenn über 50% der Leberzellen verfettet: *Fettleber.*

> Merke: Lokalisation der Verfettung im Läppchen läßt keine bindenden Rückschlüsse auf Ätiologie zu.

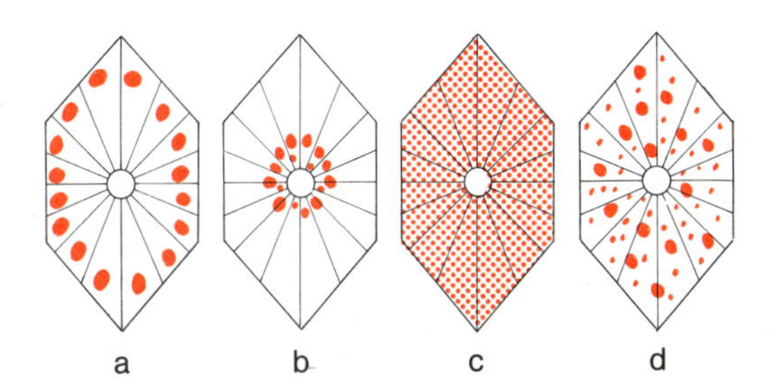

Abb. **20** Mikroskopische Erscheinungsformen der Leberverfettung (deskriptiv):
a = peripherolobulär, grobtropfig (z. B. nutritiv: Kwashiorkor, toxisch: Phosphorvergiftung)
b = zentrolobulär, grobtropfig (hypoxisch, Intoxikation mit CCl_4, Knollenblätterpilz)
c = panlobulär, feintropfig → gemischttropfig (d) (Alkohol)

❷ *Hypoxämische oder anoxämische Verfettung*

Pg: Verminderte Oxidation der FS (s. Pg ❸ in Abb. 18).

Vo: Anämie, Leukämie, CO-Vergiftung und Stauung im großen Kreislauf.

mi: (Abb. 20b) Noch relativ gut versorgte periphere Läppchenabschnitte erhalten noch genügend Sauerstoff, nicht aber zentrale → zentrolobuläre Verfettung. Bei rechtskardialer Stauung zusätzlich Ausweitung der zentrolobulären Sinusoide mit Atrophie der Leberzellplatten.

❸ *Toxisch bedingte Verfettung*

Exp: Meist Störungen der Proteinsynthese → Transportproteine nicht gebildet (Pg ❹ c – ❹ e in Abb. 18).

Äthionin (Antimetabolit) → Bildung von S-Adenyläthionin → Abfangen des Adenins (aus Adenylmethionin) → ATP-Reduktion → Proteinsynthese an Ribosomen reduziert → Trägersubstanz fehlt → Triglyzeride abgelagert. – Ähnlich: Puromycin, CCl_4, Orotsäure (Pg ❹ b, ❹ d, ❹ e in Abb. 18).

Vo: Mensch: Vergiftungen mit Knollenblätterpilz, Phosphor, Chloroform, CCl_4, Alkohol.

mi: Zuerst diffuse kleintropfige Verfettung (Abb. 20c). Später diffus gemischttropfig (Abb. 20d).

Alkohol → häufigste Leberverfettung beim Menschen.

Pg: a) Einmalige akute hohe Alkoholdosis. Pg = ❶ b + ❹ (Abb. 18).
b) Chronischer Alkoholismus. Pg = ❷ a, ❷ b. Alkohol → Azetat + $NADH_2$ → Bausteine für FS-Synthese und Pg: ❸ .

> Merke: Alkohol wirkt also direkt toxisch auf Leberzelle.

Bei langdauerndem Alkoholkonsum können unabhängig von der Zellverfettung Zellnekrosen, Entzündung und Bindegewebsbildung hinzutreten. Einzelne Autoren unterscheiden bei dieser Entwicklung IV Stadien:
Stadium I = reine Fettleber,
Stadium II = Fettleber + Zellnekrosen + Entzündung (= alkoholische Hepatitis, s. Bd. II),
Stadium III = Fettleber mit bindegewebigen Septen,
Stadium IV = Fettleber mit Zirrhose (= Strukturumbau der Leber, s. Bd. II).

Merke aber: Leberverfettung *an sich* führt *nicht* zur Nekrose und Entzündung.

Phosphorvergiftung: Phosphor mobilisiert Fett aus Fettdepots des Fettgewebes. Pg: ❶ b (s. S. 56. Wird dieses zuerst durch Hunger entfernt, so entsteht keine Leberverfettung. Zusätzlich: Hemmung Proteinsynthese (Pg: ❹ c).

mi: Peripherolobuläre Verfettung (Abb. 20 a).

Tetrazyklin: Hohe Dosen von Tetrazyklin (besonders wenn wegen Nierenschaden vermindert ausgeschieden) → besonderer Typ der *fein*tropfigen Leberverfettung mit 75% Tod im Koma.

mi: Diffuse feintropfige Verfettung mit Aussparung der äußersten Läppchenperipherie. Kern bleibt zentral in Leberzelle!

EM: Fetttropfen membranbegrenzt = Liposomen (bei gewöhnlicher Verfettung: Fetttropfen nicht von Membran umgeben).

Pg: nicht völlig geklärt: Tetrazyklin hemmt Proteinsynthese (Pg ❹ c in Abb. 18).

Schwangerschaftsfettleber: Mortalität, mikr. Befund und Pathogenese wie bei Tetrazyklin.

Verfettung bei Krebskachexie: Schwere Stoffwechselstörung. Auftreten toxischer Substanzen.

mi: Diffuse Leberverfettung.
Diffuse Verfettung von Myokard und Niere auch bei *Ikterus*.

Chronische Infekte: Bei schwerer chron. Lungen-Tbc peripherolobuläre Verfettung.

Pg: Nicht bekannt, wahrscheinlich Pg ❶ b in Abb. 18.

❹ *Endokrin bedingte Verfettung*

a) **Diabetische Fettleber** = gesteigerte Lipolyse (Pg ❶ b in Abb. 18).

b) **Glukokortikoide:** Pg ❶ b in Abb. 18.

c) **Morbus Cushing** (s. Bd. II, S. 526). Pg ❶ b → Stammfettsucht: Glukoneogenese gesteigert → Glukose im Blut erhöht → sekundärer Hyperinsulinismus (Insulin hemmt Lipolyse, steigert Glukoseeinbau und TG-Synthese in peripherer Fettzelle).

d) **Dystrophia adiposogenitalis (Froehlich)** = organisch bedingte Hypophyseninsuffizienz. Unterscheide davon Pubertäts-Adipositas = alimentär bedingt.

e) Neigung zu **Fettsucht nach Menopause.**

Merke: Klinisch wichtige Leberverfettungen:
Chronischer Alkoholismus,
Diabetes mellitus,
Überernährung,
Fehlernährung (Eiweißmangel, Kwashiorkor),
Chronische Infekte (schwere Lungentuberkulose),
Chronische Darmerkrankungen (z. B. Colitis ulcerosa),
Porphyria cutanea tarda (s. Bd. II, S. 438).

Verfettung anderer Organe

Lokal erhöhtes Fettangebot

1. Entzündlich

Pg: Entzündung → Gewebezerfall → lokal wird Fett frei → von RHS-Zellen phagozytiert.

ma: Gelber Randsaum um Entzündungsherd.

2. Nicht entzündlich

Bei: Periphere Verfettungszone eines Infarktes (s. S. 176); *Hirninfarkt:* Myelinsubstanzen freigesetzt → Adventitiazellen und Gliazellen, Fettkörnchenzellen = Gitterzellen = Schaumzellen → Abräumarbeit. HE-Färbung: Zytoplasma schaumig (Fett bei HE-Alkoholbehandlung herausgelöst). Sudanfärbung positiv, mit Doppelbrechung → also vor allem Cholesterinester; dabei Fettgehalt des Hirngewebes demjenigen des Normalorgans gleich, also nicht Fettstapelung sondern Demaskierung von Fett-Eiweiß-Verbindungen oder von von Phospholipidhüllen umgebenen Fettmolekülen → Fette jetzt färbbar, vorher nicht = Lipo-Phanerose. Schicksal der Schaumzellen: Die meisten strömen perivaskulär ab, einige bleiben liegen und sind beweisend für das Zugrundegehen von Myelinsubstanz.

Nieren-, Herz-, Leberinfarkt:

ma: Gelber Randsaum eines frischen bis tagealten Infarktes.

Pg: Ischämie → Gewebsnekrose mit Freiwerden von Fett → von Makrophagen = Histiozyten = Klasmatozyten phagozytiert.

Verfettung durch primär nicht letalen Zellschaden
In derselben Zelle zuerst Schaden → Energiemangel → mangelhafte Fettverwertung bei normalem Angebot.

Pg: Sauerstoffmangel = anoxämische Verfettung oder/und Schädigung des Enzymapparates.

Bei: *Tigerung des Herzmuskels* (Abb. 20 a u. 21)

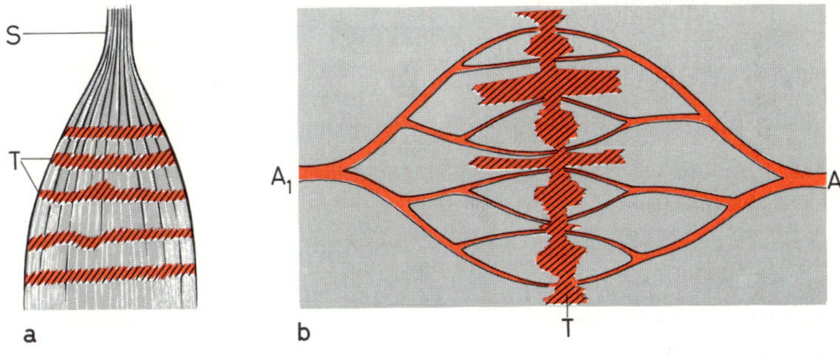

Abb. **21** Tigerung (T) des Myokards: a = Papillarmuskel (S = Sehnenfaden), makroskopisch; b = pathogenetisch in den Randernährungsgebieten zweier Arterienäste A 1 und A 2

Ae: Anämie, Leukämie, CO-Vergiftung, Methämoglobinbildung usw.

ma: Feinste, quer zur Faserrichtung verlaufende goldgelbe Streifung (Papillarmuskeln).

mi: Feinste subendokardiale gelbe Querstreifen von zackiger Form. Zuerst: Spitzen der Papillarmuskeln → streifiges Muster bedingt durch die Art der Gefäßversorgung (Abb. 21). Beginn der Verfettung an den venösen Schenkeln der Kapillaren, da dort O_2-Versorgung am schlechtesten, diese Gebiete liegen in den Grenzzonen der Ernährungsbezirke benachbarter Arterien (Abb. 21). Feine Ketten von Fettröpfchen sind, zwischen den Fibrillen gelegen, über die ganze Zelle verteilt.

Verfettung im Bereich der Stützgewebe

Stützgewebe zeigen gegenüber parenchymatösen Organen verminderten Stoffwechsel → geringere Empfindlichkeit auf Hypoxämie. Vermutlich Schädigung durch Abnutzung im Vordergrund.

Bei: Sehnen: fleckförmige Verfettung ohne Funktionsbeeinträchtigung.
Meniski: Verfettung medial (Ganglion lateral).
a) Verfettung des gesamten freien Randes *primär* (Abb. 22 a).
Ae: Alter, funktionelle Überbelastung.

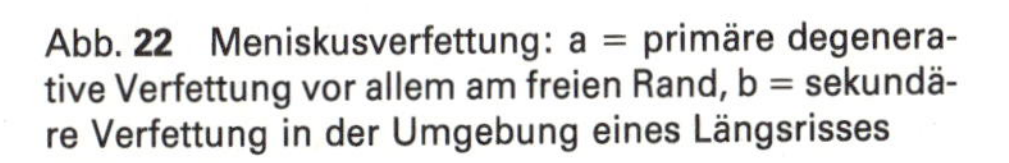

Abb. **22** Meniskusverfettung: a = primäre degenerative Verfettung vor allem am freien Rand, b = sekundäre Verfettung in der Umgebung eines Längsrisses

b) Verfettung am Rande einer Rißstelle *sekundär* (Abb. 22 b). Ae: Trauma.

Niereninterstitium: sog. »Fettinfarkt«

Df: Belanglose Verfettung des Interstitiums in Papillen.

ma: Gelbe Streifung der Nierenpapillen (bei Gicht = weiße Streifen).

Ae: Hypoxämie (Papillenspitzen = Stiefkinder der Blutversorgung).

Bisher behandelten wir *intrazelluläre Fetteinlagerungen* in Parenchymzellen und Stützgewebe. Unterscheide davon das Einwachsen von Fett*gewebe* in ein Organ durch:

Pathologische Fettgewebsbildung = Lipomatosis = Adipositas eines Organs.

Bei: Adipositas pancreatis bei schwerer Pankreasatrophie. – Vermehrung des subepikardialen Fettgewebes und Umwandlung des interstitiellen Bindegewebes des Myokards in Fettgewebe = Adipositas cordis (Leistungsfähigkeit herabgesetzt). Einwachsen des Fett*gewebes* zwischen Muskelfaserbündel (Conus pulmonalis).

Adipositas universalis s. S. 58

Pathologische Fettabbaustörungen

Lipodystrophia progressiva: Verschwinden des Fettgewebes einzelner Körperpartien bei ♀ ohne Erklärung.

Lipodystrophia localisata: Nach Insulininjektion lokal.

Fettgewebsnekrose

Df: Untergang von Fettzellen im Gewebe.

Bei: Pankreas-Fettgewebsnekrose.

ma: (Abb. 23 a) Reiskorngroße, kerzenspritzerartig verteilte weiße Flecken = verkalkte Fettnekroseherde mit rotem Saum, übrige Fettgewebeläppchen unverändert.

mi: (Abb. 23 b) Nekrose von Azini mit leukozytärer Entzündung → Verkalkung mit bindegewebiger Abkapselung. Oder: Verflüssigung der Nekrose → Pseudozysten (ohne Epithelauskleidung).

Ae: »Biliäre Form«: Akute und akut-rezidivierende Pankreatitis bei Cholelithiasis und Choledocholithiasis → Heilung nach Steinoperation. – Trauma, Hyperlipoproteinämie, Hyperparathyreoidismus. Chronische und chronisch-rezidivierende Pankreatitis: Alcoholismus chronicus; Autoimmunmechanismen?

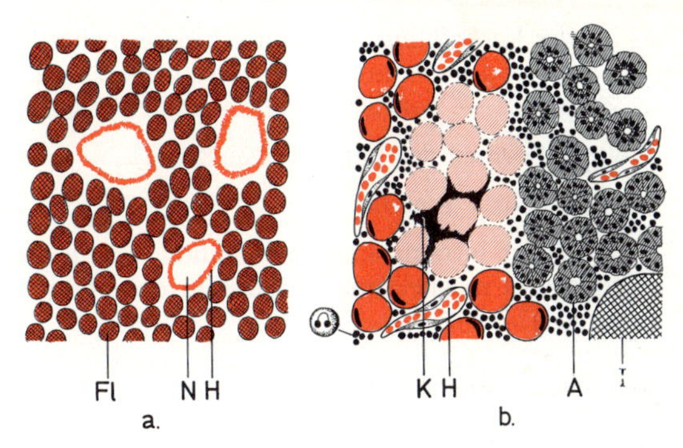

Abb. **23** Pankreas-Fettgewebsnekrosen: a = makroskopisches Bild: N = weiße verkalkte Nekrose, H = Hyperämischer Randsaum, Fl = Fettgewebsläppchen. b = mikroskopisch: Gruppe von nekrotischen Acini (hellrot), teilweise verkalkt (K), Gefäße erweitert, hyperämisch (H). In der Umgebung reichlich gelapptkernige Leukozyten. A = erhaltene Acini, I = Insel

Pg: Enzymatische Autodigestion von Pankreasfettgewebe, Pankreasgewebe und Fettgewebe der Umgebung. Ursachen der Enzymaktivierung noch weitgehend unklar:

1. Frühere Hypothese, experimentell nicht reproduzierbar: Rückstau von Galle in Ductus Wirsungianus (z. B. bei Stein in Papilla Vateri, bei gemeinsamer Mündung von Ductus choledochus und Ductus Wirsungianus) → Aktivierung von Pankreasfermenten.
Hingegen: Intravenöse Galleinjektion → Pankreasnekrose (hämatogene Aktivierung des Pankreassekretes?).
2. Verschluß des Pankreasganges: genügt *nicht.*
3. Gallereflux + gesteigerter Sekretionsdruck des Pankreas → »Speichelödem« des Pankreas (mit Enzymübertritt → Lymphe → Blut) → lymphoplasmazelluläre Entzündung, Fibrose, Atrophie.

Bei: Alkohol → Spasmus Sphincter Oddi → Stimulation der Pankreassekretion durch stimulierte HCl-Produktion des Magens. Erklärt aber Pankreasnekrose nicht.

4. Reflux von Duodenalinhalt in Ductus Wirsungianus → Pankreasnekrose (Enterokinase des Duodenalinhaltes aktiviert Trypsinogen).
5. *Wichtig:* Vaskulärer Faktor: Gefäßverschluß → Pankreasfettgewebsnekrose.
6. Aktivierung der Phospholipase A im Pankreas durch Gallensäuren oder kleinste Mengen Trypsin: Gewebelezithin → Lysolezithin → Parenchymnekrose.

Pg *der Verkalkung:* Aktivierte Lipase spaltet Neutralfett in Glyzerin und Fettsäuren → z. T. resorbiert, z. T. mit Kalziumsalzen gefällt → Verkalkung mit bindegewebiger Abkapselung.

Weitere Formen der Fettgewebsnekrose

Mamma: Nach Trauma.

Gesäß: Nach intramuskulärer Injektion, welche bei alten, fettgewebereichen und muskelarmen Frauen in das Fettgewebe erfolgen kann (s. S. 294).

Adiponecrosis subcutanea infantum

Vo: Tage bis Wochen nach Geburt.

Lo: Rücken > Gesicht > Arme > Gesäß > Beine.

mi: Lipophage Granulome und Fettsäurenadeln → Fremdkörpergranulome (s. S. 294).

Sy: Harte Hautknoten, livid verfärbt.

Ae: Druck bei Geburt; besonders häufig bei Diabetes mellitus der Mutter → besonders große Kinder (S. 78).

Pr: Gut.

Panniculitis febrilis Weber-Christian s. Bd. II.

Störungen des Cholesterins (Chol.)

Leber regelt Produktion und Ausscheidung des Cholesterins mit der Galle!

Auf 1 g Chol. neusynthetisiert in Leber aus Azetat werden 0,3 g Chol. aus Nahrung als Chol. aufgenommen. Wichtige Funktion bei Bildung von Gallensäuren (s. Lehrb. Pathophysiol. + Inn. Medizin).

Vo: Darm, Leber, Haut, NNR, Corpus luteum, Leydig-Zwischenzellen: als Basissubstanz für Steroide, Progesteron, Testosteron, Gallensäuren.

Lipidosen, Xanthomatosen

> Merke: *Lipidosen* = Krankheiten mit abnorm hohem Lipidgehalt in Gewebe und/oder Serum (= Hyperlipidämie), oft vererbt.
> *Xanthomatose* (= morphologischer Begriff) = Lipidansammlung im Gewebe mit Schaumzellbildung.

Hyperlipidämien

Ⓐ Primäre (genetisch bedingte) Hyperlipidämien.
Ⓑ Sekundäre (erworbene, im Gefolge einer anderen Erkrankung auftretende) Hyperlipidämien.

Ⓐ Primäre (genetisch bedingte) Hyperlipidämien

Aufgrund ihrer Lipoproteinmuster in Serum können deskriptiv fünf Typen der primären Hyperlipidämie unterschieden werden (s. Lehrb. Pathophysiol.). Wichtig:

Typ I: »Fettinduzierte« familiäre Hyperlipidämie

Ae: Autosomal rezessiv vererbt. – Sehr selten.

Pg: Mangel an Lipoproteinlipase (clearing factor) → Hyperchylomikronämie.

mi: Lipide in Vakuolen (Lysosomen) des RHS: Leber, Milz (Hepatosplenomegalie), Knochenmark → Maulbeerzellen.

Typ II: »Essentielle« primäre familiäre Hypercholesterinämie (= primäre Xanthomatose).

Ae: Autosomal dominant vererbt?

Pg: unbekannt. – Hypercholesterinämie führt zu Cholesterinablagerungen in:

Haut, Ellbogen, Finger, Kniegelenk, Augenlider u. a.

ma: gelbe Knötchen = Xanthoma tuberosum.

mi: Cholesterinablagerungen subepidermal, z. T. in Schaumzellen gespeichert. Gefäße (sehr wichtig wegen Prognose!).

ma: gelbe beetartige Plaques in Gefäßintima und aortalem Mitralsegel ≙ Atheromatose.

mi: Gefäßeinengung durch Atherome = cholesterinhaltiger Herd. Prophylaxe: fett- und cholesterinarme Diät.

Sehnen und Sehnenscheiden: seltener. Hornhaut: Arcus corneae!

Pr: Homozygote Krankheitsträger sterben oft vor 20. Lebensjahr. Heterozygote: Frühzeitige Arteriosklerose, gehäuft Herzinfarkte im Alter von 30–50 J.

Ⓑ Sekundäre (erworbene) Hyperlipidämien

Können aufgrund ihres Lipoproteinmusters im Serum weitgehend den genannten Typen zugeordnet werden.

a) Diabetes mellitus
Hyperlipidämie und Hypercholesterinämie (Typen I, IV und V, selten Typ III).

b) Primäre biliäre Leberzirrhose (s. Bd. II, S. 470)
Meist Typ III und Auftreten eines pathologischen Lipoproteins (LP-X): Infolge Cholostase (Stop des Gallenflusses) → Cholesterin nicht ausgeschieden → Blut → Ablagerung im Gewebe → Xanthome, besonders Augenlider und Ellbogen.

c) Hypothyreose
Hyperlipidämie Typ I, II oder IV.

d) Nephrotisches Syndrom (s. Bd. II, S. 104)
Typen II und IV.

Örtliche Cholesterinablagerungen

Df: Auftreten von histologisch sichtbarem, doppelbrechendem, gelöstem oder kristallisiertem Cholesterin im Gewebe (intrazellulär, meist aber extrazellulär). Einteilung nach Lokalisation:

1. *Arteriosklerose:* Dabei Cholesterinablagerung subendothelial in Arterien (s. Bd. II, S. 55)

Cholesterin kann bei Arteriosklerose als Embolus verschleppt werden.

> Merke: in diesem Zusammenhang die vier pathogenetischen Hauptfaktoren der Arteriosklerose, die *nicht alle* vorhanden sein müssen:
> 1. Hypercholesterinämie = Stoffwechselfaktor.
> 2. Blutdrucksteigerung (fetthaltige Plasmamassen in Gefäßwand eingepreßt).
> 3. Wandläsionen, z. B. Altersveränderung.
> 4. Zigarettenrauchen: 20 mal größeres Risiko des Kettenrauchers bezüglich Herzinfarkt als Nichtraucher. Frauen unter 50 Jahren leiden äußerst selten an Herzinfarkt, starke Raucherinnen 20 mal häufiger (USA-Studie).

2. *Cholesterinanhäufung in Gallenblase:* Genetisch, gefördert z. B. durch Schwangerschaft, Diabetes mellitus:

   a) Cholesterinausfällung in Gallenblasenlumen → reiner Cholesterinstein.

   b) Cholesterin in Schleimhaut-Phagozyten der Gallenblase → **ma:** Feinste gelbliche Stippelung = *»Erdbeergallenblase«*.

3. *Haut:* Knötchen aus cholesterinbeladenen Phagozyten (Touton-Riesenzellen) = *Xanthelasma* (Abb. 24).

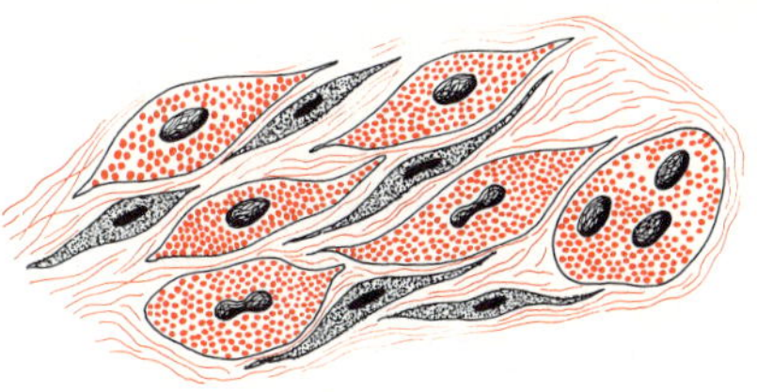

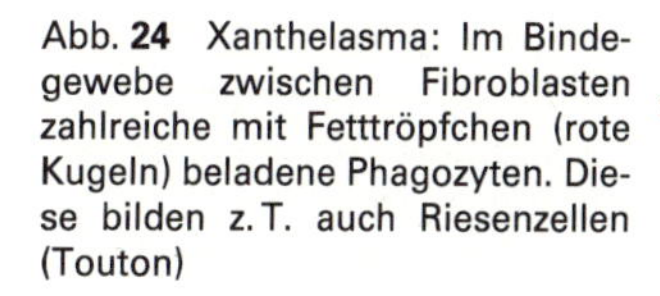

Abb. **24** Xanthelasma: Im Bindegewebe zwischen Fibroblasten zahlreiche mit Fetttröpfchen (rote Kugeln) beladene Phagozyten. Diese bilden z. T. auch Riesenzellen (Touton)

Lo: Augenwinkel, Lid.

Vo: Bei Hypercholesterinämien (Diabetes, Myxödem, primärer biliärer Leberzirrhose).

4. *Örtliche Cholesterinablagerungen ohne Hypercholesterinämie*

a) *Lipoidgicht:* Cholesterin zwischen Fibrillen des Bindegewebes der Achillessehne abgelagert, Ursache?

b) *Xanthofibrom = xanthomatöser Riesenzelltumor* = benigner Synovialistumor (s. S. 404).

c) Örtlicher Zerfall von Hornmassen: Bei: *Cholesteatom des Mittelohres* (Abb. 25).

Pg: Nach randständiger Perforation des Trommelfells kommt es zum Einwachsen (→) verhornenden Plattenepithels in das Mittelohr. Mittelohr gänzlich ausgefüllt von Hornmassen → Zerfall → Cholesterin frei → Fremdkörpergranulom (s. S. 292), u. U. Druckatrophie im umgebenden Knochengewebe → Durchbruch gegen Hirn.

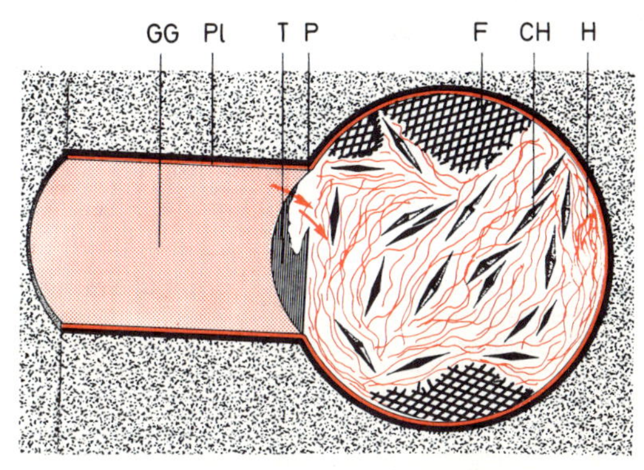

Abb. **25** Cholesteatom des Mittelohres: GG = Gehörgang, Pl = Plattenepithel, T = Trommelfell mit Perforation (P). Das Plattenepithel wandert durch den Riß (rote Pfeile) in das Mittelohr und füllt dieses mit Hornmassen (H), aus denen sich Cholesterin (CH) ausscheidet; am Rande Fremdkörpergranulome (F)

d) Örtlicher Zerfall von Blutmassen (= Hämatome).

e) Örtlicher Anfall von Lipiden:
Xanthomatöse Pneumonie (xanthos = gelb): Bronchialverschluß → Mukoziliarapparat geschädigt + Pneumozyten II (bilden Phospholipide) aktiviert → Phospholipide sezerniert → von Phagozyten aufgenommen und gespalten → Schaumzellen.
Cholesterin kann bei Arteriosklerose als Embolus verschleppt werden.

5. Histioretikuläre Xanthomatosen

Df: Autonome Wucherung des retikulohistiozytären Systems (RHS) mit sekundärer Einlagerung von Lipoiden.

Cholesterinretikulose

Morbus Hand-Schüller-Christian

> Merke: **Ch**ristian = **Ch**olesterin

Wird zur Histiozytosis X gerechnet (s. S. 426):

Pg: *Primäre* Wucherung der Histiozyten in Dura, Knochenmark (Schädel), Epikard, fakultativ: Lunge, Nierenbecken, Haut

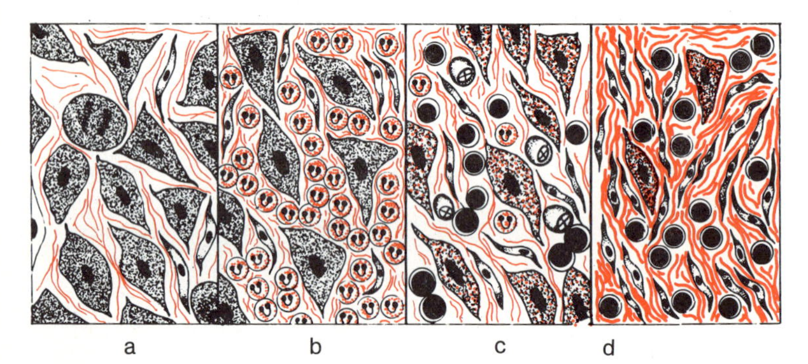

Abb. **26** Entwicklungsphasen der sog. Cholesterinspeicherkrankheit Hand-Schüller-Christian:
a = Proliferation der Retikulumzellen: Hyperchromasie, basophiles Protoplasma, Mitosen. Keine Polymorphie!
b = eosinophiles Granulom: Zwischen proliferierenden Retikulumzellen massenhaft eosinophile Leukozyten und spärliche Bindegewebefasern
c = Speicherphase: Retikulumzellen prall mit Cholesterin (rotgrau dargestellt) gefüllt, dazwischen immer noch etwas Granulationsgewebe mit eosinophilen Leukozyten, Lymphozyten, Plasmazellen, Fibroblasten, Kapillaren
d = Narbenform mit einzelnen cholesterinhaltigen Phagozyten und mäßig zahlreichen Lymphozyten. Bindegewebefasern sklerosiert

u. a. Sekundär kommt es zur Einlagerung von Cholesterin, *also keine echte primäre Speicherkrankheit!* Auftreten von granulomartiger Gewebewucherung.

Sy: Landkartenartige Zerstörung des Schädelknochens, Infiltrate in Hypophyse (Diabetes insipidus) und in Augenhöhle (Exophthalmus = Auge hervorstehend), Idiotie: Adventitiazellwucherung → Gefäßeinengung in ZNS → Hirndegeneration.

Morphogenetische Einteilung in ❹ Phasen (Abb. 26): Proliferation des RHS; Auftreten von eosinophilen Granulozyten; Speicherphase mit Lipoideinlagerung; Sklerosierung: Bildung von reichlich hyalinem Bindegewebe. – Es müssen nicht alle Phasen durchschritten werden.

Sphingoside (Speicherkrankheiten)

Stoffwechselstörungen der Lipide, verursacht durch primäre Enzymstörungen, gehören zu den Speicherkrankheiten (Thesaurismosen).

❶ Morbus Niemann-Pick

Df: Speicherung pathologischer Sphingomyeline in Zellen des RHS, besonders den Histiozyten.

Ae: Sphingomyelinase-Mangel.

Vo: Familiär, rezessiv vererblich, vor allem bei Kindern. Gehäuft bei Israeliten.

Lo: Alle Organe, vor allem Milz.

mi: Retikulumzellen, Histiozyten sowie Endothelzellen geschwollen, mit Phosphatiden angefüllt.

❷ Morbus Tay-Sachs

In Gliazellen und Ganglienzellen des Gehirns Speicherung von Gangliosid (GM_2) = Triglykosylzeramid. Tigroidsubstanz der Ganglienzellen zerstört. Idiotie. Roter Fleck in Retina.

Ae: N-acetyl-hexosaminidase-Mangel.

❸ Morbus Gaucher

Pg: Genetisch bedingter Defekt an lysosomaler β-Glukosidase → Glukozerebrosidablagerung.

Vo: familiär, alle Altersstufen.

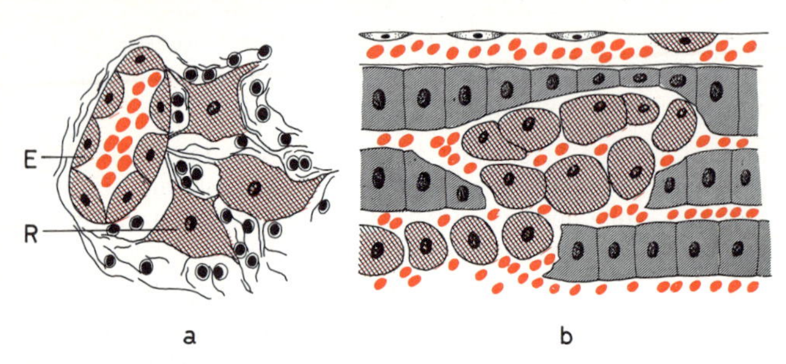

Abb. **27** Morbus Gaucher: a = In der Milz speichern (rotgrau) sowohl die Sinusendothelien (E) als auch die Retikulumzellen der roten Pulpa (R). b = Leber: Hochgradige Vergrößerung der Kupffer-Zellen und der Endothelzellen durch Speicherung → Druckatrophie der Zellplatten

Sy: Splenomegalie → Milzruptur, Knochenmarkhemmung, Diagnose nach Milzpunktion.

mi: (Abb. 27) Glukozerebrosidablagerung in Retikulumzellen und vor allem Endothelzellen von Milz, Leber, Lunge usw.

❹ Metachromatische Leukodystrophie = Zerebrosidsulfatidose

mi: Ablagerung metachromatischer Substanzen im ZNS und Nerven (Myelinsubstanz), deshalb *Leuko*dystrophie.

Ae: Arylsulfatasemangel.

❺ GM_1-Gangliosidose

Speicherung von Gangliosid GM_1 + Keratansulfat. **Sy** + **mi:** Sehr ähnlich Morbus Tay-Sachs.

Ae: Saure β-Galaktosidase-Mangel

❻ Morbus Fabry s. Bd. II, S. 87.

Kohlehydrate

Hormonale Regulation des Blutzuckers

Insulin senkt Blutzuckerspiegel durch:

1. Stimulation des Durchtrittes der Glukose durch Zellmembranen von Skelettmuskulatur, Fettgewebe und Myokard.
2. Stimulation der Glykogensynthese in der Leberzelle.
3. Stimulation der Triglyzeridsynthese im Fettgewebe.

4. Hemmung der Glykogenolyse und der Glukoneogenese in der Leberzelle.
5. Hemmung der Lipolyse im Fettgewebe.

   Insulin stimuliert *Proteinsynthese* vieler Zellen, ist also ein wichtiger *Wachstumsfaktor*.

Folgende Hormone wirken blutzuckersteigernd:

1. *Glukagon:*	Stimuliert Glykogenolyse, Glukoneogenese und Glukoseabgabe (Leberzelle), Lipolyse (Fettgewebe).
2. *Katecholamine:*	Stimulieren Glykogenolyse (Leber- und Muskelzelle) und Lipolyse (Fettgewebe).
3. *Kortisol:*	Stimuliert Glukoneogenese und Glukoseabgabe (Leberzelle)
4. *Wachstumshormon (STH):*	Stimuliert in der zweiten Wirkungsphase die Glukoseabgabe (Leberzelle) und die Lipolyse (Fettgewebe), hemmt den Durchtritt der Glukose durch Zellmembranen. In der ersten Wirkungsphase zeigt STH aber eine insulinähnliche Wirkung.

Kohlehydratstoffwechselstörungen

Diabetes mellitus

Vo: Häufigste endokrine Erkrankung: ca. 4% der Bevölkerung (in rund 40% unerkannt). Diabetes mellitus und dessen Komplikationen nach Herz-Kreislauf-Krankheiten und malignen Tumoren an 3. Stelle der Todesursachen. Häufigkeit steigt!

Df: Ungenügender Insulineffekt, d.h. ungenügende Verwertung der aufgenommenen Kohlehydrate.

Sy: Chronische Hyperglykämie, hoher Nüchternblutzucker, pathologischer Glukosetoleranztest, Glukosurie, Polyurie, Polydipsie, Hyperlipidämie, Hypercholesterinämie, evtl. Ketoazidose.

Pg: Ungenügender Insulineffekt → chronische Hyperglykämie und Glukosurie → Verlust von Glukose → Glukose durch Glukoneogenese vermehrt synthetisiert → gesteigerte Proteolyse in der Skelettmuskulatur und gesteigerte Lipolyse im Fettgewebe → freie Fettsäuren im Blut erhöht, in der Leber entstehen

Ketone (Azetoazetat, β-Hydroxybutyrat). Bei schwerer Insulininsuffizienz: Ketoazidose. Gesteigerte Lipolyse → vermehrt Azetyl-Co A → teilweise zur Cholesterinsynthese verwendet → Hypercholesterinämie.

Stimulation der Glukoneogenese durch Glukagon. Sekretion von Glukagon gehemmt (z. B. durch Somatostatin) → keine Ketoazidose.

Merke: Diabetes mellitus = tiefgreifende Stoffwechselstörung: Leitsymptome zwar durch gestörten Kohlehydratstoffwechsel bedingt, aber auch Protein- und Fettstoffwechsel gestört! Viele Komplikationen des Diabetes mellitus dadurch erklärbar.

Klassifikation des Diabetes mellitus

Typ 1: Insulinabhängiger (juveniler) Diabetes mellitus
Typ 2: Insulinunabhängiger (adulter) Diabetes mellitus
Typ 3: Diabetes mellitus im Rahmen genetischer Syndrome (z. B. Friedreichs Ataxie [s. Bd. II, S. 638], Myopathien)
Typ 4: Sekundärer Diabetes mellitus bei anderweitiger Grundkrankheit

Typ 1: Insulinabhängiger (juveniler) Diabetes mellitus

Häu: 5–8 % aller Diabetiker.

Vo: Auftreten im 1. Lebensjahr: ca. 0,5 %, vor dem 5. Lebensjahr: ca. 60 %, späteres Auftreten (bis ins Erwachsenenalter): ca. 40 % der Patienten.

Pg: Absoluter Insulinmangel infolge Zerstörung der B-Zellen des Pankreas. Heutige Hypothese: Zerstörung der B-Zellen des Pankreas und deren fehlende bzw. ungenügende Regeneration = Resultat einer genetisch kontrollierten Immunantwort auf Umweltfaktoren (z. B. Viren) mit selektiver Affinität für pankreatische B-Zellen.

Ae: Genetische Prädisposition gekoppelt an bestimmte HLA-Antigene (s. S. 245).
Autoimmunphänomene: In ca. 85 % Antikörper (s. S. 247) gegen B-Zellen des Pankreas, häufig auch gegen Schilddrüsengewebe, Belegzellen der Magenmukosa und Nebennierenrindenzellen.

Typ 2: Insulinunabhängiger (adulter) Diabetes mellitus

Häu: > 90 % aller Diabetiker.

Vo: Auftreten meist im Erwachsenenalter.
Starke genetische Prädisposition.

Pg: Relativer Insulinmangel: Funktion der B-Zellen gestört, aber nicht fehlend. Stoffwechselbelastung, vor allem Adipositas → Insulinresistenz, bei genetischer Prädisposition → relativer Insulinmangel. Ohne genetische Prädisposition kann genügend Insulin synthetisiert werden. *Pathogenese sicher heterogen!* Insulinresistenz kann auftreten: Sekretion eines Insulinmoleküls mit geringer biologischer Wirkung (z. B. Proinsulin oder pathologisches Insulinmolekül); Zerstörung des Insulins durch Antikörper; Zerstörung von Insulinrezeptoren durch Antikörper.

Ae: Sehr wahrscheinlich kein Zusammenhang mit HLA-Antigenen.
Keine Autoimmunphänomene.
Umweltfaktoren wichtig: *Adipositas!*, Schwangerschaft, Kortikosteroidtherapie.

Typ 3: Pathogenese nicht geklärt

Typ 4: Pathogenese des Diabetes mellitus abhängig von Grundkrankheit (s. entsprechendes Kapitel)

a) *Sekundärer pankreatischer Diabetes mellitus*
Akute oder chronische Pankreatitis mit oder ohne Lithiasis. Ausgedehnte Pankreaszerstörung durch Tumoren. Hämochromatose. Chirurgische Pankreasresektion.

b) *Diabetes mellitus bei nicht pankreatogenen endokrinen Erkrankungen*
Hyperkortisolismus: Hyperplasie oder Tumoren der Nebennierenrinde. Phäochromozytom mit Katecholaminsekretion.
Überfunktionen der Adenohypophyse: Akromegalie (STH), M. Cushing (ACTH), Hyperthyreose.

Morphologische Befunde bei Diabetes mellitus

Merke:
1. Befunde mit Ausnahme der Glomerulosklerose Kimmelstiel-Wilson (s. S. 78) nicht pathognomonisch (= beweisend für eine Krankheit) für Diabetes mellitus, aber häufiger und früher auftretend.
2. Weniger vom Schweregrad als von der Dauer der Erkrankung und von Behandlungsqualität abhängig.
3. Der schlechteingestellte Diabetiker hat mehr, schwerere und früher auftretende Komplikationen.
4. Mit Ausnahme des Pankreas sind die morphologischen Veränderungen der Diabetestypen nicht voneinander zu unterscheiden.

1. Pankreas

Typ 1: Insulinabhängiger Diabetes mellitus

ma: Pankreas oft klein, mit reduziertem Gewicht, Konsistenz bei chronischem Verlauf erhöht (Fibrose).

mi: *Akutes Stadium:* Zu Beginn große, hyperaktive Inseln → Atrophie → Verschwinden. Gelegentlich hydropische Schwellung durch Glykogeneinlagerung der B-Zellen bei Hyperglykämie. B-Zellkerne häufig hyperchromatisch. Tod innerhalb 6 Monaten nach Beginn der Krankheit: oft Insulitis: Infiltrate von Lymphozyten, wenigen Plasmazellen und Histiozyten in einem Teil der Inseln = zelluläre Immunantwort auf die Zerstörung der B-Zellen (?). Zahl der Inseln reduziert, Zahl der B-Zellen sehr gering (ca. 10% der Normalzahl).
Chronisches Stadium: Inseln überwiegend atrophisch; Inselfibrose sehr häufig, Hyalinose selten. Zeichen der Regeneration: Aussprossung endokriner Zellen aus Ductuli. Zahl der Inseln stark reduziert, Zahl der B-Zellen drastisch reduziert oder B-Zellen nicht mehr nachweisbar. Restliches Inselgewebe besteht aus A-(Glukagon), D-(Somatostatin) und PP- (**P**ancreatic **P**olypeptide) Zellen.

Typ 2: Insulinunabhängiger Diabetes mellitus

ma: Pankreasgewicht bei chronischem Verlauf leicht reduziert, lobulärer Bau akzentuiert, erhöhte Konsistenz (Fibrose). Befunde unspezifisch.

mi: Am häufigsten interzelluläre und perivaskuläre *Hyalinose* vieler Inseln, vor allem (40–50%) bei über 40jährigen Patienten mit lange bestehendem Diabetes mellitus. Oft Einlagerung von Amyloid. Perivaskuläre *Fibrose* der Inseln und interlobuläre Fibrose des exokrinen Parenchyms (ca. 60%). Einlagerung von Glykogen und Vakuolisierung (hydropische Degeneration) der B-Zellen (selten).

Veränderungen unspezifisch, beim Nichtdiabetiker weniger häufig, weniger stark ausgeprägt und später.

Quantitative Veränderungen: Reduktion der Inselzellmasse um 40–50%. Reduktion des Verhältnisses der Zahl B:A-Zellen (normal 2–3:1) auf 1–2:1 = Ausdruck der Verminderung von B-Zellen und der Erhöhung der Zahl der A-Zellen (herabgesetzte Insulinsekretion, erhöhte Glukagonsekretion).

2. Gefäße

Arteriosklerose

Störung des Fett- und Cholesterinstoffwechsels → früher und häufiger Arteriosklerose. Uridinbiphosphoglukose (Glukosemetabolismus) für Mukopolysaccharid-(Glukosaminoglykan)-Verarbeitung notwendig. Bei Diabetes ungenügend → Mehrproduktion von Proteoglykanen → Gefäßaufbau gestört (weiteres s. Bd. II). Von Dauer der Erkrankung abhängig. Koronarsklerose häufig, auch Extremitätenarterien häufig befallen (oft Fußnekrose). Ca. 50% der Diabetiker sterben an den Folgen der Arteriosklerose.

Arteriolen

Arteriolosklerose beim Diabetiker häufig (auch ohne bestehende Hypertonie), besonders in Pankreas und Niere.

Kapillaren

Präkapillaren, Kapillaren und Venulen weisen beim Diabetiker oft eine charakteristische (mit Ausnahme der Skelettmuskulatur nicht pathognomonische) *Mikroangiopathie* auf. Die Wand verdickt infolge Verbreiterung und Aufsplitterung der Basalmembran und Einlagerung eines PAS-positiven Materials mit reichlich Glykosaminglykanen.

Vo: Glomerulär in Niere, Retinagefäße, Skelettmuskulatur und Pankreas.

3. Niere

ma: Groß, blaß (Arbeitshypertrophie bei Polyurie).

mi: Bei Blutzucker von über 27,8 mmol/l (über 500 mg %) Glykogen in distalen Hauptstückepithelien: Große Armanni-Ebstein-Zellen mit optisch fast leerem, wabigem Zytoplasma (wasserlösliches Glykogen bei der Präparation herausgelöst; Abb. 28).

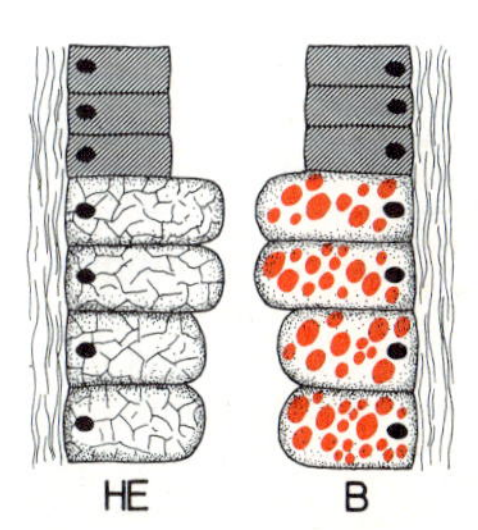

Abb. **28** Distale Hauptstückzellen der Niere → Armanni-Ebstein-Zellen = HE: Bei Hämalaun-Eosin-Färbung wabiges Protoplasma, sehr scharfe Zellgrenzen, bei Glykogenfärbung nach Best, (B) massenhaft Glykogenschollen im Zytoplasma

In späteren Stadien oft Pyelonephritis (s. dort). Vor allem bei Jugendlichen, bei länger bestehendem Diabetes mellitus: *Diabetische Glomerulosklerose Kimmelstiel-Wilson,* oft → Urämie.

ma: Große, feingranulierte oder leicht gewellte, derbe Niere.

mi: Umschriebene *kugelförmige* hyaline (van Gieson-rote) Einlagerungen im Mesangium der Glomerula: *beweisend* für Diabetes mellitus. Fibrinoide Schlingenkappen, nicht beweisend.

4. Auge

Retinopathie: Mikroangiopathie mit Mikroaneurysmata, Exsudate, Blutungen in den Glaskörper (Retinitis proliferans). Katarakt (grauer Star). Oft → Erblindung.

5. Leber

Leberzellverfettung vor allem zentrolobulär (Folge einer gesteigerten peripheren Lipolyse; s. Fettstoffwechsel), kombiniert mit Kernpolymorphie. Sog. Lochkerne (glykogenhaltige intranukleäre Zytoplasmaeinstülpungen) gehäuft, aber nicht pathognomonisch. Keine Zirrhose.

Ko: des Diabetes, abgesehen von obenerwähnten Folgen: Diabetiker stark *infektionsgefährdet.* Chemotaxis und Phagozytose neutrophiler Granulozyten scheinen beim Diabetiker gestört.

Bei: Furunkulose der Haut, Lungenabszesse und -gangrän als Folge einer Pneumonie, Pyelonephritis mit Papillennekrosen (s. Bd. II), heute noch relativ häufige Todesursache des Diabetikers (ca. 10%). – Diabetische Neuropathie (s. Bd. II). Coma diabeticum.

Fetopathia diabetica

Df: Veränderungen des Neugeborenen bei mütterlichem Diabetes. Unterschied davon: *Embryopathia diabetica:* Mißbildung bei Kindern diabetischer Mütter: 3 mal häufiger.

Bf: (Abb. 29). Große Kinder, meist über 4500 g, Länge über 58 cm. Vergrößerung von Leber, Herz, Milz und Pankreasinseln. Blutbildungsherde (+++) zwischen den Leberzellplatten wie bei Morbus haemolyticus neonatorum (Abb. 35, S. 97), Plazenta vergrößert, Persistenz unreifer Zotten.

DD: Blutbildungsherde in Leber beim Neugeborenen
a) Fetopathia diabetica
b) Morbus haemolyticus neonatorum
c) Unreife
d) Lues congenita

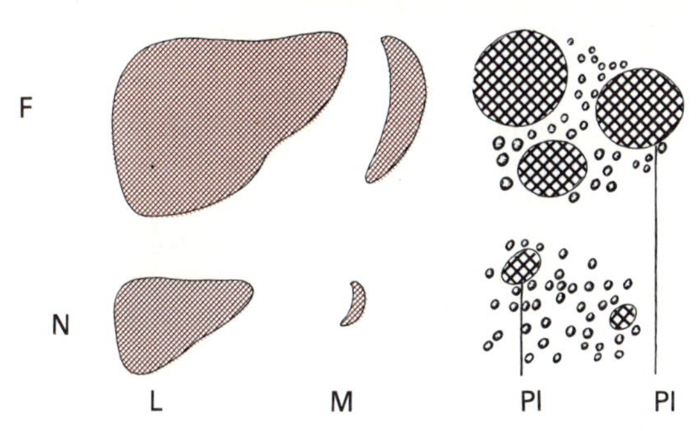

Abb. **29** Leber (L) und Milz (M) bei Fetopathia diabetica (F), im Vergleich zu Normalorganen (N)
Pl = Pankreasinseln: Bei Fetopathia diabetica hochgradig vergrößert

Pankreasinselzellhyperplasie: Inseln (Abb. 29) des Neugeborenen erheblich vergrößert; Durchmesser oft > 400 μm. Eosinophile Leukozyten in hyperplastischen Inseln!

Pg: Mütterliche Hyperglykämie → diaplazentares Überangebot von Glukose → fetale Insulinproduktion vermehrt (→ Inselhypertrophie → -hyperplasie) → fetale Synthese von Glykogen, Fett und Protein verstärkt → Makrosomie, Glykogenablagerung +++. Nach der Geburt Hyperinsulinismus → hypoglykämische Anfälle.

Der mütterliche Diabetes kann außerhalb der Schwangerschaft *latent* sein und lediglich durch die Belastung der Schwangerschaft manifest werden (patholog. Glukosetoleranz). Bei Geburt von Riesenkindern deshalb *sofort* bei der Mutter Glukosebelastung veranlassen. Wichtig zur Diagnose des latenten Diabetes, der im späteren Leben der Mutter sicher manifest wird.

Diabetestherapie während der Schwangerschaft → Geburt gesunder Kinder.

Weitere als Diabetes bezeichnete Störungen

Diabetes renalis: Glukoserückresorptionsstörung durch Fermentfehler. Experimentell durch Phlorizinvergiftung reproduzierbar.

Diabetes salinus: Salzverlustsyndrom

Ae: a) Chron. *Nephropathie* mit Tubulusschaden

b) *Hypoaldosteronismus* isoliert bei Morbus Addison oder bei kongenitalem adrenogenitalem Syndrom mit 21-Hydroxylasemangel (s. Bd. II).

Diabetes insipidus: Ungenügende Konservierung des freien Wassers durch die Niere

Pg: a) *hormonal:* Ungenügende Sekretion von adiuretischem Hormon (ADH oder Vasopressin) durch den Hypothalamus und die Neurohypophyse.

b) *nephrogen:* Familiäre und kongenitale End-Organ-Resistenz, d. h. Nicht-Ansprechen des Mittelstücks der Nierentubuli und der Sammelrohre auf ADH (selten). ADH-Sekretion erhöht.

De Toni-Debré-Fanconi-Syndrom: Kongenitale Insuffizienz des proximalen Tubulus für Glukose-, Phosphat-, AS-Rückresorption.

Sy: a) Glukosurie, belanglos.
b) Phosphaturie → hypophosphatämische Vitamin-D-resistente Rachitis.
c) Aminoazidurie → renaler Zwergwuchs.

Glykogenspeicherkrankheiten (Abb. 30)

Bis heute 9 Formen bekannt (s. Biochemie und Pädiatrie).

Ae: Angeborene Enzymopathie. Zwei wichtige Formen:

Typ v. Gierke (Typ I) = hepatorenale Form (häufigste)

Ae: Defekt der Glukose-6-Phosphatase → Glykogen nicht in Glukose aufgespalten. Vererbung autosomal rezessiv.

Sy: Aufgetriebenes Abdomen, Leber leicht zu palpieren. Hypoglykämie, Hyperlipidämie. Neurologische Symptome infolge Hypoglykämie.

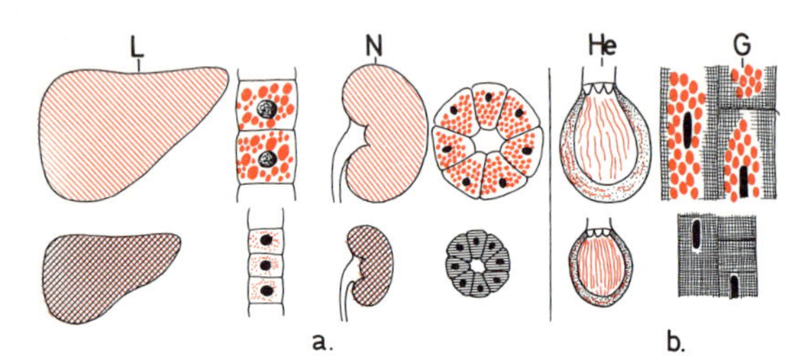

Abb. **30** Glykogenspeicherkrankheit oben, normale Vergleichsorgane unten. a = von Gierke: Die Leber (L) hochgradig vergrößert, sehr blaß, mikroskopisch grobscholliges Glykogen im Protoplasma. Niere (N) ebenfalls blaß. In den Hauptstückzellen reichlich Glykogen. b = Typus Pompe: Das Herz (He) blaß, stark vergrößert. In den Herzmuskelfasern reichlich grobe Glykogenschollen (G)

ma: Riesenleber, Riesenniere (Glykogenspeicherung). Beide Organe blaß, fast weiß, derb.

mi: Hauptstücke und z. T. auch Glomerula sowie Leberzellen zeigen bei HE-Färbung viele kleine zytoplasmatische Vakuolen, darin pathologisches grobscholliges Glykogen, das schwer H_2O-löslich, also auch nach Formalinfixation noch nachweisbar ist.

Pr: Die Kinder sterben früh, meist wegen Hypoglykämie, Ketoazidose oder Infekten.

Typ Pompe (Typ II) = generalisierte Glykogenose

Df: Generalisierte Glykogenspeicherung, vor allem im Herzmuskel. Schwerste Form!

Ae: Lysosomaler α-Glukosidasemangel (= Maltasemangel). Vererbung autosomal rezessiv.

Sy: Früh auftretende muskuläre Hypotonie. Makroglossie, kretinoider Aspekt, Kardiomegalie, neurologische Symptome. Keine Hypoglykämie, Ketoazidose oder Hyperlipidämie.

ma: (Abb. 30 He) Herzwand verdickt, blaß, Herzgewicht beträgt das 2- bis 3fache der Norm = eine Form der sog. *Idiopathischen Herzhypertrophie.*

mi: Glykogengranula in Form grober Vakuolen um den Kern. Auch dieses Glykogen wenig H_2O-löslich. Vereinzelt auch in den distalen Nierentubuli etwas Glykogen nachweisbar. EM: Glykogenanhäufung in Lysosomen.

Pr: Tod vor dem Alter von 2 Jahren. Oft an Herzversagen oder Infekten der Luftwege (Hustenmechanismus wegen muskulärer Hypotonie gestört).

> Merke: Denke bei Herzhypertrophie beim Kind mit intakten Klappen und normal angelegten Gefäßen an Glykogenose.

Anhang: Lokale Glykogenose (Abb. 31)

Am Rande eines Herzinfarktes, vor allem unter dem Endokard, findet man grobe Glykogeneinlagerung: holundermarkähnlich aufgetriebene Myokardzellen mit erhaltenen Kernen, aber verschwundener Streifung.

Deutung: Nur noch Diffusionsernährung aus Ventrikelraum → Substrat ungenügend abgebaut.

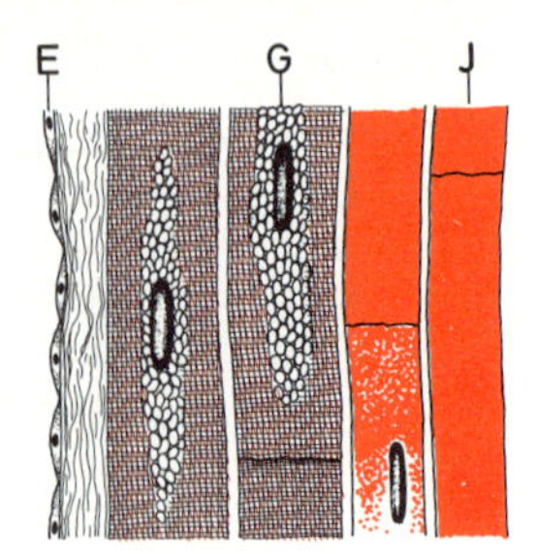

Abb. **31** Glykogenose im Randabschnitt eines Herzinfarktes subendokardial. E = Endothel, G = Glykogenvakuolen (HE-Färbung, Glykogen herausgelöst durch Wasser). J = Nekrosezone

Galaktosämie

Ae: Galaktose-1-phosphat-uridyltransferase-Mangel oder Galaktokinase-Mangel → Galaktose kann nicht abgebaut werden. Vererbung autosomal rezessiv.

Sy: Galaktoseerhöhung im Blut, Galaktosetoleranzkurve pathologisch, Katarakt durch Galaktitalablagerung in Linse, Ikterus zufolge Leberschädigung (durch toxischen Metaboliten?) → Leberzirrhose mit reichlich Gallethromben, hepatogenen Riesenzellen; Gewichtsverlust, Aminoazidurie. – Rechtzeitige galaktosefreie Ernährung verhindert Leberzirrhose!

> Merke (immer wieder): Prophylaxe = wichtigste Aufgabe des modernen Arztes!

Glykosphingolipide, Glukosaminoglykane (Mukopolysaccharide), Glykoproteine, Schleim

Das Material auf Zelloberflächen besteht aus Glykosphingolipiden, sauren Glukosaminoglykanen und Glykoproteinen. Die Zusammensetzung der Komplexe variiert mit der Funktion des Materials als Grundsubstanz, Material auf der Zelloberfläche oder als Schleim.

Glykosphingolipide:

Weit verbreitet als Ganglioside im Nervensystem (s. auch Tay-Sachs-Krankheit S. 71). Wichtig auch für die Blutgruppenantigene, die immunologische Spezifität von Organen und für Zellrezeptoren.

Saure Glukosaminoglykane:

Heteropolysaccharide, meist mit alternierenden Monosaccharideinheiten, an welche eine Karboxyl- oder Sulfatgruppe gekoppelt ist.

Bei: Hyaluronsäure, Chondroitin-4-sulfat, Dermatansulfat, Keratansulfat, Heparin.

Vo: Grundsubstanz von Bindegewebe, Knorpel, Knochen, Haut, Kornea.
Nachweis: Alzianblaufärbung.

Glykoproteine:

Polypeptidketten, an welche Karbohydratgruppen kovalent gebunden sind. Hoher Karbohydratgehalt: Proteoglykane.

Vo: Fibrinogen, Immunglobuline, Blutgruppenproteine, Gonadotropine, TSH, Enzyme, Kollagen, Basalmembran-Glykoproteine, Schleim.

Schleim:

Komplex von sauren Glykosaminoglykanen und spezifischen Proteinen: Muzine oder Mukoproteine.

PAS-*Reaktion* (**P**eriodic **A**cid **S**chiff-Reaktion) zeigt Gegenwart von 1,2-Glykol- und Amino-Alkoholgruppen. Glykoproteine und Glukosaminoglykane, leuchtend karminviolett-rot dargestellt: Nach Oxydation durch Perjodsäure fällt ein Aldehyd an, das mit dem farblosen Leukofuchsin verbunden karminviolett-rot erscheint.

> Merke:
> 1. PAS färbt auch andere Polysaccharide, z. B. Glykogen. Wenn vorher mit Diastase behandelt → Glykogen weggelöst → PAS-negativ.
> 2. PAS-Reaktion = wichtigste Färbung für Basalmembran (Nierenglomerula usw.)

Basalmembranen:

Bestehen aus Basalmembrankollagen (Kollagentyp IV), Glykoprotein (Proteoglykan), Lipiden und wenig Mukopolysacchariden (Glukosaminoglykane).

Schleim normalerweise im Körper:
a) als Produkt mesenchymaler Zellen (Wharton-Sulze usw.),
b) als epitheliale Sekretion (Verdauungs- u. Respirationstrakt).

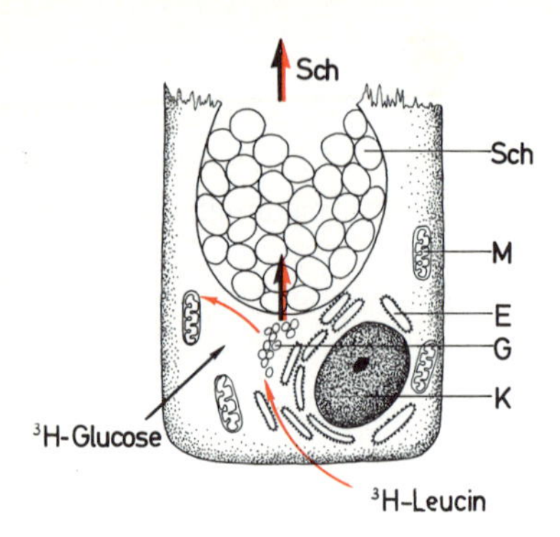

Abb. **32** Schleimbildung in Brunner-Duodenaldrüse, elektronen-mikroskopisch-autoradiographisch untersucht: ^{3}H-Leucin = Proteinvorläufer → im endoplasmatischen Retikulum (E) in Protein eingebaut (vgl. Abb. 10) → an Golgi-Feld (G) und dann zum großen Teil an Schleimvakuolen (Sch), zum kleineren Teil an Mitochondrien (M) abgegeben
^{3}H-Glukose → Golgi-Feld (Koppelung mit Eiweißkomponente) → Schleimvakuolen. → Schleim nach oben abgestoßen. K = Kern (nach Rohr).

Bildung von epithelialem Schleim (Abb. 32): Brunner-Drüse

Exp: Autoradiographisch-elektronenmikroskopisch: ^{3}H-Leucin injiziert → endoplasmatisches Retikulum → Golgi-Apparat, dann z. T. in Schleim, z. T. als Struktureiweiß eingebaut; ^{3}H-Glukose (Grundelement der Mukopolysaccharidsynthese) geht direkt zum Golgi-Apparat, verbindet sich mit Eiweiß zum Schleim → ausgeschieden in das Lumen.

Epitheliale Schleimvermehrung

Vo: *Schnupfen,* schleimige Tracheitis, Bronchitis.
Colica mucosa: Schleimmembranen im Dickdarm.

Pseudomyxoma peritonei (Schleimabdomen, Abb. 33)

ma: Peritonäalhöhle angefüllt mit Schleimmassen.

mi: Schleimmassen, vereinzelt regelrecht strukturierte typische Schleimdrüsenschläuche.

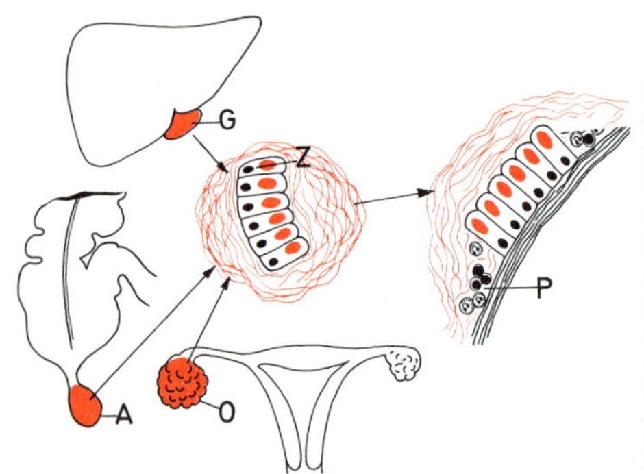

Abb. **33** Pseudomyxoma peritonei: Bei Ruptur einer Mukozele der Gallenblase (G) oder der Appendix (A) oder eines Cystadenoma pseudomucinosum ovarii (O) gelangen schleimbildende Epithelzellen (Z) in den freien Peritonäalraum → siedeln sich am parietalen und viszeralen Peritonäum (P) an → geringgradige Entzündung und starke Schleimbildung

Ae: Perforation einer Mukozele (aufgetriebenes und mit Schleim gefülltes Organ) oder Ruptur eines Zystadenoms (zystisch-drüsiger Tumor) von Ovar oder Pankreas.

Vo: Durch proximalen Verschluß entstandene Mukozele der Appendix (Appendizitis vorausgegangen), vereinzelt: Verschluß durch schleimbildenden Tumor, meist benignes muzinöses Adenom, Gallenblase (Steinverschluß).

Pr: In die Bauchhöhle gelangte Schleimdrüsenzellen werden im Peritonäum implantiert und produzieren Schleim. Tumor*ähnlicher* Zustand (bei Mukozele) mit tödlichem Ausgang.

Gallertkarzinom (Schleimkarzinom)

Df: Geschwulst mit Fähigkeit zur epithelialen Schleimbildung.

mi: Intrazelluläre Schleimmassen drängen Kern an Zellrand (Siegelringzelle s. Abb. 162, S. 384) → Zelluntergang → Freiwerden der Schleimmassen. Zellen »ertrinken« im eigenen Schleim.

Mukoviszidose

Ae: Enzymopathie, Enzymmangel jedoch nicht bekannt. Pathologische Schleimbildung in zahlreichen Schleimdrüsen des Körpers → Darminhalt verfestigt (Darmverschluß durch Mekonium), Erweiterung der Bronchien (Bronchiektasen), Zystenpankreas, Leberzirrhose usw.

Sy: Abnorm reichlich NaCl im Schweiß, rezidivierende Pneumonien, usw. (s. Bd. II, S. 425).

Anhang: **Schleimgranulom**

Pg: Schädigung von Schleimdrüsen → Übertritt von Schleim in das Bindegewebe → entzündliche Reaktion unter Bildung von Granulationsgewebe.

Vo: Lippen, übrige Mundhöhle.

Mesenchymale Schleimvermehrung

Myxom

Df: Tumor des Bindegewebes mit ausgesprochener mesenchymaler Schleimbildung (analog Wharton-Sulze).

ma: Schnittfläche glasig-gallertig verquollen, fadenziehend.

mi: Sternförmige Mesenchymzellen in Schleimmassen eingeschlossen.

Das Vorhofmyxom des Herzens wird unterschiedlich als echter Endokardtumor bzw. als myxomatös degenerierter Vorhofthrombus angesehen. – Schwere myxomartige Sekundärveränderungen werden auch in bösartigen Fettgewebstumoren (Liposarkomen) beobachtet.

Mukoide (= myxoide) Degeneration

Df: Degenerativ bedingte Ablagerung meist saurer Mukopolysaccharide im Bindegewebe.

Ganglion (Überbein)

Schleimige Umwandlung eines umschriebenen Bezirkes in Sehnenscheide oder Gelenkkapsel an Handgelenk, Handrücken, Fuß mit Höhlenbildung. Vermutlich degenerativ, von einzelnen Autoren als Neubildung angesprochen.

Meniskusganglion

Degeneration des *lateralen* Meniskus unter Bildung von prallelastischen schleimgefüllten zystoiden Räumen.

> Merke: Traumatischer Meniskusabriß: Meist medial
> Schleimige Degeneration: lateral.

Mukoide Degeneration der Herzklappen

ma: Meist Mitralis glasig verquollen, Klappen in Systole fallschirmartig in den Vorhof vorgewölbt → schließen nicht mehr = Mitralinsuffizienz.

mi: Reichlich saure Mukopolysaccharide (Glukosaminoglykane) in Klappenwand eingelagert, Ursache unbekannt.
Arterien: Nieren (A.radiata) bei maligner Nephrosklerose und Sklerodermie (s. S. 339): stark verdickte Intima, sehr kernarm, alcianblau-positiv (saure Mukopolysaccharide).

Myxödem

Ae: Schilddrüsenunterfunktion, angeboren oder erworben.

Pg: Vermehrte Einlagerung saurer Glukosamine in interstitielles Gewebe: Haut, Myokard usw., sekundäre Wasseradsorption.

Marfan-Syndrom

Sy: Spinnenfingerigkeit, Schlotterlinse. In Media der Aorta schleimige Degenerationsherde: Saure Mukopolysaccharide → Medianecrosis aortae → Aortenaneurysma.

Ae: Autosomal-rezessiv vererbt.

Pg: Noch unklar. Möglicherweise ungenügende Querverbindungen der Tropokollagenmoleküle → vermehrter Abbau.

Weitere Mukopolysaccharidstörungen

Gargoylismus = Pfaundler-Hurler-Krankheit = Mukopolysaccharide und verschiedene Glykolipide gespeichert

Sy: Kleinwuchs, Kyphose, Korneatrübung, Hepatosplenomegalie. Gargoylen (= Wasserspeier an gotischen Kirchen, Fratze). Herzinsuffizienz vor Pubertät.

Vo: Ende 1. Lebensjahr. Familiär.

mi: Mukopolysaccharid eingelagert in Bindegewebe, Leber: Sinusendothelien, Nieren (Deckepithel der Glomerula und Tubulusepithel), Mukopolysaccharide + Phosphatid + Cerebrosid in ZNS, Nerven.

Ae: Enzymopathie: α-Iduronidase-Mangel. Bindegewebszellen von Hurler-Patient bilden auch in Zellkultur PAS-pos. Mukopolysaccharidgranula: Ungenügender Abbau von Dermatansulfat und Heparansulfat – Speicherung der Zwischenprodukte.

Anhang: **Ehlers-Danlos-Syndrom**

Sy: Haut, Gelenke und Gefäße abnorm dehnbar und zerreißbar.

mi: Mukopolysaccharide in Bindegewebe vermehrt.

Pg: Unklar.

Ae: Dominant vererbt mit ungleicher Penetranz.

Pigmente

Df: Alle in Zellen und Geweben nachweisbaren, mit einer Eigenfarbe versehenen Stoffe, oft in Körnchenform. Von außen (exogene) oder vom Körper (endogene) stammend.

> Merke: Die Pigmente sind für den Pathologen, sowohl makroskopisch wie mikroskopisch, außerordentlich wichtige »Wegweiser«.

Exogene Pigmente = von außen stammend

a) Kohlepigment (Abb. 34 a) (Ruß: rein schwarz = »Kaminfeger«).

Pg: Aufnahme mit der Atemluft, phagozytiert von Alveolarepithelien → abgestoßen, z. T. in Lymphbahnen verschleppt.

ma: Anthrakose (Anthrax = Kohle) der Lungen und regionären LK.

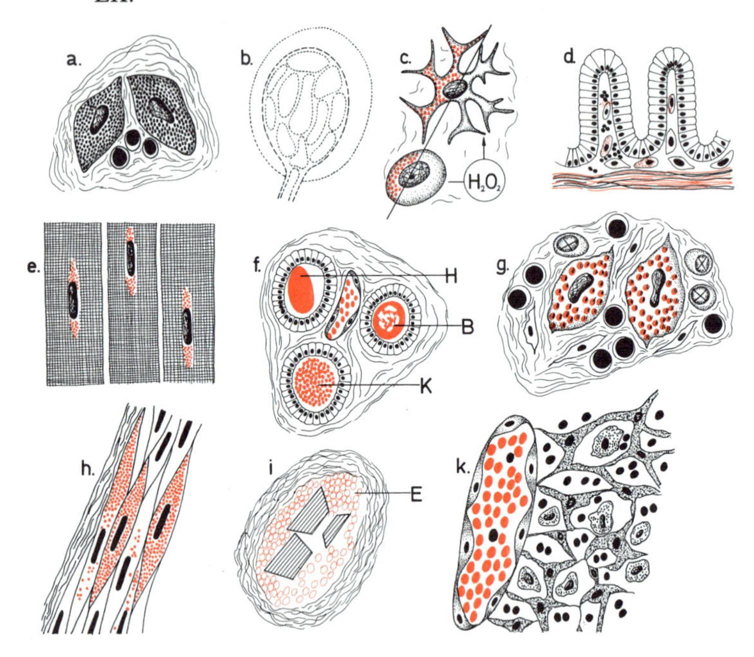

Abb. **34** Pigmente
a = anthrakotisches Pigment in Phagozyten
b = Silberniederschläge in den Basalmembranen = Argyrose, hier Glomerulum
c = Melanin (rot wiedergegeben) in Chromatophoren und Melanozyten, rechts des Striches Verschwinden des Pigmentes nach Behandlung mit H_2O_2
d = Pseudomelanose des Dickdarmes, Pigment in Phagozyten der Schleimhautzotten
e = Lipofuszin in Myokard perinukleär in Spießform
f = Hämoglobinzylinder in Sammelröhren der Niere, H = kompakter Hämoglobinzylinder, B = ring- oder bandförmiger Zylinder, K = körniger Zylinder
g = Hämosiderin in Phagozyten eines Granuloms
h = Ceroidpigment in der glatten Muskulatur des Darmes
i = Hämatoidinkristalle in älterem Hämatom, E = ausgelaugte Erythrozyten
k = feinstkörniges schwarzes Pigment in sessilen und freien Retikulozyten der roten Milzpulpa bei Malaria

mi: (Abb. 34 a) Schwarze, unregelmäßig geformte, feinste Körnchen in vergrößerten Phagozyten, keinerlei Färbe- oder Entfärbereaktion.

Tätowierung: Injektion von *schwarzer Tusche* (fein zerriebene Kohle) unter die Haut. Speicherung in Phagozyten der Kutis. Ebenso: Zinnober u. a.
Dunkler Hintergrund durch trübes Medium betrachtet → *blaue* Farbe.

b) Bleisaum:

ma: grün-schwärzliche Verfärbung des Zahnfleisches.

Ae: Chronische Bleivergiftung z. B. durch Aufnahme von Bleiweiß in Farben.

Sy: Bei Pb-Vergiftung schmerzhafter Kolikanfall, chron. Anämie, Bleisaum durch Ablagerung von Schwefelblei im Zahnfleisch.

Vo: Kinder und Maler.

c) Argyrose (Argyros = Silber)

Ae: Therapie mit Silberpräparaten (Argentum nitricum).

mi: (Abb. 34 b). Feine Silberkörner schlagen sich an Zwischensubstanzen, besonders Basalmembran der Niere, des Plexus chorioideus sowie kleiner Gefäße nieder. Dunkelgraue Farbe von Haut, Nieren.

d) Evans-Blue

Nach Injektion zu diagnostischen Zwecken Blaufärbung von Leptomeninx, Endokard usw.

e) Thorotrast (s. S. 468)

f) Karotinoide

Exogene Porphinpigmente: Karotine und Xanthophylle.

Vo: Karotten, Tomaten.

Fo: bei übermäßigem Genuß Gelbrotfärbung der Organe, sonst belanglos.

Endogene Pigmente = im Körper entstanden

Tyrosinabkömmlinge	Melanin Homogentisinsäure (Ochronose)
Lipofuszin	
Hämoglobinogene Pigmente	

Melanin

Df: Oxidationsprodukt des Tyrosins (über DOPA), RER enthält Tyrosinhydroxylase. Gebildet von *Melanozyten:* Von Neuralleiste abstammend. Teilweise von Melanophoren (spezielle Phagozyten) aufgenommen!

Steuerung: MSH (melanozytenstimulierendes Hormon) in Zwischenlappen der Hypophyse gebildet, sehr ähnlich dem ACTH, wird mit diesem bei Morbus Addison (NNR-Insuffizienz) vermehrt produziert → Haut- (und Schleimhaut-) Pigmentierung verstärkt bei Morbus Addison.
Melanose = Melaninüberpigmentierung.

mi: (Abb. 34 c) Eigenfarbe: dunkel-schwarz-braun, nicht rein schwarz! Nachweismethode: Gebleicht durch H_2O_2.

Vo: Haut, Haare, Chorioidea des Auges, Leptomeninx (über der Medulla oblongata findet es sich in Form eines rauchgrauen, körnigen Pigments), Nucleus niger.

Funktion: Lichtschutz.

Ae: Nach Sonnenbestrahlung. Chron. Arsenzufuhr → sog. Arsenmelanose. Röntgenpigmentierung. Morbus Addison (NNR-Insuffizienz).

Melaninhaltige Tumoren (s. auch Bd. II, S. 282)

Nävus = Muttermal = Pigmentnävus.

Df: Neuroektodermaler Tumor.

Melanom = malignes Melanom (weniger gut: Melanosarkom = Melanokarzinom).

Df: sehr bösartige Geschwulst aus melaninbildenden Zellen.

Pg: aus gewöhnlichen Melanozyten oder bestimmten Formen des Pigmentnävus.

Vo: Haut, besonders gefährlich an Fußsohlen und Händen. Beim Schimmel (Pferd) Auftreten solcher Melanome. Melanomzerfall → Melanurie (Melanin im Urin).

> Merke: Zu knappe Exzision eines Pigmentnävus aus kosmetischen Gründen sowie Probeexzision eines melanomverdächtigen Tumors sind aufs strengste kontraindiziert. (Wird von einzelnen Autoren bestritten.)

Blauer Nävus = Naevus coeruleus.

Df: Ansammlung von melaninhaltigen Melanozyten und Melanophoren in der Tiefe der Kutis.

Vo: Vor allem Gesäß sowie Fuß- und Handrücken. Mongolenfleck oberhalb des Steißbeins.

Pr: fast immer gutartig.

Dubin-Johnson-Syndrom (s. S. 107)

Polymer von Melaninvorläufern als schwarz-braunes Pigment in Lysosomen der Leberzellen.

Melaninmangel

a) generalisiert: *Albino*
Ae: Angeborener Enzymmangel: Melanozyten produzieren keine Tyrosinase.

b) lokal: *Vitiligo.*
Ae: Unklar bei generalisierter Form. Lokale Depigmentierung nach Pilzinfektion, anderen Entzündungen, Röntgenbestrahlung usw.

Anhang: Pseudomelanose des Dickdarmes

mi: ähnlich Melanin (durch H_2O_2 gebleicht) und Lipofuszin, PAS-positiv (Abb. 34 d).

Vo: bei chronischer Obstipation und Laxantienabusus.

Ochronose

ma: Schwärzliche Pigmentierung und Degeneration der Grundsubstanz des Knorpels von Rippen, Trachea, Ohr, Gelenken → Arthrose (Knorpeldegeneration: Knochen vermehrt beansprucht und gereizt → proliferiert).

Ae: a) Autosomal-dominant vererbte *Tyrosinabbaustörung:* Homogentisinsäure (aus Phenylalanin und Tyrosin gebildet) nicht abgebaut, da Homogentisinsäureoxydase fehlt → Homogentisinsäure im Urin ausgeschieden, Alkaptonurie. Exp: Tyrosinfütterung im Übermaß.

b) Chronische *Phenolvergiftung* (früher für Umschläge verwendet).

Nachweis: Homogentisin färbt sich durch Oxydation in alkalischem Milieu (Seife) schwarz. Schwarzverfärbung urinhaltiger Leibwäsche und Leintücher beim Waschen.

Lipofuszin

Df: Abnützungspigment = Stoffwechselschlacken: im höheren Alter.

Pg: In Lysosomen angereicherte, nicht mehr abbaubare Stoffwechselrückstände = residual bodies (s. Abb. 50, S. 128).

mi: Gelbbraunes, feinkörniges, glänzendes Pigment, leicht sudanophil (Abb. 34 e). Nicht anfärbbar durch Eisenfärbung, keine Fuchsinophilie im Gegensatz zu Ceroid.

Vo: Herzmuskel, Leber (läppchenzentral), Samenblasen, Ganglienzellen im hohen Alter.

Ae: Oxidations- und Polymerisationsprodukte ungesättigter Fettsäuren, daneben auch Proteine.

Pg: Hohes Alter; altersunabhängig: bei Abusus phenacetinhaltiger Medikamente: Leber, Knorpel (!) Harnwege.

Die im Folgenden besprochenen Farbstoffe werden als **hämo-/myoglobinogene Pigmente** zusammengefaßt (Tab. 6). Meist Porphyrinderivate: Abkömmlinge von Hämoglobin, Myoglobin und Atmungsfermenten. Enthalten alle Eisen, doch ist es nicht immer histologisch nachweisbar.

Tabelle 6 **Hämo-/myoglobinogene Pigmente**

Hämoglobin	Sulfhämoglobin
Myoglobin	Eisensulfid
Malariapigment	Ferritin
Hämatoidin	Hämosiderin / Siderin
Formalinpigment	Ceroid
Bilirubin	

Fe: Nahrungseisen im Magen durch HCl in ionisierte 2-wertige Ferro-Form umgewandelt → in Dünndarm resorbiert → als Fe-Hydroxid an Apoferritin gebunden → Ferritin = zentral 6-Fe-Mizellen (EM nachweisbar), darum Ring aus Apoferritin → an Transferrin gebunden = Transportform.

> Merke: Die an Proteinkomplexe gebundenen Eisenmoleküle sind bei der histochemischen Färbung eisennegativ. Ausnahme: Hämosiderin!

Hämoglobin

MG 68000, damit an der Grenze der Nierendurchlässigkeit → Hämoglobinurie bei akuter Hämolyse (Ae s. unten).

mi: Rotbraune intraepitheliale Granula (Hauptstückzellen der Niere) und grobkörnige, hyaline bis bandartige intratubuläre Hb-Zylinder (Abb. 34 f).

Ae: Hämolyse s. S. 96.

Myoglobin

Pg: Myoglobinämie bei akuter Myolyse.

Ae: Ausgedehnte Muskelzerstörungen z. B. nach Verschüttung, Hochspannungsunfall, bei schwerer Myositis.

mi: wie Hämoglobin.

Nachweis: Färberisch-histologisch sind Myoglobin und Hämoglobin nicht unterscheidbar, deshalb entsprechende Nierenveränderung als Chromoproteinniere bezeichnet (s. Bd. II, S. 125).

Malariapigment (Abb. 34 k)

Pg: Stoffwechselprodukt der Malariaplasmodien (s. S. 328) aus Hämoglobin in Form kleiner schwarzer Körnchen in Retikulumzellen.

Vo: Leber, Milz, Lymphknoten: Endothel- und Retikulumzellen.

Hämatin

Blut in Magen + HCl-Einwirkung → Hämatin: Schwarz, mit Häminkristallen.

Formalinpigment

Formalinfixation von Gewebestücken → blutreiche Stellen: Schwarzes, amorphes Pigment aus Hb + Formalin.

Sulfhämoglobin und **Eisensulfid**

Oft fälschlich auch als Pseudomelanin bezeichnet.

Df: Schmutzig-grünschwarz gefärbte Verbindungen des Hämoglobins und Hämosiderins mit Schwefelwasserstoff (entsteht bei Fäulnis).

Vo: Bei Leichenfäulnis im Bereich des Abdomens, vor allem Leberunterfläche, Milz, Darm; besonders stark, wenn vorher Hämosiderose.

Siderin (Hämosiderin)

Df: Färberisch eisenpositives braungelbes Pigment.

Fe dreiwertig, schwerer mobilisierbar als Ferritin = Überschuß-Eisen, das durch Apoferritin nicht gebunden werden konnte, in *Siderosomen*.

Organische Träger: Proteine, Mukopolysaccharide, Lipide.

Eisengehalt: 35%. Oft Ferritinmoleküle in Siderin.

Tabelle 7 **Formen der Hämosiderin-(Siderin-)ablagerung**

a) **Lokale Siderinablagerung**
b) **Generalisierte Siderinablagerung**
   1. *Idiopathische Hämochromatose (Siderochromatose)*
   2. *Sekundäre Hämosiderose (Siderose)*
      aa) Durch Hämolyse bedingt
         - korpuskulär
         - serogen
         - toxisch
      bb) Nicht durch Hämolyse bedingt

mi: Parenchymzellen (Leberzellen, Hauptstücke in der Niere, Myokardzellen usw.) und Phagozyten (Abb. 34 g) enthalten leuchtend gelbbraunes Pigment, welches sich bei der Berlinerblaufärbung intensiv blau färbt.

EM: Siderosomen = Eisen in Lysosomen abgelagert.

Pg: Hämosiderin bei Abbau von Hämoglobin und Myoglobin, Siderin nach Freiwerden von Atmungsfermenten (Gewebeeisen) sowie Resorption von Rost (Fremdkörper) in lebenden Zellen. Verbindung aus anorganischem Eisenoxidhydrat [FeO(OH)] und organischer Trägersubstanz: Eiweißkörper (Apoferritin), Lipiden und Glykosaminoglykanen (Mukopolysacchariden). Ferritin = Speicher- und Transportform des Eisens.

Merke: Siderin = Hämosiderin = sehr wichtiges Pigment!
Ist eisenpositiv, braucht zur Bildung aus Erythrozyten 5 Tage und wird nur von lebenden Zellen gebildet.

a) Lokale Siderinablagerung

mi: Sideringranula in Phagozyten.

Pg: Phagozytose und Abbau von Erythrozyten.

Bei: Hirn, Fall auf Hinterkopf → lokale Blutung in Contrecoup (dem Aufschlag [coup] diametral gegenüberliegende Aufprallstelle des Hirns), basal an Frontallappen.

ma: gelbliche Herde = plaques jaunes.

mi: Hämosiderinspeichernde Gliazellen + Fettkörnchenzellen (s. S. 62).

Bursitis hyperplastica haemorrhagica villosa

ma: Zottenförmige Hyperplasie der Schleimbeutelinnenwand mit reichlich Hämosiderinablagerung.

b) Generalisierte Hämosiderose (Siderose)

Unterscheide ❷ Formen:

❶ Idiopathische Hämochromatose (von Recklinghausen) = Siderochromatose

Ae: Autosomal-dominant oder rezessiv vererbte Enzymopathie. Bisher angenommene Störung des Mukosablocks in Dünndarm sehr fraglich. Therapie: Desferrioxamin zeigt Fe-Avidität → Ausschwemmung des abgelagerten Eisens.

Pg: Nicht geklärt: Defekt der enteralen Eisenresorption oder/und des RHS.

Vo: Männer > Frauen. ♂ nach Beendigung der Wachstumsperiode. ♀ nach Menopause.

Sy: Hepatomegalie, Melanodermie, Diabetes mellitus. Serum-Fe erhöht. Eisenbindungskapazität herabgesetzt.

ma: Haut grau-braun, bronzefarben. Leber, Milz, Pankreas, parapankreatische Lymphknoten, Schilddrüse, Magen, Darm: schokoladebraun.

mi: Leber (s. auch Tab. 22, Bd. II, S. 437), Zellplatten und Kupffer-Sternzellen mit Eisenpigment beladen. Umbau → Zirrhose (= Schrumpfleber mit Lappenumbau).

Pigmentzirrhose der Leber = charakteristisch für die Hämochromatose. Auch Pankreas kann zirrhotisch verändert sein →

Diabetes (3/4 aller Hämochromatosefälle), Bronzediabetes genannt wegen der Hautpigmentierung. Hämosiderose des Herzmuskels, kann zur Herzinsuffizienz führen. Nebennierensiderose → Insuffizienz → ACTH vermehrt produziert → zusätzl. Hautpigmentierung.

Weiteres histologisches Symptom der *Hämochromatose: Ceroid = Hämofuszinablagerungen* (s. S. 97) in Lebervenenwand, Phagozyten, axillären Schweißdrüsen, Darmmuskulatur (Abb. 34 h).

❷ Sekundäre Hämosiderose (Siderose)

aa) Durch Hämolyse bedingt

Pg: Massiver Anfall von Hb → RHS kommt nicht mehr nach mit Umwandlung des Hb in Bilirubin → Hämosiderin im RHS und Parenchym (Leber, Niere, Myokard, Drüsen) gespeichert.

mi: Hämosiderin in Leberzellplatten, Kupffer-Sternzellen, Hauptstückepithelien der Niere. Auch in großen Leberarterien und Kapselraum der Nierenglomerula positive Berliner-Blau-Reaktion des Plasmas.

Ae: der Hämolyse: ❸ Grundursachen:

❶ *korpuskulär:* z. B. Sichelzellanämie (der Primärschaden liegt in den Erythrozyten).

❷ *serogen:* Hämolysierender Faktor im Serum bei:

a) *Morbus haemolyticus neonatorum* = »Fetale Erythroblastose« (fälschlicherweise Rh-Inkompatibilität genannt, denn auch ABO-Unverträglichkeiten können im Spiel sein).
Spielformen des Morbus haemolyticus neonatorum:

α) Totgeburt, aufgetrieben durch H_2O = Hydrops

β) Icterus gravis neonatorum

ma: Basalkerne des Hirns gelb gefärbt und schwer geschädigt (Anoxie + Bilirubin); Leber und Milz vergrößert, braun.

imi: Leberzellen geschädigt (Abb. 35), erhaltene mit Hämosiderin und Bilirubin beladen. In Sinusoiden Blutbildungsherde, erkennbar vor allem an den Erythroblasten: Kern wie polynukleärer Leukozyt, jedoch Chromatin dichter + homogen-rotes Zytoplasma (Abb. 35 d). Daneben Myelozyten (Abb. 35 c).

γ) Zunächst merkt man nichts, dann Abmagerung → Ikterus → Tod.

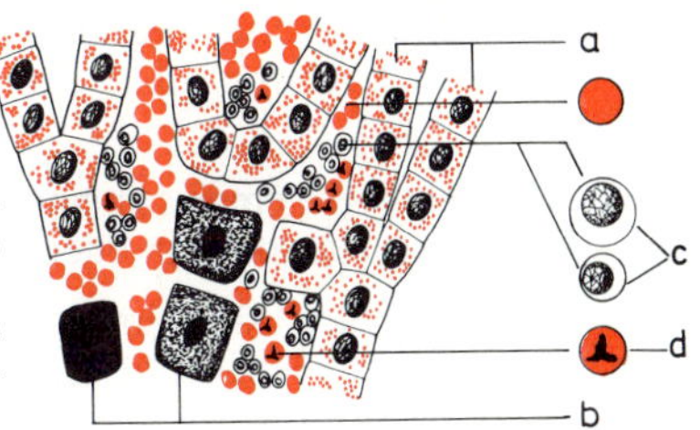

Abb. **35** Leber bei Morbus haemolyticus neonatorum (Erythroblastose). a = reichlich Hämosiderinpigment und Bilirubin in den Leberzellen, b = nekrobiotische und nekrotische Leberzellen; zwischen den Zellplatten jugendliche weiße (c) und kernhaltige rote (d) Blutzellen.

Bf: Leberfibrose.

δ) Anaemia neonatorum.

b) Bluttransfusion → Transfusionssiderose. Selbst bei Transfusionen gruppengleichen bzw. Allgemeinspender-Blutes zerfallen immer mehr oder weniger Erythrozyten. Bei Blutgruppenfehler → schwere Hämolyse!

c) Marchiafava-Syndrom = nächtliche (Nachtazidose) Hämolyse → Hämosiderinurie.

❸ Toxisch: Arsenwasserstoff, Kaliumchlorat, Seife (Abort), Schlangengift (Kobra, Klapperschlange).

bb) Sekundäre Hämosiderose nicht durch Hämolyse bedingt: Sideroachrestische Anämie = Einbaustörung des Fe in Hämoglobin (Bd. II, S. 227).

Verstärkte Eisenresorption in Darm und Leberschädigung: Viele Formen der Leberzirrhose, Hunger, Sprue usw.

Hunger: Eiweißmangel → Apoferritin nicht genügend aufgebaut, Fe-Resorption normal → Apoferritinmangel + überschüssiges Fe → Hämosiderose.

Ferritin

Fe dreiwertig, leicht mobilisierbar, Mizellen von Eisenhydroxidphosphat, gebunden an Apoferritin, Fe-Gehalt: 23%.

EM: In elektronendichten Siderosomen.

mi: Bei Fe-Färbung Kupffer-Zellen diffus hell- bis dunkelblau, falls Zahl der Ferritinmoleküle in Zytoplasma pro μm^3 über 2500. Unter $2500/\mu m^3$ Ferritin nicht sichtbar.

Ceroid = Hämofuszin

mi: (Abb. 34h) eisennegatives hämatolipogenes, wachsartig glänzendes Pigment (Ceroid-wachsartig), gelbbraune Eigenfarbe, nach Ziehl-Neelsen (Färbung sonst für wachsartige Substanz der Tuberkelbakterien) dunkelrot gefärbt (fuchsinophil), PAS-positiv.

Pg: Entsteht bei gemeinsamem Auftreten von ungesättigten Fettsäuren + Hämoglobin oder Myoglobin.

Vo: Außer bei der Hämochromatose: In den Plaques jaunes (S. 95): Fettzerfall + Hb. – Corpus luteum des Ovars. – Sprue: Fettresorptionsstörung → Degeneration der Darmmuskulatur → Ceroideinlagerung. – Oft in Kupffer-Sternzellen bei Leberzirrhose.

Exp: Vitamin-E-Mangel → Ceroidose der Uterusmuskulatur.

Hämatoidin

Vo: In größeren Blutergüssen zentral zwischen ausgelaugten Erythrozyten gelbe Schollen oder Kristalle = Bilirubin (Abb. 34 i).

Merke: im Gegensatz zu Hämosiderin:
1. Hämatoidin enthält *kein* färberisch darstellbares *Eisen*
2. Braucht *3 Wochen* zur Entstehung
3. Ensteht *ohne lebende Zellen,* meist im Zentrum größerer Blutungen, auch in vitro

Bilirubin

Physiologie des Bilirubinstoffwechsels

❹ physiologische Stoffwechselschritte des Bilirubins (Tab. 8, Abb. 36):

❶ *Bildung des Bilirubins und Transport im Blut*

Bilirubin = Abbauprodukt des Haem (❶).

Quellen:

a) 85% aus Katabolismus des Hb (reife Erythrozyten): Abspaltung von Globin und Fe + Spaltung des Porphyrinringes → Bilirubin als gestreckter 4kerniger Pyrrolfarbstoff.

b) 15% des Bilirubins (sog. frühmarkiertes Bilirubin = Shunt-Bilirubin: s. Lehrb. Pathophysiol.) aus Hämoglobin unreifer Erythrozyten im Knochenmark = ineffektive Erythropoese (gesteigert bei Perniziosa (s. Bd. II, S. 225 f.), Thalassämie, erythropoetischer Porphyrie, familiärer Shunt-Hyperbilirubinämie) und aus Abbau von Hämenzymen der Leber (Zytochrome, Katalase, Tryptophanpyrrolase).

Tabelle 8 **Einteilung und Pathogenese der verschiedenen Ikterusformen**

<table>
<tr><th rowspan="2"></th><th rowspan="2">Physiologische Stoffwechselschritte des Bilirubins</th><th rowspan="2">Typ des Ikterus
ⓐ</th><th colspan="2">Lokalisation der Störung</th><th rowspan="2">Typ der Hyperbilirubinämie
ⓓ</th><th rowspan="2" colspan="2">Pathogenetischer Mechanismus
ⓔ</th><th rowspan="2">Klinische Beispiele</th></tr>
<tr><th>anatomisch
ⓑ</th><th>biochemisch
ⓒ</th></tr>
<tr><td>①</td><td>Bildung des Bilirubins und Transport im Blut</td><td>hämolytisch</td><td>prähepatisch</td><td rowspan="2">prämikrosomal</td><td rowspan="3">Ⓐ konjugiert</td><td colspan="2">Überproduktion</td><td>hämolytischer Ikterus, Shunt-Hyperbilirubinämie</td></tr>
<tr><td>②</td><td>Aufnahme in Leberzelle und Transport zum GER</td><td rowspan="2">hepatozellulär</td><td rowspan="4">hepatisch</td><td colspan="2">Aufnahme- und Transportstörung</td><td>Morbus Gilbert-Meulengracht</td></tr>
<tr><td>③</td><td>Konjugation im GER</td><td>mikrosomal</td><td colspan="2">Konjugationsstörung</td><td>Morbus Crigler-Najjar, Neugeborenenikterus</td></tr>
<tr><td rowspan="3">④</td><td rowspan="3">Sekretion</td><td rowspan="2">cholestatisch / hepatozellulär</td><td rowspan="3">postmikrosomal</td><td rowspan="3">Ⓑ unkonjugiert</td><td rowspan="3">Sekretionsstörung</td><td>ohne</td><td>Morbus Dubin-Johnson, Rotor</td></tr>
<tr><td rowspan="2">mit Gallesalz-Störung</td><td>erworbene intrahepat. Cholestase</td></tr>
<tr><td>cholestatisch</td><td>posthepatisch</td><td>Gallengangsverschluß</td></tr>
</table>

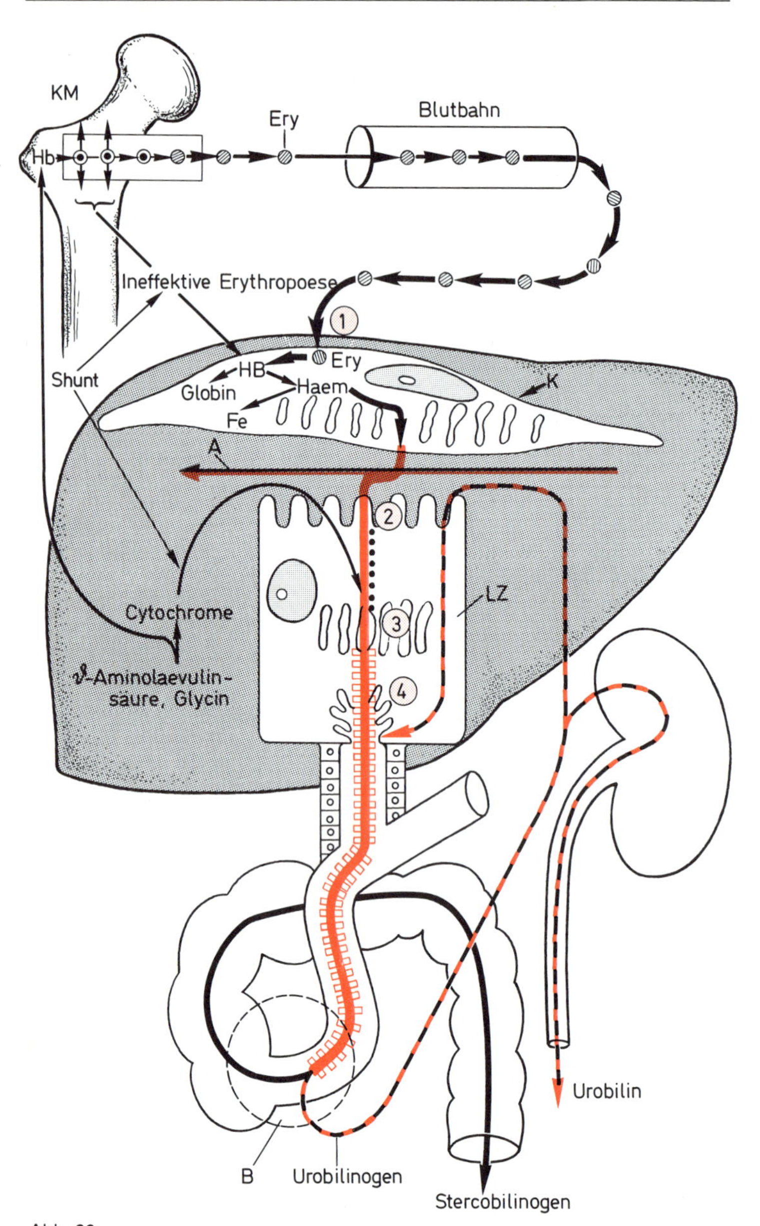
KM
Hb
Ery
Blutbahn
Ineffektive Erythropoese
1
Ery
HB
Globin
Haem
Fe
K
Shunt
A
2
3
4
LZ
Cytochrome
ϑ-Aminolaevulin-
säure, Glycin
Urobilin
B
Urobilinogen
Stercobilinogen

Abb. **36**

Bildungsort: RHS (Milz, Kupffer-Zellen, Gewebehistiozyten → Hämatome abgebaut).

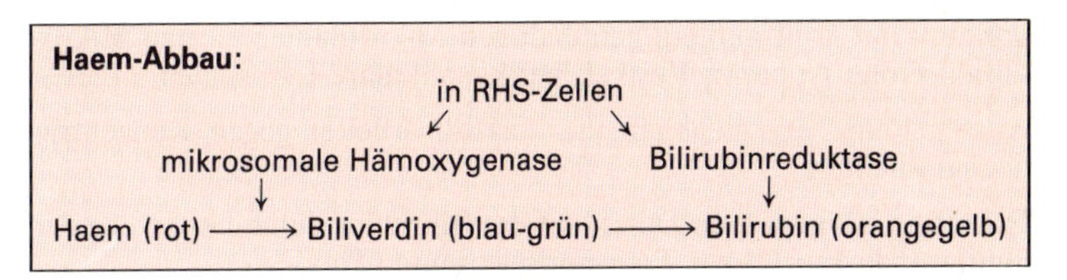

Erklärt fortschreitende Farbveränderung von subkutanen Hämatomen!

Vo: Physiologischerweise bis 1 mg% freies, unkonjugiertes lipidlösliches Bilirubin an Albumin gebunden im Blut (= indirektes Bilirubin).

Nachweis: Van den Bergh-Diazo-Reaktion.

❷ *Aufnahme des Bilirubins in Leberzelle und intrazellulärer Transport zum GER*

Entkoppelung des indirekten Bilirubins von Albumin → Aufnahme in Zelle → Bindung an intrazelluläre Trägerproteine Y (= Ligandin) und Z → intrazellulärer Transport → glattes endoplasmatisches Retikulum (GER).

❸ *Konjugation des Bilirubins im GER*

Im GER lipidlösliches, nicht ausscheidungsfähiges → wasserlösliches, ausscheidungsfähiges (auch harnfähiges) Bilirubin-Diglukuronid (= direktes Bilirubin). Mikrosomales Enzym: Glukuronyltransferase.

❹ *Kanalikuläre Ausscheidung (Sekretion)*

Am Gallepol der Leberzelle direktes konjugiertes Bilirubin → in Canaliculi ausgeschieden.

Abb. **36** Physiologische Stoffwechselschritte des Bilirubins. K = Kupffer-Sternzelle mit GER; LZ = Leberzelle mit GER; A = Albumin; B = Bakterielle Dekonjugation und Reduktion des konjugierten Bilirubins.

••••• = intrazelluläre Trägerproteine Y (Ligandin) und Z
= unkonjugiertes Bilirubin
= konjugiertes Bilirubin (Glukuronid)
= Sterkobilinogen/Sterkobilin im Darm
= Urobilinogen/Urobilin

Ziffern ❶–❹: Erklärung S. 98 f und 106 f

Gallesekretionsapparat: Canaliculus mit Mikrovilli, durch interzelluläre Tight junctions (= Zonula occludens) gegen Sinusoid abgeschlossen; perikanalikuläre zytoplasmatische Zone = Ektoplasma = Zytoskeleton mit kontraktilen, actinhaltigen Mikrofilamenten und Mikrotubuli; Golgi-Apparat; Vesikel; perikanalikuläre Lysosomen; GER.

Ausscheidung energieabhängig = aktiv, arbeitet gegen Konzentrationsgradienten.

Exkretion ist im ganzen Durchlauf des Bilirubins durch Leberzelle der limitierende Prozeß mit Transportmaximum (Tm).

U. a. wichtig für Galle- und Bilirubinausscheidung:
a) Mizellenbildung durch Überschuß an Tri- und Dihydroxygallensäuren,
b) Zytoskeleton: Kanalikulärer Tonus und Gallefluß (Zytoskeleton arbeitet ähnlich wie z. B. Dünndarmmuskulatur),
c) aktive Gallensäure- und Natriumpumpe,
d) osmotischer Wasser- und Elektrolytfluß.

Die kanalikuläre Galle gelangt in Ductuli, die bikarbonatreiche Flüssigkeit (Stimulation durch Sekretin) sezernieren und Flüssigkeit mit Elektrolyten resorbieren → duktuläre Galle.

Gallebildung pro Tag: 600 ml (davon kanalikulär 450, duktulär 150 ml).

Aus Ductuli Weitertransport der Galle über portale Gallengänge → septale Gallengänge → Ductus hepaticus → Ductus choledochus → Dünndarm.

Wasserlösliches, konjugiertes Bilirubin im Dünndarm nicht resorbiert. Im terminalen Ileum und Kolon: Bakterielle Dekonjugation + Reduktion des Bilirubins → farblose Tetrapyrrolverbindungen (Mesobilirubinogen, Sterkobilinogen u. a.) = Urobilinogene.

Oxidation von Urobilinogen → Urobilin + Sterkobilin: Im Stuhl pro Tag 100–200 mg ausgeschieden. Ein Teil des Urobilinogens im Dünndarm resorbiert → Niere (ca. 4 mg/tgl.) und Leber ausgeschieden (Abb. 36).

Ikterus und Pathologie des Bilirubins

> Merke: Hyperbilirubinämie = Anstieg des Blutbilirubins über 1,0 mg%. Ikterus = Gelbfärbung von Haut und Organen bei Blutbilirubin von über 2,0 mg%.

ma: Gelbfärbung besonders deutlich an Organen von weißer Farbe und hohem Elastingehalt (Sklera bzw. Konjunktiva, Haut,

Arterien). Nekrotische Gewebe nehmen Gallenfarbstoff besonders stark auf (nekrotische Tumormetastasen). Das ZNS wird in der Regel *nicht* ikterisch [Ausnahmen: Kernikterus bei Morbus haemolyticus neonatorum (s. S. 96), Sepsis (s. S. 214) und Hirninfarkt (s. S. 185 f)].

mi: Gallefarbstoffpigmentierung erst sichtbar bei sehr starker Galleanhäufung in der Zelle oder wenn Galle mit Eiweiß eingedickt. Bei den meisten Ikterusformen kommt es zu einer Überschreitung der kanalikulären Ausscheidungskapazität → histologische Cholostase (= Ikterus der Leber).

Histologische Grundphänomene des Leberikterus (Abb. 37)

ⓐ Gallethromben in Canaliculi (meist zentrolobulär).

ⓑ Intrazelluläres fein- bis grobtropfiges Gallepigment in Leberzellen und Kupffer-Zellen, selten im Epithel von Ductuli (= Cholangiolen) und portalen Gallengängen.

Fo: Starke Galleanhäufung in der Leberzelle → schwere Organellenschädigungen durch Detergentienwirkung der toxischen Monohydroxy-Gallensäuren → Leberzellzytoplasma netzartig verändert und braun-grünlich verfärbt (= netzartige Degeneration) → Netznekrose (s. S. 105).

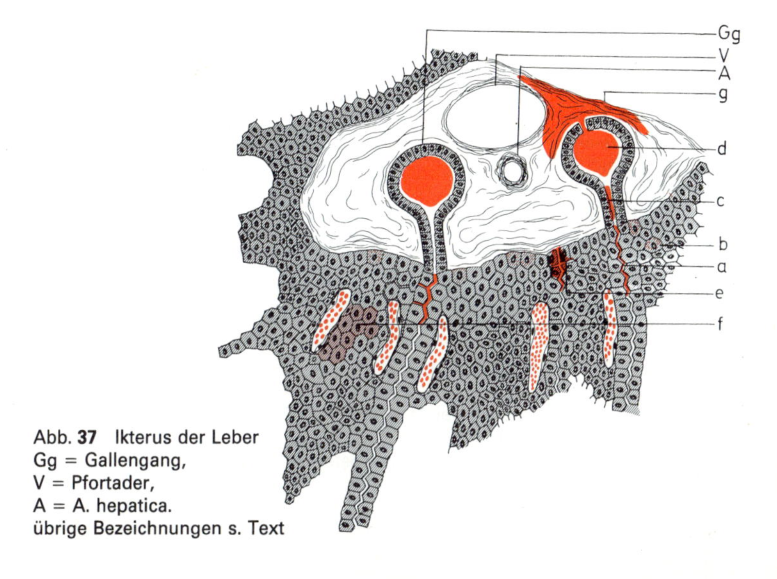

Abb. **37** Ikterus der Leber
Gg = Gallengang,
V = Pfortader,
A = A. hepatica.
übrige Bezeichnungen s. Text

ⓒ Gallepfröpfe in Ductuli (= Cholangiolen = Hering Kanälchen = Zwischenstücke).

ⓓ Gallezylinder in portalen Gallengängen (= Gg).

ⓔ Galleseen in Parenchym entstehen durch konfluierende Gallethromben infolge ikterusbedingtem Einzelzelluntergang (Netznekrose).

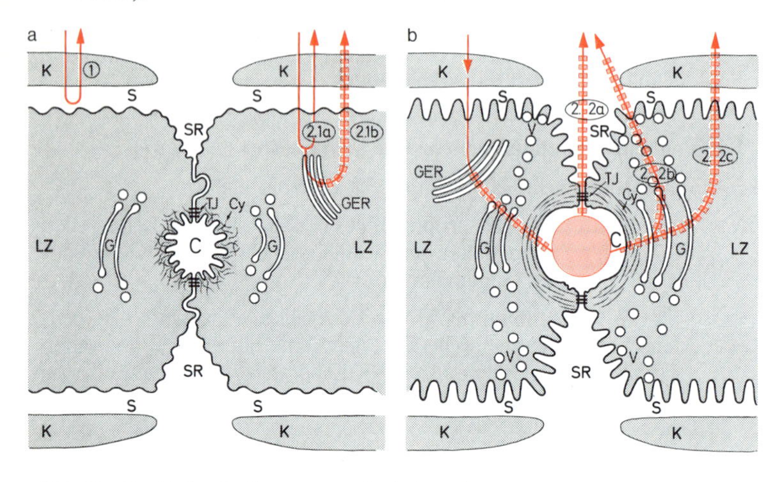

Abb. **38** Der Gallesekretionsapparat der Leberzelle
a = normal und bei Ikterusformen ohne morphologische Cholostase (Retention und Regurgitation aus Leberzelle)
b = bei Ikterusformen mit Cholostase (verschiedene Regurgitationstypen aus Canaliculus)
K = Kupffer-Zelle
LZ = Leberzelle
S = Sinusoid
SR = Sinusoidaler Rezessus
C = Canaliculus
TJ = Tight junction
Cy = Cytoskeleton
G = Golgi-Feld
GER = glattes endoplasmatisches Retikulum
1. Rentention (————) (Bei: Hämolyse)
2.1 Regurgitation:
a) prämikrosomal (unkonjugiertes Bilirubin) (————) (Bei: Morbus Gilbert-Meulengracht)
b) mikrosomal (konjugiertes Bilirubin) (▪▪▪▪▪▪▪▪) (Bei: Dubin-Johnson-Syndrom)
2.2 Regurgitation aus Canaliculus: (▪▪▪▪▪▪▪▪)
a) parazellulär (durch tight junction) transhepatozellulär:
b) – über Vesikel
c) – über Zytoplasma („diffus")
(Bei: intra- und extrahepatische Cholostasen)

ⓕ Sog. »Galleinfarkt«: Meist peripherolobulär im Parenchym gelegen = größere Gruppennekrose mit Gallepigment netzartig beschlagen (= konfluierte Netznekrose).

ⓖ Galleextravasat: Größere Gallepfütze im Portalfeld durch Platzen der Wände des portalen Gallenganges.

EM: Gleichartige Veränderung bei intra- und extrahepatischer Cholostase (s. Abb. 38 b): Gallesekretionsapparat der Leberzelle betroffen: Ausweitung der Canaliculi, Verlust der Mikrovilli. Im Canaliculuslumen elektronendichtes, teils lamelläres, teils kristalloides Material. Perikanalikuläres Ektoplasma (= Zytoskeleton) verbreitert. GER und perikanalikuläre Lysosomen vermehrt. Viele Golgi-Vesikel mit elektronendichtem lamellärem Material. Verformung der Mitochondrien mit zapfenzieherartig gewundenen Cristae.

mi: Niere: In Hauptstückepithelien in feintropfiger Form nach Rückresorption aus dem Tubuluslumen. Mittelstück: grünlich-schollige Zylinder. Sammelrohr: gröbere Schollen, ganze Ausgüsse.

Ikterusformen (Tab. 9 u. 10)

Tabelle 9 **Einteilungsprinzipien des Ikterus**

ⓐ *Nach Typ des Ikterus*
1. hämolytisch
2. hepatozellulär
3. cholostatisch

ⓑ *Nach anatomischem Sitz der Grundstörung*
1. prähepatisch
2. hepatisch
3. posthepatisch

ⓒ *Nach biochemischem Sitz der Grundstörung*
1. prämikrosomal (vor dem GER)
2. mikrosomal (im GER)
3. postmikrosomal (nach dem GER)

ⓓ *Nach Typ der Hyperbilirubinämie*
1. mit vorwiegend unkonjugiertem (indirektem) Bilirubin im Blut
2. mit vorwiegend konjugiertem (direktem) Bilirubin im Blut

ⓔ *Nach pathogenetischem Mechanismus = nach Störungen der physiologischen Stoffwechselschritte*
1. Überproduktion
2. Aufnahme- und Transportstörung
3. Konjugationsstörung
4. Sekretionsstörung

Tabelle 10 Ikterus – **Einteilung nach pathogenetischem Mechanismus** (= nach Störungen der physiologischen Stoffwechselschritte, s. auch Abb. 36)

Ⓐ	Vorwiegend *indirektes (unkonjugiertes) Bilirubin* im Blut erhöht: Störung von Schritt ①, ② und ③ in Tab. 8
Ⓑ	Vorwiegend *direktes (konjugiertes)* Bilirubin im Blut erhöht: Störung von Schritt ④

A. Ikterus mit vorwiegend indirektem (= unkonjugiertem) Bilirubin im Blut

Bilirubin nicht nierengängig wegen Albuminkoppelung und Lipidlöslichkeit → keine Bilirubinurie

❶ **Überproduktionsikterus** = hämolytischer Ikterus und Shunt-Hyperbilirubinämie (Tab. 8, Abb. 36):

Pg: – Retention von überschüssigem Bilirubin *vor* Eintritt in Leberzelle (s. Mechanismus ❶ in Abb. 38 a)!

– Hämolyse → Leber kann vermehrten Bilirubinanfall nicht bewältigen → indirektes Bilirubin erhöht (höchstens 5 mg%) = *Retentionsikterus* → vermehrtes Bilirubin durch Galle ausgeschieden. Fo: Bilirubinabbauprodukte im Stuhl vermehrt. – Urobilinogenausscheidung im Urin verstärkt. – Bilirubin in Galle vermehrt → Kalziumbilirubinatsteine in 50–75% der Hämolysepatienten.

– Shunt-Hyperbilirubinämie (Abb. 36).

– Kompetition um Albumin durch Salizylate oder Sulfonamide mit Bilirubin bei Säugling: Bilirubin von Albumin abgedrängt → kann Blut/Hirnschranke passieren → Kernikterus.

Ae: Hämolysen (s. S. 96), Shunt-Hyperbilirubinämien (ineffektive Erythropoese. Familiäre Form oder vermehrter Zytochromanfall aus Leberzelle [= Induktion des GER]).

❷ **Aufnahme- und intrazelluläre Transportstörungen** (Tab. 8 und Abb. 36)

Vo: Icterus juvenilis intermittens Gilbert-Meulengracht, posthepatitische Hyperbilirubinämie, vereinzelt medikamentös bedingt: Flavaspidsäure (Farnextrakt gegen Bandwurm), Novobiocin.

Pg: – Mangel an intrazellulärem Trägerprotein (Ligandin) oder Kompetition um intrazelluläres Trägerprotein von Bilirubin mit Medikament (z. B. Novobiocin).

- Retention. Mechanismus ❶ in Abb. 38a und/oder
- Regurgitation des Bilirubins aus Leberzelle in das sinusoidale Blut durch Mechanismus (2.1a) in Abb. 38a.

❸ **Konjugationsstörungen** (Tab. 8 und Abb. 36)

Vo: Physiologischer Neugeborenen-Ikterus: Glukuronyltransferase noch zu wenig gebildet. Gleichzeitig Trägerprotein Y (= Ligandin) noch unvollständig vorhanden. Crigler-Najjar-Syndrom: Autosomal rezessiv vererbt, mit komplettem oder inkomplettem Defekt der Glukuronyltransferase. Tod im Kindesalter an Kernikterus.

Pg: Ikterus durch Konjugationsstörung und Regurgitation aus Leberzelle durch Mechanismus (2.1a) in Abb. 38a.

B. Ikterus mit vorwiegend direktem (= konjugiertem) Bilirubin im Blut

Sekretionsstörung → konjugiertes Bilirubin in Gallekapillaren (→ Gallethromben) → durch *Regurgitation* wieder in die Blutbahn zurückgeschleust. Mechanismus: (2.1b) (Abb. 38a) und (2.2) (Abb. 38b)

Regurgitation:
- Canaliculus → Sinusoid (via tight junctions = Mechanismus (2.2a) in Abb. 38b).
  - (Canaliculus) → Leberzelle → Sinusoid (via Vesikel = Mechanismus (2.2b) in Abb. 38b oder transzytoplasmatisch ohne Vesikel = Mechanismus (2.2c) in Abb. 38b).

Direkte Hyperbilirubinämie → Bilirubinurie.

Komplette Ausscheidungsstörung → kein Bilirubin im Darm → acholischer Stuhl → kein Urobilinogen gebildet → kein oder wenig Urobilin im Urin.

Pg: Ausscheidungsstörungen (Schritt ❹ Abb. 36 u. Tab. 8):

- *Bilirubinausscheidungsstörung ohne* Gallensalzausscheidungsstörung. Auch andere organische Anionen verzögert ausgeschieden: BSP, Gallekontrastmittel, Metaboliten von Katecholamin.

Vo: Dubin-Johnson-Syndrom: Familiär, wahrscheinlich autosomal dominant vererbt.

Pg: Bilirubin wird im GER konjugiert, anschließend Regurgitaton im Blut (s. Mechanismus (2.1b) in Abb. 38a).

mi: Schwarz-braunes, grobscholliges intralysosomales Pigment in Leberzellen, vor allem zentrolobulär (= Polymer von Melaninvorläufern = Katecholamin-Metaboliten, die ebenfalls nicht ausgeschieden werden können). Keine Cholostase sichtbar.

Rotor-Syndrom: Wie Dubin-Johnson-Syndrom, aber ohne Pigmentablagerung in Leber.

- *Globale Galleausscheidungsstörung* (Bilirubin *und* Gallesäuren).
  Morphologisches und pathophysiologisches Resultat dieser Störung ist die *Cholostase.*

Df: Ausscheidungsstörung der Galle mit Verminderung oder Fehlen des Galleflusses, Regurgitation und Anstieg der gallepflichtigen Substanzen im Blut: Konjugiertes und unkonjugiertes Bilirubin, Gallesäuren (wenn in Haut abgelagert → Pruritus), Cholesterin, alkalische Phosphatase, 5-Nukleotidase, Leuzinaminopeptidase (= blutchemisches Verschlußsyndrom).

Pg: Komplexe Störung des gallesezernierenden Apparates (EM s. S. 105): Gallesekretion in Canaliculi noch partiell möglich, aber biochemisch gestört → kanalikuläre Gallethromben. Galleabfluß aus Canaliculi angewiesen auf:
- intakte Mizellenbildung: wenn gestört (z. B. Überschuß an Monohydroxy-Gallensäure) → Cholostase,
- intaktes perikanalikuläres kontraktiles Zytoskeleton: wenn gestört (durch Toxine: Cytochalasin B, Phalloidin) → paralytischer Ileus des Canaliculus → Cholostase.

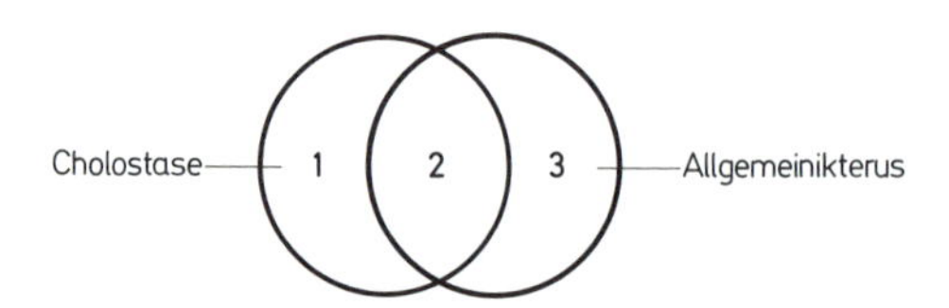

Abb. **39** Beziehung zwischen Cholostase und Allgemeinikterus
1 = Cholostase ohne Allgemeinikterus. Bei: einseit. Hepatikusverschluß
2 = Cholostase mit Allgemeinikterus. Bei: a) Choledochusverschluß, b) intrahepatische Cholostase
3 = Allgemeinikterus ohne Cholostase. Bei: Hämolytischer Ikterus im Frühstadium, Dubin-Johnson-Syndrom

Tabelle 11 **Einteilung der Cholostase und Ursache der Störung des Gallesekretionsapparates**

a)	Mechanische Cholostase = erhöhter Druck im Gallengangssystem infolge mechanischen Galleabflußhindernisses = extrahepatisch oder intrahepatisch bedingte Cholostase
b)	Toxisch oder metabolisch = intrahepatisch bedingte Cholostase

Merke: Cholostase nicht = Allgemeinikterus Allgemeinikterus nicht = Cholostase

Grundsätzliche Unterscheidung der Cholostaseformen s. Tab. 11

a) **Mechanische Cholostase**

Mechanische extrahepatische Cholostase

Pg: Mechanischer Verschluß der Gallenwege auf der Achse zwischen Papilla Vateri und Bifurkation des Ductus hepaticus.

Ae: Tumor, Stein, Narben (Strikturen), Entzündung, angeborene Gallengangsatresie (bzw. -stenosen).

ma: Grasgrüne Leber, prall gefüllte Gallenblase (= Courvoisier-Zeichen) außer bei chronischer Entzündung der Gallenblase.

mi: Wenn langdauernd → Hydrohepatose = Ausweitung der intrahepatischen Gallengänge + Galleinfarkte (Abb. 37).

Mechanische intrahepatische Cholostase

Pg:
- Mechanischer Verschluß der Hepatikusbifurkation (Karzinom) → *kein* Courvoisier-Zeichen, aber Cholostase mit Allgemeinikterus.
  Verschluß nur *eines* Ductus hepaticus → *kein* Courvoisier-Zeichen. Intrahepatische Cholostase im entsprechenden Abflußgebiet, aber kein Allgemeinikterus, da Galle kollateral abdrainiert. Alkalische Phosphatase im Blut jedoch erhöht.

mi: Cholostase im betreffenden Leberlappen.
- Mechanischer Verschluß der peripheren intrahepatischen Gallengänge (durch Tumormetastasen): Mindestens 75% der Gallengangsverzweigungen (= portale Gallengänge) verschlossen, bis mechanischer cholostatischer Ikterus auftritt.
- »Angeborene« intrahepatische Gallengangsatresie (selten).

b) **Toxisch-metabolische intrahepatische Cholostase**
(ohne mechanisches Galleabflußhindernis)

Pg: Grundsätzlich identisch mit mechanischer Cholostase: Störung des gallesezernierenden Apparates.

»Reine« intrahepatische Cholostase

= primär ohne Entzündung und ohne globalen Leberzellschaden: Ausschließlich gallesezernierender Apparat gestört.

mi: Reine läppchenzentral betonte Cholostase, ohne Entzündung und ohne zusätzlichen primären Leberzellschaden. Erst bei langer Dauer → sekundäre, cholostasebedingte Leberzellschäden (Netzdegeneration) und reaktive Entzündung.

Ae: Medikamente, besonders C_{17}-alkylierte anabole (Methyltestosteron) und kontrazeptive Steroide. – Rezidivierender Schwangerschaftsikterus: Im letzten Trimester der Schwangerschaft, verschwindet bei Geburt. – Postoperativ. – Sepsis (vor allem bei Kindern), Pneumonie.

Cholostase bei primären Leberparenchymerkrankungen

Virushepatitis, alkoholische Hepatitis, medikamentös bedingte Hepatitis (Chlorpromazin), Leberzirrhose.

Merke: **Hepatozellulärer Ikterus** (= Leberschaden und/oder -insuffizienz) ist das Resultat einer Störung aller 4 Grundmechanismen (Abb. 36, Tab. 8). Da Sekretionskapazität (Schritt 4) am empfindlichsten → histologisch Cholostase im Vordergrund!
Diagnostik einer Lebererkrankung heute hochgradig präzisiert durch Blindpunktion oder gezielte Punktion bei Laparoskopie.

Mineralstoffe

Wichtige Mineralstoffe

Natrium	Kalium
Kalzium	Urate
Oxalat	

Natrium überwiegt im Extrazellulärraum, Kalium innerhalb der Zelle (Abb. 40). Störungen des Natriumhaushalts betreffen immer auch den Wasserhaushalt. Serum- Natrium- und -Kaliumkonzentration werden

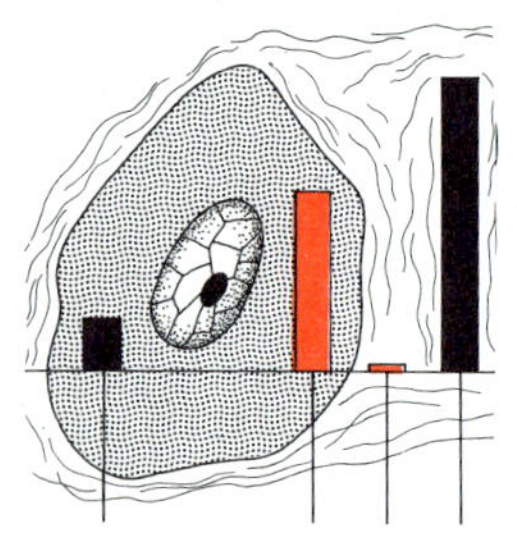

Abb. **40** Verhältnis von Natrium zu Kalium intrazellulär (links) und extrazellulär (rechts)
Extrazelluläre Ionenkonzentration:
Na^+ ca. 145 mval/l
K^+ ca. 4,5 mval/l
Cl^- ca. 100 mval/l
Intrazelluläre Ionenkonzentration:
Na^+ ca. 14 mval/l
K^+ ca. 160 mval/l
Cl^- ca. 1 mval/l

von Minderalokortikoiden (besonders Aldosteron) kontrolliert, Natrium im proximalen und distalen Tubulus rückresorbiert: Kalium im Austausch gegen Natrium im distalen Tubulus ausgeschieden. Regulation des Chlorids (wichtigstes extrazelluläres Anion) erfolgt durch Regulation des Natriums.

Natrium

Hypernatriämie

Ae: Hypertone Dehydratation: Mangelhafte Flüssigkeitszufuhr bei Durst, Diabetes insipidus, Coma diabeticum.
Hypertone Hyperhydratation: Trinken von Meerwasser, hypertone Kochsalzinfusion, Morbus Conn und Morbus Cushing.

Fo: Natrium → erhöhte Vasosensibilität → Hypertonie.

Hyponatriämie

Ae: Hypotone Hyperhydratation: Adiuretinüberdosierung bei Diabetes insipidus, ADH-bildende Tumoren.
Hypotone Dehydratation: Bei Durchfall, Erbrechen, Schwitzen, Verbrennung, Niereninsuffizienz, Salzverlust-Niere, Morbus Addison.

Morphologisch sind Hypo- und Hypernatriämie nicht nachweisbar.

Kalium

Hyperkaliämie

Ae: Schwerer Eiweißzerfall (Verbrennungen, Hämolyse), Oligo-Anurie, Coma diabeticum, Therapie mit Aldosteron-Antagonisten.
Hyperkaliämische Muskellähmung = Adynamia episodica hereditaria. Autosomal vererbte abnorme Durchlässigkeit der Muskelzellmembran für Kalium → intrazellulärer Kaliumverlust → Dauerdepolarisation.

Sy: Typischer EKG-Befund (spitze T-Welle) → plötzlich Kammerflimmern oder Herzstillstand.

Hypokaliämie

Ae: a) Verminderte Zufuhr: Hunger oder einseitige Sonden- oder Infusionstherapie.

b) Gesteigerter Kaliumverlust

1. enteral (z. T. auch gestörte Resorption): Diarrhö (z. B. villöses Adenom des Kolons), Zöliakie, Erbrechen, chronischer Laxantienabusus (führt auch zu Leberschäden, Colitis ulcerosa bzw. granulomatosa Crohn, Ileus, nach Operationen (z. B. Drainage von Choledochus und Pankreas bzw. Fisteln).
2. renal: Morbus Conn, Morbus Cushing, tubuläre Azidose, Diuretika, Polyurie nach akutem Nierenversagen.
3. Gesteigerter Kaliumeinstrom in die Zelle: Metabolische Alkalose, Coma diabeticum unter Insulintherapie. Hypokaliämische Muskellähmung: autosomal dominant vererbte abnorme Durchlässigkeit der Muskelzellmembran für Natrium und Wasser, sekundär auch für Kalium → intrazelluläre Kaliumzunahme.

Sy: Muskelschwäche, Dyspnoe, EKG-Veränderungen (U-Wellen), Verwirrtheitszustände, extrazelluläre hypokaliämische Alkalose, gleichzeitig intrazelluläre Azidose infolge Na^+- und H^+-Einstrom in die Zelle.

mi: (Abb. 9 b). Große Vakuolen in den Hauptstückepithelien der Niere sind pathognomonisch (= für Krankheit beweisend). Im Myokard: Mikronekrosen.

Kalzium

Wichtige Funktionen bei Blutgerinnung, Knochenstruktur und -stoffwechsel, Regulation der Enzymaktivitäten, neuromuskulärer Erregungsübertragung, Hormonwirkung.

Stoffwechsel des Kalziums (Abb. 41)

a) Darm: Resorptionsort, täglich 1 g, Wirkung von Vitamin-D-Metaboliten entscheidend!

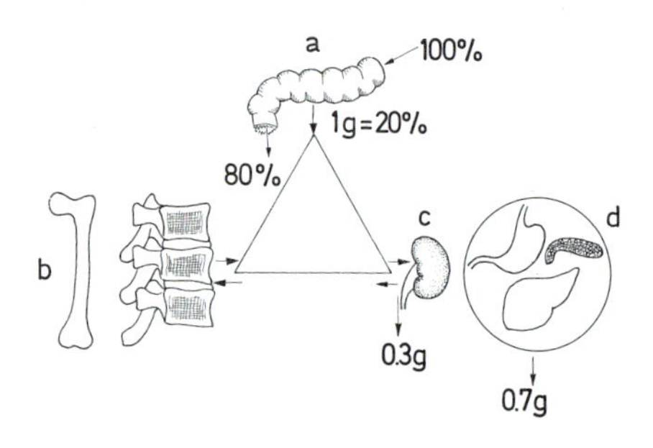

Abb. **41** Kalziumstoffwechsel a = Aufnahme, b = Depot, c + d = Ausscheidung (Niere,, Magen, Pankreas und Leber)

b) Knochen: Kalziumspeicher. Ca. 99% des gesamten Kalziums des Organismus in Knochen.

c) Nieren: Ausscheidungsort, täglich ca. 0,3 g.

d) Restliche Ausscheidung ca. 0,7 g: Magen, Pankreas, Leber.

Abfall des ionisierten Kalziums im Serum → Parathormonabgabe erhöht → renale Phospat-Rückresorption reduziert.

Zwei Reglerkreise:

1. Reglerkreis: Osteozyten-Endostzellen erhöhen Abgabe von Kalzium an Extrazellulärflüssigkeit und indirekt an das Serum. Wenn ungenügend:
2. Reglerkreis: Osteoklasten stimuliert.

Steuerungsfaktoren

1. Parathyreoidea

   a) Hält Kalziumspiegel konstant durch renale, 1,25-Dihydroxycholekalziferol(DHCK)-unabhängige Wirkung: Ca^{++}-Rückresorption gefördert, Phosphatausscheidung vermehrt.

   b) Fördert renale Ca^{++}-Rückresorption zusätzlich durch Stimulation der Hydroxylierung des 25-Hydroxycholekalziferols.

   c) Hält Kalziumspiegel konstant durch ossäre, CHCK-abhängige Wirkung.

Parathormonwirkung: Ca-Abgabe der Mitochondrien der Zelle; Laktat, Pyruvat durch Knochenzelle vermehrt gebildet → Hydroxylapatit durch pH-Senkung vermehrt löslich.

2. Kalzitonin

   Gebildet von parafollikulären (C-)Zellen der Schilddrüse (Bd. II) → osteoklastärer Knochenabbau reduziert. Einlagerung von Kalziumphospat in Osteoid verstärkt, renale Ausscheidung von Ca, P (Mg, Na, K) erhöht → Serumkalzium herabgesetzt. Bei Hyperkalzämie vermehrt Kalzitonin gebildet als Gegenregulation.

3. Vitamin D – Leber →

   25 Hydroxycholekalziferol → Niere: Stoffwechselaktiver End-Metabolit 1,25-Dihydroxycholekalziferol (DHCK) gebildet → Darmresorption von Kalzium erhöht, Einlagerung in Knochen vermehrt.

4. Ovar, Hoden

   Ovarialinsuffizienz → schwerer Kalkverlust der Knochen durch Osteoporose (Wirbelsäule!).

Vo: Frauen nach bzw. bei verfrühter Menopause.

5. Nebenniere

   Kortisol in physiologischer Dosis hemmt die Ca^{++}-Resorption im Darm und die Kollagensynthese durch die Osteoblasten. Morbus Cushing → Osteoporose.

   Androgene (auch Hoden)→ Knochengrundsubstanz vermehrt angebaut.

Kalziumtransport

Aufs engste mit Phosphattransport gekoppelt. Extrazelluläre Phosphorylierung vor Kalzifizierung! Pyrophosphat hemmt Ausfällung und Lösung von Kalziumphosphat. Phosphatase baut Pyrophosphat ab. Sekretion von Kollagenase durch Osteoklasten. Kalziumpumpe: Aktiver Transport von Kalzium aus der Zelle, Energie: ATP. Intrazelluläre Parathormonwirkung durch Phosphationen gehemmt → Ca-P präzipitiert in Mitochondrien → Ausfluß von Ca-Ionen aus Mitochondrien herabgesetzt → Ca-Ausfluß aus Zellen vermindert. Phosphatmangel → Ca-Ausfluß aus Zelle erhöht.

Mukopolysaccharide = Ionenfänger, an den freien Sulfatgruppen Kationen und an den Aminosäuregruppen Anionen ausgetauscht. Überschuß hemmt Ca-P-Präzipitation → Skeletstörungen, wenn abbauende Enzyme fehlen (Mukopolysaccharidosen).

Hypokalzämie

1. Hypoparathyreoidismus → *Tetanie* (Muskelkontraktion auf unterschwellige Reize).

Ae: Epithelkörperchenunterfunktion, z. B. parathyreoprive Tetanie nach operativer Nebenschilddrüsenentfernung.

ma/mi: Keine Veränderungen.

2. Pseudohypothyreoidismus

X-chromosomal verankerte Phosphattransportstörung → brachymetakarpaler (Klein)wuchs, Hyperphosphatämie, Hypokalzämie. Die Blutveränderungen können durch sekundären Hyperparathyreoidismus kompensiert werden.

In 40% Verkalkung der Hirngefäße in Stammganglien.

Hyperkalzämie

Sy: Reaktionsarmut der Muskulatur, Müdigkeit. Serum- und Urinwerte s. Abb. 42.

Pg:

a) *Erhöhte Kalziumaufnahme*

Vitamin D-Überdosierung → Kind kann sterben an Nephrokalzinose (s. S. 118). Bei Morbus Boeck besondere Empfindlichkeit gegenüber Vitamin D!

b) *Idiopathische Hyperkalzämie*

Leichte Form: Hyperkalkurie, Wachstumsstillstand im Kleinkindesalter, Appetitlosigkeit, Polyurie, Muskelhypotonie.
Schwere Form: Minderwuchs, Strabismus (Schielen), Osteosklerose, Oligophrenie (Schwachsinn), u. U. Tod an Hyperkalzämie oder Urämie. Oft persistierende Gefäßstenosen und typische Gesichtsbildung.

Pg: Wahrscheinlich negative (bremsende) Rückkoppelung der 1-Hydroxylierung des 25-Hydroxycholekalziferols gestört → zuviel DHCK vorhanden.

c) *Verringerte Ausscheidung*

α) Zufolge Nierenschädigung

β) Bei Hyperparathyreoidismus → P-Ausscheidung und Ca^{++}-Rückresorption vermehrt → Serumkalzium erhöht.

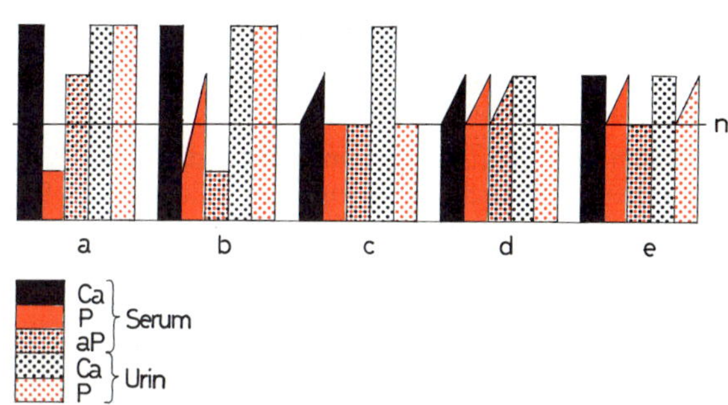

Abb. **42** Serum- und Urinwerte von Calcium (Ca), Phosphat (P) und alkalischer Phosphatase (aP). n = Normalwerte. Abgeschrägte Säulen = verschiedene Werte möglich
a = primärer Hyperparathyreoidismus
b = Vitamin D-Intoxikation
c = Inaktivitätsatrophie des Knochens
d = Knochenabbau durch Tumor usw.
e = Burnett-Syndrom

Primärer Hyperparathyreoidismus: metastatische Verkalkung erst terminal, wenn Nierenschädigung → Phosphatretention.
Sekundärer Hyperparathyreoidismus: Tubulusschädigung → tubuläre 1-Hydroxilierung von 25-Dihydroxicholekalziferol defekt → nicht genügend DHCK gebildet → Serum-Ca abgesenkt → Hyperparathyreoidismus.

d) *Erhöhte Depotmobilisierung*

α) Osteoklastische Knochenmetastasen:

> Merke: Fünf Tumoren metastasieren bevorzugt in den Knochen:
> 1. Mammakarzinom
> 2. Prostatakarzinom
> 3. Bronchialkarzinom
> 4. Nierenkarzinom (sog. Hypernephrom)
> 5. Schilddrüsenkarzinom

β) Knochenatrophie: Anfangs bei Immobilisation (Lähmung, Raumfahrer!) → später normalisiert.

γ) Hyperparathyreoidismus: wirkt nicht nur über verringerte Ausscheidung sondern auch über Depotmobilisierung.

Verkalkung

Pg: Kalkablagerungen in alkalischem Milieu, Kalzium darin schlechter löslich: Nekrosen; Säureverluststellen (s. S. 118); allgemeine Alkalose.

Bei: Burnett-Syndrom: übertriebene Milchalkalidität bei Magenulkus → allgemeine Alkalose → Kalziumniederschläge.

Intrazelluläre Kalziumablagerung

a) Durch Vermehrung des intramitochondrialen Kalziumreservoirs: aktiver Stoffwechselvorgang, vor allem nach Parathormongabe oder Dihydroxycholekalziferol (Nierentubuli, Myokard). Reversibel.

b) Lysosomen: Mitochondrien müssen intakt sein.

> Merke: Kalk ist im HE-Schnitt körnig, dunkelblau. Kossa-Reaktion: schwarz.

Extrazelluläre Verkalkung

Ca- und P-Ionen durch Pyrophosphat in Lösung gehalten. Alkalische Phosphatase → Präzipitation von amorphem Ca-Phosphat → Apatit (kristallin). Mukopolysaccharide (Glukosaminglykane) hemmen Präzipitation. Mukopolysaccharide enzymatisch abgebaut → Verkalkung. – Kalkniederschlag in unverändertem Interstitium sehr fraglich.

Merke: Unterscheide ❷ Formen der Kalkablagerung:
❶ Dystrophische, ❷ metastatische.

❶ *Dystrophische Form*

a) Nekrotisches Gewebe

Pg: Nekrose (= Zelltod) führt lokal zu alkalischem Milieu.

Vo: Tuberkulose: Nekrotische Käsemassen (s. S. 296) nehmen Kalk auf, es kommt zur Verkalkung oder zur Verkreidung (bröckeliger und weicher).

Niere: Nach Sublimatvergiftung ($HgCl_2$) verkalken die abgestorbenen Hauptstückepithelien (Abb. 43 b).

Lithopädion: Steinkind = abgestorbener verkalkter Fetus.

Pankreas, Mesenterium, Netz: Kerzenspritzerförmige Verkalkungen nach Pankreas-Fettgewebenekrose (Fettseifenbildung).

Abgestorbene Parasiten: Echinococcus, Trichinen.

Malherbe = verkalkendes dysontogenetisches benignes Pflasterzellepitheliom bei jungen Frauen (Bd. II).

b) Pathologische Produkte

Plexus prostaticus: *Phlebolithen* = verkalkte Blutgerinnsel.

Corpora amylacea in Prostata, Meningeom, Psammokarzinom des Ovars, Microlithiasis pulmonum.

Zwischen Pleura- und Perikardblättern: verkalkte Exsudatmassen (z. B. Panzerherz).

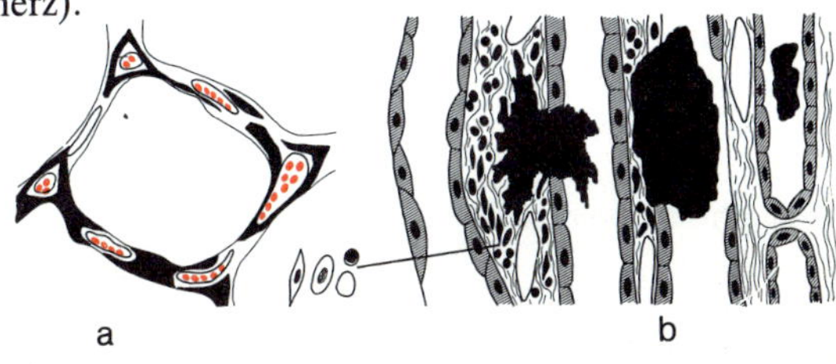

Abb. **43** Beispiele für Verkalkung: a = metastatische Verkalkung der Alveolarsepten der Lunge = Tuffsteinlunge; b = dystrophische Nierenverkalkung: Nekrotisches Epithel verkalkt + Kalk im Interstitium abgelagert → reaktive Entzündung; in distalen Kanälchen Kalkzylinder

c) In Geweben mit herabgesetzem Stoffwechsel

Hyalines und mukoides Bindegewebe (Grundsubstanzvermehrung) verkalkt leicht: Herzklappen an der Basis oder nach Endokarditis diffus, Thibierge-Weissenbach-Syndrom bei Sklerodermie (s. Bd. II)

Arteriosklerose → sekundäre Verkalkung. – Knorpel im Alter: Kehlkopf, Rippen.

❷ *Metastatische Form*

Ae: 1. Vermehrte Ca-Resorption: Vitamin-D-Intoxikation.

2. Erhöhte Ca-Mobilisierung aus Knochen: Hyperparathyreoidismus, Tumormetastasen im Knochen, paraneoplastisches Syndrom (s. S. 359), Inaktivitätsatrophie.

Fo: Sog. *Kalkmetastasen.* Von Virchow so genannt, da Kalk gewissermaßen vom Blut an andere Stellen des Körpers geschleppt wird.

Pg: Kollagenfasern = Kristallkeime (Pyrophosphat hemmt Ausfällung) + alkalische Reaktion + Hyperkalzämie (+ Phosphatase?) → überall dort Ausfallen von Kalk, wo Säure ausgeschieden wird.

Vo: a) Lunge (Kohlensäureabgabe) → sog. *Tuffsteinlunge* = Lungenparenchymverkalkung (Abb. 43 a).

b) Magen (Salzsäuresekretion) → Kalkmetastasen in Lamina propria.

c) Niere (Verlust von sauren Valenzen) → Nephrokalzinose = Kalknephrose = feinfleckige Parenchymverkalkung.

PS. **Kalkinfarkt**. Kalksalze interstitiell ausgefällt in den Markkegeln der Niere. Entsteht unabhängig von Nekrose und Hyperkalzämie! Kalkinfarkt wie Harnsäureinfarkt sind keine Infarkte im Sinne der Infarktdefinition (s. S. 180).

Idiopathische Verkalkungen

Idiopathische Arterienverkalkungen des Kleinkindes

Vo: Meist Kinder unter 6 Monaten.

ma/mi: Schwerste Verkalkung aller Arteriengebiete außer Hirn und Rückenmark (***Ae:*** Genetisch bedingt?).

Fo: Häufig Myokardinfarkt.

Kalkgicht

Hautverkalkungen: Calcinosis localisata.
Calcinosis interstitialis universalis: Periartikuläre Verkalkungen
Ähnliche Veränderungen:
»Myositis« ossificans progressiva

Vo: Familiär, meist Männer.

Sy: Verkalkungen von Muskelinterstitium, Fasziengewebe usw. → Knochenbildung. Beginn Nacken, Schulter, kann lokalisiert bleiben oder generalisiert werden.

Periartikuläre Verkalkungen um Hüftgelenk bei Paraplegikern.

Urate

Df: Salze der Harnsäure, die aus Purinen (Nukleinsäuren) durch Desaminierung und Oxidation entstehen und normalerweise durch die Nieren ausgeschieden werden.

Vo: *Verstärktes Auftreten:* Beim gesteigerten Nukleinsäureabbau (z. B. Zerfall kernhaltiger Blutzellen).

a) beim 2–4 Tage alten *Neugeborenen:*

ma: Markkegel der Niere grob gelb gestreift, sog. **Harnsäure»infarkt«.** Die weißen *Ammoniumurate* gelblich gefärbt durch gleichzeitig bestehenden physiologischen Ikterus des Neugeborenen.

mi: Abb. 44 a.

Pg: Kernhaltige Erythroblasten zerfallen postnatal → Überschreiten der Löslichkeitsgrenze für Urate innerhalb der Sammelröhren.

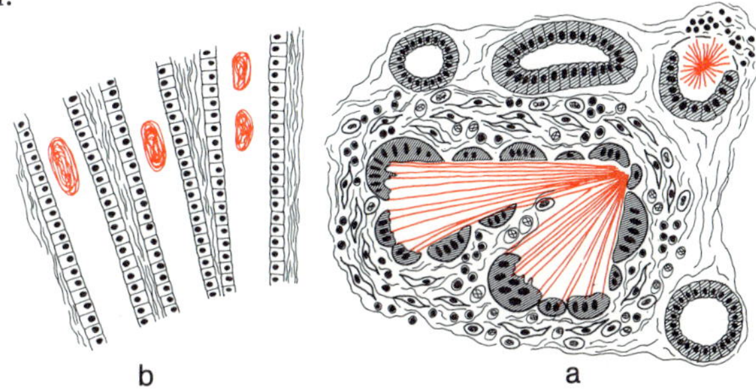

Abb. **44** a = Harnsäureinfarkt: Ammoniumuratkristalle in Sammelröhren, b = Gicht = Natriumuratkristallbüschel, hier im Mark der Niere, Kristalle zerstören die Tubuli und werden von Fremdkörpergranulom mit Riesenzellen umgeben

b) *Leukämie* (Krebs des Knochenmarks bzw. des lymphatischen Apparats mit Ausschwemmung sehr zahlreicher weißer Blutzellen im Blut): Massive Uratausscheidung nach Zerfall pathologischer weißer Blutzellen → Ausfallen von Uratkristallen im Nierenbecken als Harnsand oder -gries, u. U. Uratsteine.

c) **Gicht**

Df: Anfallsweise *Natriumurat*ausfällungen in Form zarter Kristallnadeln bei erhöhter Blutharnsäurekonzentration.

Ae: ***Primäre Gicht:***

Dominant vererbte Hyperurikämie mit inkompletter Penetranz.
Unentschieden, ob:
- primär tubuläre Sekretionsinsuffizienz oder
- primärer Enzymdefekt → Uratneubildung ent hemmt.

Sekundäre Gicht = symptomatische Gicht
renal: Globale Nierenschädigung führt zu Sekretionsinsuffizienz der tubulären Zellen.
Uratüberproduktion: Blutkrankheiten mit stark vermehrtem Zellkernzerfall (therapeutisch).

PS: Nutritive Faktoren (starker Fleischgenuß usw.) wirken in förderndem Sinne mit bei der Gichtentstehung.

ma: Gelenkknorpel und -kapsel wie mit Gips beschmiert. Bevorzugter Sitz: Großzehengrundgelenk (Podagra), Hand- und Fingergelenke. Faktor XII aktiviert → Kinine freigesetzt → Schmerzen! Gichttophi = kleine harte Knötchen (tophos = Tuffstein) in Ohrknorpel, Bursa olecrani.

mi: Feinste *Natriumuratkristalle* im Interstititum von polynukleären Leukozyten phagozytiert → lysosomale Fermente freigesetzt → Entzündung → Kristalle frei im Gewebe → um die büschelförmig vereinigten Kristall-Lücken (Kristalle bei üblicher histologischer Technik meist herausgelöst) ein Granulationsgewebe mit Fremdkörperriesenzellen, Lymphozyten, Leukozyten, Plasmazellen usw., u. U. Nekrose. Niere (Abb. 44 b): An Mark-Rinden-Grenze rundliche oder langgezogene Herde mit Uratkristallen, Fremdkörperriesenzellen, Entzündungszellen → Harnrückstau → Infektion.

Oxalose (Abb. 45)

Df: Ausfällung oxalsaurer Salze, der Gicht ähnlich.

Pg: Normal: Glykokoll (Glycin) → Glyoxylsäure → Ameisensäure, hier: Glyoxylsäure → Oxalsäure zufolge Enzymmangel (Glutamat-Glyoxalat-Transaminase).

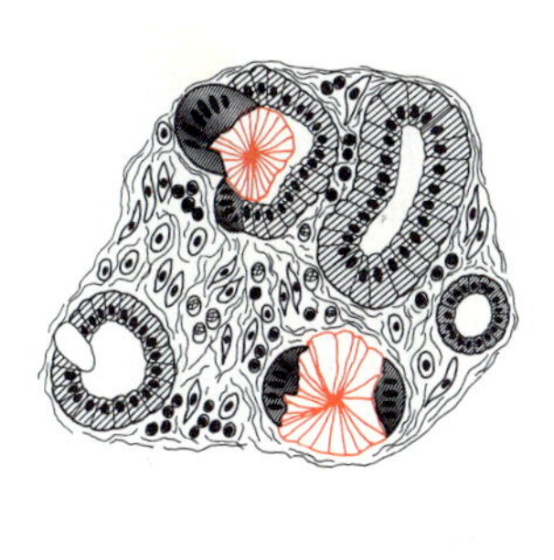

a

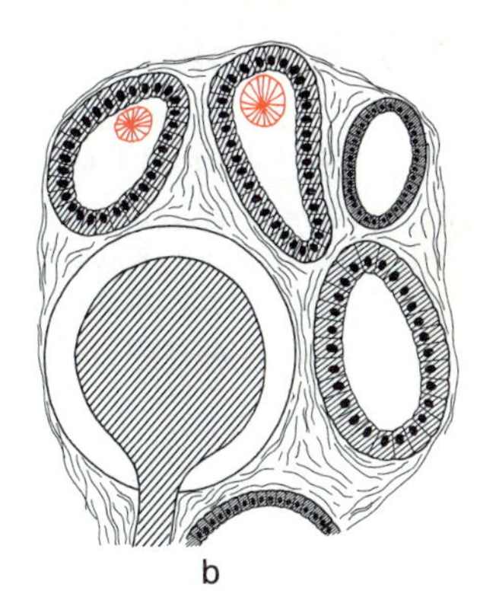

b

Abb. **45** Oxalose: a = endogene. Starke Zerstörung der Nierentubuli durch Kristallablagerung, schwere reaktive Entzündung mit Fremdkörperriesenzellen. b = vereinzelte Calciumoxalatkristalle in Nierentubuli bei schwerer renaler Azidose

Ae: 1. *Enzymopathie:* Blockierung der Umwandlung von Glyoxylsäure in aktivierte Ameisensäure → übermäßig starke Bildung von Oxalsäure aus Glyoxylsäure → Ca-Oxalat-Schrumpfniere.

Vo: Seltene Erkrankung, meistens bei Kindern.

mi: Nierenrinde und columnae renales zeigen doppeltbrechende Ca-Oxalatniederschläge (Abb. 45 a), umgeben von Fremdkörperriesenzellen und Granulationsgewebe → Schrumpfniere → Urämie. Oft auch Nephrolithiasis (Nierensteine).

2. *Bei renaler Azidose*

Niere: Im Lumen der Mittelstücke grüngelbe, rosettenförmige scharf begrenzte Ca-Oxalatkristalle (Abb. 45 b). Das Vorhandensein auch nur einzelner Kristalle ist beweisend für eine Azidose. → äußerst selten direkte Folgen für die Niere.

3. *Nutritiv* nach Kleesalz- oder Glykolvergiftung.

Anhang: Konkremente = Steine = Lithiasis

Vo: *Hohlorgane:* Gallenblase, Gallenwege, Nierenbecken, Harnblase, Ureter, Appendix.
Gänge: Bronchien, Prostatadrüsenschläuche, Speichelgänge = Sialolithiasis.

Einzelheiten s. Bd. II, S. 136, 496

Anhang: Kupfer

Vo: In allen Geweben, besonders reichlich: Hirn, Leber, Nieren. – Aufnahme im Darm. Transport: An Protein gekoppelt.

Wilson-hepatolentikuläre Degeneration: 10–40j., hereditär, grobknollige Leberzirrhose, Kayser-Fleischer-Ring (Cu-Niederschläge) in Kornea, Cu in Leberzellen am biliären Pol vermehrt.

Pg: Enzymopathie: Zäruloplasminmangel.

Zelltod und Nekrose

Zellschädigung (exogen oder endogen) = Stoffwechselstörung (s. oben) mit Reduktion der Zellfunktion. Eine Zellschädigung kann reversibel sein. Die Antwort der Zelle führt zur Restitution.

Schädigung = regressive Störung (z. B. Verfettung durch O_2-, Trägerprotein- oder Fermentmangel) + Zellantwort = progressive Störung (z. B. Hypertrophie des glatten endoplasmatischen Retikulums) überlagern sich. Ihr gegenseitiges Verhältnis bestimmt den Ausgang.

Zelltod = extremer Fall einer Zellschädigung. Endresultat eines komplizierten Vorganges. ❸ Phasen von Veränderungen, welche zu Zelltod führen können (Abb. 46):

❶ *Reversible Veränderungen:* Noxe verändert Gleichgewichtszustand der Zelle. Möglichkeiten:

a) Erholung der Zelle = Restitution,

b) Schaffung eines neuen Gleichgewichtszustandes auf neuer Ebene:

Ansammlung von: Fett, Glykogen, Elektrolyten, Wasser (s. entsprechende Kapitel).

❷ Erreichung des kritischen Umkehrpunktes → Überschreitung → Einleitung des Zelltodes, auch wenn Noxe nicht mehr wirksam!

❸ *Irreversible Veränderungen → Zelltod*

Die Vorgänge bestehen somit aus einer Folge von Ereignissen auf molekularer und ultrastruktureller Ebene.

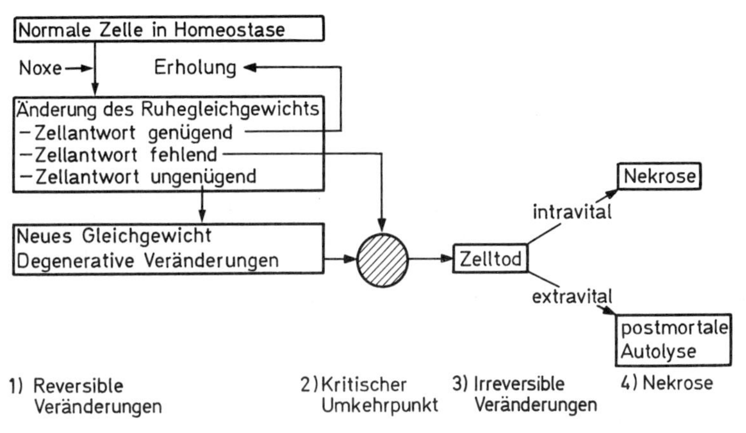

Abb. **46** Zelltod und Nekrose

Molekular

a) Störungen von DNS-Reduplikation, -Transkription und -Translation.

b) Substratmangel (Glukose, ATP usw.).

c) Enzymhemmung.

d) Störung der Energiebildung.

e) Störung der Membransysteme und des transmembranösen Transportes, z. B. Versagen der Na/K-Pumpe:
Anstieg des Na/K-Quotienten in der Zelle → Wassereinstrom in die Zelle → Zellödem (s. S. 28) → Ca^{++}-Einstrom in die Zelle.

f) Denaturierung von Proteinen

g) Veränderung des pH: Zuerst sauer (Milch- und Phosphor-Säure), nach 60 Minuten alkalisch.

Ultrastrukturell

Mitochondrien: Granaverlust, Schrumpfung, Schwellung, Ansammlung von osmiophiler Substanz in Mitochondrienmatrix, Ruptur und Auflösung der Mitochondrienmembran.
RER: Vesikulierung und Ribosomenverlust.
Lysosomen: Fermente bei lytischer Nekrose (Kolliquationsnekrose s. unten) wichtig, ebenso bei partiellem Zytoplasmazerfall → »survival bags«. Spielen bei sekundären Koagulationsprozessen vermutlich nicht mit.

Lichtoptisch

Zelltod an sich im histologischen Schnitt nicht sichtbar! Zellen plötzlich durch Fixation getötet → Struktur lichtoptisch scheinbar unverändert, da Enzyme unmittelbar blockiert. Veränderungen sind jedoch im Phasenkontrastmikroskop sichtbar, da keine Fixation erforderlich.

Zelltod wird im histologischen Schnitt sichtbar, wenn sekundäre Veränderung der toten Zellen durch enzymatische Einwirkungen eintreten = ***Nekrose.*** Voraussetzung: Zelltod muß in lebendem Organismus eintreten. Wenn Zelle mit Gesamtkörper zusammen stirbt → keine Nekrose, sondern *Autolyse*; dasselbe bei Organteilen außerhalb des Körpers (Operationspräparate usw.).

Df: *Nekrose* (Abb. 47) = Zelltod + sekundäre Veränderung durch Fermente → Kern verschwunden.

Merke: Zelltod ist **nicht** gleich Nekrose.

Abb. **47** Regressive Zellveränderungen. a = Normalzelle. NB = Nekrobiose: Zytoplasma eosinophiler, Chromatinnetz dichter. P = Pyknose, Rh = Karyorhexis, y = Karyolyse

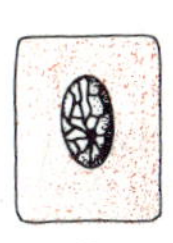

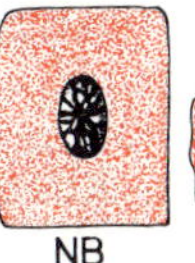

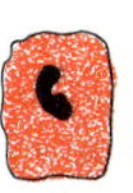

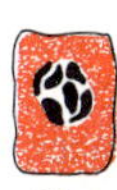

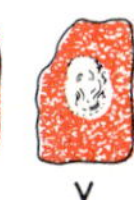

mi: Kern: *Pyknose* = kompakt, klein.

Karyorhexis: Schollige Zersplitterung

Karyolyse: Auflösung des Zellkerns

Zytoplasma: *Eosinophil* (rot im HE-Schnitt) durch vermehrte Eosinbindung an denaturiertes Eiweiß, etwas schollig, Längs- und Querstreifung der Muskulatur verschwinden. Meistens in Frühphase Schwellung der Zellen: Primär enzymbedingt oder anoxisch ATP-Energie herabgesetzt → Na in Zelle vermehrt → Wasser in Zelle steigt.

EM: Nach 15 Minuten Chromatinaggregation im Kern um Nukleolus und Kernmembran.

Formen der Nekrose

❶ Koagulationsnekrose

Pg: Enzymwirkung gestoppt → geronnenes denaturieres Eiweiß → Aufleuchten im Dunkelfeld, Fluoreszenz im UV-Licht, Zunahme der optischen Dichte.

Vo: Herz, Leber, Knochen, Myom und andere Tumoren.

ma: Zeichnung verschwunden, **erhaben, trüb, gelblich, Konsistenz vermehrt** (wie gekochtes Ei), **roter Randsaum.**
Verkäsung (siehe S. 296): Fettreiche, feinstkörnige Nekrose: Tuberkelbakterien fettreich → Fettsäuren hemmen die proteolytischen Fermente.

❷ Kolliquationsnekrose

Pg: Hochgradige Verflüssigung des Gewebes. Unfähigkeit der Zellen, normal oder vermehrt im Zellstoffwechsel anfallende Flüssigkeit mit Membran zu umhüllen → vakuolär (reversible Vorstufe) → irreversible Schädigung durch Eröffnung der Lysosomen.

Vo: Ohne Infekt praktisch nur im Gehirn → Zystenbildung: wenig Eiweißstoffe → keine Koagulation möglich.

Laugenverätzung → Kolliquation!

Koagulationsnekrose + bakterieller Infekt → Kolliquationsnekrose. – Bei: Infizierter Lungeninfarkt.

Fo: der Nekrose: Nekrotisches Material = physikalischer und chemischer Fremdkörper → reaktive Entzündung. Schon nach Stunden viele polynukleäre Leukozyten eingewandert → Entwicklung einer Kokarde (Abb. 48 a): An Oberfläche Fibrin, diagnostisch wichtig: Fibrinschicht über Herz- oder Lungennekrose → Reiben (auskultatorisch). Jede Entzündung führt zu vermehrter Durchblutung (Hyperämie). In der Peripherie Schädigung des Parenchyms durch diffundierte Polypeptide usw. Später meist Ersatz des zugrunde gegangenen Gewebes durch Granulationsgewebe (Organisationsgewebe s. S. 196). Endstadium: Narbe (Abb. 48 b).

Bei: Herzinfarkt.

Df: Infarkt = Nekrose zufolge Durchblutungsstörung (meistens: Anoxie[völliger O_2-Mangel]: ungenügende Zufuhr von arteriellem Blut wegen Arterienverschluß, s. S. 180 f). Makroskopisch nach 8, mikroskopisch frühestens nach 4 Std. erkennbar.

ma: Erste Tage (akut): Erhaben, trüb, derb, gelblich, hämorrhagischer Randsaum (Abb. 48 a) → rot, eingesunken auf Schnitt = subakut.

Später vernarbt (chronisch) = trichterförmige Einziehung (Abb. 48 b). Oberflächlich → bindegewebige Verwachsungen als Folge der fibrinösen Entzündung. → ***mi:*** s. Abb. 48.

Ae: der Nekrose:

1. Durchblutungsstörungen.
2. mechanisch: Trauma → Gefäßzerreißung.
3. thermisch: Kälte, Hitze.
4. Ionisierende Strahlen.
5. chemisch: Bakterientoxine, Gifte: z. B. Senfgas.
6. Enzymaktivierung: Pankreasnekrose (s. S. 64).

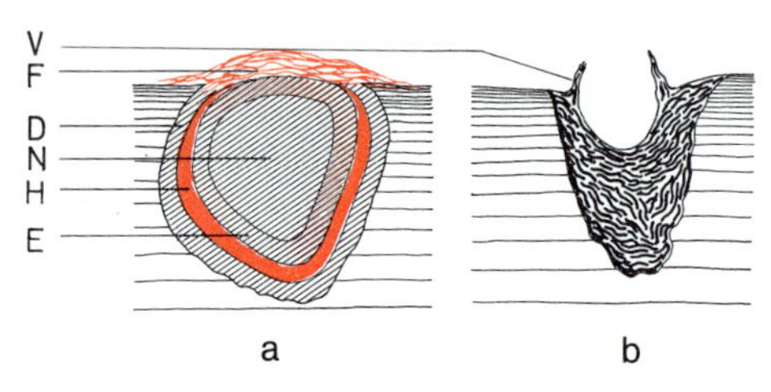

Abb. **48** a) frische Nekrose (N) an Organoberfläche. Auf Nekrose folgt Entzündungszone (E), darauf hämorrhagischer Saum (H) und schließlich eine perifokale Degeneration (D) des Parenchyms = Kokardenbild. Oberflächlich Fibrinreaktion (F) → Verklebung mit Umgebung b) derselbe Herd nach einigen Wochen narbig geschrumpft mit oberflächlichen *Verwachsungen* (V)

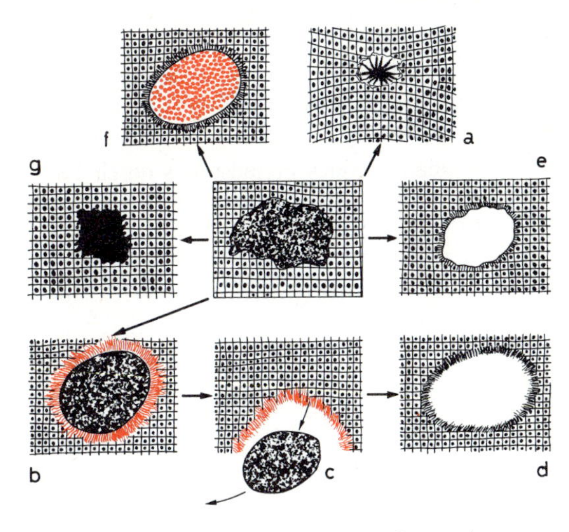

Abb. **49** Folgen der Nekrose (zentral): a = Narbenbildung, b = Sequestrierung → Abstoßung (c) → Hohlraumbildung (d), e = primäre Kolliquation mit Hohlraumbildung, f = sekundäre Infektion → Abszeß, g = Verkalkung

Ve: der Nekrose (Abb. 49):

1. Resorption → Narbe (am häufigsten!)
2. Demarkation → Sequestrierung → Abstoßung → Hohlraumbildung.
3. Lyse = Kolliquation.
4. Sekundärinfekt → Einschmelzung → Abszeß.
5. Verkalkung.

Nekrobiose

Eigentlich Contradictio in adjecto (= Widerspruch in sich selbst: Tod – Leben)

mi: (Abb. 47) Kern noch färbbar, aber pyknotisch, Zelle schon etwas eosinophil.

Deutung: Kern noch färbbar, Zelle aber praktisch schon tot = Vorstufe der eigentlichen Nekrose.

Anhang: Lysosomen

Df: Polymorphe Zellorganelle (ca. 0,4 μm), von einer Membran umgeben, enthält zahlreiche hydrolytische Fermente (Wirkungsoptimum im sauren Bereich).

Lysosomenkonzept

Verschiedene *Funktionsformen,* wobei teils zelleigene, teils zellfremde Bestandteile verdaut werden (Zahlen in Abb. 50 entsprechen denjenigen des Textes):

A: Aufnahme eines Fremdstoffes durch **Endozytose** (umfaßt alle Arten der Stoffaufnahme, aber auch Pinozytose, Mikropinozytose und Zytopempsis [s. S. 220]) (6) → in Vakuole gespeichert = *Phagosom* (2) → kann wieder ausgeschieden werden (7 a)

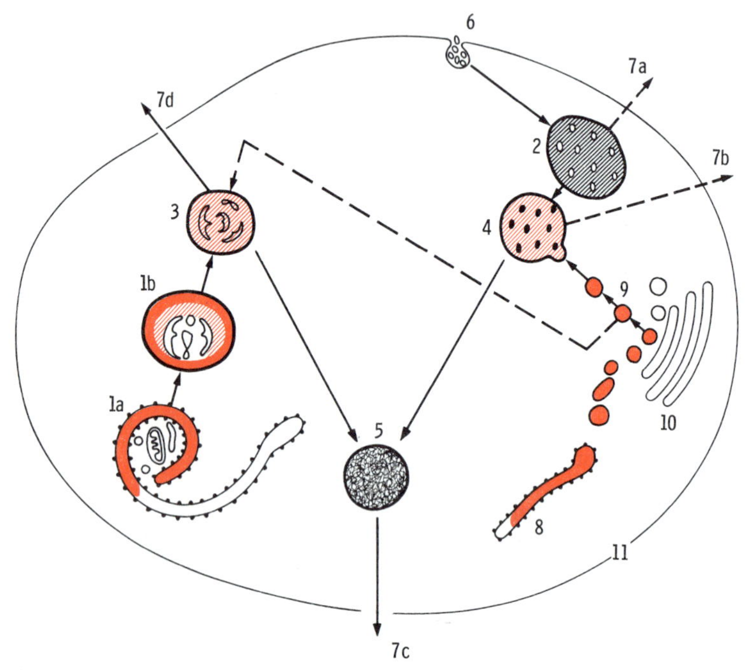

Abb. **50** Lysosomenkonzept. Rot = saure Phosphatase als Leitenzym. Die lysosomalen Funktionsformen = sekundäre Lysosomen 3 = Zytolysosomen, 4 = Phagolysosomen) entstehen aus den prälysosomalen Funktionsformen: 1b = Autophagievakuolen enthalten zelleigene abzubauende Bestandteile. 4 = Phagolysosomen entstehen aus Phagosomen (2), welche durch Endozytose = Phagozytose (6) gebildet werden. Zum vollständigen Phagolysosom gehört noch die Verschmelzung mit primären Lysosomen (9), die auch mit Zytolysosomen verschmelzen. Die primären Lysosomen entstehen aus dem Golgi-Apparat (10) und dem rauhen endoplasmatischen Retikulum (8, 1a). Zytolysosomen und Phagolysosomen können wieder aus der Zelle ausgeschleust werden (7), oder sie wandeln sich in Restkörper = Residualbodies (5) um, welche durch Exozytose ausgeschleust werden können. 11 = Zellmembran oder → Fusion mit einem *primären Lysosom* (9 = Golgi-Vesikel). Dieses enthält hydrolytische Fermente, welche im rauhen endoplasmatischen Retikulum (8) synthetisiert werden. → *Phagolysosom* (4) → ausgeschieden (7 b) oder als Restkörper (5) in der Zelle gespeichert oder als solcher ausgestoßen (7 c).

B: Geschädigte oder überflüssige Bezirke des Zytoplasmas → von Schläuchen des rauhen endoplasmatischen Retikulum umschlossen (1 a) → *Autophagievakuole* mit typischer Doppelmembran (1 b). Zwischen beiden Membranen hydrolytische Fermente → diffundieren unter Auflösung der inneren Membran in die Vakuole → *Zytolysosom* (3) (möglicherweise können auch Golgi-Vesikel (9) mit Autophagievakuolen fusionieren). Zytolysosomen → ausgeschieden = **Exozytose** (7 d) oder → Restkörper (5).

Lysosomen in der Pathologie

1. Primäre Lysosomen finden sich als Granula in den Leukozyten und spielen bei der Entzündung eine wichtige Rolle (s. S. 222).
2. Nicht mehr abbaubare Stoffe können in den Lysosomen als Restkörper liegenbleiben → Leber, Herz, Gehirn.
3. Bei Mangel an lysosomalen Enzymen können Speicherkrankheiten entstehen (Alpha-Glukosidase → Glykogenspeicherkrankheit).
4. Durch UV, Röntgenstrahlen, Vitamin A kann es zu einer »Labilisierung« der lysosomalen Membranen kommen → Lysosomale Enzyme können austreten.

Progressive Veränderungen

Im Gegensatz zu den regressiven Störungen steht hier die aktive Leistung im Vordergrund.

Hypertrophie

Df: Durch *Mehrbeanspruchung* bedingte Vergrößerung der Einzelzellen (ihrer funktionellen Substanz), die zu Vergrößerung des Organs führt.

mi: (Abb. 51) Kerne vergrößert, Nukleolen plump, ganze Zelle vergrößert, Mitochondrien ebenfalls vergrößert oder vermehrt.

DD: Speicherkrankheiten, z. B. die Glykogenosen können auch zur Vergrößerung der Einzelzelle und damit des Organs führen. Diese Veränderungen fallen nicht unter den Begriff der Hypertrophie, da nicht durch Mehrbeanspruchung bedingt → keine Vermehrung der funktionell wichtigen Zellorganellen.

Bei: Herz (Abb. 2, S. 19)

Pg: Hypertonie → Linkshypertrophie = Hypertrophie der linken Herzkammer

Chronische Lungenkrankheiten → Rechtshypertrophie

(Herzklappenfehler s. S. 165 ff.)

Harnblase: Prostatahyperplasie (sog. »Prostatahypertrophie«) → hypertrophische Balkenblase.

Niere: Kompensatorische Hypertrophie der verbleibenden Niere nach einseitiger Nephrektomie (= Nierenentfernung).

Pankreas nach Pilokarpin: Kernvergrößerung = funktionelles Kernödem, RNS-Ausschleusung aus Nukleolus → Karyoplasma → Zytoplasma; Sekretgranula ausgeschüttet, Eiweißneubildung im Protoplasma, neue Granulabildung.

Vereinzelt kann, besonders bei Jugendlichen, unter Mehrbeanspruchung neben eine Hypertrophie eine Zellvermehrung treten.

> Merke: Ein hypertrophisches Organ zeigt: erhöhte Leistung, verringerte Reserve.

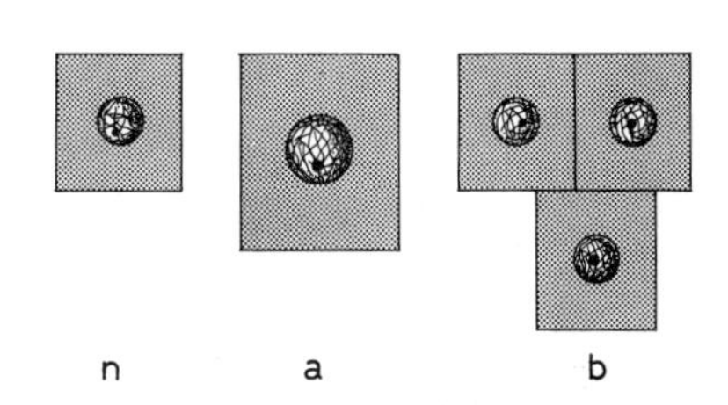

Abb. **51** Hypertrophie und Hyperplasie: n = Normalzelle (EM); a = hypertrophische Zelle mit hypertrophischem Kern; b = normal große, aber zahlenmäßig vermehrte Zellen = Hyperplasie

Hyperplasie

Df: (Abb. 51) Durch fehlerhaften Steuerungsimpuls, fehlerhafte Reaktion der Zellen auf normale Impulse oder sehr starke Hypertrophie bedingte pathologische Zell*vermehrung*, die zu einer Organvergrößerung führt. Mehrbelastung hier meist ohne Einfluß.

Bei: Schilddrüse: Steuerung durch Jodgehalt des Blutes über TSH der Hypophyse. Sinken des Blutjodspiegels → Schilddrüsenhyperplasie.

Prostatahyperplasie: Drüsenzellen und Muskulatur vermehrt. Innendrüse weiblich gesteuert, im Alter überwiegen weibliche Hormone relativ.

Hypophysenhyperplasie: Zweifach vergrößerte Hypophyse bei Gravidität.

Sekundäre Epithelkörperchenhyperplasie: Bedingt durch Hypokalzämie bei bestehenden Nierenschäden usw.

Hyperplasie der Basalzellschicht (z. B. Epidermis): Nach chronisch mechanischen Reizen und chronischen Entzündungen oder Einwirkung hyperplasiogener Stoffe (s. Abb. 141, S. 366).

Strenge Trennung von Hypertrophie und Hyperplasie nicht immer möglich.

Bei: Kritisches Herzgewicht beim Erwachsenen: 500 g. Unterhalb davon reine Hypertrophie (Zellvergrößerung), oberhalb Kombination mit Hyperplasie (Zellvermehrung).

Regeneration

Df: Ersatz für verlorengegangenes durch gleichartiges Gewebe.

Merke: Differenzierung und Regenerationsfähigkeit verhalten sich umgekehrt proportional (vgl. S. 135).

Hochdifferenzierte Zelle muß sich zuerst entdifferenzieren → Regeneration (gilt nicht immer!).

Physiologische Regeneration

Df: Physiologische Regeneration heißt Ersatz der bei normalem Zellverschleiß zugrunde gehenden Zellen.

mi: Auftreten von Mitosen. Die Mitosehäufigkeit ist ein Gradmesser der physiologischen Regeneration.

Generationszeit (Abb. 52)

Df: Lebensdauer einer Zelle von Teilung bis Teilung. Generationszeit umfaßt ❹ Phasen:

❶ G_1-Phase: Synthese von RNS und Proteinen. Zeit des Wachstums auf Größe der Mutterzelle.

❷ S-Phase: DNS-Synthesezeit. Dauer 5–8 Stunden.

❸ G_2-Phase: Zeit von Abschluß der DNS-Synthese bis zur Mitose (40–60 Minuten) = prämitotische Ruhephase.

❹ Mitosephase: Dauer ca. 30–60 Minuten.

Unterschiedliche Dauer der G_1-Phase verantwortlich für verschiedene Lebensdauer der Zellen; S, G_2 und Mitosephase bei allen Lebewesen ungefähr gleich lang.

Konstanz eines Gewebes garantiert durch konstantes Verhältnis der Lebensdauer von intermitotischen Zellen zu derjenigen postmitotischer Zellen. Verkürzung der Lebensdauer der intermitotischen Zellen bei konstant bleibender postmitotischer Lebenszeit → mehr Zellen gebildet als abgestoßen → *Hyperplasie.* Ebenso: Konstanz der Lebensdauer der intermitotischen Zellen + verlängerte Lebenszeit der postmitotischen Zellen = verzögerte Abstoßung → *Hyperplasie.*

Intermitotische Zellen (Abb. 52 a)

Zellen, die während des gesamten Lebens ihre Teilungsfähigkeit behalten.

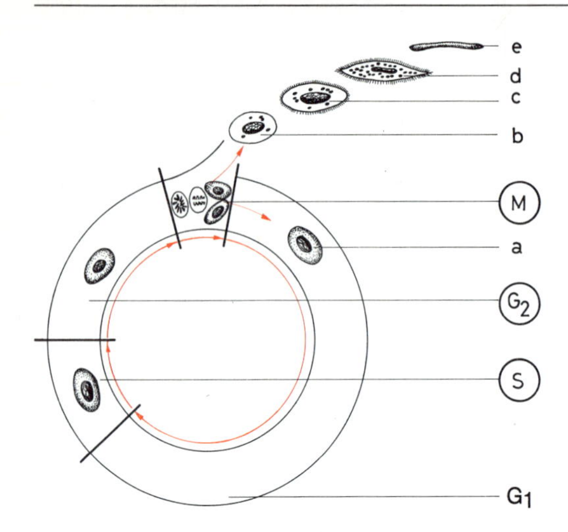

Abb. **52** Äquale und inäquale Zellteilung, am Beispiel der Epidermis: a = Zelle der Basalschicht der Epidermis in sog. Ruhephase = G_1, S = kurze DNS-Synthesephase, G_2 = prämitotische Phase, M = Mitosephase, dabei wird die eine Zelle wieder in die G_1-Phase eingeschleust, die andere postmitotische (b) reift aus, wandert in das Stratum spinosum (c), granulosum (d) und lucidum sowie corneum (e)

Vo: Basalzellen von Epidermis, Lieberkühn-Krypten; myeloische Reihe usw.

Gewebe mit intermitotischem Zellbestand = Mauser- oder *Wechselgewebe.*

Postmitotische Zellen (Abb. 52 b)

Am Beispiel der Epidermis: Stratum spinosum, granulosum, lucidum und corneum bestehen aus Zellen, die ihre Teilungsfähigkeit reversibel oder irreversibel verloren haben.

Irreversibel: Ganglienzellen, Muskelzellen bilden sog. stabile Gewebe.

Reversibel: Teilungsfähigkeit unter physiologischen Verhältnissen verloren, unter pathologischen wiedererlangt: Leber, Niere, Nebenniere, u. a. parenchymatöse Organe.

Bestimmung der *Lebensdauer einzelner Zellarten* mit Hilfe der Autoradiographie (^{3}H-Thymidin → DNS-Neubildung vgl. S. 31).

Ratte:	Leberepithelien, Nieren, Nebennieren:	120–150 Tage
	Epithel des Magen-Darm-Traktes:	40– 48 Stunden
	Haut:	96 Stunden

> Merke: In den am schnellsten regenerierenden Geweben finden wir am häufigsten Tumoren. (Ausnahmen: Dünndarm, Knochenmark).

Beispiele der physiologischen Regeneration

Duodenum (Abb. 53)

Im unteren Drittel der Lieberkühn-Krypten Mitosen = Ort der Zellneubildung, Regeneration. Ausschließlich hier DNS-Synthese und Teilung (Teilungsrhythmus 18–24 Std.). Abwanderung der Zellen innerhalb 40 Std. zur Zottenspitze → Abschilferung in Darmlumen. Dünndarm enthält gemischte Zellpopulation:

Undifferenzierte Zellen (Fähigkeit zur DNS-Neubildung und Zellteilung) im unteren Drittel der Lieberkühn-Drüsen = *Indifferenzzone.* Autoradiographie mit ^{3}H-Thymidin: Nach jeder Teilung Halbierung der ^{3}H-Thymidinmenge = Zahl der Silberkörner halbiert → eine

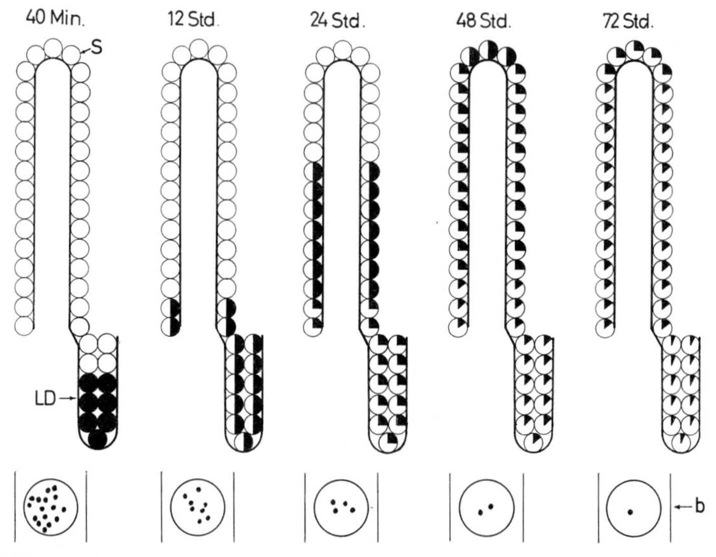

Abb. **53** Physiologische Regeneration im Duodenum der Maus, autoradiographische Untersuchung in verschiedenen Zeitabschnitten (oben angegeben) nach Injektion von ^{3}H-Thymidin. Nach 40 Minuten nur die unteren Zellen der Lieberkühn-Drüse (LD) markiert, die Zahl der Silberkörner (b) sehr groß. Nach 12 Stunden haben sich die vorher markierten Zellen geteilt, die Silberkornzahl in der einzelnen Zelle beträgt nur noch die Hälfte (vgl. b). Markierte Zellen wandern langsam hinauf und erreichen nach 48 Stunden die Spitze (S). Durch weitere Teilung verlieren die Zellen immer mehr Silberkörner (nach Ohlert).

Tochterzelle bleibt undifferenziert, die andere Tochterzelle differenziert → wandert gegen Zottenspitze. Folgende abwandernde differenzierte Tochterzellgeneration → immer weniger stark markiert (Abb. 53).

> Merke: Je höher eine Zelle differenziert (zytoplasmatische Differenzierung), desto geringer die Fähigkeit zu DNS-Neubildung und Zellteilung.

Plattenepithel der Haut

Indifferenzzone = Stratum basale: Zellnachschub. Wanderung an die Oberfläche: → Stratum spinosum → Stratum granulosum → Stratum lucidum → Stratum corneum → abgeschilfert.

Erschöpfung der Indifferenzzone verhindert durch *inäquale Zellteilung* (alle Wechselgewebe): Erste Tochterzelle verbleibt in der Indifferenzzone, vergrößert sich auf das Volumen der Mutterzelle, wird damit selbst zu neuer Mutterzelle mit Fähigkeit zu DNS-Neubildung und Zellteilung.

Zweite Tochterzelle wandert ab, differenziert sich und wird dadurch zur postmitotischen Zelle.

Zellzahl der Indifferenzzone bleibt damit konstant.

Regulationsmechanismen der Regeneration

Übergeordnete Beeinflussung

Tageszeitlicher Rhythmus. Zellteilungen beim Menschen nachts vermehrt, bei der Ratte (Nachttier) tags. – Mechanismus noch ungeklärt.

Hormonale Regulation

Bei: a) Zyklische Veränderungen der Uterusschleimhaut.

b) Hormonale Wirkung des STH auf die Wechselgewebe. Pathologischerweise erhöht: Eosinophiles Adenom der Hypophyse → Akromegalie (= grobe Extremitäten, Kiefer usw.)

Im Gewebe selbst

Haut: Von den sich differenzierenden, an die Oberfläche wandernden Zellen werden *Hemmstoffe* (Chalone) produziert, die auf Teilungsfähigkeit des Stratum basale hemmend wirken (Hypothese).

Konzentration des Hemmstoffes abhängig von:

a) Gesamtzahl der differenzierenden Zellen.

b) Grad der Ausdifferenzierung.

Verlust an differenzierten Zellen → Abnahme des Hemmstoffes. – Durch bestimmte Reize verzögerte Ausdifferenzierung → Absinken des Hemmstoffes, obwohl die Zellzahl steigt. In beiden Fällen resultiert eine Hyperplasie. *Bepinseln der Haut mit kanzerogenen Kohlenwasserstoffen* (Methylcholanthren, Benzpyren) → Differenzierungshemmung → Absinken des Hemmstoffes → präkanzeröse Hyperplasie.

Regenerationshemmende Faktoren

Mitosehemmer

Colchicin und andere zytostatische Substanzen, Röntgenstrahlen.

Andere zellwachstumshemmende Substanzen

Vorwiegend *Proteinsynthesehemmer:* Antibiotika. Chloramphenikol, Tetrazyklin, Streptomyzin stören durch Hemmung der Eiweißsynthese die Wundheilung.

Kortison: Hemmt Eiweißneubildung und Mitose. Unterdrückung der Zellproliferation → verminderte Bildung von Grundsubstanz und Fasern → verzögerte Wundheilung.

Weitere Faktoren

Alter (alle Prozesse verlangsamt), *Infektion* mit pH-Verschiebung und Bildung von Fibrin, das abgebaut werden muß. *Eiweißmangel, Vitamin*-C-Mangel (Skorbut): Umwandlung von Retikulinfasern in kollagene Fasern erfolgt gar nicht oder sehr verzögert → geringe Reißfestigkeit. Kälte verzögert Regeneration.

Regenerationsfördernde Faktoren

Wärme

Erhöhung um 10° C → Verdoppelung der Geschwindigkeit biologischer Prozesse. Geschwindigkeit der Regeneration proportional der Temperaturerhöhung. Resorptionsfieber im Wundgebiet günstig. Im Sommer heilen Hautwunden schneller.

Genaue Adaptation der Wundränder

Verhindert überschüssige Fibrinbildung und schützt vor Infektion. Füllung des Defekts beansprucht weniger Granulationsgewebe.

Reparative Regeneration

A. In Wechselgeweben (Mausergeweben)

Eine Stunde nach oberflächlicher Hautverletzung: → etwa 500 Basalzellen von der verletzten Stelle entfernt Zellneubildung → Zellen bewegen sich gegen Wunde → decken Wundfläche mit Basalzellschicht (48 Std.) → Zellneubildung → Defekt nach oben geschlossen.

Pg: Zellen des unmittelbaren Wundbereichs und benachbarte stark geschädigt → reagieren auf Abnahme des Hemmstoffes nicht mit Zellteilung. Dies ist erst Zellen der weiteren Umgebung (etwa 500 Basalzellen entfernt) möglich.

B. In stabilen Geweben ohne Indifferenzzone

= Gewebe mit postmitotischem Zellbestand. Ablauf in Phasen (Abb. 54):

a) *Entdifferenzierung* = Voraussetzung für Zellneubildung (scheint nicht obligat zu sein). Bei Unterdrückung der Entdifferenzierung verzögerter Ersatz.

b) *Zellneubildung,* kann durch Mitosehemmung verhindert werden (Colchicin, Röntgen).

c) *Ausdifferenzierung.*

Exp: Zweidrittelresektion der *Leber* bei Ratte. Ersatz mit vollwertigem Gewebe erfolgt innerhalb 1–2 Wochen.
Leberepithelzelle hoch differenziert, nur ganz vereinzelte Mitosen, also:

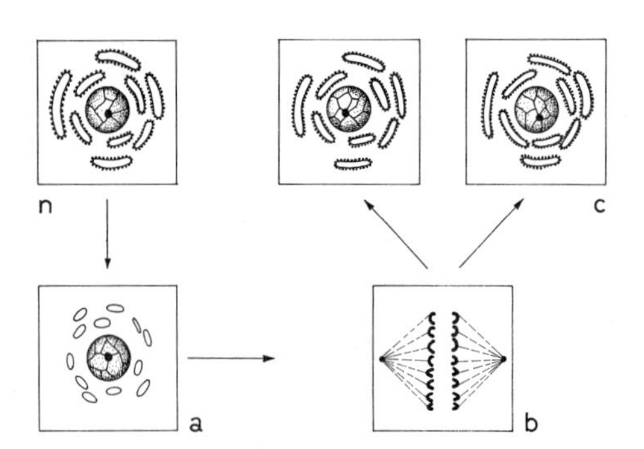

Abb. **54** Regeneration am Beispiel einer Leberzelle: n = Normalzelle, a) Beginn der Regeneration, vakuoläre Umwandlung des endoplasmatischen Retikulums, b) Mitose, c) Aufbau des RER

a) Zytoplasmatische Entdifferenzierung der Zellen (Abb. 54): Rauhes endoplasmatisches Retikulum (RER) = basophile Substanz geht verloren → Vakuolenbildung → Wiedererlangung der Teilungsfähigkeit.

b) DNS-Synthese und Teilung.

c) Nachdem zwei Drittel regeneriert sind → Differenzierung der Zellen mit Ausbildung der spezifischen Zellstrukturen.

Gefahr der Regeneration: wenn lange dauernd → Entgleisung → knotige Hyperplasie → Tumor (s. S. 372).

C. In Dauergeweben

Keine oder nur unwesentliche Regeneration: Herzmuskel und Skelettmuskulatur beim Erwachsenen, Ganglienzellen.

Nervenregeneration

1. Waller-Degeneration des Rückenmarks (Bd. II, S. 655):

   Zentraler Abschnitt (Schnittrand bis Ganglienzelle) überlebt. Peripherer Teil (Schnittrand bis Peripherie der Faser) geht stets zugrunde: Zerfall der Myelinstrukturen → phagozytiert. Geht die Degeneration das Rückenmark hinauf, handelt es sich um sensible Fasern, schreitet sie nach unten fort, so sind motorische Bahnen betroffen.

2. Waller-Degeneration im peripheren Nerven: Im Prinzip gleich wie im RM, jedoch hier Regeneration möglich: Degenerierter Teil = Leitschiene, hier Teilung → Proliferation der Schwann-Zellen → Bünger-Bänder gebildet → aussprossende Achsenzylinder wachsen hier ein. Finden die getrennten Nerventeile keinen Kontakt → blumenstraußartige Wucherung von Schwann-Zellen = *Narbenneurom* (Name irreleitend, kein echter Tumor) sehr schmerzhaft (s. Bd. II, S. 677).

   Operation: große Nerven: Nervennaht; kleine Nerven: Herausziehen und tief abschneiden, damit evtl. entstehendes Narbenneurom nicht unmittelbar unter der Haut liegt.

Ganglienzelle: Regeneriert nicht. Neugeborenes und Kleinkind machen vielleicht eine Ausnahme.

Regeneration der Muskulatur

Glatte Muskulatur

Regeneriert kaum. Wird durch Bindegewebe ersetzt. Bedeutungsvoll im Magen-Darm-Trakt → Strikturen; Magenulkus-Narbe.

Quergestreifte Muskulatur (s. Bd. II)

Regeneriert in geringem Ausmaß: Entdifferenzierung durch Verlust der Längs- und Querstreifung → Muskelknospen kernreich = myogene Riesenzellen → nach Ersatz Ausdifferenzierung.

Herzmuskulatur

Fast keine Regeneration. Aufrechterhaltung der Leistung durch Hypertrophie (Leistungssteigerung, aber schnellere Ermüdung). – Bei Kindern Kombination von Hypertrophie und Hyperplasie beobachtet.

Knochen

Frakturheilung (s. Bd. II)

Knochenmark

Kann sehr schnell regenerieren. Bei Knochenmarkschädigung (Zytostatikasubstanzen, Röntgenstrahlen) jedoch oft diffuse Schädigung → Regeneration gestört. Exzessiver Blutverlust → Regeneration des Knochenmarks: Umbildung des gelben Fettmarkes in rotes Knochenmark. Perivaskuläre Zellen des gelben Fettmarkes haben potentiell die Fähigkeit, rotes Knochemark zu bilden.

Niere

Hochdifferenziertes Organ. Ganze Nephrone können nicht ersetzt werden. Funktioneller Ausgleich durch Hypertrophie noch erhaltener Nephrone (z. B. in erhaltenen Abschnitten von Narbennieren). Lokal geschädigte Tubuli regenerieren entlang der Basalmembran, wenn diese erhalten ist.

Pathologische Regeneration

a) Chronische Entzündungen (menschliches Biopsiematerial): Chronische Bronchitis, Schleimhauttuberkel als chronisch entzündlicher Reiz (selten), chronisches Asthma bronchiale → Umbau zu mehrschichtigem Plattenepithel.

b) Mechanische und chemische Alteration (Exp.)

c) Grippeerkrankung → Auftreten von Plattenepithel.

Wundheilung

Merke: Heilung per primam intentionem (pp) = auf ersten Anhieb: keine tiefreichenden Gewebsdefekte, kein Infekt und/oder direktes Aufeinanderliegen der Wundränder.
per secundam intentionem (ps) = auf zweiten Anhieb, d. h. zuerst Gewebsdefekt ausgefüllt durch Granulationsgewebe, Infektion bekämpft, starke Wundkontraktion, dann Heilung.

Das Folgende bezieht sich auf kleine Hautwunden, welche pp heilen, Darm usw. analog. ❸ Phasen (Abb. 55):

❶ Exsudative Phase

8 Stunden: Blutgerinnsel im Wundspalt, beidseits zeigen Wundränder 0,1–0,2 mm breite Nekrose. Leukozytäre Auswanderung beginnt. Oberflächliche *Schorf*bildung durch Eintrocknung des Gerinnsels.

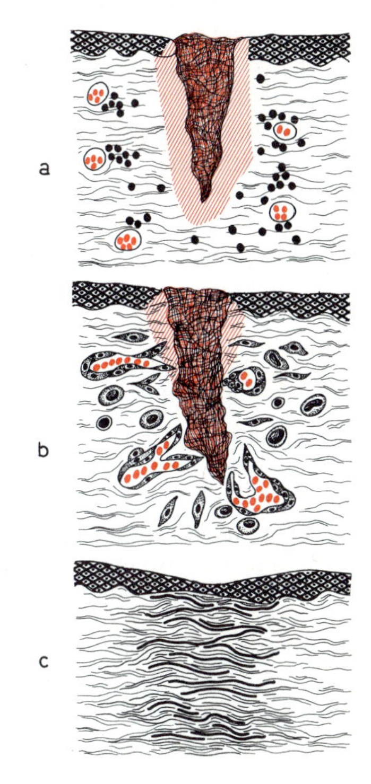

Abb. **55** Phasen der per primam Wundheilung der Haut
a) Frische Wunde: Wundspalt mit Fibrin ausgefüllt, angrenzend Degenerationszone, in der weiteren Umgebung Hyperämie der Gefäße und Austritt von gelapptkernigen Leukozyten
b) nach einigen Tagen: Organisation des Fibrins, Ausbildung eines Granulationsgewebes mit Kapillarsprossen etc. Epithelisierung der Oberfläche
c) schrumpfende Narbe

> Merke: Jede Wundheilung geht – auch ohne Infektion – mit Entzündung einher.

16 Stunden: Epidermisränder entdifferenzieren und lösen sich von Basalmembran → dringen als epithelialer Komplex zwischen Schorf und Gerinnsel ein. Viele polynukleäre Leukozyten.

2 Tage: Schorf und Gerinnsel werden in kleiner Wunde schon etwas durch neugebildete Epidermis getrennt. Vermehrt Mitosen in Basalabschnitt der umliegenden Epidermis. Viele Monozyten neben zahlreichen Leukozyten und vereinzelten Lymphozyten. Nekrose der Wundränder teilweise, Blutgerinnsel weitgehend abgebaut *(Resorption)*.

❷ Proliferative Phase

3. Tag: Mäßig viele Neutrophile vorhanden (falls kein Infekt). Subepitheliale Fibrozyten → Fibroblasten → vermehren sich (Mitosen). Spärliche Lymphozyten. Kapillarsprosse entwickeln sich (Mitosen), zusammen also ein *Granulationsgewebe*. Es wandert ca. 0,2 mm pro Tag in das Defektgebiet. Grundsubstanz: Besonders saure Mukopolysaccharide (+++).

5. Tag: Neugebildete Retikulinfasern → Kollagenfasern nachweisbar. Epithelränder und Kapillaren von beiden Seiten haben sich getroffen → durchgängige Blutversorgung. Leukozyten spärlich.

2. Woche: Starke Kollagenbildung und weiterhin Proliferation der Fibroblasten *(Reparation)*. Vereinzelte Plasmazellen, wenig Lymphozyten. Abschilferung des Oberflächenschorfes.

❸ Narbenphase

1. Monat: Keine Entzündungszellen mehr vorhanden, Bindegewebe immer noch sehr zellreich und stark vaskularisiert, Narbe ist noch rot.

1. Jahr: Endnarbenstadium erreicht: Plumpe Kollagenfasern, Kapillaren verschwunden. Narbe jetzt weiß = »Schwiele«. – Im ZNS: Astrozytenproliferation → Sklerose.

Herkunft der bei Wundheilung tätigen Zellen (Abb. 56):

Aus Blut: Polynukleäre Leukozyten; Monozyten → Gewebe = Makrophagen (= Histiozyten, Klasmatozyten), Lymphozyten, Mastzellen, z. T. Plasmazellen.

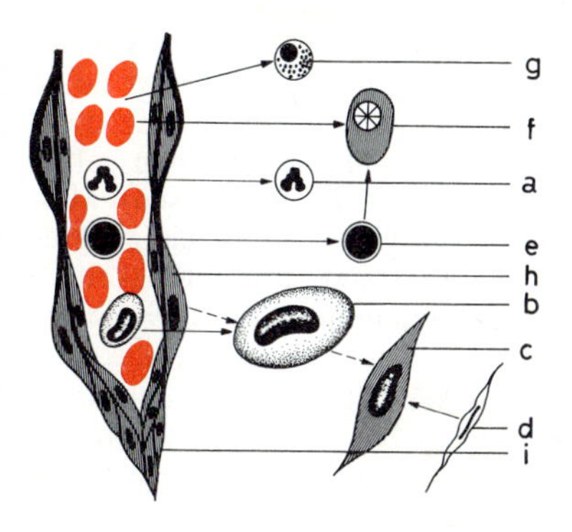

Abb. **56** Herkunft der Zellelemente bei der Wundheilung a = gelapptkernige Leukozyten wandern aus der Venule aus, b = Histiozyten stammen z. T. aus dem Blut, z. T. aus den pluripotenten Adventitiazellen (h); sie können sich vielleicht später in Fibroblasten (c) und schließlich in Fibrozyten (d) umwandeln. Sicher entstehen die Fibroblasten großenteils aus ortsständigen Fibrozyten; e = Lymphozyten wandern aus den Venulen aus, ebenso Plasmazellen (f) und Mastzellen (g); i = Spitze eines Kapillarsprosses

Aus lokalen Zellen: Fibrozyten → Fibroblasten (Mitosen) → Fibrozyten (Herkunft zu einem geringen Teil aus Monozyten nicht völlig ausgeschlossen) → Kollagenbildung.

> Merke: Umwandlung retikulärer Fasern in kollagene Fasern: Alterungsprozeß oder eiweißreiches Milieu (bei Blutstauung) → Kollagenisierung der Retikulinfasern → Silberfärbbarkeit geht verloren, dafür van-Gieson-Rotfärbung.

Makrophagen auch aus Adventitiazellen der kleinen Gefäße.
Kapillarendothel: Aus lokalen Kapillaren durch Aussprossen (Mitosen).

Funktion der Zellen bei Wundheilung

Polynukleäre lösen mit ihren lysosomalen Fermenten nekrotisches Gewebe und Thrombus auf.
Makrophagen helfen dabei durch Phagozytose (Aufnehmen korpuskulärer Bruchstücke).
Lymphozyten und Plasmazellen: Immunologische Abwehr, da zerfallendes Gewebe als Antigen wirkt (s. S. 234).
Mastzellen: Produzieren Heparin und Histamin (s. S. 232).
Fibrozyten: Bilden Retikulin- und Kollagenfasern sowie homogene Grundsubstanz (Glykosaminoglykane = Mukopolysaccharide).
Kapillarsprosse: Werden vom Blut her kanalisiert → Kapillarwand. Versorgen rasch wachsendes Granulationsgewebe mit O_2 usw, transportieren Abbauprodukte ab.

Stimulation der Zellproliferation bei Wundheilung

Wahrscheinlich nicht durch einen eigentlich stimulierenden Faktor bedingt. Man dachte an »Nekrohormone«, also hormonähnliche Stoffe aus zerfallendem Gewebe. Dies scheint aber nur für die Leberregeneration einigermaßen belegt zu sein. Viel wichtiger wahrscheinlich: Wegfall von Hemmsubstanzen (Chalontheorie). Chalone = Stoffe in oberen Epidermisschichten gebildet → hemmen Mitosetätigkeit der Basalschicht (nachgewiesen). Möglicherweise dieselben Stoffe auch in anderen Geweben. Schädigung des Zellverbandes → Chalone fallen weg → starke Mitosetätigkeit. Denkbar auch, daß außerdem die Kontaktinhibition (s. S. 390) eine Rolle spielt.

Merke: Vollständige Wundheilung mit Restitutio ad integrum (Wiederherstellung des ursprünglichen Zustandes, also ohne Defekt):

a) Nur in Geweben mit intermitotischen oder reversibel postmitotischen Zellen (s. S. 133) möglich.
b) Weitere Vorbedingungen: Bindegewebiges und vor allem basalmembranbedingtes Grundgerüst darf nicht zerstört sein.

Wundkontraktion

a) Frühkontraktion: Schrumpfen von Polypeptidketten, Rundungstendenz der Granulomzellen, Fibroblasten entwickeln viele Myofilamente → können sich kontrahieren!
b) Spätkontraktion in Narbenphase: Schrumpfung von kollagenen Fasern bei Hyalinisierung.

Reißfestigkeit

Setzt am 3.–5. Tag schon ein (Verklebung), steigt dann durch Faserbildung bis zum Ende der 2. Woche relativ rasch, dann langsamer über Monate. Herabgesetzt bei Eiweißmangel, Azidose (Diabetes, Nierenerkrankung usw.), Vitamin-C-Mangel.

Hemmfaktoren der Wundheilung

Alter, Eiweißmangel, Infektion, mangelnde Ruhigstellung, Glukokortikoide (z. B. Kortison; auch Salizylate sowie Phenylbutazon wirken über eine Kortisonausschüttung der NNR).

Merke: *Glukokortikoide hemmen* die Wundheilung. *Vitamin-C-Mangel* (Skorbut, beim Kind Morbus Möller-Barlow) *hemmt* gleichfalls, wohl über gestörte Bindegewebereifung und Kollagenisierung. Gilt für Mensch und Meerschweinchen, andere Laboratoriumstiere zeigen diese Reaktion nicht, da sie Vitamin C selbst synthetisieren können. *Röntgenstrahlen* wirken *hemmend,* denn röntgenempfindlich sind vor allem wenig differenzierte Zellen. Diese spielen entscheidende Rolle bei Wundheilung (s. oben).

Störungen der Wundheilung

Serombildung

Großes Hämatom + mechanischer Reiz (Schuhdruck usw.) → Bildung eines *Seroms.*

Pg: Hämatom nicht vollständig resorbiert → Bildung eines von Bindegewebszellen ausgekleideten Hohlraumes = Desmales Epithel, aus Bindegewebe und Histiozyten hervorgegangen, findet sich auch in Bursae, Gelenksynovialis.

Vo: Nicht ruhiggestellte Fraktur mit Hämatom über Malleolus usw.

Dehiszenz:

Lösen der Wundnähte oder Ausreißen → Wunde klafft → ps-Heilung statt pp.

Ungenügende Vaskularisation hemmt oder verhindert Wundheilung.

Bei: Ulcus cruris (flacher Hautdefekt über Schienbein bei Patienten mit ungenügendem venösem Abfluß); Ulcus chronicum ventriculi = Magengeschwür mit narbig-entzündlich veränderten Gefäßen.

Lipophages Granulom

Ansammlung von mit Fett beladenen Schaumzellen (Histiozyten) nach Untergang von Fettgewebe (s. S. 294).

Fadengranulom (S. 292).

In der Wunde zurückgebliebener Faden aus nicht resorbierbarem Material wirkt als Fremdkörper und wird abgekapselt.

Talkgranulom (talcum venetum)

Talk findet sich in Kristallform (Doppelbrechung!) in Makrophagen, wenn in die Wunde gelangt. Verhindert Wundheilung (tuberkuloides Granulom S. 298). Früher: gepuderte Handschuhe. Verwendung von Reispuder.

Narbenkeloid

»Narbengeschwulst« in Haut. Kein echter Tumor.

Heterotopie (Abb. 57)

Df: Auftreten von Gewebe an einer Stelle, an die es normalerweise nicht gehört (bildlich gesprochen: Kuh auf Hausdach).

Aberration (Abb. 57 a)

Pg: Eine Zelle kann im Laufe ihrer Entwicklung örtlich aus der Reihe tanzen und liegenbleiben → versprengter Komplex.

Bei: Magenschleimhaut in Meckel-Divertikel oder Ösophagus. Sakraldermoid. – Cohnheim baute auf der Aberration seine Krebstheorie der dysontogenetischen Geschwulstentstehung auf (s. S. 374).

Heteroplasie (Abb. 57 b)

Pg: Falsche Weiterentwicklung eines Zellkomplexes.

Bei: Magenschleimhaut im Ösophagus.

Prosoplasie (Abb. 57 c)

Pg: Höher- oder Vorwärtsentwicklung eines Gewebes

Ae: Mechanisch, entzündlich.

Bei: Portio uteri: *Unverhornendes* Plattenepithel → verhornendes Plattenepithel (= *Leukoplakie)* nach chronischem Druck eines Pessars oder Entzündung.

Leukoplakie:

Df: Verhornung eines an sich nicht verhornenden Plattenepithels.

Vo: Portio, Wange, Bronchus, Vagina, Zunge: Schwarze Haarzunge. Mundhöhle: Schlecht passende Prothese.

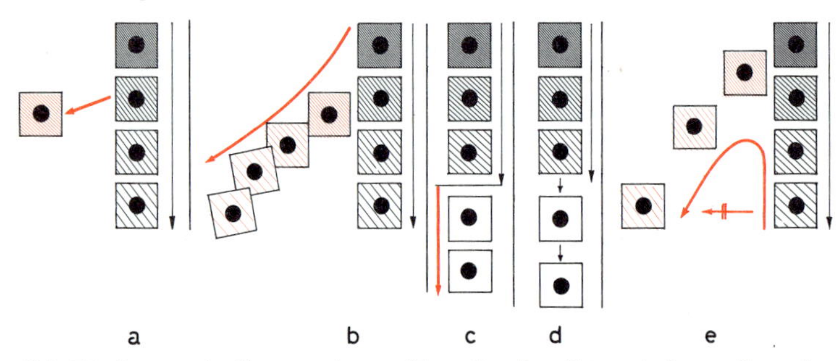

Abb. **57** Formen der Heterotopie, a = Aberration, b = Heteroplasie, c = Prosoplasie, d = Migration, e = Metaplasie nach Entdifferenzierung

Migration (Abb. 57 d)

Pg: Einwandern eines Gewebes.

Bei: Bei chronisch fistelnder Osteomyelitis wandert Plattenepithel der Haut in die *Fistel* hinein (Gefahr der malignen Entartung).

Cholesteatom des Mittelohres: Verhornendes Plattenepithel des äußeren Gehörganges wächst durch ein perforiertes Trommelfell in das Mittelohr (Abb. 25).

Echte Metaplasie (Abb. 57 e)

In dem Sinne, daß sich z. B. eine Leberepithelzelle in eine Pankreasepithelzelle umwandelt, gibt es keine Metaplasie. Eine Umwandlung ist nur möglich über eine Entdifferenzierung (roter Pfeil Abb. 57 e) → Änderung der frei verfügbaren DNS-Information → *indirekte Metaplasie.*

Bei: Knochenbildung, Plattenepithelmetaplasie und muköse Metaplasie (Derepression von fetaler Potenz) im Urothel.

Tracheopathia osteoplastica: Knochen in der Trachea. Fibrozyt → Fibroblast → Präosteoblast → Osteoblast → Knochenbildung. Knochen kann auch im Karzinom auftreten, wo sich Fermente finden, die Knochen aus der Grundsubstanz zu bilden vermögen. Ebenso in Bindegewebe: »Myositis« ossificans; Anulus fibrosus der Zwischenwirbelscheiben bei Morbus Bechterew (s. Bd. II, S. 612).

Langdauernde Regeneration: Intestinale Metaplasie des Magens bei chronischer Entzündung: Spezifisches Antrumepithel durch Becherzellen und Paneth-Zellen (= Dünndarmepithel) ersetzt. Plattenepithel statt Zylinderepithel in Bronchien.

Anhang: Transplantation

> Merke: Je höher differenziert das Gewebe und die Spezies, desto schlechter die Transplantationsmöglichkeit (embryonales Gewebe ist relativ leicht zu transplantieren).

Formen der Transplantation

Autolog: Spender und Empfänger des Transplantats identisch.
Isolog, isogen: Bei eineiigen Zwillingen.
Homolog, allogen: Speziesgleich. ***Bei:*** Kaninchen → Kaninchen.
Heterolog, xenogen: Speziesverschieden. ***Bei:*** Kaninchen → Meerschweinchen.

Autologe Transplantation

Schon die Inder kannten Nasenlappenplastiken.

Bei: *Traumatische Epithelzyste*

Verhornendes Plattenepithel wird bei einer Verletzung in die Tiefe verschleppt → Zystenbildung → Zyste als Fremdkörper empfunden → Auftreten von Fremdkörperentzündung.

Lo: An Fuß oder Hand stets *plantar* bzw. *volar*.

> Merke: Pflasterepithelzyste an Fuß- und Handrücken nicht traumatische Epithelzyste, sondern **Atherom** (Retention in Talgdrüsen).

Endometriose der Bauchhaut: (s. Bd. II)

Kaiserschnitt → Uterusschleimhaut verschleppt in Narbe am Unterbauch. Knotenförmiges Gebilde schmerzt, vergrößert sich mit jeder Menses.

Spanüberpflanzung bei Wirbelsäulen-Tbk → Versteifung = Ruhigstellung.

Homologe (allogene) Transplantation

Bei: Bluttransfusionen.

Lappentransplantation: Reverdin-, Thiersch-, Krause-Lappen (z. T. auch autologe Transplantation).

Homologe Organtransplantation: Schwierig, da es außer bei eineiigen Zwillingen zur Bildung zellständiger und humoraler Antikörper kommt, wodurch das Transplantat zerstört wird. Antikörperbildung unterdrückt durch hochdosierte Ganzkörperbestrahlung (400 R) oder/und medikamentöse oder/und serologische Immunparalyse.

Nierentransplantation

Voraussetzungen:

a) Weitgehende Histokompatibilität (HLA-System [s. S. 15], AB0-System, Lymphozytengruppen, direkte Kreuzprobe negativ).

b) Spenderniere normal; vital oder unmittelbar postmortal entnommen. Aufbewahrung der gekühlten Niere ca. 10 Stunden möglich.

c) Immunologisches und reaktiv-entzündliches Abwehrsystem gehemmt: Medikamentös, Immunsuppressiva, Antilymphozytenserum, Cortison, Lokalbestrahlung.

Verwerfungsformen

a) *Perakut* (selten): Schon auf Operationstisch beginnend. Intravasale Gerinnung ähnlich der Shwartzman-Sanarelli-Reaktion (s. S. 174), jedoch nicht generalisiert → Schlingenthromben, Blutungen, Rindennekrose.

Pg: Vorbestehende Antikörper (s. S. 247) durch Bluttransfusionen, Gravidität, Blutgruppeninkompatibilität etc.

b) Akut: Akute interstitielle Entzündung mit Ödem. Läsion intertubulärer Kapillaren durch Immunoblasten des Empfängers → Auswandern ins Interstitium → Plasmazellen. Ausgedehnte Blutungen im Interstitium + Flüssigkeitsaustritt (Ödem). Vasculitis.

Selten: Insudation in Arteriolen → fibrinoide Nekrose + Thrombose.

Pg: (s. Abb. 58) Aus dem Transplantat (1) strömen freie Antigene (s. S. 234) (2) und kleine sensibilisierte Empfängerlymphozyten (3), welche aus dem lymphatischen Gewebe stammen (4), durch die Nierenvene → allgemeine Zirkulation → lymphatisches Gewebe (5). Hier: Antigene erzeugen aus kleinen Lymphozyten (6) neue sensibilisierte Lymphozyten durch Zellproliferation (7), diese Zellen + eingeströmte sensibilisierte Lymphozyten → Immunoblasten (8), (vermutlich spielen Antigen-tragende Makrophagen dabei mit) → bilden Familien (Klone) immunkompetenter AK-tragender Zellen (9) → allgemeine Zirkulation (10) → A. renalis → reagieren (11) mit AG der Zelle (12) = Tuberkulintyp der Allergie (s. S. 260).

Merke: Die Kenntnis der allgemeinen Immunologie (S. 234 ff) ist Voraussetzung für das Verständnis dieser Vorgänge

Aus Immunoblasten (8) auch → Plasmazellen (13) → produzieren humorale Antikörper (14) → A. renalis → in Niere Reaktion mit Antigen (15) = Allergie vom Soforttyp → Vaskulitis.

Gewebeschaden: Vasokonstriktion spielt große Rolle neben direkter Schädigung durch Antigen-Antikörper-Reaktion → ischämische Gefäßschäden + entzündliche Reaktion.

c) *Chronisch:* Immunologisch bedingte Vaskulitis → schwere Stenosen durch Narbenbildung. – Interstitielle Entzündung + Ödem → Fibrose. – Beides → Nierendurchblutung eingeschränkt → Paren-

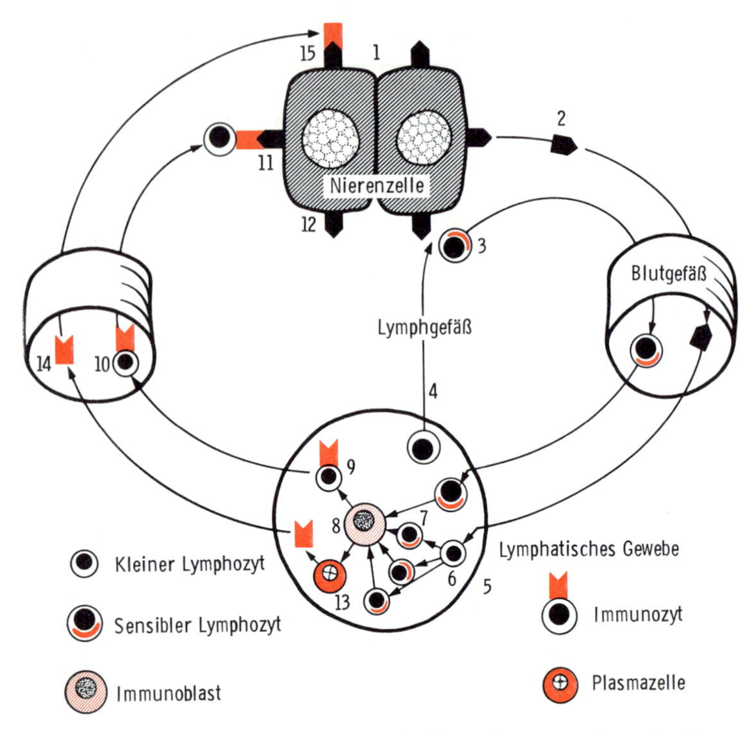

Abb. **58** Immunologische Vorgänge bei der Transplantatverwerfung der Niere. Erklärung s. Text, in welchem sich auch die hier wiedergegebenen Ziffern finden

chymischämie + Hypertonie. Glomerulopathie durch BM-AK oder zirkulierende AG-AK-Komplexe?

Ko: Wenn Exitus, dann 80% an Infekt: Bakterien, Pilze, Viren (Myokarditis, Hepatitis), Pneumocystis carinii.
20% Ulcera ventriculi/duodeni (Kortison!).
Stark vermehrtes Auftreten von Hauttumoren sowie maligner, meist undifferenzierter (lymphatischer) Tumoren zufolge Immunsuppression.
Graft-versus-host-Reaktion (s. S. 251) spielt bei Nierentransplantation keine Rolle.

Anhang: Zysten

Df: Von Epithel, Synovialis oder Serosa ausgekleideter Hohlraum mit flüssigem oder semisolidem Inhalt (ohne Auskleidung: Pseudozyste).

A. **Angeborene Fehlbildung:** Entwickelt sich z. T. erst im Laufe der Jahre zur Zyste.

Bei: Zystennieren, Zystenleber, Zystenpankreas, Sakraldermoid, Dermoidzyste (Epidermis und Anhangsgebilde), Epidermoidzyste (nur Epidermis: Hirn, Haut), Ductus thyreoglossus = mediale Halszyste, Kiemengänge (branchiogene Zysten, laterale Halszysten), Urachuszyste, bronchogene Lungenzysten, follikuläre Zahnzyste, Primordialzyste im Kiefer, Parovarialzysten.

B. **Erworben**

1. **Retention:** Zufolge Inhaltstauung oder gestörter Flüssigkeitszirkulation entwickelt sich eine Zyste oft aus Drüsenacini oder -gängen.

Bei: Mamma (Milchretention), Pankreas (Mukoviszidose, periphere Gangverschlüsse), Endometriose, erworbene Zysten in Schrumpfnieren, Mukozele der Appendix (s. S. 85), Bartholini-Drüse, Arachnoidalzyste nach Meningitis, Follikelzysten des Ovars, Corpus-luteum-Zyste.

2. **Traumatisch:** Traumatische Verschleppung von Epidermis in die Tiefe = traumatische Epithelzyste.
3. **Degenerativ:** Baker-Zyste (Synovialis in Poplitealraum vorgestülpt), Ganglion (Sehnenscheide oder Gelenk).
4. **Parasitär:** Echinokokkuszysten.
5. **Tumoren und tumorartige Bildungen:** Zystenmamma (Reclus) = Mastopathia fibrosa cystica, Cystadenomata serosa et pseudomucinosa der Ovarien usw.
6. **Pseudozysten:** Meniskusganglion, radikuläre Kieferzyste, Geröllzysten bei Arthrose, encephalomalazische Zyste nach Resorption einer Malazie, Tumornekrosen mit zystischer Resorption, unvollständige Resorption von Blutungen → Serom, juvenile Knochenzyste, »aneurysmatische« Knochenzyste.

Ko: Verdrängung der Nachbarschaft, Infekt, Blutung, Platzen einer Mukozele → Pseudomyxoma peritoneii.

DD: Tumor, Granulom.

Atmung

Ventilationsstörungen (Abb. 59)

Df: Störung der Alveolenbelüftung.

1. Verminderter O_2-Gehalt der Atemluft:

Höhentod der Flieger und im Gebirge über 5000 m Höhe. Im Gebirge gefährlich bei fehlender Akklimatisation und starker Anstrengung und Abkühlung (s. a. S. 459 f). – Verdrängung von O_2 durch Nitrose- und CO_2-Gase (Siloarbeiter).

2. Extrapulmonal bedingte Störung der Atemmechanik

Ae: a) Thoraxdeformität, Morbus Bechterew (Kompensation durch Zwerchfellatmung möglich).

b) Muskelschwäche, Muskellähmung: multiple Sklerose, Poliomyelitis.

c) Zentralnervöse Störung: Lähmung des Atemzentrums, Pickwick-Syndrom.

d) Fesselung der Lunge durch Schwarten, Kompression der Lunge durch Tumor oder Erguß.

Fo: Verminderte Atemexkursion → Verminderung von Totalkapazität und Atemvolumen (= restriktive Atemstörung) → alveoläre Hypoventilation → globale respiratorische Insuffizienz: arterielle Sauerstoffspannung herabgesetzt, CO_2-Spannung erhöht → pulmonale Gefäßspasmen → pulmonale Hypertension, Cor pulmonale.

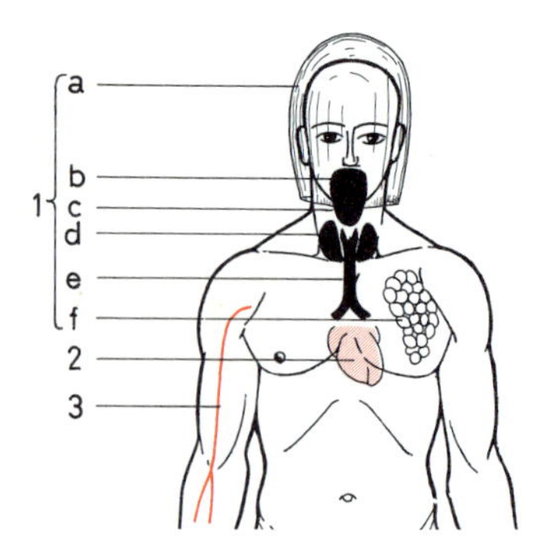

Abb. **59** Einige Ursachen ungenügender Sauerstoffzufuhr zum Gewebe: ungenügender Sauerstoffgehalt der Außenluft (nicht dargestellt) 1 = Verminderung oder Verhinderung der Luftzufuhr zu den Lungenkapillaren, a = Plastiksack über Kopf (bei Kindern!), b = Verstopfung der Mundhöhle (Bolustod), c = dasselbe im Larynx, d = Einengung der Trachea durch Struma maligna, e = Fremdkörper oder Tumoren in Trachea und Bronchien, f = Lungenemphysem oder anderweitige Lungenerkrankungen. 2 = Ungenügende Herzleistung, 3 = Lumeneinengung der Arterien

3. Pulmonal bedingte Störung der Atemmechanik

Ae: Lungenfibrosen (s. Bd. II, S. 325), chronische Stauungslunge (s. S. 168), Tumor (Lymphangiosis carcinomatosa).

Fo: Restriktive Ventilationsstörung.

4. Verlegung der Luftwege (Abb. 59, 60)

a) Verlegung von Mund und Nase

Plastiksack über Kopf (Kinder!).

b) Larynx

Bolustod: Ersticken durch einen in Kehlkopf, Trachea oder Bronchus steckengebliebenen Bissen: »Wirtshaustod«, plötzlicher Tod in psychiatrischen Kliniken.

Larynxödem: Quincke-Ödem (s. S. 210) oder Bienenstichallergie. Larynxphlegmone = perakuter Streptokokkeninfekt bei Kindern.

Membranöse Larynxdiphterie → Krupp

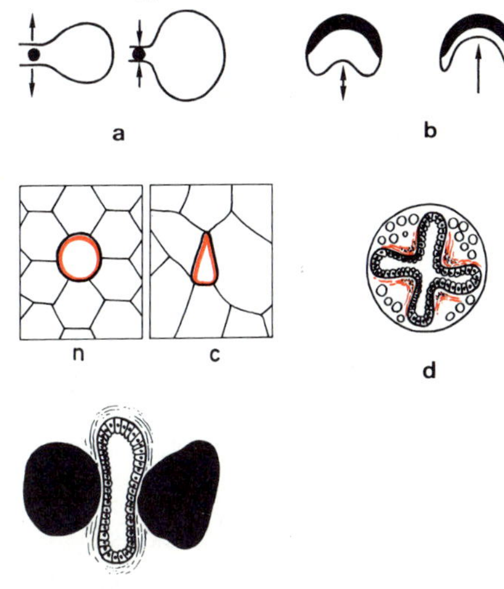

Abb. **60** Ursachen der Bronchialobstruktion
a = Verlegung der Luftwege durch Fremdkörper, Schleim oder Tumor, b = Kollaps durch Wandschwäche (chron. Bronchiolitis, idiopathischer Trachealkollaps), c = Bronchialkollaps bei Emphysem (n = Bronchus normal), d = Bronchospasmus, e = Kompression der Bronchien von außen durch Tumor oder Erguß

c) Trachea und Bronchien (Abb. 60)

α Verlegung der zentralen Bronchien durch Fremdkörper, Tumor oder Schleim → Ventilverschluß: Luft kann in Inspiration passieren, in Exspiration wird sie im Lungengewebe gefangen (= Air trapping) → Überblähung; oder: Totalverschluß → Luft im Lungengewebe resorbiert → Atelektase.

β Kompression der Bronchien von außen (Struma maligna, Lymphome, Pleuraerguß usw.).

γ Genuiner Tracheobronchialkollaps bei angeborener Tracheomegalie oder Tracheomalazie → schwerste Hustensynkopen → Apnoe.

δ Bronchial- und Bronchiolarkollaps beim destruktiven Lungenemphysem (s. Bd. II, S. 307) durch Verlust der radiären Bronchiolenverankerung im Parenchym und Verminderung der elastischen Retraktionskraft der Lunge.

δ Periphere »Obstruktion« durch entzündliche Schleimhautschwellung (Virusinfekte bei Kindern, chronische Bronchitis des Erwachsenen), Schleimpfröpfe, narbige Stenosen und Deformierungen der Bronchiolen, Broncho- und Bronchiolospasmen (Asthma, chronische Bronchitis).

Fo: Obstruktive Ventilationsstörung: Verminderung der Sekundenkapazität, Erhöhung von Bronchialwiderstand und Residualvolumen, in Spätstadien alveoläre Hypoventilation → Cor pulmonale.

5. Lungenatelektase

Df: Luftleerer kollabierter Bezirk der Lunge.
Sonderform: Splenisation = Teil eines Unterlappens mit milzähnlichem Aussehen und milzähnlicher Konsistenz durch zusätzliche Stauung.

ma: Lunge luftleer, blaurot, »schwabbelig«.

Pg:

a) Primäre = fetale Atelektase

Kindliche Lunge bleibt in Teilen oder als Ganzes unentfaltet. Lungenschwimmprobe: Lunge geht unter.

> Merke: Lungenschwimmprobe erlaubt keine 100% sichere Aussage darüber, ob das Kind gelebt hat oder nicht:

- Lunge geht unter, obwohl das Kind gelebt und geatmet hat: Pneumonie.
- Lunge schwimmt bei Totgeburt: Sekundäre Fäulnisgasse.

b) Sekundäre = erworbene Atelektase

α **Resorptionsatelektase:** Bronchusverlegung durch Fremdkörper, Tumor usw. → peripher Gas resorbiert.

Ko: Ausbildung von Bronchiektasen = Ausweitung der Bronchien.

β **Kompressionsatelektase** infolge Pleuraexsudat, Paraffinplombe, Tumor, Spannungspneumothorax, Zwerchfellhochstand bei Aszites oder hochgradigem Meteorismus (z. B. bei Ileus = »Darmverschluß«).

γ **Störungen des Surfactant-Systems:** In den Pneumozyten Typ II der Alveolen oder in den Clara-Zellen der respiratorischen Bronchiolen gebildeter Surfactant (= oberflächenaktive Substanz = Antiatelektasefaktor) → Oberflächenspannung der Alveolen herabgesetzt → verhindert, daß die Kohäsionskräfte der Alveolaroberfläche zum Alveolarkollaps führen. Surfactant besteht wie die Granula der Pneumozyten Typ II (EM: = lamelläre Körperchen) aus Phospholipiden und Eiweiß (z. B. Dipalmitoyl-Lecithin).

Pg: Störungen des Surfactant-Systems durch ❹ Faktoren:

❶ Epithelläsion

Bei: Intoxikation mit Paraquat (Herbizid).

❷ Endothelläsion

Pg: Minderdurchblutung infolge Schock, Embolie; intrauterine Asphyxie; Intoxikation mit Sauerstoff (künstliche Beatmung!), Kampfgas (Phosgen), Medikamente (Zytostatika), bakterielle Toxine (Endotoxinschock, »Ileuslunge« = Lungenveränderung bei Darmverschluß).

❸ Störung der Lungenclearance durch Bronchusverlegung

→ retrostenotische Atelektase, Ansammlung von Phospholipiden des Surfactant in Alveolen → xanthomatöse Pneumonie (s. Bd. II, S. 324).

❹ Störung der Surfactantproduktion

mi: Verminderung des Surfactant → *Dystelektase:* käselöcherartige Veränderung des Lungengewebes: Alveolen kollabiert, Alveolargänge und Bronchioli respiratorii überbläht, meist kombiniert mit hyalinen Lungenmembranen (s. S. 176).

Diffusionsstörungen

Df: Austausch von O_2 und CO_2 zwischen Alveole und Kapillare erschwert durch:

1. Reduktion der Alveolaroberfläche

Bei: Pneumonie, Lungenfibrose, Lungenödem.

2. Verbreiterung der alveolokapillären Diffusionsstrecke

(= Verbreiterung der Basalmembran)

Bei: Stauungslunge, Lungenfibrose, interstitielle Pneumonie.

3. Perfusionsstörung

Bei: Chronische Stauung, Embolie, Mikrozirkulationsstörung im Schock.

4. Verminderung der O_2- und CO_2-Träger im Blut

Bei: Anämie: Hämoglobin vermindert.

Störung des Sauerstofftransports

1. Insuffizienz des O_2-Trägers (Blut): Anämie, CO-Vergiftung, Methämoglobinbildung (Kalium chloricum, Nitrosegase).
2. Kreislaufinsuffizienz allgemein: Herzinsuffizienz, Kollaps, Mischblut oder lokal: Gefäßstenosen oder -verschlüsse.

mi: Zellödem, vakuoläre Veränderung, Verfettung, bei langer Dauer Atrophie. Gehirn: Ganglienausfälle vor allem im Globus pallidus.

Merke: Bei Oligämie (Reduktion der Blutmenge) dagegen vor allem Großhirnrinde, Kleinhirnrinde, Striatum geschädigt.

Störung der Zellatmung

Zellatmung: Mitochondrien = Motoren: Krebszyklus und Respirationskette → Energie aus Nahrung → Phosphorylierung → energiereiche Phosphatverbindungen: O_2, KH, Fette, P, ADP → ATP, CO_2, H_2O, gekoppelt an Atmungskette. Oxidationshemmung durch:

1. O_2-Mangel (Hypoxydose s. unten).
2. Substratmangel: Fehlen von Glukose.
3. Mangel an Schilddrüsenhormon.

> Merke: Kombinationen der genannten Störungen viel häufiger als reine Einzelformen.

Anhang: Tod im Wasser

Unterschiede:

a) **Ertrinkungstod** von Nichtschwimmer oder überfordertem schlechtem Schwimmer (Bedeutung der *Wassertemperatur* s. S. 460). Dem Untersinken geht ein Kampf voran.

b) **Versinkungstod:** Primäre Bewußtlosigkeit im Wasser → Versinken → sekundäres Ertrinken.

Ae: Herzinfarkt, Apoplexie usw.

c) **Sog. Badetod:** Ebenfalls lautloses Versinken, jedoch müssen keine Ertrinkungszeichen gefunden werden: Fast momentaner Herzstillstand = Reflextod. Besonders gefördert durch relativ kaltes Wasser (im Vergleich zur Luft) und Schwimmen unmittelbar nach größerer Mahlzeit.

Ve: Ertrinken und Versinken: Zuerst Atem anhalten, dann forcierte Atmung wegen CO_2-Anstieg → Wasser aspiriert → Schaumbildung → extreme Lungenblähung.

Viel Wasser wird agonal resorbiert → Blutverdünnung in linker Herzkammer (kann durch Gefrierpunkterniedrigung nachgewiesen werden) und führt bei Überleben besonders im Süßwasser zu Hämolyse.

ma: Ertrinken und Versinken: Lungen groß, nicht besonders schwer, auf Schnitt schaumige Flüssigkeit = Emphysema aquosum. Flüssigkeit = hauptsächlich aspiriertes Wasser, wenig exsudierte Flüssigkeit → Schaumpilz vor Mund, wächst noch nach dem Tod.

Asphyxiebefunde: Flüssiges Blut, Tardieusche Punktblutungen in Pleura. Rechtsdilatation des Herzens.

mi: Diatomeen in Alveolen, weitgehend typisch, können ins Blut und in den großen Kreislauf gelangen.

Fo: **der Atmungsstörungen** i. w. S. = Hypoxydose

= allgemeine Störung der Energiegewinnung durch Oxidation in den Zellen (oxidative Phosphorylierung reduziert).

a) Ischämische Form

Fehlende oder ungenügende Blutdurchströmung (Ursache: Herz, Gefäße).

b) Histotoxische Form

Durch intrazelluläre Blockierung der Atmungskette (***Bei:*** Zyankali, Arsen, Phosphor).

c) Hypoxämische Form

Ungenügendes Sauerstoffangebot an die Zelle durch das Blut: O_2-Partialdruck in Außenluft erniedrigt, O_2-Partialdruck in Arterien des großen Kreislaufs erniedrigt, Insuffizienz des O_2-Trägers, Störung der Atmung.

mi: Zellödem, Glykogenverlust, Zellverfettung, Nekrosen, (Wiederbelebungszeit und Toleranzzeit s. S. 183).

Kreislaufstörungen

Kreislauffunktion

1. Transport von O_2, Nährstoffen, H_2O in die Gewebe aus Lunge bzw. Darm.
2. Transport von Schlacken und CO_2 in die Ausscheidungsorgane (Niere, Lunge, Haut, Darm, Galle).
3. Transport der Enzyme, Hormone und intermediären Stoffwechselprodukte.

Störungen des Kreislaufs

Kardialbedingte: 1. Druckbelastung
2. Volumenbelastung
3. Änderung der optimalen Herzfrequenz
4. Kontraktionsstörung

Vaskulärbedingte s. S. 172

Blut- und lymphbedingte s. S. 176

Kardiale Kreislaufstörungen:

❶ Druckbelastung

Hypertonie im großen und/oder kleinen Kreislauf

Häufigste Form dieser Gruppe! Weiteres s. unten u. Bd. II.

Aortenstenose

(Normaler Umfang der Aortenklappe 6,5 cm)

Df: Einengung des Aortenostiums.

Ae: Endokarditis → Verwachsungen der Klappen miteinander → Klappenöffnung eingeengt.

Ve: Das Minutenvolumen soll konstant bleiben, daher:

α) Systolischer Druck wird gesteigert → Herzmuskulatur wird verstärkt = *konzentrische Hypertrophie*. Später: Zurückbleiben eines *Restvolumens* im Herzen →

β) *Dilatation* = Kammerausweitung. Zusammen mit Hypertrophie = exzentrische Hypertrophie.

ma: Spitze der linken Kammer kugelig ausgeweitet, Trabekel abgeflacht. Hypertrophie des linken Ventrikels + Dilatation ermöglicht für einige Zeit die Kompensation. Sobald die Klappeninsuffizienz dekompensiert → Rückstau in den linken Vorhof → Hypertrophie → Dilatation → dekompensierte Insuffizienz → Rückstau in den kleinen Kreislauf (Bild der Lungenstauung) → Stauung im kleinen Kreislauf erfordert größere Druckarbeit des rechten Ventrikels (hier würde der Circulus bei der seltenen idiopathischen *Pulmonalsklerose* beginnen) → Rechtshypertrophie mit Hypertonie im kleinen Kreislauf → schließlich Dilatation (erkennbar an erweitertem Conus pulmonalis) → Rückstau in rechten Vorhof → Rechtsinsuffizienz und Rückstau in den großen Kreislauf. – Leberstauung bei einem Klappenfehler bedeutet die terminale Phase des Kreislaufversagens.

Mitralstenose

ma: Klappenumfang (Schließungsrand) reduziert (normal 10,5 cm).

Ae: Meistens alte Endokarditis, selten organisierter Vorhofthrombus oder Vorhofmyxom.

Ve: Zur Erhaltung des Minutenvolumens Druckerhöhung im li. Vorhof → Hypertrophie. Das Vitium ist kompensiert, solange der li. Vorhof in der Lage ist, alles Blut auszuwerfen. Schließlich → Dilatation des li. Vorhofs → Lungenstauung → Hypertrophie des rechten Ventrikels mit Hypertonie im kleinen Kreislauf → Dilatation → Rückstau in den re. Vorhof und den großen Kreislauf. Da li. Ventrikel bei Insuffizienz des li. Vorhofes nicht vollständig gefüllt, kommt es zur Frequenzsteigerung (Erhaltung des Minutenvolumens), schließlich zur Erschöpfung infolge gesteigerter Frequenz (+ Koronarinsuffizienz).

> Merke: Je weiter ein Hindernis in der Herzstrombahn rückverlegt ist, desto geringer ist die Zahl der möglichen Kompensationsstufen.
>
> Aus morphologischem Befund Rückschluß auf Funktion = Hauptbestreben der pathologischen Anatomen.

❷ Volumenbelastung

Aorteninsuffizienz

Ae: Endokarditis mit vorwiegender Klappenschrumpfung → kein völliger Klappenschluß möglich. – Erweiterung des Klappenansatzringes bei Mesaortitis luetica, Medianecrosis idiopathica aortae Erdheim-Gsell, degenerativer Klappensklerose.

Ve: Linker Ventrikel in Diastole von zwei Seiten her gefüllt: Aus Vorhof und durch Pendelblut aus Aorta → *Dilatation.* Um Schlagvolumen aufrechtzuerhalten, müssen 130 bis 150% der normalen Auswurfmenge (normales Schlagvolumen + Pendelblut) ausgeworfen werden → *exzentrische Hypertrophie* des li. Ventrikels. Rückstau in li. Vorhof etc., wie bei Aortenstenose.

> Merke: DD Aortenstenose und Aorteninsuffizienz:
> Aortenstenose: Zuerst konzentrische Hypertrophie, dann Dilatation.
> Aorteninsuffizienz: Zuerst Dilatation, dann exzentrische Hypertrophie.

Bei der Aorteninsuffizienz finden sich Zahn-Klappen = aortenwärts geöffnete fibröse Leisten des Septumendokards unterhalb der Aortenklappe. Miniaturklappen (Bd. II).

Mitralinsuffizienz

Ae: Alte Endokarditis, akute Endocarditis ulcerosa oder subakute Endocarditis ulcero-polyposa mit Perforation der Klappe; Sehnenfaden- oder Papillarmuskelabriß bei Infarkt, mukoide Klappendegeneration (s. S. 86); hochgradige Dilatation des Herzens → Klappenring mitbetroffen → Klappeninsuffizienz.

Ve: In Systole Blutrückfluß → li Vorhof → li Ventrikel muß mehr arbeiten → ± Hypertrophie und Dilatation (ebenso linker Vorhof +) → bald Insuffizienz des Vorhofes → Lungenstauung → rechter Ventrikel stark hypertroph.

Fo:
1. Hypertrophisches Herz hat geringere Reservekraft.
2. Klappenfehler mit Lungenstauung → schlechtere Arterialisierung des Blutes → die schon schlecht vaskularisierten Teile mit O_2-armem Blut versorgt.
3. Schlechte Arterialisierung = O_2-Mangel in der Peripherie → kompensatorischer Versuch des Herzens, durch Mehrleistung (→ Hypertrophieverstärkung) das Minutenvolumen zu erhöhen → Circulus vitiosus.

Volumenbelastung ferner bei: Shunts: Ventrikelseptumdefekt, Morbus Paget des Knochens (s. Bd. II), Ductus Botalli; totaler AV-Block = atrioventrikuläre Überleitung gestört.

❸ Änderung der optimalen Herzfrequenz

Tachykardie = Beschleunigung (Hyperthyreose, Doping usw.).
Bradykardie = Verlangsamung (totaler AV-Block usw.).

❹ Kontraktionsstörung

a) *Durch Endokardveränderung* = Fibrose = inneres Panzerherz.

b) *Myogen:* Infarkt, Fibrose, Amyloidose, Myokarditis, Myokardose (s. Bd. II).

c) *Durch Druck von außen*

Ae: Perikarderguß, Hämoperikard, Pericarditis constrictiva.

Akut: Nach Herzinfarkt mit Herzmuskelriß oder nach Verletzung → Hämatoperikard → *Herztamponade:* Kompression des dünnwandigen Vorhofes, keine Erweiterung und Füllung in Diastole möglich.

Fo: Schlechte Kammerfüllung → akuter Herztod.

Entzündung (exsudative Perikarditis) → Flüssigkeitserguß mit Herzbeuteltamponade, leicht durch Herzbeutelpunktion behebbar.

Chronisch: Chronische Perikarditis → entzündliche Fibrinausschwitzung, Verklebung, bindegewebige Organisation = Concretio pericardii. Verkalkung des alternden Bindegewebes, des unaufgelösten

Fibrins, evtl. Nekrosemassen = Panzerherz. Th: Operatives Abschälen.

Fo: der kardial bedingten Kreislaufstörung = Stauung.

Linksinsuffizienz des Herzens

Linksversagen mit Rückstau von Blut in die Lunge führt in der Lunge zu: Kapillarerweiterung + Austreten von eiweißarmer Flüssigkeit = *Transsudat* (Basalmembran durch Kapillarerweiterung verdünnt und hypoxisch geschädigt. Permeabilität dadurch erhöht).

Akute Stauungslunge

ma: Lunge blaurot, puddingartig, reichlich schaumiger Abstrichsaft von Schnittfläche (Ödem + Eiweiß + Surfactant!).

mi: Kapillaren erweitert, strotzend mit Blut gefüllt und in Alveolarlichtung vorspringend. In Alveolen homogene Ödemflüssigkeit und einzelne Erythrozyten (Abb. 61a).

Chronische Stauungslunge

ma: Konsistenz derber (Hirschleder, Hundeohr) als normal (Flaumkissen). Schnittfläche durch Blutfüllung rot (= rote Induration), später kupferbraun (= braune Induration).

mi: (Abb. 61). Wandsklerose von Lymphgefäßen und Venulen + Septen kollagenisiert. Nach Stauungsblutungen reichlich Ery-

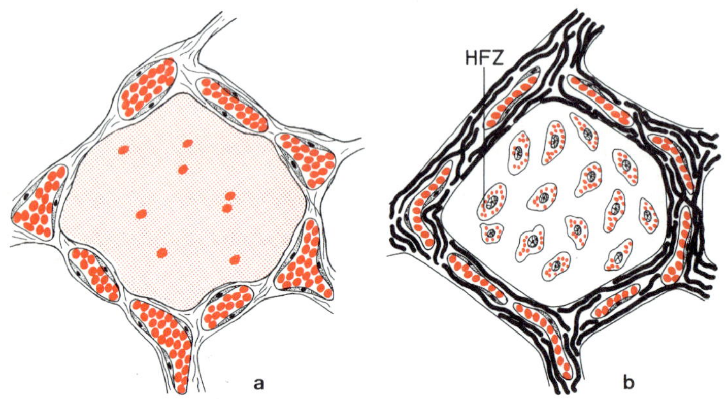

Abb. **61** Lungenstauung
a) Akute Stauung mit prall blutgefüllten Kapillaren in den Alveolarsepten, einigen Erythrozyten und Ödemflüssigkeit im Alveolarlumen
b) Chronische braune Lungeninduration: Kapillaren nunmehr eher eng, komprimiert durch das kollagenisierte Gewebe in den Alveolarsepten, in den Alveolen reichlich hämosiderinhaltige Phagozyten = Herzfehlerzellen (HFZ)

throzyten in Alveolen → von Alveolarmakrophagen phagozytiert → Hämosiderinbildung (braun) in Makrophagen → »Herzfehlerzellen« im Sputum.

Pg: Stauung → Abströmen von Glukosaminglykanen und Eiweiß aus Alveolen erschwert → Fibroblastenstimulation.

Fo: Kollagensierung der Alveolarsepten →

a) Diffusionsstrecke zwischen Alveolen und Kapillaren verlängert → Diffusionsstörung.

b) Behinderung der Atemexkursionen → restriktive Ventilationsstörung mit Verminderung der Vitalkapazität.

c) Pulmonalarteriendruck erhöht → Arteriosklerose (Pulmonalsklerose).

a) bis c) → Arterialisation des Blutes reduziert → Hypoxie, Hyperkapnie → Dyspnoe!

»Stauungsbronchitis«: Keine Entzündung der Bronchien:

Sy: Asthmoide Beschwerden, oft Zyanose.

mi: Starke Überfüllung des Venenplexus der Bronchialschleimhaut.

Pg: (Abb. 62) Linksinsuffizienz → Pulmonalvenendruck steigt → Rückstau des Blutes: Venovenöse Anastomosen → Bronchialvenenplexus. Rechtsherzinsuffizienz → Rückstau des Blutes: V. azygos → Bronchialvenenplexus.

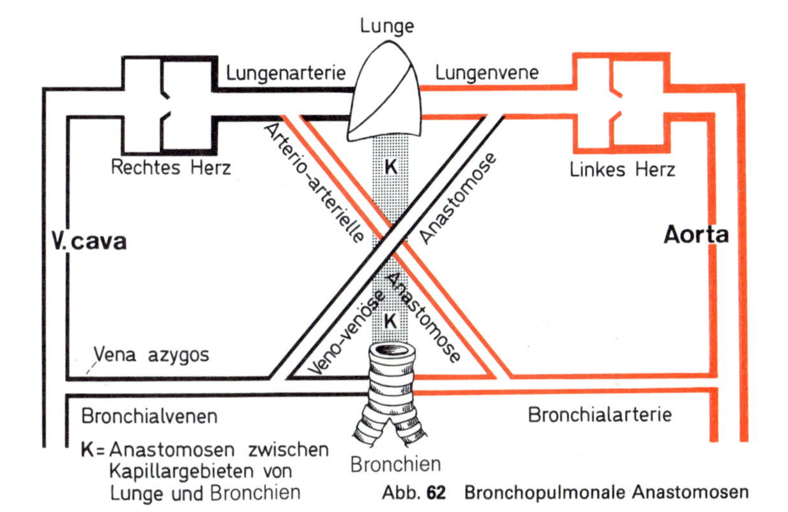

Abb. **62** Bronchopulmonale Anastomosen

Rechtsinsuffizienz des Herzens

Fo: Rückstau in großen Kreislauf.

Gehirn: Ödem, Gewicht erhöht (normal 1200 g). Venen gestaut.

Milz: Große Stauungsmilz:

Ae: Rechtsversagen → Rückstau in den großen Kreislauf = *Rechtskardiale Stauungsmilz.* Dasselbe morphologische Bild durch venöse Gefäßeinengung zwischen Milz und Herz (Leberzirrhose, Pfortaderthrombose usw. → *Portale Stauungsmilz.*

ma: Akut: Milz groß, prall, blutreich. Chron.: Milz stark vergrößert, Kapsel oft verdickt, Schnittfläche nicht getrübt, Follikel atrophisch, Konsistenz vermehrt, Brüchigkeit reduziert. Viel dünner, blutiger, klarer Abstrichsaft.

mi: Retikulum vermehrt, Fasern kollagenisiert, rote Pulpastränge verbreitert, Follikel atrophisch.
Unterscheide davon: Milz*atrophie* bei ungenügender Durchblutung bei Linksversagen → wenig Blut in Milz → Kollaps der Sinus, Trabekel stark verdickt.

Magen: Stauungs»gastritis«. Histologisch ohne Entzündungszeichen,

ma: starke Schleimvermehrung.

Für Pathologen wie Praktiker das geeignetste Organ zur Diagnose einer Stauung im großen Kreislauf ist die Leber.

Akute Leberstauung

ma: vergrößert, Ränder abgerundet, Kapsel gespannt. Braune Schnittfläche mit blauroten Punkten = blutreiche zentrale Läppchenabschnitte.

mi: Zentralvenen u. Sinusoide erweitert, Zellplatten intakt (Abb. 63 a), nur bei schwerem, längerdauerndem Schock: Nekrosen zentrolobulär.

Chronische Leberstauung

ma: Netzwerk von düster-blauroten Straßen, eingelagert gelbbraune erhabene Herde = erhaltene Parenchyminseln, je nach Fettgehalt (hypoxämische Verfettung) mehr gelb oder braun. Oft starke Verfettung: *Muskatnußleber.* Schließlich Organ verkleinert = Stauungsatrophie.

mi: (Abb. 63 b) Zentralvenen kollagenisiert, Retikulinfasern sklerosiert = Van Gieson-rot → Stauungsinduration. Zentrolobulär

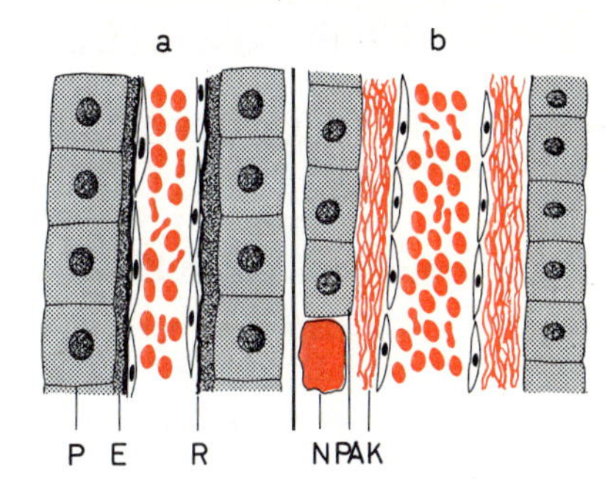

Abb. **63** Stauung der Leber
a = akut, Parenchym (P) unverändert, Transsudat (schwarz punktiert) im Disse-Raum (E), Retikulumfasern (R) unverändert, Sinusoid sehr blutreich und erweitert
b = chronische Stauung, Parenchymatrophie (PA). Vereinzelt Nekrose (N). Silberfasern sehr stark kollagenisiert, Kollagenfasern vermehrt (K), Sinusoide hochgradig erweitert

Zellplatten z. T. nekrotisch, Zellen z. T. aus Verband herausgelöst. Sinusoide erweitert, Stauung schreitet gegen Läppchenperipherie fort, Ausbildung von *Stauungsstraßen* von Zentralvene zu Zentralvene, entsprechend den peripheren Abschnitten des Rappaport-Azinus (s. Bd. II, Abb. 433).

Niere: Filterfunktion der Kapillarschlingen lädiert → Proteinurie; Glomerulumfiltrat reduziert → spezifisches Gewicht des Urins erhöht und H_2O wird im Körper retiniert.

Folge jeder Stauung eines Organs

CO_2-Anreicherung, Sauerstoffmangel (arterialisiertes Blut kommt nicht mehr in genügender Menge in das überfüllte Organ) → Kapillarschaden + erhöhter Binnendruck → *Transsudat* (Abb. 63) → Abstrom der Mukopolysaccharide vermindert + Fibrozytenstimulation → *Kollagenmehrbildung* → Ablagerung am retikulären Bindegewebe = *Stauungsinduration* → gestörte Diffusion → Parenchymernährung weiter verschlechtert → Anreicherung von Stoffwechselschlacken → *Parenchymatrophie* → funktionelle Störungen.

> Merke erneut: Jedes chronisch gestaute Organ zeigt Sklerosierung (leichte Fibrozytenvermehrung und starke Kollagenbildung mit Kollagenisierung der Retikulinfasern) und Atrophie.

Bei totaler Abflußbehinderung und fehlenden oder ungenügenden Anastomosen → Nekrose = Infarkt (»Infarzierung« s. S. 183 f).

Stase = Zirkulationsstillstand besonders dort, wo hoher venöser Druck: Beine, Lungenunterlappen.

Vaskuläre Kreislaufstörungen

Gemeint sind hier die Störungen, die durch Gefäßveränderungen zu Kreislaufstörungen führen.

Hypertonus im kleinen Kreislauf

Ae: a) *Linksinsuffizienz* oder Mitralvitium → Rückstau in Lunge → vermehrte Druckarbeit des rechten Herzens.

b) Störung liegt im Lungenparenchym: chronisches Emphysem, Silikose, Tbk. usw.

c) Ursache in Gestalt eines in den Truncus pulmonalis gelangten *Embolus.*

ma: Hypertrophie des rechten Herzens + kleine gelbe arteriosklerotisch bedingte Platten im Truncus pulmonalis = Pulmonalsklerose.

Hyperämie = mehr Blut im Organ

Arterielle = aktive Hyperämie

ma: Organ leuchtend **hellrot**, vermehrte Gefäßzeichnung, erhöhtes Gewicht.

Ae: a) *inflammatorisch = Entzündung:* Wichtigste Form! (s. S. 268 ff).

b) *neural:* Vasokonstriktoren gelähmt; Horner-Syndrom (Sympathikusläsion): Ptose, Miose, Enophthalmus, verminderte Schweißsekretion; Vasodilatatoren gereizt bei Fieber, Erröten usw.

Bei: Akutes Erröten. In der Haut finden sich Kurzschlüsse zwischen Arterien und Venen (Shunt), die normalerweise geöffnet sind. Schließen sie sich mit Hilfe myoepithelialer Zellen, so kommt es akut zum Erröten. Blutstrom im Kapillarnetz normalerweise nur über wenige Abflüsse verlaufend = »Autobahnen« = throughfare. Die übrigen Kapillarschenkel sind während dieser Zeit geschlossen und öffnen sich erst bei Schließung der Kurzschlüsse (shunts) oder Überlastung der »Autobahnen« etc. (s. Abb. 68, S. 178).

c) *CO_2-Vermehrung* in der Blutbahn → Vasodilatation zur Sicherung des Organstoffwechsels.

d) *Hormonal:* Uterus in graviditate.

Venöse Hyperämie = passive Hyperämie = Stauung

ma: Organe **blaurot,** groß, schwer, deutliche Venenzeichnung.

Ae: *Respirationsstörung* (s. S. 154 ff) oder *Drosselung des venösen Abflusses* durch Tumor, Herzinsuffizienz, Verschluß der Venen durch Thrombose oder Abklemmung: Volvulus des Darmes (Abb. 64 b), Torsion (Hoden, Ovar), Invagination (Einstülpung eines Darmabschnitts in benachbarten Darm), Hernieninkarzeration (Einklemmung eines Darmabschnittes, z. B. in Leistenkanal) (Abb. 64 a). Chronisch → Ausweitung von Kollateralen = Varizen

Venöse Hyperämie durch Leberzirrhose

Druckerhöhung im Pfortaderkreislauf *(portale Hypertension)* → Kollateralenbildung: Ösophagusvarizen, innere Hämorrhoiden, Medusenhaupt; portale Stauungsmilz (s. oben).

Venöse Hyperämie durch Respirationsstörungen

Bei Inspiration normalerweise Ansaugen von Blut in den rechten Vorhof, Auspressen des Blutes aus der Lunge in den li. Vorhof bei Exspiration, Leberblut durch Zwerchfell ausgepreßt. Diese Mechanismen gestört bei: altersstarrem Thorax, Emphysem, Pleuraschwarten.

Blutungen

Einteilung nach Ort der Blutung: Epistaxis (Nase), Hämatemesis (Erbrechen), Melaena (Stuhl), Hämaturie, Hämatothorax, Hämatosalpinx, epidural, subdural, subarachnoidal, intrazerebral usw.

Einteilung nach Makroform: Petechien = kleine Einzelblutungen, Purpura = allgemeine punktförmige Blutungen, Ekchymosen = flächenförmige Blutungen, Hämatom = Bluterguß.

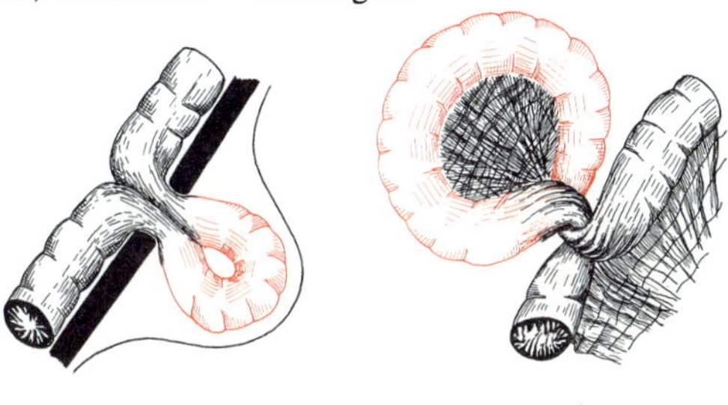

Abb. **64** Darminfarkt (= Nekrose zufolge Durchblutungsstörung) durch inkarzerierte Hernie (a) und durch Volvulus (b).

❷ Blutungstypen

❶ **Per Rhexin** = Riß des Gefäßes (Abb. 65, 66 b).

Ae: Trauma, arrodierende Prozesse: Tumor, Ulkus, hämorrhagische Magenerosion (s. Bd. II, S. 381), Medianekrose der Aorta, Aneurysma, Pankreasnekrose (enzymatisch).

❷ **Per Diapedesin:** (Abb. 66 a)

Kein Riß, sondern diffuse Wandläsion bei Thrombozytenmangel: Endothelverbindungen (junctions) nicht mehr dicht → Erythrozyten treten aus. Häufig durch Sauerstoffmangel bedingt: Asphyxieblutungen subpleural *(Tardieu)*, subepikardial, in Thymuskapsel bei Neugeborenen.

Vo: *Fettembolie, Luftembolie,* d. h. Verschluß vieler kleiner Kapillaren → Anoxie mit nachfolgender Kapillarbasalmembranschädigung → Austritt von Erythrozyten. Auch gewisse Medikamente (z. B. Salvarsan) → Diapedesisblutungen. – Häufig bei Antikoagulantienüberdosierung oder vermehrter Empfindlichkeit gegen diese Medikamente.

Methylalkoholvergiftung, Benzol, Phosphorvergiftung. Infekte: »schwarze Pest«. Grippe, Meningokokkensepsis = Waterhouse-Friderichsen-Syndrom = *Purpura fulminans* mit generalisierter intravasaler Gerinnung (s. S. 192) (Abb. 67, vgl. S. 235) Shwartzman-Sanarelli-Phänomen). Meningitis (inobligat), Haut- und Nebennierenblutungen per diapedesin.

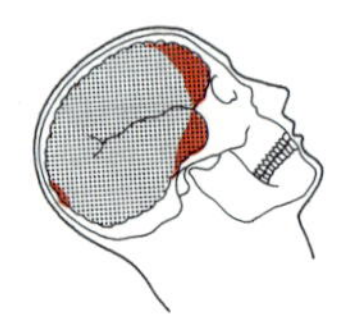

Abb. **65** Traumatische Hirnparenchymblutung durch Sturz auf den Hinterkopf: Lokal am Okzipitallappen kleiner Coup, diametral gegenüberliegend am Pol der Stirn- und Temporallappen sehr große blutige Durchsetzung (Contrecoup)

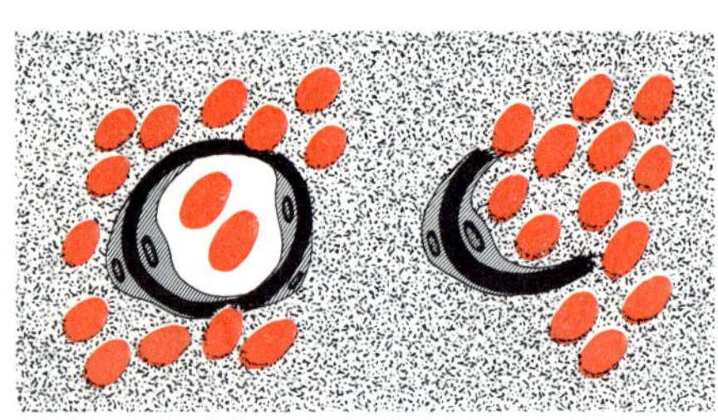

Abb. **66** Gewebeblutung per diapedesin = Purpura (a) und per rhexin durch Gefäßzerreißung (b)

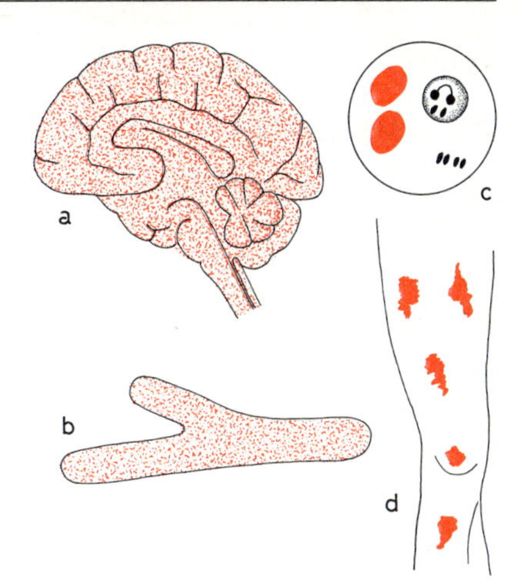

Abb. **67** Waterhouse-Friderichsen-Syndrom: a = Meningokokkenmeningitis, b = hämorrhagische Nebennieren, c = Meningokokken im strömenden Blut, d = rasch fortschreitende Hautblutung

Sy: Kollaps + Purpura (rote Flecken in der Haut). Leukozyten im Blut mit Meningokokken gefüllt (Abb. 67 c). Wichtig die *sofortige* Diagnose, die über das Leben des Kleinkindes entscheidet.

Skorbut (bei Kindern Möller-Barlow s. S. 451): Diapedeseblutungen.

Subendokardiale und Milzblutungen: Durch Sympathikusreizung bedingt.

Ve: Aller Blutungen: Resorption (kleine Blutungen); Organisation (s. S. 196) → Narbe oder Hohlraumbildung.

Blut- und lymphbedingte Kreislaufstörungen

Hier besprechen wir: Oligämie, Hämokonzentration, Schock (könnte ebensogut zu den vaskulären Störungen gerechnet werden!), Ischämie und ihre Folgen, Thrombose, Embolie.

Oligämie

Df: Zu wenig Blut im Kreislauf bei normaler Blutzusammensetzung.

ma: Organe blaß, zeigen nur noch Eigenfarbe (fälschlich oft als »Anämie« bezeichnet).

Sy:
1. Blässe (Kontraktion der Arteriolen zur Aufrechterhaltung des Blutdrucks.
2. Tachykardie (zur Konstanterhaltung des Minutenvolumens).
3. Blutdruck zuerst konstant durch 1. und 2., dann Abfall!
4. Hauttemperatur sinkt (Vasokonstriktion zur Bluteinsparung).
5. Schweißausbruch (Sympathikusreiz).
6. Bewußtseinsverlust (Hypoxie des ZNS).
7. Schlechte Durchblutung des Herzens → Tod.
8. ZVD (zentraler Venendruck) erniedrigt.
9. Gefäßsystem durch extravasale Flüssigkeit aufgefüllt (2–3 Tage) → Absinken des Hb (akut: Hb normal), Hämatokrit (Erythrozyten/Plasma) erniedrigt.

Pg:
a) Globaler Blutverlust → Hypovolämie → Körper reagiert: Zirkulationsausschluß von Extremitäten (kalt) und Nieren; Herz und Hirn werden solange als möglich weiterversorgt.

b) Zu wenig Blut in bestimmten Körperabschnitten. Versacken des Blutes in andere = Schock (s. unten). Bei: Zahnanästhesie mit Schock ohne Flachlagerung → Hirnoligämie.

Unterscheide von Oligämie: Elektive Senkung der Erythrozytenzahl pro ml und/oder des Hämoglobins unter die Norm bei erhaltener Blutmenge = *Anämie.*

Hämokonzentrierung

Df: Erhöhung der korpuskulären Elemente des Blutes pro Volumeneinheit durch Flüssigkeitsverlust (Hämatokrit steigt).

Vo: *Verbrennung* (toxische Kapillarschädigung) → Serumaustritt (Blasenbildung, Weichteilödem), ebenso: *Crush, Erfrierung,* Senfgas. Toxikose, Cholera, Paratyphus, Nahrungsmittelvergiftung → Durchfall → Flüssigkeitsverlust.

Schock

Grundvorgang: Störung der Sauerstoffversorgung der Organe, beruhend auf verlangsamter Mikrozirkulation und Dysproportion Blutvolumen/Gefäßvolumen. Schock könnte somit ebenso berechtigt bei vaskulären Störungen eingeordnet werden!

1. *Hypovolämisch:* Blutung; Ödem, Erbrechen, Diarrhoe (s. Bd. II). Verbrennung: Hämatokrit = Verhältnis von Erythrozyten zu Plasma = 70 : 30 statt normal 46 : 54. Toxine, aus hypoxisch geschädigtem Darm selbst und aus dem Darmlumen resorbiert (Endotoxin?), spielen mit!
2. *Normovolämisch:* Gefäßlähmung → Koronardurchblutung sinkt ab, da zu wenig Gesamtblut zur genügenden Füllung des erweiterten Systems. Sekundär oft hypovolämisch zufolge Gefäßpermeabilitätssteigerung. Durch perakutes Herzversagen, Toxine, neurale oder psychische Einflüsse bedingt.

Schockveränderungen der Organe: Vor allem Niere, Leber, Darm, Lunge (s. S. 179).

Blutungsschock = Hypovolämisch (vgl. S. 173 f)

Ablauf in ❸ Phasen (Abb. 68), gilt für alle Schockformen! Normaler Zustand in Ruhe: »Expreßstraßen« (Autobahnen) offen, Kapillarnetz (»Landstraßen«) mäßig durchblutet.

❶ Phase: Kontraktion der Arteriolen und Sphinkteren der Seitenkapillaren durch metabolische Azidose → Gefäße auf Amine empfindlicher + Katecholaminausschüttung. Haut weiß.

❷ Phase: Venenkontraktion. Blut gelangt rückläufig in die Kapillaren, wo es »versackt«. Bis hierher ist der Schock kompensiert.

❸ Phase: Arterien schlaff und weit durch Lähmung der Vasokonstriktoren = dekompensierter Schock. Häufig Stase (Stillstand der Blutsäule) in Kapillaren → intravasale Gerinnung, oft disseminiert (s. S. 192). Diese Thromben oft sekundär wieder aufgelöst → ***mi:*** Nicht mehr nachweisbar bei Autopsie.

Fo: 1. Parenchymuntergang im ZNS infolge Hypoxie + zentrale Läppchennekrose der Leber (O_2-Mangel).

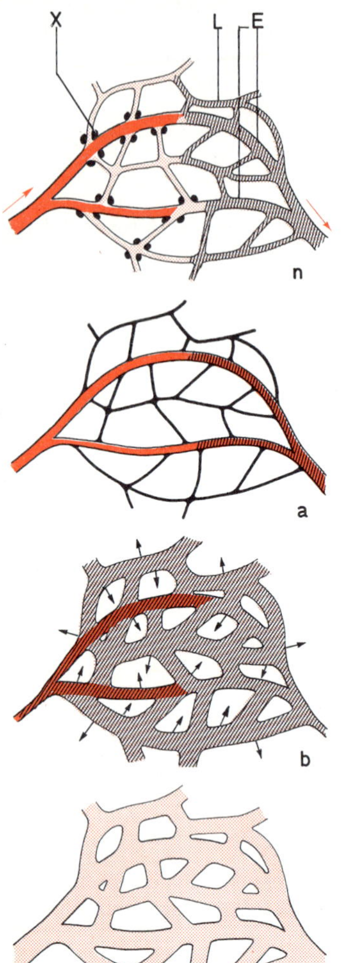

Abb. **68** Periphere Kreislaufverhältnisse bei Schock: n = Normalzustand. Links zuführende Arteriole, rechts abführende Venule. E = »Expreßstraße«, Durchfluß durch Arteriole reguliert. L = inobligat durchblutete »Landstraße« = Kapillaren. Blutdurchfluß durch präkapilläre Sphinkteren reguliert = X. Die rechte Hälfte enthält venöses, die linke arterielles Blut

a = Erste Phase des Schockes: Nebenschlüsse = »Landstraßen« durch Sphinkterkontraktion völlig entleert. Zuführende Arteriole enger als bei n

b = Beginnende Dekompensation. Zuführende Arteriole schwer kontrahiert. Sphinkteren gelähmt → »Landstraßen« überfüllt → Exsudation (Pfeile), abführende Venule kontrahiert

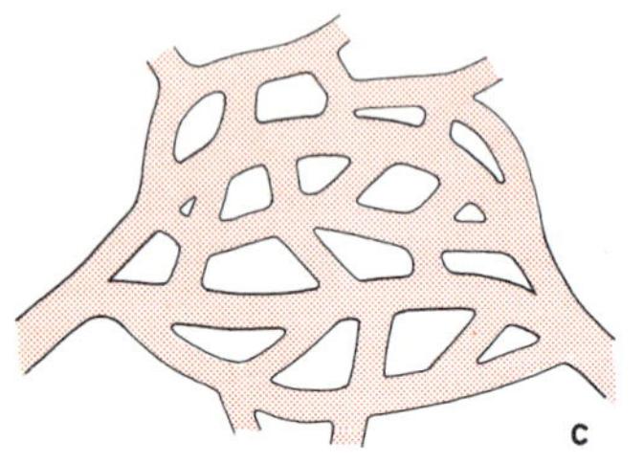

c = Dekompensierter Schock: Alle Gefäße inklusive Arteriole und Venüle paralysiert

2. Aerober Stoffwechsel → anaerober → Azidose: Anreicherung von Lactat. Intrazelluläre Energieproduktion sinkt → RHS kann Entgiftung nicht mehr durchführen.

3. Verstärkter Eiweißzerfall → erhöhte Harnstoffbildung.

Sy: Schwerer Schock: Haut blaß, kalter Schweiß, keine Schmerzen trotz schwerer Verletzung, u. U. Patient stark aufgeregt, Blutdruck niedrig (!), hohe Pulsfrequenz, u. U. petechiale Blutungen (Gefäßschäden infolge Hypoxie). Zentraler Venendruck > + 3 cm H_2O. Gefährlich die Phase des dekompensierten Schocks: Schwerer Blutdruckabfall durch Lähmung des Vasomotorenzentrums.

Bei Tod im Schock findet man Blutüberfüllung des Splanchnikusgebietes, in dem das Blut »versackt« → Zirkulation hochgradig reduziert → Tod.

Organveränderungen bei Schock

(Prozentzahlen bei 700 Fällen von schwerem Schock)

Schockenteropathie (18%): Hämorrhagische Nekrose der Darmschleimhaut (Ileum, Jejunum, Colon ascendens + transversum), vereinzelt auch hämorrhagische Nekrose sämtlicher Wandschichten → nicht von Mesenterialinfarkt (s. S. 186) zu unterscheiden, hier jedoch kein makroskopisch erkennbarer großer Gefäßverschluß!

Schocklunge (19%): Schock → Störung der Mikrozirkulation → Endothelläsion → intravasale Gerinnung → Ausbildung von Alveolarexsudat + alveoläre Blutungen → *hyaline Membranen* → Organisation des Alveolarexsudates = fibrosierende Alveolitis. Zusätzlicher Alveolarepithelschaden → Störungen des Surfactant-Systems → Dystelektasen + interstitielles Ödem.

Vo: Starke Zunahme im Sektionsgut seit künstlicher Beatmung mit hoher O_2-Konzentration → längeres Überleben + O_2-Schaden?

Myokard und ZNS: Disseminierte, anoxisch bedingte Mikronekrosen.

Schockniere (25%): Erweiterte Hauptstücke mit stark verdünntem Epithel; interstitielles Ödem, oft mit Zellansammlungen in gestauten Vasa recta (lymphoide Zellen).

Schockleber (18%): s. Bd. II, S. 441

Hämorrhagische Magenerosionen (12%): s. Bd. II, S. 381

Disseminierte intravasale Gerinnung (6%): s. S. 192

Verbrennungsschock

1.–3. Tag:

1. Hypovolämie durch Flüssigkeitsausströmen in Gewebe

2. Vasokonstriktion durch Katecholaminausschüttung

3. Erythrozyten- und Thrombozytenverklumpung (Sludge) zufolge Hypovolämie + Strömungsstörung

4.–21. Tag:

1. Hypoproteinämie durch Eiweißverlust + Infektion + Hypersekretion von katabolen Hormonen.
2. Organschäden

a) Hypoxie durch Hypovolämie und Vasokonstriktion

b) Störung der Mikrozirkulation durch Sludge → Hypoxie.

Schockindex:

Puls/Blutdru**ck** (Merke: »Puck«) normal = 0,5, leichter Schock = 1,0, schwerer Schock = 1,5.

Endotoxinschock

Ae: E. coli (⅓), Klebsiellen (⅕), Pseudomonas u. Proteus (je ⅐). Rest: Meningokokken (s. S. 174) u. a., alle gramnegativ.

Pg: Postoperativ > Pyelonephritis > andere bakterielle Eintrittspforten.

Vo: Schock + intravasale Gerinnung (s. S. 192): Lipidfraktionen der Bakt. + Immunosuppression.

Anaphylaktischer Schock s. S. 256

Ischämie → Infarkt

Df: Blutdurchströmung hört auf, meist zufolge völliger Blutleere durch Arterienverschluß.

Pg: Arterielle Lichtung verschlossen → völlige Anoxie → keine ATP-Bildung → Nekrose = Infarkt (weitere Möglichkeit s. S. 182f.).

> Merke: ❸ Grundursachen für Gefäßverschlüsse (Abb. 69):

❶ Lumen verschlossen

= obturiert = Hindernis im Lumen: Thrombus (s. S. 190 ff), Embolus (s. S. 198 ff).

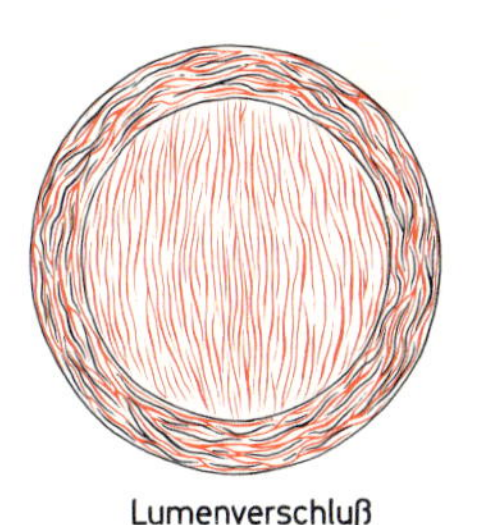

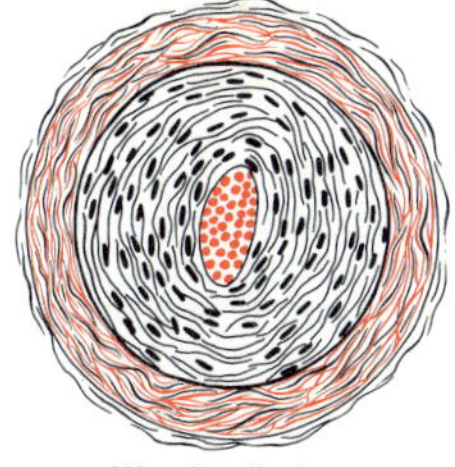

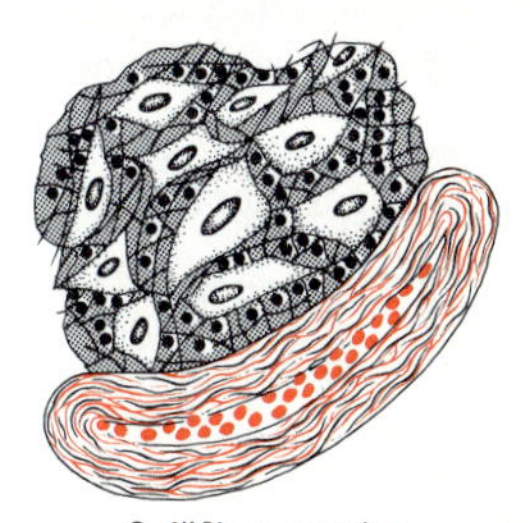

Abb. **69** Grundursachen der Gefäßverschlüsse

❷ Wandveränderung

→ Lumen zentripetal verschlossen.

a) Verdickung der Wand (Arteriosklerose, Arteriitis).

b) Spasmen = anfallsweise auftretende Kontraktion der Gefäßmuskulatur.

Vo: Augenhintergrund gut zu beobachten, zerebrale Spasmen → Ohnmacht; Koronararterien → Angina pectoris (typische Schmerzen in Herzgegend, Schmerzen in Nacken, Arm, Epigastrium).

Ae: Nikotin → EKG-Veränderungen nach einer Zigarette. Mutterkorn = Ergotamin → Finger- und Beingangrän. Bleivergiftung s. S. 447.

> Merke: Schwere Nekrose aufgrund von Spasmen allein ist sehr selten.

Grund: Gefäßwand selbst auch ischämisch → Spasmus löst sich. Hochgradig arteriosklerotisch veränderte Gefäße: wenig glatte Muskulatur, viel verkalktes Bindegewebe → keine Kontraktion. – Exaktes pathologisch-anatomisches Suchen ergibt in über 90% organischen Gefäßverschluß.

❸ Gefäßkompression

durch Tumor, Abszeß usw.

Fo: Schwere Ischämie. Auswirkungen jedoch von ❺ konditionellen verstärkenden oder abschwächenden Faktoren abhängig:

❶ Primäre Empfindlichkeit des Gewebes

Hirngewebe sehr rasch geschädigt, ebenso Herz; Extremitäten viel weniger empfindlich!

❷ Zustand des Gewebes

Momentan aktives Gewebe empfindlicher. Abgekühltes Gewebe widerstandsfähiger gegen Anoxie: Unterkühlung bei Herzoperationen, Nierenunterkühlung vor Transplantation.

❸ Gefäßarchitektur (Abb. 70)

a) *Reichlich Anastomosen* verhindern u. U. Ischämie und damit Infarkt, z. B. Darm, Magen (Abb. 70 a).

b) *Organe mit Endarterien* (Abb. 70 b) (anatomisch bzw. funktionell): Keilförmige Infarkte, verschlossenes Gefäß an Spitze des Keiles (z. B. Niere, Milz usw.).

c) *Organe mit doppelter Blutversorgung* (Abb. 70 c): *Leber, Lunge* zeigen »Zwischenverhältnisse«: Embolus verschließt Arteria pulmonalis → ischämisches Gebiet vom zweiten Kreislauf her (z. B. Arteria bronchialis = 4) noch ernährt, wenn zusätzliche Abstrombehinderung in Vene → hämorrhagischer Infarkt (Lunge, Leber).

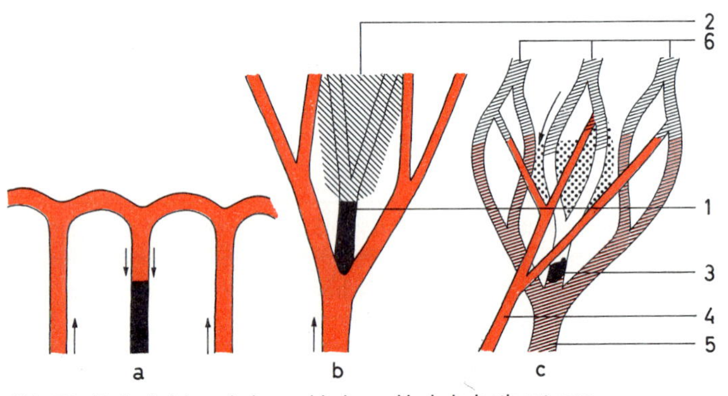

Abb. **70** Emboliefolgen bei verschiedenen Vaskularisationstypen
a = Arkadengefäße (z. B. periphere Mesenterialarterie) → Kollateraldurchblutung genügt → kein Infarkt
b = Verschluß einer Endarterie (1) → anämischer Infarkt (2)
c = Organe mit doppeltem Blutzufluß: 4 = A. bronchialis in Lunge bzw. A. hepatica in Leber = Vasa privata. 5 = A. pulmonalis bzw. V. portae = Vasa publica. 3 = embolischer Verschluß im Vas publicum. Bei gleichzeitig bestehender venöser Abflußstauung entwickelt sich im Bereich des embolisierten Gefäßes ein hämorrhagischer Infarkt, da das durch das Vas privatum zugeführte Blut zufolge Stauung nicht abfließen kann → Rückfluß (Pfeil) in das betreffende Gebiet. 6 = gestaute Abflußvenen

❹ Zeitfaktor

Rascher Verschluß → Ischämie. Langsamer Verschluß → Ausweitung von Kollateralen, z. B. Myokard, Karotisligatur usw. Dauer der totalen Anoxie ebenfalls wichtig.

Wiederbelebungszeit

Df: Zeitspanne, während welcher Anoxie nur reversible Veränderungen setzt: Leber, Niere 3–6 Stunden, Herz ca. 20–30 Minuten, Hirn 8–10 Minuten (Temperatur spielt dabei eine wichtige Rolle!).

Toleranzzeit

Df: Zeitspanne der Anoxie bis zum Verlust der Funktion des Organs; kann aber wieder hergestellt werden: Hirn 3 Minuten, Herz 5 Minuten.

❺ Zustand der Gefäße

Beim Kind können sich Kapillaren in Arteriolen umwandeln. – Keine Kollateralbildung, wenn die zu diesen Stellen führenden Arterien arteriosklerotisch verändert sind.

Fo: des Gefäßverschlusses: meistens → **Infarkt**.

Df: Gewebsnekrose durch Anoxie.

ma:

Merke: ❶ Anämischer Infarkt = erhaben, blaßgelblich, trüb, Konsistenz vermehrt, roter Randsaum.

❷ Roter = hämorrhagischer Infarkt = Infarzierung: dunkelrot, trocken, erhaben: Lunge (S. 202), Hirn (S. 185), Mesenterial (S. 186), Niere (Säugling).

Pg: Völliger Stillstand der Blutdurchströmung bei **Venenverschluß** ohne genügende Kollateralen → große Blutmasse im Organbezirk, jedoch keine Strömung → völlige Anoxie → Nekrose. – Sehr vereinzelt können auch ganz kleine Infarkte auf arterieller Basis entstehen und trotzdem hämorrhagisch sein: Nekrose und Entzündung nicht (oder noch nicht) vorhanden, nur schwere Hyperämie.

mi: Um Nekrose hämorrhagische Randzone durch Blutaustritt aus geschädigten Kapillaren. Nekrotisches Gewebe wirkt leukotaktisch → Leukozyteneinwanderung → Fett von Leukozyten phagozytiert → gelber Saum innerhalb des hämorrhagischen Randsaumes (Fehlen der Leukozyten im nekrotischen Zentrum wegen O_2-Mangel).

> Merke: Aufbau der Infarkte aus vier Zonen (vgl. Abb. 48).
> 1. Nekrose (zentral).
> 2. Eingewanderte, verfettete Leukozyten = gelber Saum.
> 3. Reaktive Hyperämie = hämorrhagischer Randsaum.
> 4. Perifokale Degenerationszone durch in die Umgebung diffundierte Abbaustoffe.

Zeitliche Reihenfolge der Lokalsymptome bei *Infarktbildung:*

1. Funktionelle Zellinsuffizienz, z. B. Speicherinsuffizienz der Nierenhauptstücke
2. Zellödem
3. Lysosomenzerstörung → Enzyme frei → Proteolyse →
4. Nekrose →
5. Entzündung →
6. Randhyperämie

Anämischer Niereninfarkt

ma: ganz frisch: rot!

älter (Tage): trüb, etwas konsistenter, grau-gelblich, erhaben, roter Randsaum.

alt: gelb-grau-weiße, trichterförmig eingezogene Narbe (Abb. 48, S. 126).

Form (Abb. 71) quadratisch oder rechteckig, wenn A. arcuata (a) betroffen, keilförmig, wenn A. radiata (b) oder Ast der A. renalis (c) verschlossen. Embolus an der Spitze des Keiles. Äußerste Rindenschicht (subkapsuläre Zone) bleibt erhalten, da von Kapselgefäßen versorgt.

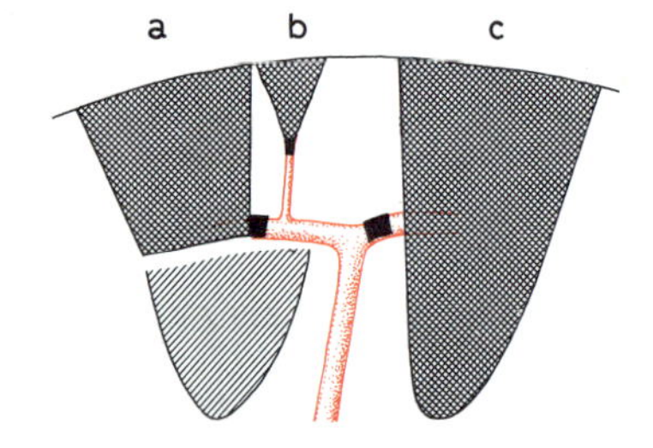

Abb. **71** Infarkttypen der Niere in Abhängigkeit zur Verschlußstelle
a = trapezoider Rindeninfarkt bei Verschluß einer A. arcuata. b = dreieckförmiger Rindeninfarkt bei Embolus in A. radiata, c = Rinden- und Markinfarkt bei zentralem Arcuata-Verschluß, d = unveränderte Papille bei a–b

mi: 24 Stunden nach Gefäßverschluß nur Zellgrenzen u. Kernschatten sichtbar. Empfindlichkeit gegen Anoxie: Hauptstückepithelien > übrige Tubulusepithelien > Glomerula > Interstitium. – Spätveränderung: Bindegewebige Abkapselung, zugrundegegangenes Parenchym durch Bindegewebe ersetzt. Kugelförmig verödete Glomerula. Schrumpfen der Narbe.

Sy: Nekrose wirkt als Fremdkörper und führt zur *reaktiven Entzündung:* hohe BSG, Fieber, Leukozytose (Leitsymptome, auch bei Herzinfarkt), Fermentanstieg im Serum (s. Klinik).

Weitere Symptome: Plötzlich einsetzende Hämaturie, Lendenschmerz.

Subinfarkt der Niere

Langsamer arterieller Verschluß → keine Nekrose, nur schwerste Atrophie des Parenchyms (s. Bd. II, S. 94).

Herzinfarkt Bd. II.

Milzinfarkt

Ae: Arterienverschluß: Embolus; Leukämie → Gefäß infiltriert und komprimiert, Gefäße reichen quantitativ nicht aus für enorm vergrößerte Milz.

ma: Kerngebiet des Infarktes nekrotisch (weiß). Hyperämischer Randbezirk rot (wegen starker Blutfülle meist nur schwer erkennbar). Form einigermaßen dreieckig, etwas erhaben (Wassereinlagerung bei Eiweißkoagulation), derb (Eiweißkoagulation). Fibrinauflagerung an der Oberfläche.

mi: Hämoglobin wird in der Randzone des Infarktes zu Hämosiderin (Hämosiderinphagozyten), im Zentrum zu Hämatoidin = Bilirubinkristalle. Im Zentrum finden sich ferner fadenförmige dunkelblaue Gebilde (pilzdrusenähnlich) = mit Eisen imbibiertes hyalinisiertes Fibrin + Phosphat = »Sideromykotische« Narbe (Gandy-Gamna-Knötchen).

Sy: Plötzlich einsetzender Schmerz unter dem linken Rippenbogen (Peritonäalschmerz).

Weißer Hirninfarkt – weiße Enzephalomalazie

Lo: Meistens A. cerebri media.

Ae: z. B. Herzinfarkt → Endothelläsion → Thrombose → Abriß des Thrombus → Embolus → Verschluß der A. cerebri media. Deshalb prophylaktisch Antikoagulation beim Herzinfarkt. Oder: Schwere Arteriosklerose mit oder ohne Thrombose.

Fo: Sofort (30 Sek.) schwere funktionelle Störungen.

ma: Erste 12 Stunden: außer dem Embolus selbst kein Befund. 12–24 Stunden: Gewebe geschwollen durch starke Flüssigkeitsaufnahme, glänzend, teigig-weich (Malazie = Erweichung). Windungen abgeplattet. Rinde lila-violett gefärbt.

Ve: Untergang von Ganglienzellen, Achsenzylindern und Markscheiden → Phagozytose durch Gliazellen (Fettkörnchenzellen) → Kolliquationsnekrose → Zystenbildung (eigentlich Pseudozyste, da keine Epithelausbildung). – Multiple *kleine* Zysten in Stammganglien = *Status lacunaris cerebri.*

Roter Hirninfarkt = rote Enzephalomalazie

(s. auch S. 183 = »Infarzierung«).

Ae: Venenthrombose (viel Blut vorhanden, zirkuliert jedoch nicht: Abflußbehinderung).

ma: Rinde und etwas Mark blaurot, geschwollen, weich (Kolliquation, Abb. 76, S. 197).

Beinarterien

Ae: Verschluß durch Thrombose, Embolie, Arteriosklerose

Sy: Bei Embolie: Plötzlicher Schmerz, Bein weiß, kalt.

Th: Versuch, den Embolus sofort zu entfernen, Fibrinolytika.

Ve: a) Trockener Brand = Mumifikation (bakterienfrei) → Abstoßung, oder

b) Gangrän = feuchter Brand durch Bakterien (Anaerobier) → schwere Allgemeinkomplikationen.

Mesenterialinfarkt

Ae: a) Häufig: Verschluß der A. mesenterica superior (Versorgungsgebiet Dünndarm bis Mitte Querkolon) durch Embolie, seltener durch Thrombose bei Arteriosklerose oder Kontrazeptiva → Bluteinströmen aus Anastomosen (vgl. Abb. 70 a) → Vis a tergo genügt nicht bei großem Ischämie-Bezirk → Stase → hämorrhagische Nekrose.

b) Seltener: Verschluß der V.mesenterica [Thrombose oder Strangulation (s. S. 173)] → Blutstillstand → Anoxie.

Ob Verschluß der Arterie oder Vene vorliegt, ist makroskopisch am Darm nicht zu entscheiden. 10 % der hämorrhagischen Darmnekrosen: ohne Gefäßverschluß (Schock s. S. 177 ff).

ma: Darm unterarmdick, blau-rot bis schwarz-rot, Wand verdickt, Fibrinbeläge. Blutiger Aszites.

mi: Nekrose: Epithelzellen → Muskelzellen → Bindegewebe. Mukosa blutig imbibiert → blutiger Stuhl.

Sy: Anoxie und toxische Schädigung → Darmparalyse = paralytischer Ileus. Peritonäalreizung → Schmerz.

Fo: Bakterien dringen ein → Darmruptur oder Bakteriendurchwanderung → eitrige Peritonitis.

> Merke: Hochgradige Aortenstenose kann zu vorübergehender ischämischer (besser: hypoxydotischer) Störung, z. B. Angina pectoris (S. 181), Angina abdominalis (rezidivierende Bauchschmerzen), Claudicatio intermittens (rezidivierende Beinschmerzen) und/oder zu Organatrophie führen.

Thrombose

Gerinnungsfaktoren (Tab. 12) im zirkulierenden Blut in inaktiver Form, können jederzeit aktiviert werden: Kettenreaktion: Bei intravasaler Gerinnung Faktor XII (Proenzym) durch Kontakt mit von Endothel entblößter Gefäßwand → Enzym aktiviert → F. XI (Proenzym) → aktives Ferment → wirkt in gleicher Weise auf F. IX ein, usw.

Sicherungen schützen den Organismus vor zu leicht ablaufender Gerinnung: Gerinnungshemmende Faktoren (Antithrombin, Antifaktor X usw), RES senkt Riesenmoleküle der Thrombokinase (Gewebethrombokinase, Plättchenfaktor 3) ab. Ist Gerinnung bereits abgelaufen: Fibrin kann durch Fibrinolyse wieder entfernt werden (s. Tab 12 und S. 198 Thrombolyse).

Df: Thrombose = vitale, intravasale Blutgerinnung; ❸ Formen bekannt.

Postmortale = Leichengerinnsel, deutlich von vitalen abgrenzbar, ❷ Formen:

Postmortale Gerinnsel

❶ **Cruor** (Abb. 72a)

Entsteht durch schnelle postmortale Gerinnung. Enthält alle Blutbestandteile diffus verteilt in Fibrin gefangen. Elastisch, glatt, homogenrot, exakter Gefäßausguß.

Tabelle 12 **Gerinnungsfaktoren**

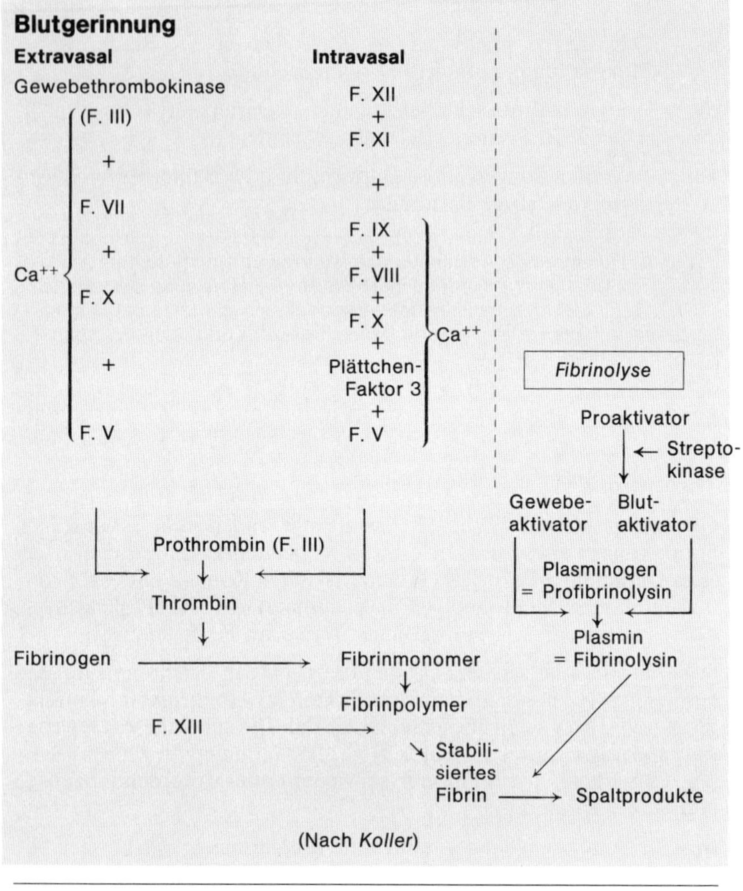

F. I = Fibrinogen = hochmolekulares Globulin. 0,2–0,4 g% im Plasma. Umwandlungsprodukt des Fibrinogens = Fibrin.

F. II = Prothrombin: In Leber bei Anwesenheit von Vitamin K gebildetes Globulin. Aktiviertes Prothrombin = Thrombin.

F. III = Gewebethromboplastin = Gewebethrombokinase.

F. IV = Calcium.

F. V = Plasmaakzeleratorglobulin = Proakzelerin.

F. VI = kein eigener Faktor sondern nur aktivierter Faktor V.

F. VII = Prokonvertin.

F. VIII = Antihämophiles Globulin (AHG).

Fortsetzung S. 189

F. IX = Christmas-Faktor.
F. X = Stuart-Power-Faktor.
F. XI = Rosenthal-Faktor.
F. XII = Hageman-Faktor.
F. XIII = Fibrinstabilisierender Faktor.

Tabelle 13 **Krankheiten durch Faktorenschäden**

Faktor	Hereditär	Erworben
Fibrinogen	Afibrinogenämie	Schwere Leberschädigung, Disseminierte intravaskuläre Gerinnung
Prothrombin	idiopathische Hypoprothrombinämie	Leberschädigung, Vitamin-K-Mangel (Gallenabflußstörung), Sprue, Antikoagulantien (Neugeborene)*
Calcium	nicht mit dem Leben vereinbar	Massive Transfusionen von Zitratblut
F. V.	Parahämophilie	Leberschädigung, Purpura fulminans = disseminierte intravasale Gerinnung (s. S. 192), intensive Fibrinolyse
F. VII	Kongenitaler F. VII-Mangel	Leberschädigung, Vitamin-K-Mangel, orale Antikoagulantien, Neugeborene*
F. VIII	Hämophilie A	Disseminierte intravaskuläre Gerinnung, intensive Fibrinolyse
F. IX	Hämophilie B = Christmas disease	Leberschädigung, Antikoagulantien (orale), Vitamin-K-Mangel, Neugeborene*
F. X	Stuart-Power-Faktor-Mangel	unbekannt
F. XI	Rosenthal-Faktor-Mangel	unbekannt
F. XII	Hageman-Faktor-Mangel	unbekannt
F. XIII	Mangel des Fibrinstabilisierenden Faktors	Schwerste Leberschädigung, disseminierende intravasale Gerinnung
Plättchenfaktor – Krankheiten s. Lehrbücher der Hämatologie		

* Beim Neugeborenen sind die Gerinnungsfaktoren II, VII, IX und X normalerweise gegenüber dem Erwachsenen erniedrigt. (Darm noch steril, also keine Vitamin K produzierenden Bakterien, zudem Leberfunktion noch ungenügend entwickelt.) Erreicht diese Gerinnungsstörung höhere Grade, so wird die hämorrhagische Diathese manifest (Morbus *haemorrhagicus* neonatorum).

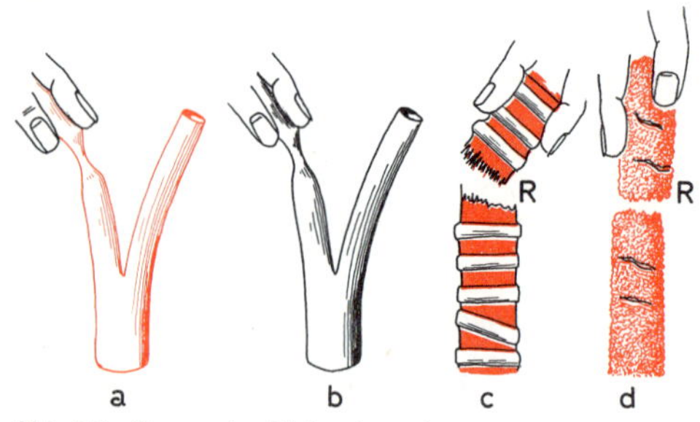

Abb. **72** Typen der Blutgerinnsel
a = Cruor, b = Speckhaut. a + b = elastisch. c = Intermediär- oder Korallenstockgerinnsel, oberflächlich gerippt, d = roter Schwanzthrombus. Oberfläche rauh, dunkelrot, c + d = brüchig, R = Riß

❷ **Speckhautgerinnsel** (Abb. 72b)

Erythrozyten sinken ab (besonders bei hoher BSG oder Gerinnungsstörung) → Speckhaut darüber: Alle Blutbestandteile außer Erythrozyten; wie Cruor, aber gelblich-glasig.

Beide: Glatte Oberfläche, der Wand nicht anhaftend, elastisch.

Merke: Keine Leichengerinnsel bei Erstickung.

Vitale Blutgerinnsel = Thromben

❶ Abscheidungsthrombus

a) Kopf: weißer Thrombus

ma: Oberfläche rauh, brüchig, grau, verklebt mit Gefäßwand.

Pg: Endothelläsion → Wand (Kollagen!) von Endothel entblößt, elektropositiv → elektronegative Thrombozyten haften. Wird sehr selten makroskopisch allein beobachtet.

mi: Endotheldefekt, darüber Fibrin und Thrombozytenansammlung (Abb. 73 a).

Plättchen (Thrombozyten):

α Plättchenadhäsion → ADP frei → Agglutination → Thrombokinase frei → Fibrinbildung + visköse (klebrige) Phase der Plättchenansammlung → Degranulation + Zerfall → Adrenalin, Serotonin, ATP frei → Vasokonstriktion.

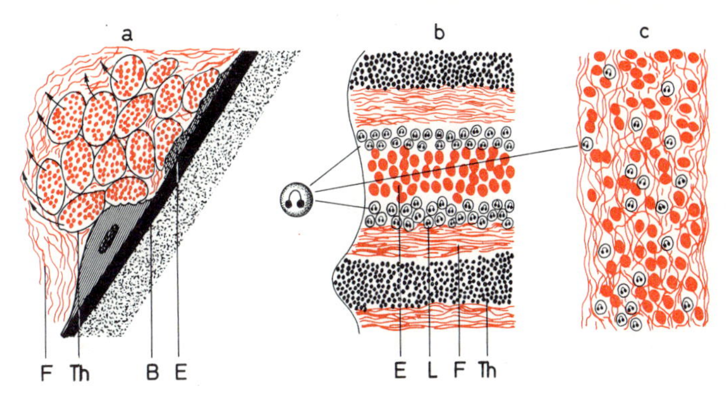

Abb. **73** a) Thrombusentstehung in Gefäß: Th = Thrombozyten mit Granula lagern sich auf endothelentblößter Basalmembran (B) ab (E = Endothelfragment), Granula entleert, bedeckt von Fibrin (F)
b) Mikroskopischer Aufbau des Korallenstockthrombus in periodischen Schichten: E = Erythrozyten, L = Leukozyten, F = Fibrin, Th = Thrombozyten
c) Aufbau eines roten Schwanzthrombus: Unregelmäßig gemischt Erythrozyten, Leukozyten und Fibrinfäden

β Endothelschaden → Thrombokinase frei → Gerinnung eingeleitet.

b) Mittelstück = Intermediärthrombus = Korallenstockthrombus

Thrombozyten → Bildung einer die Wandläsion deckenden Thrombozytenschicht → Wirbelbildung → vermehrte Trombozytenagglutination. Thrombozytenhaufen ähnlich wie Sand am Grund eines strömenden Flusses quer zur Stromrichtung zu wellenförmigen Erhebungen zusammengeschoben → weitere Wellen entstehen → Intermediärthrombus.

ma: Oberfläche: Rippung quer zur Längsachse des Gefäßes; zerreißlich (Abb. 72 c). Zwischen Fibrin- und Thrombozytenlamellen Leukozyten (weiß) und Erythrozyten (rot) abgelagert. Haftet an Gefäßwand.

mi: Die einzelnen aus Thrombozyten bestehenden Lamellen hängen untereinander netzförmig zusammen. Wirbelbildung mit Verlangsamung des Blutstromes drängt Leukozyten an die Wand, wo sie sich am Thrombozytengerüst niederschlagen (basophiler Saum). Ausscheidung von *Fibrin* (aus Fibrinogen gebildet) in den Maschen des Thrombozytennetzes (Abb. 73 b).

Fibrinogen: Im Blut 4–5 aneinandergereihte Knötchen, total 80–110 nm lang und etwa 20 nm breit → 3–8 solcher Fäden Endzu-End verbunden → schließlich Seit-zu-Seit → zu langen Ketten angeordnet = *Fibrin* = Faserbündel = 100–200 nm dick, 20 nm Streifung.

Lo: Am Übergang vom weißen zum roten Thrombus.

❷ Gerinnungsthrombus = roter Thrombus = Schwanzthrombus

Besonders in Gefäßen mit Strömungsreduktion. Meist als Schwanz an Intermediär- oder Abscheidungsthrombus abgelagert.

Pg: Stase → aus zerfallenden Thrombozyten + Endothelzellen wird Thrombokinase frei → in einem verschieden weiten Maschenwerk von Fibrinfäden sind rote und weiße Blutkörperchen in derselben Verteilung vorhanden wie im flüssigen Blut. Thrombokinase aus dem Kopfteil des Abscheidungsthrombus oder aus zusätzlichem Wandschaden zur Bildung des roten Schwanzthrombus (Gerinnungsthrombus) benötigt. Größe des roten Thrombus unbeschränkt.

ma: (Abb. 72 d) Gerinnungsthrombus haftet der Wand kaum an, leicht zerreißbar, da kein kohärentes Grundgerüst, rauhe Oberfläche. Stücke können sich ablösen → Embolie. Patienten mit Thrombose dürfen nicht bewegt werden, um Ablösen des Schwanzthrombus zu verhindern.

mi: (Abb. 73 c) Keine Architektonik.

❸ Hyaline Thromben (Abb. 11 c)

mi: Kompaktes Fibrin oder Plättchengebilde.

1. Massive, alte, nicht organisierte (s. S. 196) Thromben und Emboli.

2. Disseminierte intravaskuläre Gerinnung

Synonym: Verbrauchskoagulopathie, **DIC** = diss. intrav. coagulation.

Df: Keine eigene Krankheit, sondern Syndrom, charakterisiert durch disseminierte, also in zahlreichen Organen auftretende Fibrin- und Plättchenthromben in Kapillaren, Arteriolen und kleinsten Arterien.

Pg: 1. Entscheidend wichtig: Freisetzung von Thromboplastin → Aktivierung des extrinsischen Gerinnungssystems.

2. Aktivierung des intrinsischen Gerinnungssystems.

3. Erniedrigung der normalerweise vorhandenen Gerinnungshemmer.

4. Störung der Clearancefunktion von RHS (z. B. durch Endotoxin gram-negativer Bakterien) und Leber für die aktivierten Gerinnungsfaktoren.

5. Stromverlangsamung des Blutes.

Fo: 1. Verbrauch der Gerinnungsfaktoren, vor allem Fibrinogen → Verbrauchskoagulopathie.

2. Aufbrauch von Thrombozyten → Thrombozytopenie.

3. Auftreten zirkulierender Antikoagulantien.

4. Exzessive Fibrinolyse.

5. Hämorrhagische Diathese.

6. Mikrothromben → Ischämie in vielen Geweben und Organen.

7. Hämolyse mit Schizontenbildung (eckigen Erythrozyten): Traumatisierung der Erythrozyten durch parietal haftende Fibringerinnsel (mikroangiopathische hämolytische mechanische Anämie).

Ae: Infekte, besonders gramnegative endotoxinbildende Erreger (Coli, Meningokokken usw.), Schock jeglicher Art, Retroplazentarhämatom, Eklampsie.

Bei: Purpura fulminans = Hautblutungen bei Waterhouse-Friderichsen-Syndrom (s. S. 174).
Thrombotisch-thrombozytopenische Purpura.

Pathogenese der Thrombose = Kollektiv von ❸ Faktoren

❶ Gefäßwandfaktor

Wesentlich für *Thrombusbeginn* und Lokalisation: *Wandläsion,* die zur Freisetzung der in jeder Zelle enthaltenen Gewebethrombokinase führt: Trauma, Arteriosklerose, Herzinfarkt (→ Parietalthromben), Infekt (Phlebitis wird dann zur Thrombophlebitis, richtiger: phlebitischen Thrombose), Stase (→ Hypoxie → Endothelschaden im Elektronenmikroskop eindeutig).

❷ Zirkulationsfaktor

Wesentlich für das Thrombus*wachstum!*

> Merke: Endothelschaden sowie Verlangsamung und Wirbelbildung im Venenstrom disponieren zur Thrombose.

a) Wirbel: Fehlen eines elastischen Fasergerüstes in Nähe der Venenklappen → Ausweitung der Venenwand durch den hydrostatischen Druck; Aneurysma von Herz oder Gefäßen; Dilatation des Vorhofes; Vorhofflimmern; Beckenvenen mit sinusoidalem Verlauf → Wirbelbildung durch ungleichen Randstrom (normalerweise tritt nur das Plasma mit dem Endothel in Kontakt, nicht die Thrombozyten).

b) Stromverlangsamung: Ausfall der muskulären Förderung des Blutstromes bei Bettruhe.

Tiefe Seitenäste der V. femoralis > Wadenvenen (Abb. 74): Venenkompression durch Aufliegen des Beins bei Bettruhe.

Prophylaxe: Patienten postoperativ früh aufstehen lassen, Massage, evtl. Antikoagulantien.

❸ **Humoralfaktoren** (vgl. S. 188 f)

Thrombosegefahr nach Schock, Operation: 1. Phase: herabgesetzte Gerinnung (Heparinfreisetzung). 2. Phase: verstärkte Plättchenausschüttung und Gerinnung. – Vermehrte Gerinnung auch bei Polycythaemia vera, Karzinomen (besonders des Pankreas), Parathormonausschüttung → Kalziumionen vermehrt zur Verfügung.

Prädilektionsstellen der Thrombose

1. Sehr wichtig (Abb. 74): Tiefe Äste ader V. femoralis: Plättchenthrombus in Seitenast → wächst als Korallenstockthrombus → roter Schwanzthrombus → reißt ab.
2. Beckenvenen, Plexus prostaticus, letzter klinisch nicht faßbar und wenig gefährlich, da Verschleppung des Thrombus durch gewundenen Verlauf erschwert.
3. Herzohren (besonders, wenn ausgeweitet). Kugelthromben in dilatierter Kammer oder Vorhof.

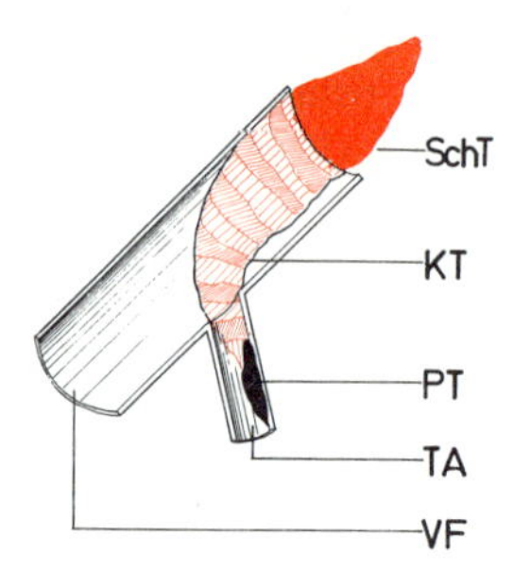

Abb. **74** Thrombus in V. femoralis (VF). Beginn in tiefem Ast (TA) der Vene mit Thrombozytenablagerung = Plättchenthrombus (PT), anschließend Korallenstockthrombus (KT), reicht weit in die V. femoralis hinein, anschließend Schwanzthrombus (SchT)

4. Parietalthrombose über Innenfläche eines akuten Herzinfarkts.
5. Aneurysma: Herzkammer nach Herzinfarkt, Aortenaneurysma → Wirbelbildung und Thrombose.
6. Hirnsinus.
7. Nierenvenen: Säugling mit Exsikkose; Erwachsene selten.

Veränderungen an Thromben (Abb. 75)

1. Teile des roten Thrombus können sich lösen durch Erschütterung (z. B. Blutrückfluß beim Aufstehen) → *Embolie* (s. unten).
2. *Auflösung:* Keine Zirkulation im Thrombus → Absterben der Zellen → Freiwerden von proteolytischen Fermenten und Hämolysinen → Auflösung des Thrombus mit *puriformer Erweichung*. Heute gute medikamentöse Ansätze zur therapeutischen Fibrinolyse (s. S. 198).

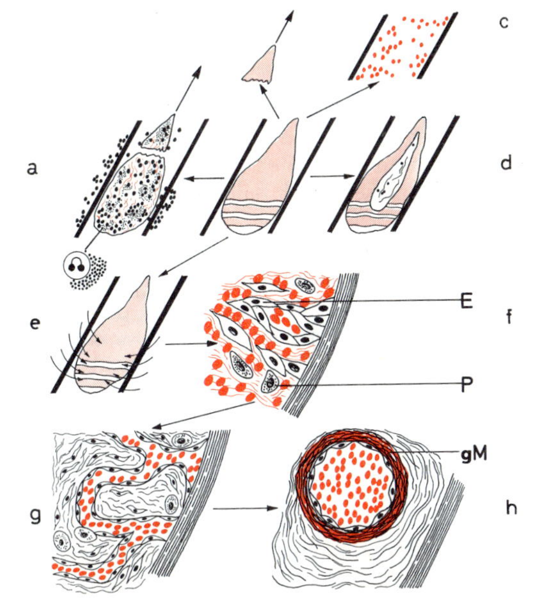

Abb. **75** Schicksal einer Thrombose
a = Sekundäre Infektion, Abriß eines infizierten Embolus, b = Abriß eines blanden Embolus, c = Lyse, d = puriforme zentrale Erweichung, e = Organisation: Kapillarendothelien (E) und Phagozyten (P) sprossen ein (f) → bilden Gefäßnetz mit dazwischenliegendem Granulationsgewebe (g) → Bildung eines neuen größeren Gefäßes (h) mit glatter Muskulatur (gM) = Rekanalisation

3. Sekundäre *Infektion* → Auflösung → infizierte Embolie
4. *Organisation:*
   Durch Thrombose verschlossenes Gefäß → Untergang der nicht mehr durch Diffusion ernährten Intima → Endothelproliferation an Thrombushaft- und -oberfläche (1–3 Tage) → aus soliden Endothelsträngen durch Spaltbildung → Kapillarbildung (10. Tag); Fibroblastenproliferation (6. Tag) → Narbenbildung (4–6 Wochen). Phagozyteneinwandern ab 2. Tag → Phagozytose der Erythrozyten unter Bildung von Hämosiderin.
   Organisation → Fixation des Thrombus (Emboliegefahr aufgehoben). Durch Ausweitung der einsprossenden Kapillaren →
5. *Rekanalisation* → Ausbildung von glatter Muskulatur in den neu entstandenen Gefäßen. Die Vene vermag nach Rekanalisation ihre Funktion wiederzuerlangen, auf jeden Fall Verminderung der Stauung. Rekanalisation der Arterie kommt meistens zu spät. Große Embolie (z. B. im Hauptstamm der Lungenarterie) → fast keine Organisation.
6. *Ungenügende Organisation* → hyaline Umwandlung sehr großer Thromben (und Emboli) = hämatogenes Hyalin (s. S. 38) oder → myxomatöse Umwandlung = ein Teil der sog. »Vorhofmyxome« des Herzens.
7. Puriforme Einschmelzung: Leukozytenfermente frei ohne Bakterien → Lyse des Thrombuskerns.

Sonderformen der Thrombose

1. Thrombose oder Embolie von Peripherie her (einzige venöse Embolie) in intrahepatischen Ast der V. portae *(Pfortaderthrombose)* bei vorhandener Stauung → ***Zahn-»Infarkt«.*** Verschluß der Pfortader ohne Stauung genügt nicht zur Infarktbildung, da A. hepatica die Versorgung der Leber übernimmt. Stauung im großen Kreislauf + Pfortaderthrombose: Blut der A. hepatica kann nicht genügend abströmen → Stase → schwere Parenchymatrophie + hochgradige Stauung. ***Keine Nekrose,*** also kein echter Infarkt! Pathogenese aber ähnlich wie bei hämorrhagischem Lungeninfarkt: Auch dort Doppelversorgung und Infarktbildung bei Embolie und bestehender Stauung im kleinen Kreislauf.
2. Thrombose in den Sinus oder Brückenvenen des Gehirns → *rote Rindenmalazie:* (Abb. 76, vgl. S. 186) Venenverschluß → Blutüberfüllung + dauernder Einstrom von arteriellem Blut verhindert.
3. Nierenvenenthrombose bei Säugling: Nekrose + Blutdurchtränkung. Ebenso: Darm bei Mesenterialvenen- oder Arterienthrombose.

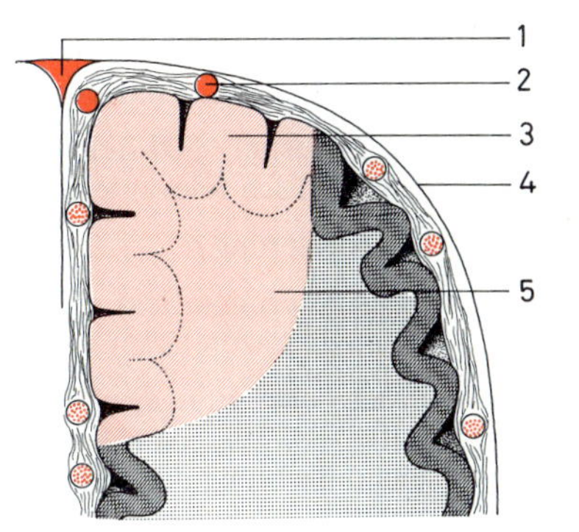

Abb. **76** Rote Malazie (»Infarzierung«) der rechten Mantelkante des Gehirns im Frontalschnitt. 1 = Thrombosierter Sinus sagittalis. 2 = thrombosierte Brückenvene. 3 = Verbreiterte, gequollene, rote Rindenpartie. 4 = Dura mater. 5 = rotes Perifokalödem der Marksubstanz

4. Chronische Thrombose von tiefen Beinvenen → chronische venöse Insuffizienz = postthrombotisches Syndrom: Schwere Hautatrophie mit Braunpigmentierung (Hämosiderose) und rezidivierende Ulkusbildung infolge Hypoxydose = Ulcus cruris.

Vo: Meist Frauen, lange Zeit nach Geburt. Heute seltener, da bessere Thromboseprophylaxe in Schwangerschaft und bei Geburt.

Fo: der Thrombose: Venen → Embolie; venöse Hyperämie → Infarzierung; am häufigsten: Organisation!
Arterien → Ischämie → Infarkt.

Medikamentöse Gerinnungshemmer

Ziel:

a) Verhütung der Thromboseentstehung.

b) Bei schon bestehender Thrombose: Verhinderung der Weiterentwicklung (roter Schwanzthrombus).

Heparin

Mit Plasmaeiweiß zusammen → sehr wirksamer Hemmkörper der Blutgerinnung, der gleichzeitig als Antithrombin, Anti-F. X, Anti-F. IX und Anti-F. XI wirkt. Heparin normalerweise im Plasma nicht nachweisbar, beim anaphylaktischen Schock ++.
Antagonist: Protaminchlorid.

Orale Antikoagulantien

Kumarin- und Indandionderivate (letztere verursachen viel mehr Überempfindlichkeitsreaktionen als Kumarinabkömmlinge).
Vitamin-K-Antagonisten: Hemmen Synthese der Gerinnungsfaktoren, die zu ihrer Bildung Vitamin K benötigen: F. II, VII, IX und X.

Antikoagulantienschäden

Blutungen, gelegentlich intrazerebral.

Häu: Ein Todesfall / 500 Behandlungsjahre.
Eine klinisch relevante Blutung / 10–20 Behandlungsjahre.

Pg: Überdosierung.

Überdosierungseffekt durch Interaktion anderer Medikamente (Phenylbutazon usw.).

Zusätzliche Blutgerinnungsreduktion, nach schweren Traumata.
Nichtbeachtung der Kontraindikationen (Hypertonie, Tumoren usw).
Laborfehler.

Lo: ZNS, Kelchnischen der Niere, ableitende Harnwege, Magen-Darm, besonders bei vorbestehenden Ulzera oder hämorrhagischen Erosionen.

Thrombolyse (s. Tab. 12, S. 188)

Gewebeaktivatoren oder Blutaktivatoren: Plasminogen (im Plasma) → Plasmin (proteolytisches Ferment). Plasminogen → Fibrinmaschenwerk eines Thrombus → in loco bei Aktivierung Thrombus aufgelöst. Therapeutische Aktivatoren: Urokinase, Streptokinase.

Plasmin spaltet Fibrin in größere und kleinere Bruchstücke → polymerisieren → stören normale Polymerisation der Fibrinmonomere → Gerinnung gestört.

Antagonisten der Fibrinolyse: δ-Aminocapronsäure, Tranexamsäure.

Spontanfibrinolyse: Sekretion von Aktivatoren in das zirkulierende Blut. Gewebeaktivator besonders reichlich in Prostata: Prostatektomie → gelegentlich starke Steigerungen der Fibrinolyse mit Blutungen.

Embolie

Df: Steckenbleiben eines Embolus = Partikel (losgelöster Thrombus, Tumorzellen, Fremdkörper) oder partikelähnliche Substanz (Fettropfen, Luftbläschen), im Gefäßsystem verschleppt.

Lo: In Arterien, praktisch nie in Venen, da sich diese mit der Stromrichtung erweitern. Ausnahme: Pfortaderäste in der Leber, die sich in Stromrichtung verzweigen und verengen.

> Merke: Thrombose im großen Kreislauf macht Embolie im kleinen Kreislauf und umgekehrt.

Ausnahme: Gekreuzte Embolie (s. unten und Abb. 77).

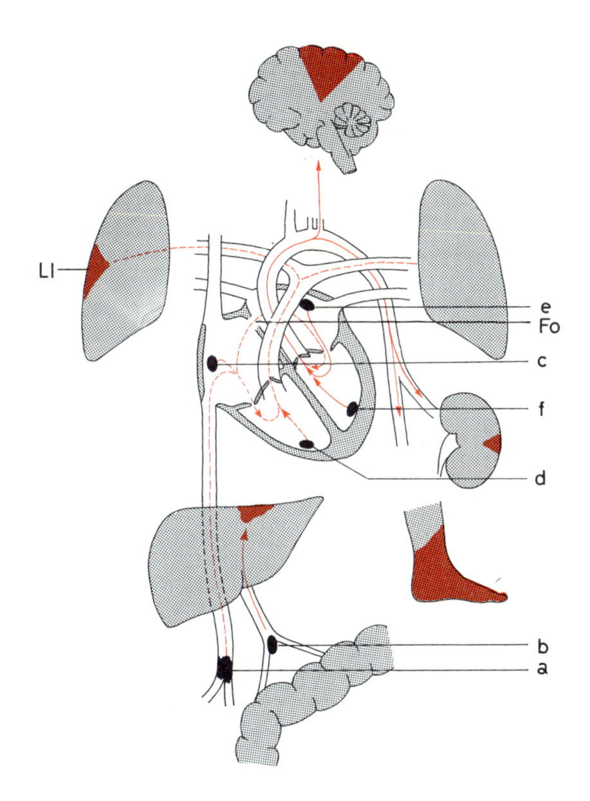

Abb. **77** Emboliewege
a = Thrombus in großem Kreislauf (Bein- oder Beckenvenen) → rechter Vorhof → rechte Kammer → Lungen → Lungeninfarkt (LI). Ebenfalls zum Lungeninfarkt führen abgerissene Vorhof- insbesondere Herzohrthromben rechts (c) und Parietalthromben in der rechten Kammer (d)
Bei offenem Foramen ovale (Fo) und Überdruck im rechten Vorhof → gekreuzte Embolie = Übertreten des Embolus in linken Vorhof → linke Kammer → Infarkte im Bereich des großen Kreislaufs
Thrombose im Bereich der V. portae (b) → Zahn-Leberinfarkt, wenn gleichzeitig Stauung besteht
Herzohr- oder Vorhofthrombosen links (e) oder Parietalthrombosen in der linken Kammer (bei Herzinfarkt = f) → Infarkte in Organen des großen Kreislaufs

Embolie bei Venenthrombose im großen Kreislauf

Von einzelnen Autoren »venöse Embolie« genannt. Embolie sollte jedoch Ort des Steckenbleibens bezeichnet werden (z. B. Lungenembolie).

Bei: Thrombose in V. femoralis (Abb. 77), abgelöster Thrombus = Embolus → V. cava inferior → re. Vorhof; oder primärer Vorhofthrombus, Kammerthrombus rechts.
Von hier aus zwei Möglichkeiten: →

a) Sehr häufig: rechter Ventrikel → Truncus pulmonalis und seine Verzweigungen = *Lungenembolie* (s. S. 201).

b) Selten: durch Vorhofseptumdefekt oder offenes Foramen ovale (in 30% offen, praktisch aber bedeutungslos, weil Scheidewände durch Druckdifferenz aneinander gepreßt werden) → li. Vorhof → li. Kammer → Aorta → großer Kreislauf = *gekreuzte Embolie* (Abb. 77). Voraussetzung: Hypertrophischer re. Vorhof mit Druckgefälle von rechts nach links.

Embolie bei Thrombose im li. Vorhof (Herzohr), li. Kammer, Herzklappen oder in Lungenvenen

→ Embolie im großen Kreislauf. – Lungenvenenthrombose äußerst selten!

Embolie bei Thrombose im Pfortaderbereich

Pfortader-Ast thrombosiert → Fortschreiten in Leber + Leberstauung → Zahn-»Infarkt« (s. S. 196).

Embolie bei Arterienthrombose

Bei: Schwere Arteriosklerose der Aorta → Thrombenbildung (häufig!) → Embolie in A. femoralis, A. renalis (sehr selten!).

> Merke: Retrograde Embolie: Emboli (z. B. Tumorzellen) gelangen bei Druckerhöhung (Husten) aus prävertebralen Venenplexus retrograd in Wirbelsäule (Prostatakarzinom usw., s. S. 352).

Ve: **der Embolie:** Embolus durch Fibrinolyse aufgelöst (theoretisch möglich, aber schwer zu beweisen).

Embolus organisiert (wie Thrombus, s. S. 196) und rekanalisiert → »Strickleitern« (beides besonders nach Lungenembolie): Neue Gefäßsprosse werden immer weiter, dazwischen grobes Netzwerk von Narbensträngen.

Sehr große Embolie (Lunge) → hyalin entartet.

Embolusarten

Losgelöste Thromben

a) blander Embolus = nicht infiziert.

b) infizierter Embolus = bakterienreicher Thrombus + Leukozyten, deren proteolytische Fermente den Thrombus in kleine Bröckel bis zur Größe eines Kapillardurchmessers auflösen (blande Emboli sind größer). Verschleppung der Bakterien → »septische« Embolie → Abszeßbildung (z. B. Lungenabszeß).

Bei: für a) ***Lungenembolie*** (Wichtigste Embolie!)

Pg: Herkunft des Thrombus in der Regel *tiefe* Oberschenkelvenen (Abb. 74, 77). Je geringer bei Thrombose am Bein die klinische Symptomatik, desto größer die Emboliegefahr. Gerötetes Bein (oberflächliche Thrombophlebitis) mit haftenden Thromben → relativ selten → Embolie.

Kleine Lungenembolie

a) bei suffizientem li. Herzen *keine* Schmerzen (keine Nekrose, kein Fibrin).

b) bei bestehender Linksinsuffizienz heftige Schmerzen, Bluthusten (s. auch hämorrhagischer Lungeninfarkt, unten) = *Signalembolie,* klinisch äußerst wichtig.

Massive Lungenembolie

ma: (Abb. 78) Embolus wird zusammengeknäuelt im Gefäß, haftet *frisch* nicht.

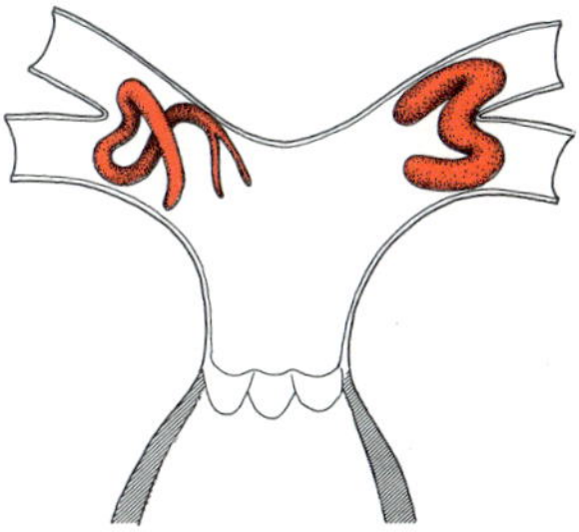

Abb. **78** Massive Lungenembolie
Aufgeknäuelte, oberflächlich rauhe Gerinnsel liegen in beiden Pulmonalarterien. Embolusdurchmesser wesentlich kleiner als Arteriendurchmesser

Ve:

1. Soforttod nach plötzlich einsetzender stärkster Atemnot und Zyanose.

Ae: reflektorischer Spasmus der Koronararterien (Koronartod).

2. Herztod innerhalb Stunden bis Tagen.

Ae: Mangelnde Arterialisation des Blutes in der Lunge (Strombett reduziert) → Akut geforderte erhöhte Druckarbeit des re. Ventrikels + Hypoxämie des Herzmuskels → Rechtsinsuffizienz.

3. Alte massive Lungenembolie

Ae: *Teilweiser* Verschluß des Truncus pulmonalis bzw. seiner Äste (häufig klinisch unbemerkt) → Organisation sehr langsam oder überhaupt fehlend (s. oben) → Druckerhöhung im kleinen Kreislauf. Immerhin geht noch etwas Blut durch das Gefäß hindurch → Meist entwickelt sich *kein* Infarkt.

Fo: Geforderte Mehrleistung → Rechtshypertrophie = Cor pulmonale → Rechtsinsuffizienz.

> Merke: Der schwerste Grad des Cor pulmonale wird nach lange überlebter massiver Lungenembolie gefunden.

Lungeninfarkt

Blander hämorrhagischer Lungeninfarkt

Ae: Mittlerer bis kleiner Lungenarterienast durch Embolus verschlossen.

Pg: Die Lunge verfügt über doppelte Gefäßversorgung (Abb. 62, S. 169):

a) Truncus pulmonalis + Äste = Vasa publica (Gasaustausch).

b) Ramus bronchialis + Äste = Vasa privata (Ernährung der Lunge).

Verschluß eines Astes des Truncus pulmonalis → Stromgebiet nicht nekrotisch, da durch Blut der Rami bronchiales ausreichend ernährt.
Bei Druckerhöhung in der V. pulmonalis (Linksinsuffizienz) → Blutdruck in Ramus bronchialis (mündet in dasselbe Venensystem wie der Truncus pulmonalis: Äste der V. pulmonalis) genügt nicht, den Widerstand vor dem li. Herzen zu überwinden und Blut in Venensystem in Bewegung zu setzen → Stillstand

des Blutes (Stase) → Nekrose der Alveolarwand + Blutaustritt in Alveolen.

> Merke: Hämorrhagischer Lungeninfarkt nur bei Embolie + Linksinsuffizienz.

Lo: Unterkante des Lungenunter- u. Mittellappens.

Sy: Blutiger Auswurf: Alveolen sind blutgefüllt.
Schmerz: Anoxämisches Gebiet → Kapillarschädigung → Fibrinaustritt auf Pleura → pleuritisches Reiben, das die Schmerzen erklärt.

ma: (Abb. 70 c, S. 182) Infarktgebiet erhöht konsistent (leberähnlich), prominent, blaurot, Oberfläche trüb (Fibrinmembran). Schnittfläche luftleer, homogen blaurot, erhaben.

mi: Keine Kerne in Alveolarsepten (Nekrose), Alveolen gefüllt mit Erythrozyten = hämorrhagischer Lungeninfarkt.

Fo: Infarktgebiet ist der Atemfunktion entzogen (Ausschaltung von ⅔ des Lungengewebes möglich, bevor größere Symptome auftreten) → Schlechte Arterialisation des Gesamtblutes.

Ve: Körper versucht, Infarktgebiet abzugrenzen → perifokale Entzündung und Hyperämie → Bindegewebemembran → Schrumpfung unter Kleinerwerden des Infarktes, Blut wird phagozytiert → am Rande Hämosiderin, zentral u. U. Hämatoidin.
Kleiner Infarkt → Organisation → kommaförmiger Bindegewebekeil → vollständiges Verschwinden. Übrige Lunge deckt respiratorisches Defizit. Brustwandverwachsungen über Infarktgebiet.

Infizierter Lungeninfarkt

Pg: Bakterien gelangen in Infarktgebiet durch:
a) primär infizierten Embolus, b) bronchogene Infektion.

Ve: Bakterienvermehrung in der Lunge → Toxinbildung → Entzündungszone = Infarktpneumonie mit starker Mantelreaktion = Mantelpneumonie: Leukotaxine der Bakterien → massenhaft polynukleäre Leukozyten angelockt in Randzone des Infarktes (Mantelzone) → Fettspeicherung und Zerfall → gelber Randsaum.

a) Abheilung der Mantelpneumonie bei guter Resistenz.

b) Einschmelzen des Infarktes durch proteolytische Fermente = Lungenabszeß. Inhalt des Lungenabszesses kann abgehustet werden → Infarktkaverne. Durchbruch in Pleuraraum → Pleuraempyem (vgl. Bd. II). Infektion mit Anaerobiern (relativ häufig) → Lungengangrän (s. S. 286).

Fettembolie

Df: Verstopfung von Kapillaren und Arteriolen durch zirkulierende Fetttropfen.

Vo: Besonders bei älteren Leuten: Reichlich Fettmark in Knochen.

Pg: 1. Fraktur mit Zerstörung des Fettmarkes → Eindringen von Fett (Sudanfärbung: Homogen rot-orange) in die Blutbahn (sog. negativer Venendruck). Kontusion des subkutanen Fettpolsters → ebenfalls Fettembolie.

2. Schockbedingte (Noradrenalin) Fettmobilisation aus Depots und Vermehrung der freien Fettsäuren.

3. Chylomikronen konfluieren (Störung des Fett-Suspensions-Systems).

a) (Abb. 79) Lungenarteriolen u. -kapillaren durch Fetttropfen verstopft = Fettembolie der Lunge → Fetttropfen können zufolge Fett-Oberflächenspannung nicht durchgequetscht werden. Letal, wenn die Hälfte der Kapillaren verlegt.

ma: Lunge blaurot, schwer.

Ve: Bei normalen Kreislaufverhältnissen eine gewisse Menge Fett symptomlos vertragen, da feindispers.
Im ***Schock:*** Feinste Fetttröpfchen in Lungenkapillaren → Zusammenfließen zu größeren Fetttropfen → in der Erholungs-

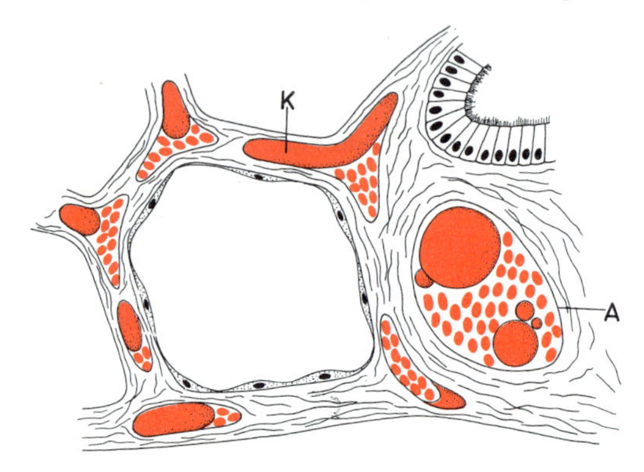

Abb. **79** Fettembolie der Lunge: In den Kapillaren (K) und einer Arterie (A) massive, hier rot wiedergegebene, schwarz umrandete Fetttropfen

phase bei steigendem Blutdruck Durchpressen in den großen Kreislauf → klinisch faßbare Fettembolie: Hirnsymptome usw.

Th: Operative Knochenbehandlung nur nach erfolgreich behandeltem Schock.

> Merke: Frühzeitige Schockbekämpfung reduziert die Gefahr einer Fettembolie beträchtlich.

b) → großer Kreislauf: Fett durch die Lungenkapillaren gepreßt oder ein offenes Foramen ovale passiert.

Fo: Oft Thrombozytenaggregation an Fetttropfen!
Nieren: Histolog. Fettnachweis in Glomerula; Lipidurie.
Haut: Flohstichartige Blutungen.
Hirn: Purpurablutung. Minderdurchblutung → Koma, Krämpfe.
Herz: Myokard um das durch Embolus verschlossene Gefäß anoxämisch → feintropfige Verfettung.

Fruchtwasserembolie

Df: Fruchtwasser → Blutkreislauf der Mutter → Lunge.

Häu: Tödlich: 1 : 100 000 Geburten.

Sy: Schock, Zyanose, Gerinnungsstörung → Blutungen.

mi: Hornschuppen, Haare, Schleim in Lungenarterien.

Pg: Einrisse im Myometrium + Blasensprung → Einbrechen von Fruchtwasser in Zirkulation. Besonders bei langdauernder Geburt.

Vo: Reflextod, wie bei akuter Lungenembolie; Fruchtwasser enthält vasoaktive (→ Schock) + fibrinolytische (→ Blutungsneigung) Substanzen. – Infektion des Fruchtwassers (z. B. gramnegative Erreger) → Endotoxinschock. – Allergischer Schock der Mutter nach Sensibilisierung gegen kindliche zelluläre Antigene (s. S. 234 ff).

Luftembolie

Pg: Peripherer Gefäßverschluß durch in die Blutbahn gelangte Luft.

ma: Auf Sektionstisch Eröffnung des Herzens unter Wasser → bei Luftembolie entweicht Luft als Schaum. Vorsicht mit Diagnose Luftembolie bei heißem Wetter (Fäulnisgase). Auch kleine Luftblasen in den Piavenen sind oft fäulnisbedingt.

Vo: Strumaoperation mit Eröffnen der V. jugularis → Ansaugen von Luft in das Gefäß bei negativem Venendruck.
Uterusvenen: Krimineller Abort oder post partum nach Plazentalösung bei Uterusatonie (klaffende Venen).
Luftzufuhr durch Infusionsfehler.

Sy: Schaumige Mischung von Luft und Blut in re. Ventrikel → Mühlengeräusch auskultatorisch.
Möglicher letaler Ausgang durch Purpura cerebri oder Schaumpumpen des Herzens. –

Caisson-Krankheit (S. 471) = eine Form der Luftembolie. Dabei auch Fettembolie, da N_2 5mal löslicher in Fett als in Protein → bei Druckentlastung zerplatzen Fettzellen.

Geschwulstembolie

Pg: Infiltrativ wachsender Tumor zerstört Vene → wächst zapfenförmig in diese ein → Geschwulstzapfen kann abreißen → Geschwulstembolus → nächstfolgendes Kapillarsystem.
Wenn Turmorzellembolus in diesem Organ anwächst → Tumormetastase.

Bei: Leberzell-Ca, Chorionepitheliom, Nieren-Ca. u. a.

Seltene Embolieformen (meist Lunge betreffend):

a) Schistosomen-Eier,

b) Hirngewebe nach Schädeltraumen,

c) Talkum oder Stärke: Drogenabhängige injizieren Lösungen von Opiattabletten (Füllmasse: Stärke oder Talkum) → Mikrolungenembolien: Stärke- oder Talkumgranulome in der Lunge.

Ödem

Df: Zuviel Flüssigkeit in extrakapillärem Raum, sekundär auch intrazellulär (Ausnahme: Hirn).
Vermehrte Flüssigkeit in Körperhöhle = Erguß (z. B. Pleura, Bauchhöhle = Aszites).

Pathogenetische Formen des Ödems

❼ Typen bekannt:

❶ hämodynamisch-hypoxisch
❷ hypoproteinämisch
❸ renal
❹ Lymphabflußstörung
❺ entzündlich
❻ toxisch
❼ angioneurotisch

❶ Hämodynamisches-hypoxisches Stauungs- oder kardiales Ödem

Pg: Bei Stauung spielt sicher immer auch ein hypoxischer Kapillarschaden mit → Na-Pumpe geschädigt → Membrandurchlässigkeit vermehrt. Herzinsuffizienz → Druckanstieg im venösen Schenkel der Kapillare → übersteigt kolloid-osmotischen Druck. Extrakapilläre Flüssigkeit nur noch durch Lymphstrom abtransportiert → bewältigt Angebot an Flüssigkeit nicht → Großteil der Flüssigkeit bleibt liegen.
Beinödeme: Venenthrombose → Ödementstehung durch Blutstauung (Unterschenkel usw.).
Leberödem: Disse-Räume erweitert.

Lungenödem

Ein »oedema publicum«, da es Schädigung des gesamten Körpers bis zum Tod zur Folge haben kann: ungenügender Gasaustausch.

Pg: a) *Akutes Linksversagen* → rechtes Herz pumpt weiter → Druckerhöhung im kleinen Kreislauf → Flüssigkeitsaustritt in die Lungenalveolen = Lungenödem. Linksinsuffizienz hat nicht obligat Lungenödem zur Folge. Noch andere Faktoren im Spiel.

b) *Fettembolie* der Lunge: Blutstrom kann nicht an festgefahrenen Fettropfen vorbei → Stase → anoxische Kapillarläsion.

c) *Schädeltrauma* → Lungenödem ohne Drucksteigerung im kleinen Kreislauf: Zentral-nervös regulierte Lungenkapillarpermeabilität?

d) *Höhenödem* s. S. 471

ma: Von der Schnittfläche des stark gewichtsvermehrten Organs strömt mit Luftbläschen durchmischte schaumige Flüssigkeit ab.

Fo: a) Flüssigkeitsaustritt in Alveolen → Hämokonzentration → erhöhte Viskosität des Blutes → erhöhte Herzbelastung.

b) Durch Ödemflüssigkeit Druck auf die Kapillaren der Alveolarsepten → Erhöhung des Widerstandes im kleinen Kreislauf → vermehrte Rechtsbelastung.

c) Ödemgefüllte Alveolen fehlen als Atemfläche → Lungenkapillaren erhalten zu wenig O_2 → Permeabilitätssteigerung → Steigerung des Flüssigkeitsaustrittes + verminderte Arterialisation des Blutes infolge verringerter Atemfläche → Hypoxie des Herzens → Vermehrte Herzbelastung und Hypoxie des Myokards → Tod durch Rechtsversagen.

Hirnödem s. Bd. II, S. 641.

❷ Ödeme durch Hypoproteinämie

Pg: Hypoproteinämie → onkotischer Druck sinkt → Flüssigkeit tritt ins Gewebe → Ödem. – Bei sehr schwerer Hypoproteinämie: Nephrotisches Syndrom (s. Band II, S. 104). –

Pg: der Hypoproteinämie:
a) Verminderte Eiweißaufnahme (z. B. Hungerödem),
b) vermehrte Eiweißausscheidung (z. B. Proteinurie, s. renales Ödem),
c) verminderte Albuminbildung (z. B. bei Leberschaden).
Oft Kombination: Kapillarschaden + Leberinsuffizienz (z. B. Morbus haemolyticus neonatorum, s. S. 96).

❸ Renales Ödem

Ae: a) Verstärkte NaCl-Retention.

b) Hypoproteinämie (Eiweißverlust durch die Niere) → Absinken des kolloid-osmotischen Druckes des Blutes.

c) Vasa afferentia der Nieren eingeengt → Reninmechanismus → Aldosteron erhöht → Natriumretention → Ödem → Wasserverlust im Blut → ADH mobilisiert → vermehrte H_2O-Rückresorption → Blutvolumen wieder vermehrt (Circulus vitiosus).

Vo: Glomerulonephritis (Entzündung der Nierenglomerula)

a) Verminderung des Primärharnes mit NaCl- und Wasserretention → Vermehrung der Blutflüssigkeit → erhöhte Herzarbeit → akute partielle Herzinsuffizienz → Ansteigen des Venendruckes → Ödeme.

b) Proteinurie → Hypoproteinämie → Absinken des kolloid-osmotischen Druckes → Ödeme.

❹ Ödeme bei gedrosseltem Lymphabfluß

Ae: Fortfall des Flüssigkeitsabtransportes durch die Lymphbahnen.

Vo: Unterbindung des Ductus thoracicus; operative Entfernung oder sonstiger Ausfall *einzelner* Lymphknoten führt nicht zu Ödemen, da ausreichend Anastomosen vorhanden. Totalexstirpation der axillären Lymphknoten bei Mamma-Ca-Operation → Lymphödem des Armes → Gefäßkompression durch Ödem → chronische Stauung des venösen Abflusses → verminderter Flüssigkeitsabtransport mit dem venösen Blut → verstärkte Gefäßkompression durch vermehrtes Ödem = Circulus vitiosus.

Elephantiasis = chronisches Ödem, besonders typisch bei Filariasis (S. 334) und in seltenen Fällen von axillärer Lymphknotenausräumung.

❺ Entzündliches Ödem (vgl. S. 269)

Ae: a) Toxische Bakteriensubstanzen oder allergische AG-AK-Reaktion (Antigen-Antikörper, s. S. 258): Primäre Histaminfreisetzung → schwere Kapillarläsion → erhöhte Gefäßwandpermeabilität → Austritt von Albumin → eiweißreiches Ödem (Exsudat).

b) Zelluntergang → Freiwerden von toxischen Eiweißzerfallsprodukten → Ödeme durch:

1. Sekundäre Histaminfreisetzung → erhöhte Kapillarpermeabilität.

2. Eiweiße zu Bruchstücken abgebaut → Erhöhung der Teilchenzahl → erhöhter kolloid-osmotischer Druck der extrazellulären Flüssigkeit.

Exp: Histaminwirkung: i. v. Injektion von Fluorescein und Histamin in Ratten-Meso-Gefäße → Gefäßpermeabilität für Fluorescein verstärkt (UV-Licht). Ohne Histamin kein Fluoresceinaustritt.

❻ Toxisches Ödem

a) Hirntumor: Diffusion toxischer Stoffwechsel- und Abbauprodukte in umgebendes Gewebe → perifokales Hirnödem.

b) Chemische Industrie; Kampfgase: Gelbkreuz (Stickstofflost), Grünkreuz (Phosgen) → oft tödliches Lungenödem. Perakut Rechtsdilatation im Gefolge des Ödems.

Th: Phosgenvergifteter ist als Schwerstverletzter zu betrachten. Strenges Liegen.

c) Urämie: Harnpflichtige Substanzen durch die große Atmungsfläche der Lungen ausgeschieden → Schaden → Lungenödem.

❼ Traumatisches Hirnödem

Kapillarschädigung → Flüssigkeitsaustritt. Besonders stark bei Kindern, welche u. U. weder eigentliche Kontusionen am Hirn noch Schädelfrakturen aufweisen. Erklärung für diese Erscheinung bis heute nicht eindeutig.

❽ Angioneurotisches Ödem = Quincke-Ödem

Df: Anfallsweises Auftreten eines Ödems an zirkumskripten Körperstellen (z. B. eine Gesichtshälfte), scharf begrenzt 255.

Pg: Hereditärer (autosomal-dominanter) C'1-Esterase-Hemmer-Mangel → C'1 vermehrt aktiviert + gesteigerte Gefäßpermeabilität durch Abbauprodukte.

Anhang: Hyaline Membranen des Neugeborenen

= IRDS = idiopath. respiratory distress syndrome

Vo: Frühgeborene, Reifgeborene: Sectio-Kinder, Kinder diabetischer Mütter.

mi: Alveolen meist kollabiert, Alveolargänge und Bronchioli respiratorii ektatisch. Alveolargänge und Bronchiolen mit homogenen, van-Gieson-gelben, PAS-positiven, fibrinhaltigen Membranen austapeziert. Kapillaren prall mit Erythrozyten gefüllt, alveoläre Blutungen (s. Abb. 170, Bd. II).

Pg: Wahrscheinlich Zusammenwirken von

1. Asphyxie (wichtigster Faktor) → Endothelläsion → Eiweiß-(Fibrin-)reiches Exsudat → Resorption der Ödemflüssigkeit → Eiweiß bleibt in Alveolen zurück = hyaline Membranen.

2. Störung des Surfactant-Systems durch Ödem → Atelektase (Dystelektase = Alveolarkollaps + Überblähung des Azinuszentrums → histologisch »Schweizer-Käse«-Bild).

3. Störung des fibrinolytischen Systems → begünstigt Entstehung der hyalinen Membranen (?).

4. Azidose (?).

5. »Unreife«.

Hyaline Membranen kommen auch beim Erwachsenen vor (s. S. 179).

Entzündung

Df: Eine komplexe Reaktionskette des lokalen Gefäß-Bindegewebe-Apparates und von Blutelementen auf eine Schädigung (bakteriell, thermisch usw.).

Merke schon hier: a) Entzündung hat lange nicht immer Infekt als Ursache! b) ❺ Reaktionsgruppen (Phasen):

Reaktionsgruppen (Phasen) bei Entzündung

❶ Alteration (Gewebeschädigung) (S. 267, 278)

❷ Kreislaufstörung (S. 268)

❸ Exsudation (S. 269, 279)

❹ Proliferation (S. 288, 274)

❺ Narbenbildung (Heilung) (S. 275)

Merke: 4 Kardinalsymptome der Entzündung nach Celsus (25 n. Chr.):
Rubor (Rötung),
Tumor (Schwellung),
Calor (Überwärmung),
Dolor (Schmerz).
Fünftes Symptom nach Galen (130–200 n. Chr.):
Functio laesa (gestörte Funktion).

Nachfolgende Behandlung des Entzündungskomplexes in folgenden Stufen:

1. **Die Aggressionsfaktoren der Erreger**

2. **Abwehrmechanismen:**
a) unspezifische Abwehr,
b) spezifische Abwehrfaktoren: Immunität und Allergie.

3. **Klinische Entzündungszeichen**

4. **Die komplexen Gewebeveränderungen** bei der Entzündung: = Entzündungsphasen (S. 267)

5. **Nosologie der Entzündungen:**
a) Morphologie der sog. unspezifischen Entzündungen (S. 279 ff),
b) Pathogenetische Nosologie,
c) Ätiologische Nosologie.

Wechselbeziehung Noxe : Wirt

Entscheidend für Form, Verlauf und Intensität der Entzündung sind:

1. *Intensität* und *Art* des schädigenden Agens = Angriffkräfte (physikalische, chemische, bakterielle, virale usw. Schäden = Aggressionsfaktoren).
2. *Resistenzlage* des Körpers = *Qualität* und *Quantität* der Abwehrreaktionen im Verhältnis zur Quantität der Schäden (= Abwehrkräfte). Geringgradige Schädigung bei hochgradiger Resistenzverminderung → schwere Folgen.

> Merke: Im allgemeinen ist der Zustand des Wirtes (»Abwehrkräfte«) entscheidender als die Aggression des Erregers!

Aggressionsfaktoren der Erreger

Wichtig sind ❻ Faktoren: Virulenz der Erreger, ihre Toxinproduktion, Enzymbildung, Quantität, Organotropie und Auslösung immunologischer Vorgänge.

❶ Virulenz der Erreger

Df: *Pathogenität* = Fähigkeit eines Erregers, in einem bestimmten Wirtsorganismus Krankheit auszulösen.

Virulenz = Ausdruck des *Grades* der Pathogenität, der Angriffskraft des Erregers, seiner Tendenz zur Vermehrung.

Wichtig für den Grad der Virulenz ist die Frage, ob der Erreger schon »im Kampf« gestanden hat, d. h. ob es sich um Erreger handelt, die menschliche Abwehrreaktion und Antibiotikatherapie überlebt haben. Nach Antibiotika können Erreger durch Mutation oder durch nicht gen-bedingte Adaptation Resistenz gegen die Antibiotika entwickeln.

❷ Toxinproduktion der Erreger

Im allgemeinen gilt die Regel:

Der Lokalschaden ist um so größer, je kleiner die Toxinproduktion. Umgekehrt gilt: Lokale Entzündungszeichen können bei Erregern mit hoher Toxinproduktion fehlen: Bei: Tetanus und Botulismus.

Exotoxine = Ektotoxine: Vorwiegend von grampositiven Bakterien erzeugt (seltener von Pilzen und Rickettsien) und an Umgebung abgegeben. Es handelt sich um Proteine, die hochgradig antigene Eigenschaften haben (s. unten) und durch spezifische Antikörper neutralisiert werden. Hitzelabil → Umwandlung in *Toxoide.*

Endotoxine: Finden sich in den Zellwänden gramnegativer Bakterien Lipopolysaccharid-Proteinkomplexe, welche schlechte Antigene sind → nur teilweise durch spezifische Antikörper neutralisiert. Ihre Injektion erzeugt: Fieber, Leukopenie, Hautreaktionen, Schock (s. S. 177) Sanarelli-Shwartzmann-Phänomen (S. 235).

❸ Enzyme der Bakterien

Bei: *Streptokokken* bilden
- Streptokinase, kann Plasmin aktivieren und wirkt deshalb als Fibrinolysin.
- Hyaluronidase (»spreading factor«): → Depolymerisation der Hyaluronsäure der Grundsubstanz → Auflösung der Grundsubstanz → u. U. diffuse Ausbreitung der Streptokokkeninfektion mit Entwicklung einer *Phlegmone* (s. S. 285).
- Kollagenase.
- Streptolysin, ein Hämolysin.

Staphylokokken bilden
- Koagulase → Koagulation von Blutplasma, Gerinnung des Fibrins → Fibrinablagerung an der Oberfläche der Staphylokokken und → Fibrinumwallung der Staphylokokkenherde (Bildung einer Fibrinbarriere, s. S. 229) und Blockade der Lymphwege durch Fibrin.
- Erzeugen ferner Thrombophlebitis und Thrombarteriitis.

Pg: Koagulase wird durch Aktivator im Blutplasma aktiviert. Koagulase + Plättchen → thrombinähnliche Wirkung → intravaskuläre Fibrinthromben.
Bilden weniger wirksame Hyaluronidase als Streptokokken, deshalb, zusammen mit Koagulase der Staphylokokken → begrenzte Prozesse (Abszesse s. S. 285, Furunkel oder Karbunkel).

Hyaluronidase besitzen: Streptokokken, Pneumokokken, Clostridium perfringens, Schlangengift, Tumoren (invasives Tumorwachstum).

Keine Hyaluronidase besitzen: Meningokokken, Typhus-, Tbk-, Tetanuserreger.

Ferner Leukozidin gebildet = nicht hämolysierendes Protein → Zellschaden und Nekrose der Neutrophilen.

❹ Quantitative Aspekte

Wegleitend für Ablauf einer Infektion ist u. a. das Verhältnis zwischen Virulenz und *Zahl* der Erreger einerseits und Abwehrkraft des Wirtes andererseits.

Bei sehr großer Erregerzahl → »Überfahren« der Abwehrmechanismen.

Merke:	und unterscheide genau die Bedeutung der ❸ Begriffe: Bakteriämie, Sepsis und Pyämie:

❶ Bakteriämie

Erreger in der Blutbahn. Kann *ohne* wesentliche Vermehrung in der Blutbahn und ohne Veränderungen an inneren Organen einhergehen. Ist vermutlich *sehr* häufig!

Bei: Nach Tonsillektomie oft kurzdauernde Bakteriämie. Bei kariösen Zähnen mit Zahngranulomen kann Kaudruck als Auslöser genügen.

❷ Sepsis = Septikämie

Überschwemmung des Blutes mit einer Vielzahl *sich vermehrender, hochvirulenter* Keime und deren Toxinen, zu der die *geringe Resistenz* des Körpers in einem Mißverhältnis steht. Absiedlung der Erreger in den Organen ohne Abszeßbildung oder sonstige Abwehrzeichen, u. U. multiple kleine Nekrosen (Alteration). Voraussetzung also:

a) relativ hohe Virulenz,
b) relativ geringe Abwehrkraft (s. S. 217).

} Relation von Virulenz zu Resistenz entscheidend!

Pg: Häufig ulzeröse Endokarditis = Quelle der bakteriellen Streuung (s. Bd. II, S. 42).

❸ Pyämie

Sepsis mit Absiedlung der Erreger in den Organen und deutlicher Abwehrreaktion in Form von Abszessen (Tafel II: 6). Ausmaß des Fortschreitens einer Infektion, damit das Schicksal des Patienten bestimmt vom *Verhältnis* zwischen Virulenz des Erregers und Resistenz des befallenen Makroorganismus. Schema (Abb. 80) nach Grumbach und v. Albertini zeigt, wie eine Infektion mit Eitererregern oder Tuberkelbazillen zu den verschiedensten Krankheitsbildern führen kann, je nach dem Verhältnis von Virulenz : Resistenz.

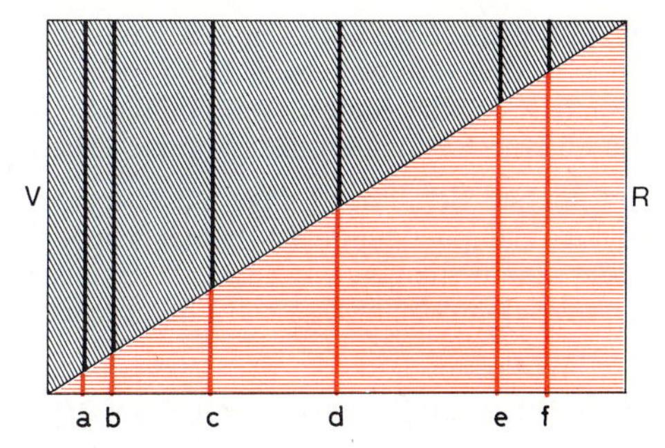

Abb. **80** **Relative** Größenverhältnisse von Resistenz (R = senkrechte rote Linien) zu Virulenz (V = senkrechte schwarze Linien) am Beispiel von Eitererregern und Tbk. a = Sepsis bzw. Tuberkulosepsis, b = Pyämie bzw. Miliar-Tbk, c = Phlegmone bzw. käsige Pneumonie, d = Abszeß bzw. lobulär-käsige Streuung, e = Panaritium etc. bzw. azinös-nodöse Streuung, f = Furunkel bzw. Leichentuberkel

❺ Organotropie

Viele Erreger bevorzugen nicht nur einen spezifischen Wirt, sondern haben auch Lieblingsorgane bzw. -gewebe (Ursache unbekannt) (Tab. 14):

Tabelle 14 **Organotropie der Erreger**

Erreger		Bevorzugter Befall von
Bakterien	Meningokokken	Leptomeninx
	Pneumokokken	Lunge
	Gonokokken	Urogenitaltrakt
	Salmonellen	Gastrointestinaltrakt
	Streptokokken	Pharynx
	Brucellen (Bang)	Plazenta (bei Rind)
Protozoen	Malaria	Erythrozyten
	Trypanosomen	Blutgefäße und Gehirn
Metazoen	Trichinella spiralis	Quergestreifte Muskulatur
	Filarien	Blut- und Lymphgefäße
Viren	Enteroviren (Polio, Coxsackie)	Gastrointestinaltrakt
	Herpes zoster	Haut, ZNS
	Hepatitisvirus	Leber
	Mumps	Speicheldrüsen, Hoden

Schon vorhandene *Bakterienflora* kann Angehen eines Infektes verhindern. Bei: »Unbesiedeltes Land ist leichter zu bevölkern als schon besiedeltes«; hochgradige Antibiotikagabe kann die Darmschleimhaut entvölkern → Staphylokokkeninfekte gehen mit Leichtigkeit an.

Umgekehrt: Befall der Lunge mit Grippevirus prädisponiert zur Staphylokokkenpneumonie (= bunte Grippepneumonie): »Grippevirus pflügt, Staphylokokken = Saat«. Mechanismus: Grippevirus blockiert Glykolyse → Phagozytose stark herabgesetzt.

❻ Auslösung immunpathologischer Vorgänge

(s. S. 236)

Gewebe geschädigt (z. B. Virushepatitis, Glomerulonephritis).

Abwehrmechanismen

Unterscheide:

1. Unspezifische Abwehr: vererbt.
2. Spezifische Abwehr = Immunabwehr (s. S. 234): erworben: passiv bei Neugeborenen von der Mutter; durch Heilserum. Oder aktiv.

Unspezifische Abwehrelemente

1. Haut und Schleimhäute
2. Filterorgane
3. Retikulohistiozytäres System
4. Zellen der Entzündung
5. Unspezifische biochemische Abwehr

> Merke: Die Bedeutung von unspezifischen anatomischen und biochemischen Abwehrmechanismen wird zu Unrecht unterschätzt! Verhindern sicher in der überwiegenden Mehrzahl der Fälle ein Angehen von Infekten bzw. Schädigung durch nicht belebte Substanzen.

1. Haut und Schleimhäute

Epitheliale Barriere und Sekrete
Normale Bakterienflora: Schutzfunktion durch Kompetition um Nährstoffe, Produktion von Inhibitorstoffen (Bakterizidine). Abtötung durch Antibiotika → Überwuchern von pathogenen Keimen, besonders Candida albicans.

Haut

Bakterizide Eigenschaften zufolge normaler Bakterienflora, saurem pH, Milchsäure (pH 3,5–5,8, zerstört durch alkalische Seifen → Begünstigung von Ekzemen) und ungesättigten Fettsäuren aus Talgdrüsen.

Respirationstrakt

Mechanisch: 90% der Staubpartikel durch Nase abgehalten, Mukoziliarapparat s. S. 455, Bindung durch Schleim.

Magen – Darm

Saures pH des Magens → Bakterizidie, außer Mycobacterium Tbc. Achlorhydrie bei Perniziosa, Karzinom → Passage pathogener Keime.

Darm: Hauptschutz durch Schleim und »normale Darmflora«. Sterilisation durch Antibiotika → Candidiasis u. ä.

Ableitende Harnwege

Schutz durch Sphinkteren (Versagen → Reflux → Infektion), Schleim, saures pH des Urins, Strömungsgeschwindigkeit (Stase → Infektion).

Vagina

Saures pH durch Lactobacillus, begünstigt durch Glykogen aus Epithelien.

2. Filterorgane

1. Milz
2. Leber, enthält mehr Phagozyten als jedes andere RHS-Organ!
3. Knochenmark
4. Lymphknoten: Große Oberfläche (Lymphknotensinus) und Stromverlangsamung → Bakterien bleiben hängen → von Mikro- und Makrophagen eingefangen. Ausfilterung der Bakterien aus dem Blutstrom und ihre Phagozytose (s. unten) durch Endothel- und Retikulumzellen → (Möglichkeiten):

a) Untergang der Bakterien.

b) Zerstörung der Bakterien gelingt nicht, jedoch wird die Überschwemmung des Organismus mit Bakterien hinausgezögert bis genügend Antikörper gebildet sind.

c) Machtlos bei:
α zu großer Bakterieneinschwemmung,
β zu großer Virulenz der Bakterien,
γ beschleunigtem Lymphstrom (durch Muskelkontraktion unter hohem Druck durch den Lymphknoten hindurchgepreßt). Daher die Ruhigstellung des entzündeten Gebietes erforderlich.
δ Organischen Schäden des Filterapparates.

3. RHS = Retikulohistiozytäres System (Abb. 81)

Früher: RES = Retikuloendotheliales System (Aschoff)

Df: Ein funktionell zusammengehöriges Zellsystem, das zur Speicherung von injiziertem Farbstoff in granulierter Form in der Lage ist. Zum RHS rechnet man folgende Zellen:

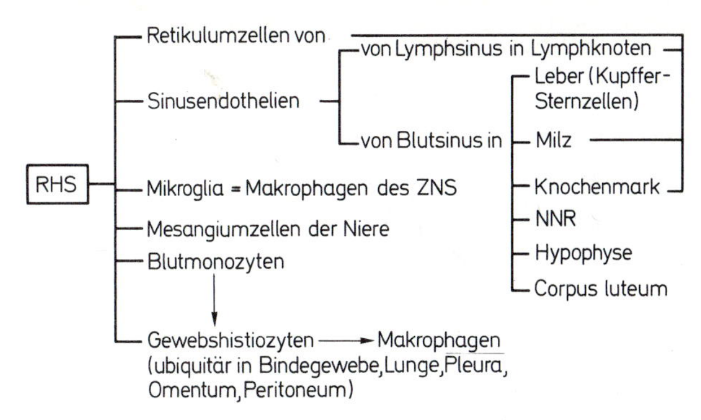

Abb. **81** Das retikulohistiozytäre System

1. Retikulumzellen (heute richtiger: Histiozyten): Milz, Lymphknoten, Knochenmark.

2. Kupffer-Sternzellen der Leber, Sinusendothelien von Milz und Lymphknoten, Endothelzellen: Knochenmark, Nebenniere, Hypophyse, Mesangiumzellen der Nierenglomerula.

Neben den Retikulumzellen und Endothelzellen speichern vor allem auch gewöhnliche Gewebehistiozyten. Auch sind Sinusendothelien verschieden von Kapillarendothel, deshalb RHS besser als RES.

Funktionen des RHS

1. Phagozytotische Infektabwehr
2. Antigenverarbeitung
3. Bildung von Retikulinfasern
4. Eisen- und Lipidspeicherung
5. Blutmauserung

❶ Phagozytotische Infektabwehr

Phagozytose:

Df: Aufnahme + intrazelluläre Verdauung von Fremdmaterial: Parasiten, Bakterien, tote Zellen, Fremdkörper, Pigmente, Antigene, AG-AK-Komplexe.

Im engeren Sinn = Aufnahme fester Partikel (»Essen«) mittels ondulierender Pseudopodien (Abb. 85) → membranbegrenzte Vesikel = Phagosomen.

Pinozytose

(»Trinken«) → Aufnahme von Flüssigkeit und Molekülen.

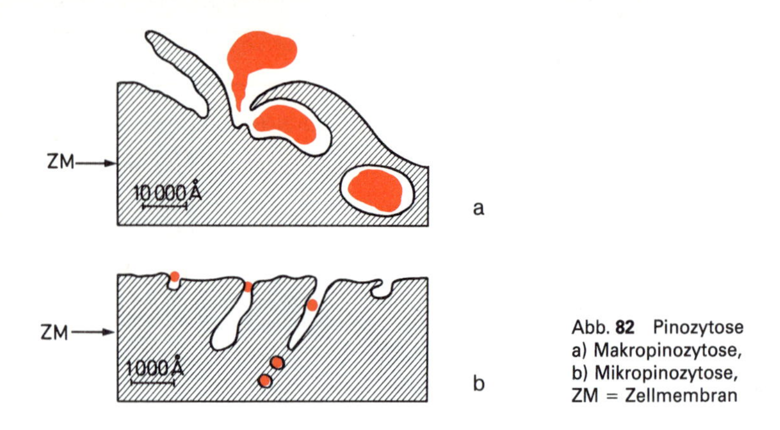

Abb. **82** Pinozytose
a) Makropinozytose,
b) Mikropinozytose,
ZM = Zellmembran

Makropinozytose = Im Lichtmikroskop sichtbar (Abb. 82 a). Aufnahme mittels feinster Pseudopodien.

Mikropinozytose = Aufnahme von Flüssigkeit, Molekülen und Makromolekülen, nur im EM sichtbar. Keine Pseudopodien, nur Invagination der Zellmembran (Abb. 82 b: ZM).

Zytopempsis = »durch die Zellen hindurch pumpen«. Rein transzellulärer Transportweg, z. B. Endothelzellen der Venulen, Kapillaren (Abb. 83).

Bei Phagozytose aktive Zellen:

Monozyten + Histiozyten → Makrophagen, s. S. 226, Neutrophile Leukozyten (= Mikrophagen, s. Abb. 85 und S. 217): Gehören nicht zum RHS, aber wichtig für Phagozytose.

Also: Wandernde (Neutrophile, Monozyten) und fixe = sessile Histiozyten (ohne Speicherung) → Phagozyten (mit Speicherung)!

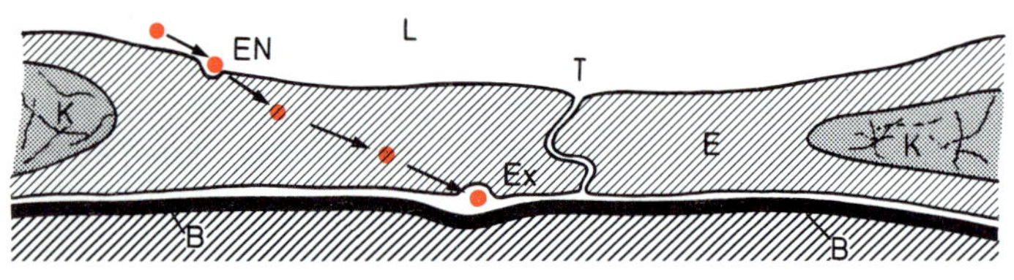

Abb. **83** Zytopempsis in Endothelzelle (EM)
L = Kapillarlumen, E = Endothelzelle, K = Kerne von E, B = Basalmembran, T = tight junction, EN = Endozytose, Ex = Exozytose

Merke: Phagozytose ist das Entscheidende bei der zellulären Entzündungsantwort

Wird der Aggressor durch erfolgreiche Phagozytose ohne größeren Gewebsdefekt eliminiert, heilt die Entzündung nach der exsudativen Phase (s.S. 269) ohne wesentliche Proliferation und Narbenbildung ab.

Bakterien im Blut → Blutleukozyten + Mobilisation der Makrophagen → Phagozytose und Speicherung der Bakterien, vor allem Leber und Milz: Endeffekt: Blut von Bakterien »geklärt« (clearing): Abb. 84. – Bei einer Entzündung speichern die Endothelzellen der Milz nicht, wohl aber die Retikulumzellen (fixe Makrophagen). Akute Entzündung → Weiterstellung der Milzsinus → Stromverlangsamung → Phagozytose der Bakterien durch Retikulumzellen + neutrophile Leukozyten angesammelt. Milz = »Bakterienmausefalle«. – Erhöhte Blutmenge in der Milz + Vermehrung der speichernden Retikulumzellen + Leukozyten (evtl. auch andere Blutzellen, s. unten) → *entzündliche Milzschwellung*. Wird oft als »septische Milz« bezeichnet, an sich nicht richtig, denn bei perakuter Sepsis reagiert die Milz nicht. – Akut entzündliche Milzschwellung: groß, weich, zerfließlich, trüb.

Merke: Keine entzündliche Milzschwellung bei entzündlichen Prozessen in der freien Bauchhöhle (Peritonitis), weil das Omentum majus mit seinen vielen Histiozyten der Milz vorgeschaltet ist.

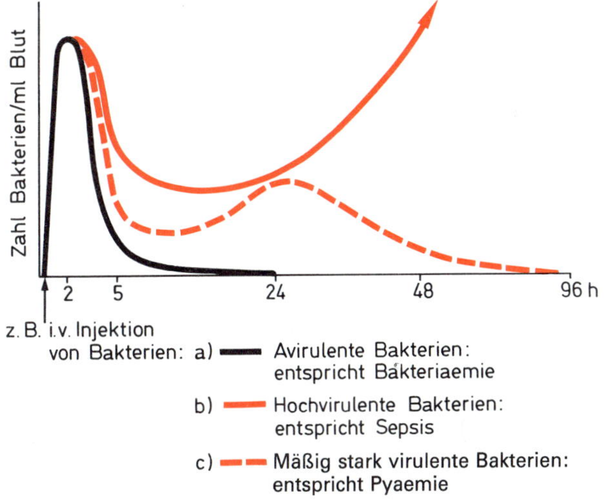

Abb. **84** Virulenz der Erreger und Bakterienklärung aus Blut

Unterscheide vom entzündlichen »Milztumor« den spodogenen »Milztumor« bei hämolytischen Anämien durch verstärkten Erythrozytenabbau (auch durch Phagozytose in der Milz!). »Tumor« (alter Ausdruck) = Schwellung.

Phagozytose von Bakterien (vgl. auch Abb. 85):

1. Phase: Bakterien haften am Phagozyten nach Opsonisation mit IgG und C 3 (s. unten).

2. Phase: Aufnahme = Einverleibung, Umhüllung der Erreger durch Pseudopodien des Phagozyten (Abb. 85 a, b) → Fusion der Pseudopodien → phagozytäre Vakuole = Phagosom. Prozeß energieabhängig: starker Glukoseverbrauch → Energiegewinn; Fett- und Phospholipoidumsatz erhöht → neue Membranen gebildet.

3. Phase (Abb. 85 c): Intrazelluläre Verdauung: Primäre Lysosomen wandern an phagozytäre Vakuole → Fusion der Granulamembran mit Vakuolenmembran und Entleerung der lysosomalen Enzyme in Phagosomen → Phagolysosomen (= sekundäre Lysosomen) → Enzyme werden frei → Bakterien in einigen Minuten zerstört: Pneumokokken, Streptokokken, Staphylokokken usw. → Restvakuole. Dabei vermehrter Sauerstoffverbrauch der Zelle und vermehrte Aktivität des Hexosemonophosphat-Shunts mit Bildung von H_2O_2.

Lysosomen besitzen zahlreiche Enzyme (ca. 20 bekannt) → Degradation und Lyse von Bakterien, Fremdkörpern, degenerierten oder toten eigenen Gewebszellen (einschl. Lyse von Neutrophilen selbst).

Phagozytose erleichtert durch: Opsonisation und Oberflächenphagozytose.

Opsonine: Stoffe, die sich um Bakterien legen → machen sie den Phagen schmackhafter (= »Senf auf Wurst«). Verändern die für Phagozytose zu schlüpfrige Bakterienoberfläche. Als Opsonine wirken: Komplementfragmente und Antikörper.

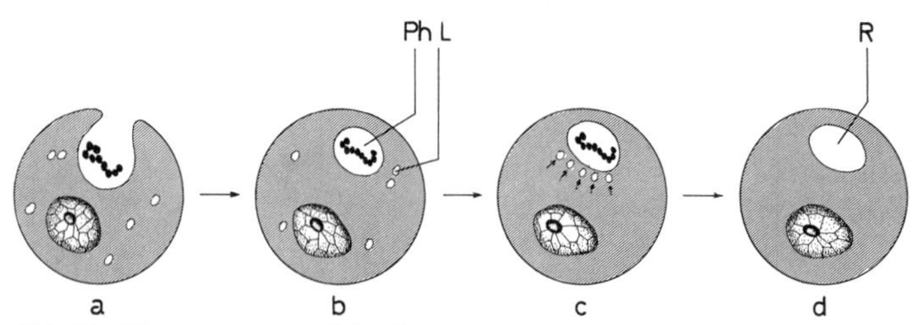

Abb. **85** Phagozytose von Bakterien
a = protoplasmatische Umhüllung der Bakterien → b = völlige Abkapselung = Phagosomenbildung (Ph), L = Lysosomen → c = Lysosomen treten zum Phagosom (→ Phagolysosom) und lösen Bakterien auf → d = Restvakuole (R)

Oberflächenphagozytose = rein mechanischer Weg, die Schlüpfrigkeit der Partikel zu überwinden: Phagozyt drängt verfolgten Partikel gegen Widerstand (z. B. Fibrinstreifen, andere Zellwand) → Phagozytose.

Schicksal der aufgenommenen Partikel (Bakterien): hängt u. a. vom Zustand der Immunisierung ab.

a) Körper gewinnt → Abbau und Verdauung der Bakterien. Bei: Neutrophile können lebende Staphylokokken in 1 Std. verdauen.

b) Aggressor gewinnt → Bakterien wehren sich und können sich in Neutrophilen vermehren (hier vor weiterer Opsonisation geschützt) → Töten des Phagozyten, z. B. mittels Streptolysin: Granulamembran gelöst → alle Enzyme frei → Autolyse → Zellnekrose. Analog bei Staphylokokken: Leukozidin. Neutrophile können Tuberkelbakterien, Bruzellen und Listerien nur phagozytieren, aber nicht töten. Erreger werden frei → von Makrophagen beseitigt.

c) Gleichgewicht zwischen Körper und Bakterium = mittelgute Immunisierung. Phagozytierte Bakterien vegetieren lange Zeit im Makrophagen. Bei: Chronische Tuberkulose. Auch Partikel (Kohle etc.) verbleiben sehr lange im Makrophagen.

❷ Antigenverarbeitung durch RHS (s. S. 218)

❸ Bildung von Retikulinfasern

Retikulin = Gitterfasern = argentophile Fasern als engmaschiges Gerüstwerk um Leberzellen, in Lymphknoten, Wänden der Milzsinus etc. Retikulinfasern sind im RHS nicht obligat; Mikroglia, Makrophagen von Omentum und serösen Häuten besitzen keine Retikulinfasern.

❹ Blutmauserung

Erythrozytenabbau in den Milzsinus, verstärkt bei hämolytischer Anämie. Erythrophagie nur unter pathologischen Verhältnissen zu beobachten (Rindfleischzellen beim Typhus). Hämoglobin im RHS abgebaut in Bilirubin, Fe und Globin.

❺ Lipid- und Eisenspeicherung

Vo: Fe-Speicherung normalerweise im Knochenmark.
Lipidspeicherung: M. Gaucher, M. Niemann-Pick

4. Zellen der Entzündung

A. Frühphase der zellulären Reaktion

Neutrophile (polynukleäre) Leukozyten = Mikrophagen

> Merke: Spricht der Pathologe schlechthin von Leukozyten, so meint er die polynukleären. 10–12 μm groß, erste Zelle im Entzündungsfeld = neutrophile Kampfphase.

Mobil durch Pseudopodien. Margination → Emigration (s. S. 270): Bildet Wespentaille (Abb. 101).

Phagozytose von Partikeln bis ca. 5–6 μm = Mikrophagen.

Verdauung mittels lysosomaler Enzyme in Granula (0,2 μm):

a) 10–20% azurophile Granula = primäre Lysosomen, enthalten saure Phosphatase usw.

b) 80–90% spezifische neutrophile Granula mit alkalischer Phosphatase und antibakteriellen Proteinen.

Beide Granulatypen fusionieren mit und entleeren ihren Inhalt in Phagosomen → Phagolysosomen. Phagozytose → Granulaverlust.

Bilden Kollagenase.

Eiterbildung.

> Merke: Eiter = verfettete (gelbe!), zerfallende Neutrophile + Gewebsdetritus.

Reaktion auf Chemotaxis (s. S. 273).

Lebensdauer der segmentierten Leukozyten 2–3 Tage, also kurzlebig im Vergleich zu Makrophagen.

Halbwertszeit im Knochenmark: ca. 3 Tage, im peripheren Blut ca. 6 Std. Nachschub aus Blut und Knochenmark, verlassen den Körper normalerweise überwiegend durch Darm. Aufgabe der polynukleären Leukozyten: Phagozytose der Bakterien → Auflösung mittels proteolytischer Fermente; Auflösung von Fibrin und nekrotischem Gewebe.

Leukozytenaktion meist in alkalischem Milieu; in der durch anaerobe Glykolyse sauer gewordenen Umgebung → Auftreten von Makrophagen.

Klinisch wichtige leukozytengebundene Symptome der Entzündung s. S. 217.

Leukozytendysfunktionen

a) Progressive septische Granulomatose des Kindesalters

Sy: Rezidivierende, multiple Infekte bei Kindern (Haut, Lymphknoten, Respirationstrakt usw.) trotz intakter Immunabwehr.

mi: Tiefe abszedierende Entzündungsherde und tuberkuloide Granulome (s. S. 298).

Pg: Leukozytärer Enzymdefekt: NADH-Oxydase (oder Dehydrogenase) → keine oder ungenügende H_2O_2-Bildung → Intrazelluläre Abwehr gegenüber gewissen Erregern fehlt → Leukozyten transportieren Erreger in alle Organe → Granulombildung wie bei anderen intrazellulär nicht verdaubaren Erregern (Tbc usw.).

Ae: Meist für Normalmenschen ungefährliche Saprophyten! (Streptokokken, Staphylokokken u. a. nicht, da sie die fehlende Oxydase selbst liefern!).

b) Angeborenes *Chediak-Higashi-Syndrom:* Abnorme lysosomale Funktion, abnorme Granula: Große zytoplasmatische Vakuolen. Lebensdauer der Neutrophilen verkürzt → neutrophile Leukopenie → Infektanfälligkeit → progressive letale Erkrankung (Tod an Sepsis).

c) Angeborenes *»Lazy leukocyte syndrome«:* Chemotaxis (s. S. 273) und Mobilisation aus Knochenmarksspeicher gestört. Kinder haben gehäuft Infekte.

d) Erworben: *Renale und diabetische Azidose* → Leukozytendysfunktion (Natur unbekannt) → gehäuft Infekte.

Thrombozyten

Durchmesser ca. 3 μm, kein Kern; gebildet aus Megakaryozyt. Dichte, von Membran umgebene Granula = Lysosomen.

Freisetzung von Histamin und Serotonin (s. S. 232/3, Abb. 87).

Aufgabe bei Blutgerinnung s. S. 190

Können u. U. phagozytieren. Spielen jedenfalls bei »Clearing« von Bakterien und Kohlepartikeln eine Rolle.

Basophile Granulozyten

10–12 μm groß; mobil (weniger rasch als Neutrophiler).

Kleben am Endothel und Emigration (wie Neutrophiler).

Grobe basophile Granula: Enthalten Heparin, Histamin (Serotonin?). Degranulierung durch AG-AK-Komplexe und Komplementfragmente (Anaphylatoxin) → Freisetzung von Histamin (s. S. 232) und IgE (s. S. 256).

Sessiler Bruder im Gewebe = *Mastzelle:* Stammt aus Knochenmark, liegt mehrheitlich schon vor Entzündungsbeginn in Geweben.

B. Spätphase der zellulären Reaktion

Makrophagen

Metschnikoff = *Histiozyten.* Vor Auswanderung oder Phagozytose = **Monozyten.**

Wichtige Rolle in Spätphase der Abwehr = **Monozytäre Kampfphase.**

Größte mononukleäre Entzündungszelle: 12–18 μm.

Wenige azurophile Granula = primäre Lysosomen, nierenförmiger Kern.

Mobil (weniger rasch als Neutrophiler), bilden Pseudopodien, Emigration zusammen mit Neutrophilen,

Chemotaxis: Langsamer als Neutrophile.

Langlebig (viel länger als Neutrophile → beherrschen Entzündungsfeld in Spätphase).

Monozyten stammen größtenteils aus Knochenmark (myeloische Reihe), daneben treten auch Zellen des RHS (Milz, Lymphknoten) als Monozyten in das Blut über → Austritt in Gewebe → *Histiozyt:* Zellvergrößerung, Vermehrung von Lysosomen, Mitochondrien, Vergrößerung der Golgi-Felder → Phagozytose: Im Gegensatz zu Mikrophagen phagozytieren sie größere Partikel (über 6 μm), also nicht nur Bakterien, sondern auch ganze Zellen (z. B. Erythrozyten), deshalb »Makrophagen«; besitzen Rezeptoren für IgG und C 3 (s. Opsonisation S. 222). Bei Phagozytose → sekundäre Lysosomen.

Phagozytieren resistentere Bakterien, die Neutrophiler nicht bewältigt (z. B. Tuberkelbakterien) = wichtigste Abwehr bei Tuberkulose und anderen Infekten mit Granulombildung (s. S. 291).

Name je nach Phagozytosefunktion:

Lipophag, Fettkörnchenzellen des Gehirns, Hämosiderophag, Staubzellen (s. S. 293), Klasmatozyt, Epitheloidzellen (s. S. 297).

Durch Konfluenz → mehrkernige Riesenzellen (Abb. 86), Maximum am 15. Tag: Langhans-Riesenzelle bei Tbk, Fremdkörper-Riesenzelle usw.

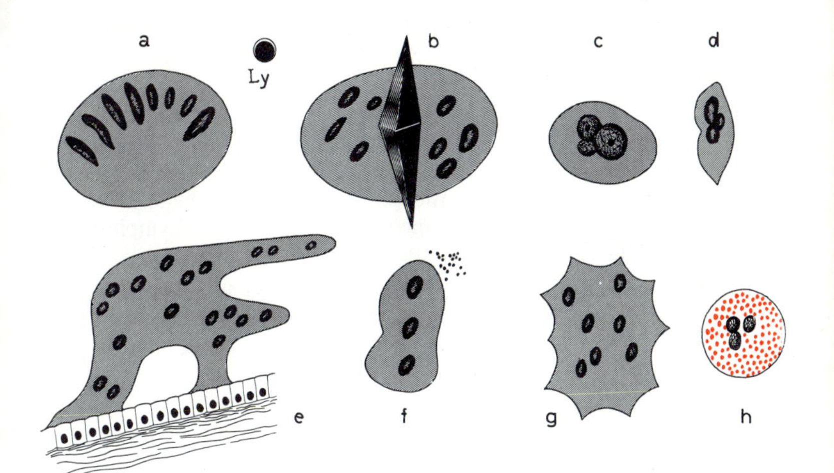

Abb. **86** Riesenzelltypen
a = Langhans-Riesenzelle bei Tuberkulose zum Vergleich daneben Lymphozyt (Ly), b = Fremdkörperriesenzelle um Kristall, c = Sternberg-Riesenzelle bei Lymphoma malignum Hodgkin, d = unspezifische Tumorriesenzelle, e = Synzytiumzelle der Plazentarzotten, darunter Langhans-Schicht, f = Megakaryozyt, g = Riesenzelle bei Epulis, Osteoklastom, xanthomatösem Riesenzelltumor der Sehnenscheide, ähnliche Formen im Lymphapparat bei Masern, h = Touton-Riesenzelle bei Xanthelasma

Monozyt (→ Histiozyt) kann sich in proliferativer Phase in Fibroblast umwandeln.

Hat Beziehung zum RHS (s. S. 218) und wichtige Funktion bei Immunabwehr (s. S. 234).

Eosinophiler Granulozyt

Größe: 10–12 μm.

Granula größer als Neutrophilengranula, intensiv eosinophil (= Lysosomen), enthalten Kristalle (nur im EM sichtbar). Gleicher Enzymbestand wie Neutrophile, aber keine antibakteriellen Enzyme (Lysozym, Phagozytin). Zerfall der Eosinophilen → Charcot-Leyden-Kristalle (bei Asthma bronchiale im Sputum: Klinische Diagnose!).

Mobil, ebenso schnell wie Neutrophiler, antwortet auf Chemotaxis.

Phagozytose schwächer als Neutrophiler.

Funktion noch weitgehend unbekannt: Verarbeiten AG für AK-Synthese?

Vo: a) Physiologisch im Magen-Darm-Trakt, vor allem Appendix.

b) Bei Allergie auf parenteral gespritztes Eiweiß.

c) Bei hyperergischen Reaktionen: Asthma bronchiale usw.

d) Bluteosinophilie bei: allergischen Erkrankungen: Asthma, Heufieber usw., bei bestimmten Zoonosen = durch Tiere erzeugte Krankheiten (Eosinophilie bei Askaridenbefall), Dermatosen (z. B. Psoriasis), malignen Lymphomen: Lymphoma malignum Hodgkin.

Eosinopenie bei: Typhus, Bang (bei Heilung Wiederauftreten der Eosinophilen = »Morgenröte der Genesung«).

Lymphozyten und Plasmazellen (s. S. 236 ff)

Fibroblast-Fibrozyt

Herkunft des Fibroblasten

a) Fibrozyt → Fibroblast → Teilung → Fibroblast → Fibrozyt.

b) Retikulumzelle (z. B. Leber) → Fibroblast.

c) Blutmonozyt → Gewebe → Histiozyt → (→ Makrophag) → Fibroblast.

d) Adventitiazelle → Histiozyt → Fibroblast (c und d noch umstritten).

Im Ablauf der Entzündung tritt der Fibroblast relativ spät in Funktion, z. B. als Bestandteil eines Organisationsgewebes. Bei Ausbildung des Narbengewebes entscheidend: Kollagene Fasern gebildet.

5. Unspezifische biochemische Abwehr

a) Sekrete

Wirken durch mechanische Bindung von Partikeln → Abtransport durch Zilien usw; Gehalt an antimikrobiellen Stoffen:

Lysozym = Muramidase → spaltet Muraminsäure = Bestandteil der Bakterienwand → Bakteriolyse.

Vo: Sekrete: Liquor, Schweiß; Leukozyten (Lysozymurie bei myelomonozytärer Leukämie), Alveolarmakrophagen (Lysozym kann Tuberkelbakterien lysieren).

Beta-Lysin: s. unten.

Mukoproteine: Binden Neuraminidase-positive Viren (Myxoviren) → Verhinderung der Virusadsorption an Epithelien.

b) Blut

Beta-Lysin = Bakterizides Protein → grampos. Erreger.

Basische Polypeptide = Bakteriostatische und/oder bakterizide Stoffe aus Leukozyten.

Phagozytin = Bakterizides Globulin aus Neutrophilen.

Interferon: s. S. 318

Properdin = Serumglobulin → ohne Beteiligung von Antikörpern Komplementsystem aktiviert → Abtötung von gramneg. Bakterien.

Komplement, Kallikrein-Kinin, Blutgerinnung, Plasmin.

Fibrinausschwitzung

Entzündliche Exsudation: (s. S. 269) → Fibrinogen in Gewebe → Fibrin → Abkapselung und Begrenzung des entzündlichen Prozesses: Ausbreitung der die Entzündung bedingenden Schädlichkeit verhindert (Lymphbahnen durch Fibrin blockiert) = Fibrinbarriere.

Exp: Injektion von Evans-Blue → dieses viel konzentrierter innerhalb der Fibrinbarriere als außerhalb. Harnstoff löst Fibrinbarriere → Entzündungen verlaufen beim Urämiker besonders ungünstig.

Abbau des Fibrins: Extra- und intrazellulär aufgelöst, Fibrin wird durch Pseudopodien in Leukozyten aufgenommen = Phagozytose (Abb. 85, S. 222). Leukozytengranula aktiv beteiligt (Lysosomenfermente).

Endogene Entzündungsmediatoren

Df: Mittlersubstanzen aus Blutplasma oder Gewebe (Tab. 15), die akute und z. T. chronische Entzündung hervorrufen. Die Mediatorsysteme beeinflussen sich gegenseitig (Abb. 87) und werden durch Antagonisten kontrolliert.

Fo: Wirken als
– Permeabilitätsfaktoren:
Vasodilatation (terminales Gefäßbett, vor allem Venulen) → Gefäß-Permeabilitätssteigerung, Kleben von Neutrophilen an Gefäßwand, Schmerz, Kontraktion der glatten Muskulatur (kontraktile Elemente von Endothelzellen), u. U. Blutdruckabfall → (anaphylaktischer) Schock.
Allgemein: Abhängig von Stoff, Dosis und Spezies.

– Chemotaktische Faktoren (Leukotaxine):
Locken Entzündungszellen (Neutrophile, Monozyten usw.) an.

Tabelle 15 **Klassifikation der chemischen Entzündungsmediatoren**

Herkunft	Mediatorsystem bzw. Hauptgruppe	Mediator
1. Blutplasma	1.1. Kallikrein-Kinin-System	Bradykinin
	1.2. Komplementsystem (mit Properdin)	C3a-Fragment C5a-Fragment C5b67-Komplex
	1.3. Blutgerinnungssystem	Fibrinopeptide
	1.4. Plasminsystem	Fibrinderivate
2. Gewebe	2.1. Vasoaktive Amine	Histamin Serotonin
	2.2. Saure Lipide	Prostaglandine Slow-reacting substance of anaphylaxis (SRS-A)
	2.3. Lysosomale Komponenten	Kationische Proteine Proteasen
	2.4. Lymphozytenprodukte	Lymphokine, Lymphknoten-Permeabilitätsfaktor
	2.5. andere	Alterierte Gewebsproteine, Kollagen

– Andere Wirkungen auf Entzündungszellen (s. Lymphokine S. 234).

1. Entzündungsmediatoren aus Blutplasma

Kallikrein-Kinin-System

Vo: Als inaktive Polypeptide in Blutplasma (Kallikreinogen, Kininogen).

Kininogen (Alpha$_2$-Globulin) aktiviert durch Kallikrein (s. Abb. 87), Trypsin und Schlangengifte.

Bradykinine (Nonapeptid): 15mal aktiver als Histamin.

Kallidin (Dekapeptid): → Lysyl-Bradykinin.

Anaphylatoxine: Komplementfragmente; Histaminliberatoren.

Komplementsystem (s. a. S. 248)

Vo: Inaktive Vorstufen im Blut. Aktiviert durch a) spezifisch: AG-AK, b) unspezifisch: z. B. Properdin (s. S. 250).

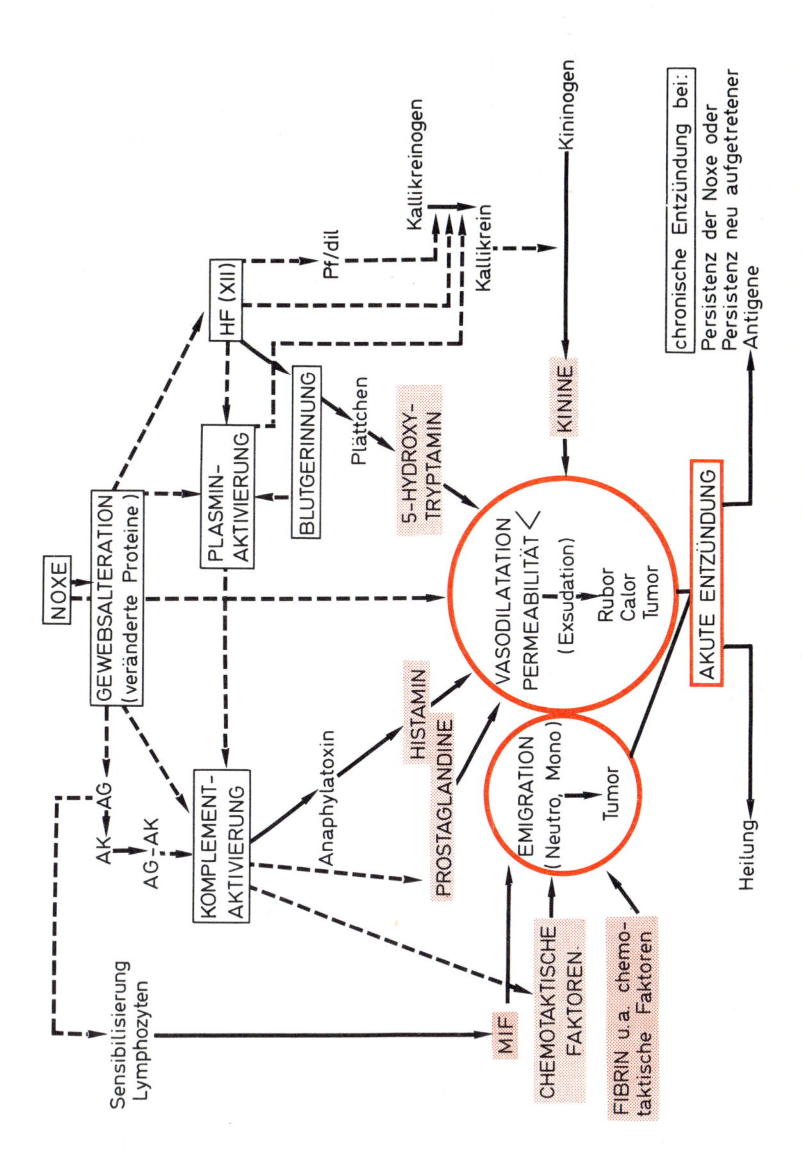

Abb. **87** Mediatoren bei Entzündung

Bei Komplementaktivierung entstehen entzündungsfördernde Spaltprodukte:
– *Anaphylatoxine:* (C'3a, C'5a) bewirken Mastzelldegranulation und Histaminfreisetzung (s. unten)

– *Chemotaktische Faktoren:* C'3a, C'5a, $C\overline{5b67}$

– *Immunadhärenz und Opsonisation:* $C\overline{4b2a}$, $C\overline{4b2a3b}$

Blutgerinnungssystem

Hageman-Faktor (HF)

Vo: Als inaktive Vorstufe (F XII) im Blutplasma. Aktivierung (→ F XIIa) z. B. durch Kontakt mit Glas oder Kollagen.

F XIIa hat Schlüsselposition (Abb. 87) und aktiviert:

- a) F XI → Blutgerinnung
  Fibrinopeptide (durch Thrombin aus Fibrinogen abgespalten) steigern Gefäß-Permeabilität und wirken chemotaktisch auf Neutrophile.
- b) Plasminsystem → Fibrinolyse (s. unten)
- c) Kallikrein [direkt oder über Permeabilitätsfaktor (Pf/dil)] → *Kinine* (s. oben und Abb. 87).

Plasminsystem

Plasmin

Vo: Plasminogen = inaktive Vorstufe im Blutplasma. Aktiviert durch Strepto-, Staphylokinase, alteriertes Gewebe (s. Alteration), AG-AK-Komplexe, Hageman-Faktor.

Fo: – Fibrinolyse: *fibrinolytische Produkte* steigern Gefäßpermeabilität und sind chemotaktisch.
– Aktivierung von Kallikreinogen (Abb. 87)
– Aktivierung des Komplementsystems (über C'1 oder C'3) (Abb. 87).

Kallikrein, F XIIa, Pf/dil und Plasmin sind proteolytische Enzyme.

2. Entzündungsmediatoren aus Gewebe

Vasoaktive Amine

Histamin

Vo: Granula der Mastzellen, Parietalzellen des Magens.

Fo: Vasodilatation, Gefäßpermeabilität erhöht, Kontraktion der glatten Muskulatur. Sofort bis höchstens 30 Min.

Histaminliberatoren:

a) Unspezifische Faktoren: Trauma, Toxine, Toluidinblau, basische Polypeptide, Proteasen, lysosomales Leukozytenprotein, Prostaglandin E.

b) Immunologische Faktoren:

   α) Allergen nach IgE-Sensibilisierung der Mastzellen (s. S. 256).

   β) AG-AK-Reaktion mit Bildung von Anaphylatoxinen (= H-Liberatoren) aus Komplementfragmenten.

Histamin-Antagonisten: Antihistaminika.

Serotonin = 5-Hydroxytryptamin

Vo: Thrombozyten (Ausschüttung bei Plättchenaggregation), enterochromaffine Zellen des Darmes, Gehirn (Mensch), Mastzellen (Ratte, Maus).

Fo: Vasokonstriktion (niedrige Dosen), Vasodilatation (hohe Dosen).

Entzündungs-Mediator-Funktion bei Ratte und Maus bewiesen, bei Mensch fraglich.

Antagonist: Lysergsäurediäthylamid (LSD).

Saure Lipide

Prostaglandine

Vo: In allen Geweben. Bei Entzündung durch Neutrophile während Phagozytose freigesetzt, aktiviert durch Komplement (Abb. 87).

Fo: Prostaglandin E → Steigerung der Gefäßpermeabilität (wahrscheinlich Phase 3.; s. S. 269) und Chemotaxis.
Prostaglandin F → Antagonist von Prostaglandin E.

SRS-A

(Slow-Reacting Substance A), wird gebildet, wenn sensibilisiertes Lungengewebe bei Anwesenheit von Neutrophilen mit Antigen perfundiert wird.

Fo: Wirkt langsamer und prolongierter als Histamin.

Lysosomale Komponenten

Kationische Proteine und **Proteasen** aus Lysosomen von Neutrophilen, Monozyten und Blutplättchen.

Werden frei durch Schädigung der Lysosomenmembran oder Zelltod.

Fo: Erhöhte Gefäßpermeabilität, Chemotaxis.

Lymphokine

Vo: Von sensibilisierten T-Lymphozyten sezernierte lösliche Stoffe mit Mediatorfunktion für zelluläre (verzögerte) Immunität (s. S. 258 und Tab. 20).

Fo: s. Tab. 20, S. 250

Lymphknoten-Permeabilitätsfaktor = Extrakt aus Lymphknoten, wirkt als Permeabilitätsfaktor.

Andere Entzündungs-Mediatoren

Bei: *Alterierte Proteine* und *Kollagen* der initialen Gewebsalteration.

Spezifische Immunabwehr – Fremderkennung

Immunabwehr setzt ein beim Auftreten fremder Antigene (***AG***).

Df: **Antigen (*AG*)** = zellgebundene oder frei lösliche molekulare (MG > 3600) Verbindungen mit determinanten Gruppen = rigide (fixierte) Molekulargruppen → vom Organismus als »fremd« empfunden → Auslösung einer Immunantwort (T- und/oder B-Lymphozytensystem: Stimulation *oder* Toleranz = spezifische Reaktionslosigkeit). Abhängig von Fremdartigkeit im Vergleich zu körpereigenen Molekülen, Stoffklasse (Antigenität: Proteine > Nukleinsäuren, Kohlenhydrate > Lipide), Rigidität der Molekularstruktur, enzymatischer Abbau im RHS!

Haptene = niedermolekulare Stoffe, funktionell einer determinanten Gruppe entsprechend → reagieren mit spezifischen AK. Lösen Antikörper (AK)-Bildung aber nur aus, wenn an einen Träger gebunden. Bei: Medikamente (= Hapten) an Albumin oder Zellen (= Träger) gebunden.

Immunität = Fähigkeit des Organismus, Infektionen mit fremden Erregern oder fremdem Material zu widerstehen und zu beseitigen. Bewirkt durch angeborene unspezifische Abwehr (s. S. 217 f) und erworbene spezifische Immunabwehr.

Allergie = Hypersensitivität = veränderte Reaktivität von Geweben gegen spezifische Substanzen, d. h. eine Reaktivität, die sich von jener unterscheidet, die das gleiche Individuum bei Erstkontakt gegen diese spezifischen Substanzen zeigte.

Bei: Richet (1902): Hunde werden bei mehrmaligem Kontakt mit Nesseltieren gegen diese vermehrt empfindlich.

Arthus (1903): Allergische Reaktion vom Soforttyp nach Zweitinjektion selbst geringster Mengen von Pferdeserum.

Unterscheide davon *nicht-immunologisch bedingte Überempfindlichkeitsreaktionen:*

Idiosynkrasie: Nicht-immunologisch bedingte Überempfindlichkeit gegen Medikamente bei Erstkontakt ohne vorhergehende Sensibilisierung. Bedingt durch angeborenen oder erworbenen (Leber-, Niereninsuffizienz) Abbaudefekt.

Vo: Bepinseln der Tonsillen mit Kokain (sehr selten).

Shwartzman-Sanarelli-Reaktion: Überempfindlichkeit wie vom Soforttyp, wahrscheinlich toxisch bedingt.

Shwartzman (1928): S.-typhi-Filtrat → Kaninchen intrakutan (*präparatorische* Injektion) → 2. Injektion nach 24 Std. (*provozierende* Injektion) → hämorrhagisch-nekrotisierende Lokalreaktion.

Sanarelli (1924): Cholera- oder Typhusbakterien → in Bauchöhle oder i. v. → 2. Injektion nach 24 Std. i. v. → generalisierte Reaktion.

Meningokokkensepsis (Waterhouse-Friderichsen-Syndrom):

Hämorrhagische Nebennierenrindennekrose, bilaterale Nierenrindennekrose durch generalisierte intravasale Gerinnung → Verbrauchskoagulopathie. Ähnlich, aber ohne Organnekrosen: Viele andere Schockformen.

Pg: Präparatorische Stoffe: Endotoxin von gramnegativen und einigen grampositiven Bakterien. Gravidität, RHS-Blockade. Andere Lipopolysaccharide, Tuberkulin, Vacciniavirus.

Provozierende Stoffe: Endotoxin, aber auch Antigen im sensibilisierten Tier, Antigen-Antikörper-Komplexe.

Voraussetzungen:

a) Neutrophile Leukozyten müssen vorhanden sein. Lysosomale Enzyme = Schlüsselstellung (Agranulozytose → Ausbleiben der Reaktion).

b) RHS muß geschädigt sein: Blockade → Phagozytose von schädigenden Substanzen eingeschränkt.

c) Gerinnungssystem muß intakt sein. Aktivierung der Blutkoagulation → lokale oder generalisierte Gerinnung → Hämorrhagien, Verbrauchskoagulopathie.

Wahrscheinliche pathogenetische Kette:

1. präparatorische Injektion → Ansammlung von Leukozyten und Makrophagen + Schädigung von RHS und neutrophilen Leukozyten → Freisetzung von lysosomalen Fermenten = Leukozytendegranulation, Thrombozytenansammlung, evtl. Hämorrhagien → Maximum 18–24 Std. (hohe Dosen: bereits typisches Bild einer Shwartzman-Sanarelli-Reaktion!) → 2. Injektion in diesem Zeitpunkt → massive Leukozytendegranulation + Aktivierung lysosomaler Proteasen → Gewebsschädigung mit Nekrose + Aktivierung des Gerinnungs- und Komplementsystems → generalisierte intravasale Gerinnung → hämorrhagische Nekrose. – Bei gleichzeitig bestehender Immunisierung gegen Endotoxin oder andere Antigene → Verstärkung und Beschleunigung.

Immunbiologische Grundlagen

Aufgabe des Immunsystems

Spezifischer Schutz des Körpers gegen fremde krankheitserregende Eindringlinge, wie Bakterien, Viren, Parasiten, oder gegen alterierte Zellen (z. B. viral oder maligne transformierte Zellen, künstlich transplantierte Zellen).

Der Schutz resultiert aus:

1. Toleranz der eigenen Antigene und *selektive Erkennung fremder Antigene →*
2. *Rekrutierung und Aktivierung spezifischer Lymphozyten →*
3. *Elimination* der fremden Antigene durch Lymphozyten-vermittelte *Effektormechanismen* in Kooperation mit unspezifischen humoralen (z. B. Komplement-, Properdin- und Gerinnungssystem) und zellulären Abwehrmechanismen (Phagozytose) und
4. Ausbildung eines *immunologischen Gedächtnisses* zur Aufrechterhaltung immunologischer Barrieren gegen wiederholtes Auftreten desselben Antigens.

> Merke: Träger der immunologischen Spezifität sind die Lymphozyten, ihr Werkzeug sind vor allem Lymphozytenmediatoren und die Mechanismen der unspezifischen Entzündung.

Die Reaktion des Immunsystems kann sich in ❸ Formen äußern:

❶ Immunität

Df: Physiologische (normergische) Reaktion → spezifischer Schutz vor Re-Infektion, meist ohne klinische oder immunpathologisch faßbare Erkrankung

❷ Allergie oder Hypersensitivität

Df: Überschießende (hyperergische) immunologische Reaktion im sensibilisierten Organismus mit klinischen und immunpathologischen Krankheitssymptomen.

❸ Immundefizienz

Df: Erworbener oder angeborener Defekt der spezifischen immunologischen Reaktion (hypo- oder anergische Reaktion) → Schaden durch pathogene oder normalerweise harmlose Erreger (sog. opportunistische Infektionen, z. B. Candida albicans). Infektion mit nicht-zytopathogenen Erregern → chronisches Trägertum (*Bei:* HBsAg-Träger, s. Bd. II, S. 456).

Funktioneller Aufbau des Immunsystems

Funktionell gegliedert in 2 Lymphozytensysteme:

> Merke: 1. B-Lymphozytensystem: Reifung im Knochenmark (B für bone marrow, bez. Bursa Fabricii bei Vögeln) = knochenmarkabhängiges System.
> 2. T-Lymphozytensystem: Vorläufer entstehen im Knochenmark, aber reifen im Thymus (= T) = thymusabhängiges System.

Das System hat ❸ Möglichkeiten der spezifischen immunologischen Reaktion:

❶ Humorale (= B-Lymphozyten, bzw. AK-vermittelte) Immunreaktionen

Immunität, bzw. Allergie oder Hypersensitivität vom Sofort-Typ: B-Lymphozyten erkennen und reagieren mit AG → Proliferation dieser AG-spezifischen B-Lymphozyten → Differenzierung zu Plasmazellen und Bildung spezifischer AK gegen das auslösende AG (= knochenmarks-abhängiges AG). – AK vermittelte Effektormechanismen (s. S. 235).

> Merke: Für die Stimulation der B-Lymphozyten ist in den meisten Fällen auch die Kooperation von T-Helfer-Zellen notwendig, d. h. die meisten AK-vermittelten Immunreaktionen sind B- und T-abhängig.

❷ Zelluläre (T-Lymphozyten-vermittelte) Immunreaktionen

Immunität, bzw. Allergie oder Hypersensitivität vom verzögerten Typ: Reaktion von T-Lymphozyten mit AG → Proliferation der spezifischen T-Lymphozyten → direkter Angriff des AG und/oder Sekretion von T-Lymphozyten-Mediatoren mit sekundärer Aktivierung der unspezifischen Abwehr.

❸ Immuntoleranz

Spezifische Reaktionslosigkeit von B- und/oder T-Lymphozyten gegenüber AG. Physiologisch: Reaktionslosigkeit gegenüber körpereigenen AG; pathologisch: Auto-Immunität = Zusammenbruch der Eigentoleranz (s. S. 261).

Differenzierung der Lymphozytensysteme

T- und B-Lymphozyten durchlaufen verschiedene, funktionell unterschiedliche Proliferations- und Differenzierungsphasen in anatomisch spezialisierten Regionen entsprechend Tab. 16.

1. AG-unabhängige Differenzierung von Stammzellen

Im spezifischen Milieu der zentralen lymphoiden Organe (Knochenmark, bzw. Thymus) Programmierung einer pluripotenten Knochenmarks-Stammzelle (immunologisch inkompetent) → Stammzelle des T- oder B-Systems (immunologisch kompetent für ein spezifisches AG, aber noch »unbeschrieben« durch AG).

B-System: Die pluripotente Knochenmarks-Stammzelle teilt und differenziert sich im Knochenmark zu einer Prä-B-Stammzelle (intrazytoplasmatisches IgM) und dann zum immunkompetenten (»reifen«) B-Lymphozyten → Ausschwemmung in Blut und periphere lymphoide Organe als kleiner (»ruhender«) Lymphozyt. Dem Wesen nach = langlebige determinierte Stammzelle, welche durch passendes AG selektioniert und zur Bildung eines *Klons* identischer Tochter- und Enkelzellen induziert wird *(klonale Selektion und Expansion)*. Als AG-Rezeptoren wirken Oberflächen-Immunglobuline (vom selben Typ wie später von den abgeleiteten Plasmazellen sezerniert). Weitere Eigenschaften s. Tab. 17.

T-System: Pluripotente Knochenmarks-Stammzelle, teilt und differenziert sich im Knochenmark zu einem Prä-T-Lymphozyten → Blut → Thymusrinde → Teilung und Differenzierung unter dem Einfluß des retikulären Thymusepithels (Thymushormon[e]) → immunkompetenter (»reifer«) T-Lymphozyt (vgl. Bd. II, S. 265) → Zirkulation als kleiner (»ruhender«) Lymphozyt = langlebige determinierte Stamm-

Tabelle 16 **Differenzierung des Lymphozytensystems**

Phasen der Lymphozytendifferenzierung	**Ort**	**Funktion**
Hämatopoetische Stammzelle ↓	**Zentrale Organe** Knochenmark ↙ ↘	Stammzellenreservoir
1. AG – unabhängige Stammzellproliferation ↓	*B* Knochenmark · *T* Thymus	Bildung AG – determinierter Stammzellen = immunkompetente Lymphozyten
2. Zirkulation und Besiedelung peripherer Organe ↓	**Periphere Organe**	Strategische Verteilung immunkompetenter Lymphozyten
3. AG – abhängige Lymphozytenproliferation: → Primärantwort; 6) Sekundärantwort ↑ 5) Memoryphase ↑	B-Areale · T-Areale	Klonale Selektion ↓ Klonale Expansion ↓ Differenzierung in Effektor- und Gedächtniszellen
4. Effektorphase	Am Ort des Antigens	Elimination von AG durch Effektormechanismen des B- und/oder T-Systems

zelle für ein spezifisches AG. AG-Rezeptoren ungeklärter Konfiguration an der Oberfläche (immunglobulinähnlich?). Weitere Eigenschaften s. Tab. 17.

2. Lymphozytenzirkulation

Reife immunkompetente Lymphozyten aus beiden Zentralorganen → zirkulierender Lymphozyten-Pool (Blut, Lymphe) → Lymphknoten, Milz, Peyer-Plaques, Tonsillen:

a) *B-Lymphozyten:* Geringe Zirkulationstendenz, rasch seßhaft in Primär- und Sekundärfollikeln der subkapsulären Zone der Lymphknoten und Follikel der Milz. Plasmazellen vor allem in Marksträngen des Lymphknotens und perifollikulärer Milzpulpa (sog. knochenmarksabhängige Areale, Abb. 88).

Tabelle 17 **Wichtigste Eigenschaften des reifen, immunkompetenten Lymphozyten**

	B	T
Verteilung		
Blut	15 %	85 %
Ductus thoracicus	10 %	90 %
Lymphknoten	25 %	75 %
Milz	50 %	50 %
Diagnostische Merkmale		
Oberflächen – Immunglobuline	+	–
Rezeptoren für		
– Schaferythrozyten	–	+
– Mauserythrozyten	+	–
– Komplement (C3)	+	– (+)
– Fc-Fragment von IgG	+	– (+)
Saure Phosphatase	–	+
In-vitro-Stimulierbarkeit		
– Phytohämagglutinin	–	+
– Concanavalin A	–	+
– Poakweed-Mitogen	+	+
Empfindlichkeit gegen		
– Anti-Lymphozyten-Serum (ALS)	+	++
– Kortison	++	++
– Bestrahlung	++	+

b) *T-Lymphozyten:* Ausgesprochene Zirkulationstendenz → hoher T-Zell-Gehalt in Blut, Ductus thoracicus und Arealen der Lymphozytenzirkulation wie parakortikale Zone des Lymphknotens und periarterioläre Lymphscheide der weißen Milzpulpa (sog. thymusabhängige Areale, Abb. 88).

Lymphknoten: Lymphozyten im Blut → postkapilläre Venulen → parakortikale Zone (Abb. 88) → AG-Stimulation → T-Zell-Proliferation → u. U. zusätzliche Stimulation von B-Lymphozyten (= Hilfsfunktion von T-Lymphozyten) → Austritt in Lymphsinus → Vas efferens → Ductus thoracicus → Blut = Ausbreitung von sensibilisierten Lymphozyten im gesamten Organismus.

Milz: Lymphozyten im Blut → marginaler Sinus (= perifollikulärer Blutsinus der Milz, Abb. 88) → periarterioläre Lymphozytenscheide (T-Lymphozyten) bzw. Follikel (B-Lymphozyten) → rote Pulpastränge → Pulpa-Blutsinus → Blut.

perchen = dilatiertes Ergastoplasma mit AK angefüllt → Tod nach wenigen Tagen.

b) B-Immunoblast → kleine AG-sensitive Lymphozyten = Gedächtniszellen (memory cells), langlebig = Vorläufer für Zweitantwort (Abb. 90).

2. T-Zellsystem

a) T-Immunoblast → verschiedene T-Lymphozyten-Subpopulationen (Tab. 18, Abb. 90) Sekretion von Lymphozytenfaktoren (Lymphokine).

abelle 18 **Die wichtigsten T-Lymphozyten-Subpopulationen nach AG-timulation**

zeichnung	Funktion	Immunpathologie
gulator-T-Lympho-en		
elper-Lymphozyt H)	Notwendig für Stimulation von B- oder T-Effektor-Lymphozyten	– Störung der Immunregulation: Chronische immunproliferative Erkrankungen (z. B. Angioimmunoblastische Lymphadenopathie) oder endogene Immunsuppression mit ineffektiver Antigen-Clearance (→ chronische AG-Persistenz) – Maligne Lymphome mit Helper- (z. B. Mycosis fungoides) oder Suppressoraktivität
uppressor-Lymphot (TS)	Hemmung der durch TH-Lymphozyten vermittelten Stimulation, Aufrechterhaltung der Toleranz von Auto-AG	
or- T- Lympho-		
toxischer er") Lymphozyt	Erkennung und AK- bzw. komplementunabhängige Lyse von Zellen mit membrangebundenen AG	– Nekrosen von virusinfizierten Zellen, Transplantatzellen oder Zellen mit pathogenen Auto-AG → Entzündung
torlymphozyt erzögerten nität)	Vermittler der Entzündung beim Typ der verzögerten Immunität	– Entzündung bei Hypersensitivität vom verzögerten Typ infolge Lymphokinsekretion

e „Killer"-Mechanismen s. Abb. 93

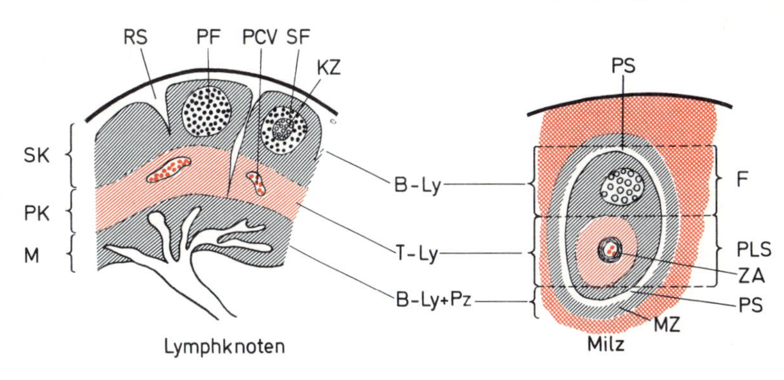

Abb. **88** Knochenmarksabhängige (schwarz) und thymusabhängige (rot schraffiert) Areale von Lymphknoten und Milz
Lymphknoten: SK = Subkapsuläre Zone, PK = Parakortikale Zone, M = Markzone, RS = Randsinus, PF = Primärfollikel, SF = Sekundärfollikel mit Keimzentrum = KZ, PCV = Postkapilläre Vene
Milz: ZA = Zentralarterie, F = Milzfollikel mit Keimzentrum, PLS = Periarterioläre Lymphozytenscheide, PS = Perifollikulärer Sinus, MZ = Mantelzone.
B-Ly = vorwiegend B-Lymphozyten, T-Ly = vorwiegend T-Lymphozyten, PZ = Plasmazellen

3. Antigen-abhängige Proliferation und Differenzierung

AG wird von Makrophagen phagozytiert, abgebaut in immunogene Bruchteile und den spezifischen AG-determinierten T- bzw. B-Lymphozyten präsentiert. Spezialisierte Makrophagen der B-Areale: Sog. dendritische Makrophagen; der T-Areale: Sog. interdigitierende Retikulumzellen.

Beachte: Unterschiedliche AG-Verteilung

1. Kontakt mit AG ohne Vorimmunisierung → Diffuse Speicherung im RHS von Lymphknoten und Milzpulpa. → Primär-Antwort (IgM).
2. Kontakt mit AG nach Vorimmunisierung mit Bildung von komplementbindenden AK aus Primärantwort → Konzentrierung von AG-AK-Komplementkomplexen an Oberfläche von dendritischen Makrophagen der Keimzentren (»Antigenfalle«) → Stimulierung von Gedächtniszellen → Keimzentrum: Zentrozyten → Zentroblasten → Plasmazellen der Sekundärantwort (IgG).

Merke: Große Keimzentren = Ausdruck einer anamnestischen Reaktion des B-Systems.

B-abhängige AG: Stimulieren nur B-Lymphozyten (*Bei:* Pneumokokken-Polysaccharid).

T- und B-abhängige AG (Mehrzahl der löslichen AG): Brauchen T- und B-Lymphozyten-Kooperation (s. Abb. 89).

T-abhängige AG: Stimulieren nur T-Lymphozyten (*Bei:* Kontakt-Allergene).

Auslösung einer Immunantwort

Unbeschriebener AG-sensibler Lymphozyt (T und/oder B) + AG in T- bez. B-Areal unter Mithilfe von Makrophagen und Regulator-T-Lymphozyten (Abb. 89, Tab. 18): Antigen selektioniert die passenden Lymphozyten (*Exp.:* für 1 AG ca. 3 aus 10000 Lymphozyten) und

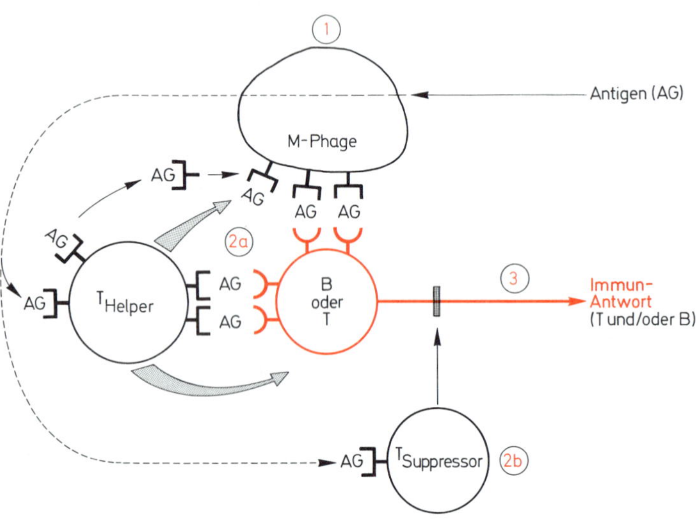

Abb. **89** Vereinfachtes Schema der Zellkooperation bei der Auslösung einer Immunantwort
1. AG wird durch Makrophagen aufbereitet (»Super-AG«)
2. Aktivierung der Helper- und Suppressorsysteme
a) T-Helper-Lymphozyten binden AG an T-Rezeptoren → entweder direkte Präsentation an ruhende Effektorstammzelle (B oder T) und/oder Ablösung der AG/Rezeptorkomplexe, deren Bindung an Makrophagen und dadurch Präsentation von AG an Stammzelle → Proliferationsstimulus. Gleichzeitig Sekretion von unspezifischen stimulierenden Faktoren durch T-Helper-Zelle → Aktivierung von Makrophagen und Effektorstammzelle (dicke Pfeile)
b) AG induziert immunsuppressorischen Faktor, welcher Proliferation der Stammzellen in wirksame Effektorzellen verhindert
3. Je nach Überwiegen der stimulierenden oder hemmenden Faktoren → effektive Immunantwort unterschiedlicher Stärke

induziert deren Vermehrung (Klonale Selektion und Expansi
durch das AG »beschriebene« Lymphozyten vergrößern sich (
tionsphase ca. 18–24 Stunden) → Proliferation (maximum am
= Ausbildung von pyroninophilen Zellen = Immunoblaster
90). Pyroninophil: Reichtum an freien und rosettenartig angeo
Ribosomen. Histologisches Substrat: Sog. unspezifische
Hyperplasie des Lymphknotens = histologisch unspezifische
denitis, s. Bd. II, S. 254). Weitere Differenzierung zu Effek
unterschiedlich:

1. *B-Zellsystem*

a) B-Immunoblast → viel rauhes Ergastoplasma, gro
Apparat = Plasmoblast → Kondensation des Chromati
speichenstruktur = Plasmazelle (Abb. 90). Altern → F

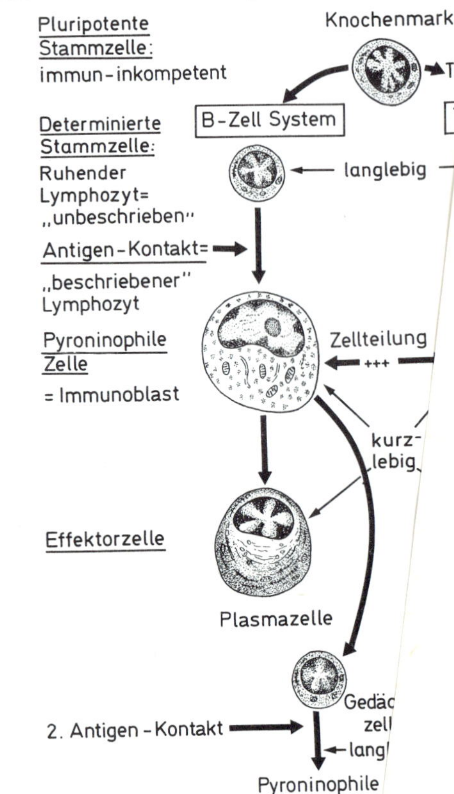

Abb. **90** Entwicklungsreihe des B- und T-Lymphozytens

> Merke: T-Lymphozyt + Monozyt bzw. Makrophag = Histozytologisches Korrelat der zellulären Immunität.

b) T-Immunoblast → memory cells: Wie beim B-System.

Regulation der Immunantwort

a) Genetisch

Kontrolle durch sog. Ir- (Immun response-) Gene, welche zum sog. HLA-System oder großen Histokompatibilitätskomplex, bzw. -system (MHC oder MHS) auf Chromosom Nr. 6 des Menschen gehören (Abb. 91). Es sind 4 Loci bekannt, die jeweils ein väterliches und ein mütterliches HLA-Antigen in der Zellmembran (Glykoproteine, assoziiert mit beta-Mikroglobulin) kodieren. Die HLA-Antigene (= human leukocyte type A antigens) wurden ursprünglich bei der Transplantatverwerfung entdeckt (»Histokompatibilitäts-AG« oder »Transplantations-AG«), physiologischerweise dienen sie aber wahrscheinlich als Interaktionsmoleküle mit eigenen Zellen (→ Zellkooperationen) und für Erkennung fremder Zellen (→ Zelldestruktion). Die Ir-Gene (D-Locus) beeinflußen Quantität und Qualität der Immunantwort mit folgenden Möglichkeiten:

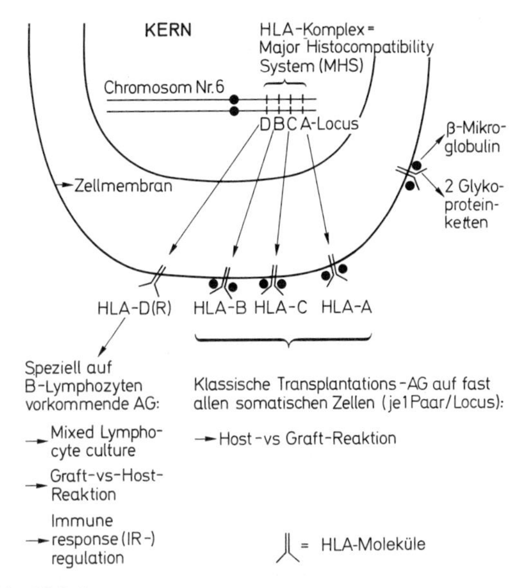

Abb. **91** Das menschliche HLA-System

Stärke der Reaktion (exp: »Low- bzw. High-responder« – Tiere für ein und dasselbe AG)

- Adäquate Reaktion → normergische, limitierte Immunantwort mit effizienter AG-Elimination
- Inadäquate Reaktion → u. U. ineffektive AG-Elimination und chronische Entzündung.

Bei: *Atopie:* Genetische Disposition, gegen gewisse AG (»Allergene«) mit Überempfindlichkeitsreaktionen zu reagieren (Coombs-Typ I, s. S. 260).
Autoimmunität: Genetische Disposition zur Reaktion gegen körpereigene AG (»Auto-AG«) (s. S. 261).

- Fehlende Reaktion: Genetisch bedingte Areaktivität → selektive Toleranz von einzelnen AG bei regulärer Differenzierung des lymphatischen Apparates (exp: sog. »Non-responder«-Tiere).

b) Regulation auf zellulärer Ebene

Die ruhenden Vorläufer der B- und T-Effektorzellen reagieren gegen ihr spezifisches AG nur unter Mithilfe von Makrophagen und dem antagonistischen Einfluß von regulatorischen Helper- und Suppressor-T-Lymphozyten (s. Abb. 89).

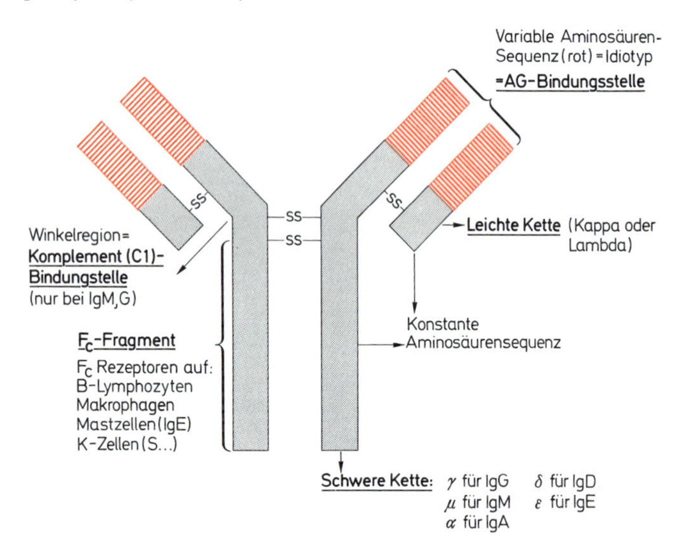

Abb. **92** Schematische Darstellung eines Immunglobulins (G, D, E). M = Pentamer, A = Mono- und Dimer

Relatives Überwiegen der Helper-Aktivität → Hyperaktivität des B-Systems, häufig bei Auto-Immunität.

Relatives Überwiegen der Suppressormechanismen → Hyporeaktivität. Physiologisch: Völlige Toleranz der Auto-AG kommt zustande durch aktive Suppression der autoreaktiven Lymphozyten.

c) Periphere immunregulatorische Substanzen und Feedback-Mechanismen

- AK und AG/AK-Immunkomplexe → Reduktion des antigenen Stimulus.
- Anti-idiotypische AK: Idiotyp = variabler Teil eines AK (= AG-Bindungsstelle, Abb. 92), welcher seinerseits einen Auto-AK hervorruft, der alle Zellen inaktiviert, die den gleichen Idiotyp produzieren.
- Andere humorale, schlecht definierte immunregulatorische Substanzen.

Effektormechanismen

1. B-Lymphozyten-System = Humorale Abwehr

Effektorzelle: Plasmazelle.
Spezifische Mediatoren: AK.
Unspezifische Mediatoren: Komplementsystem, Gerinnungssystem.
Hilfszellen: Makrophagen, Mastzellen.

A) *Antikörper (Immunglobuline):*

Grundeinheit aus zwei identischen schweren (Molekulargewicht je 50000) und zwei identischen leichten (MG je 25000) Ketten, verbunden durch Disulfidbrücken (Gesamt-MG 150000) → Y-förmige Konfiguration mit zwei identischen AG-Bindungsstellen. Einzelheiten s. Lehrb. d. Immunologie und Abb. 92.

Wirkungsweise:

1. Neutralisation von partikulären (Bakterien, Viren) oder löslichen AG (Toxine).

2. Agglutination von partikulären AG (Bakterien, Viren, Zellen) → Reduktion infektiöser Einheiten + verbesserte Phagozytose.

3. Präzipitation von löslichen AG → bessere Phagozytose.

4. Opsonierung von partikulären AG (z. B. Bakterien) → bessere Phagozytose.

5. Sensibilisierung von unspezifischen Zellen (sog. zytophile AK) → spezifische Rezeptoren für AG: IgG an Makrophagen, IgE an Mastzellen.

6. Zytotoxizität (vgl. Abb. 93)

a) *Komplement-vermittelte Zytotoxizität:* Zytolyse durch AK + Komplement (Bakterien, Zellen) über den klassischen Aktivierungsweg des Komplementsystems (s. unten).

b) *AK-abhängige Zell-vermittelte Zytotoxizität:*
Komplement-unabhängige Zytolyse durch sog. K (=Killer)- oder »Null«-Zellen (keine B- oder T-Marker, aber Rezeptoren für Fc-Fragment von AK: wahrscheinlich monozytoide Zellen): Zielzelle wird durch spezifische AK bedeckt → Bindung der K-Zellen an die Fc-Fragmente → Lyse.

B) *Komplementsystem*

Enzymsystem im Blut aus 11 Komponenten (C'1–C'9), in Form einer (durch Inhibitoren kontrollierten) Kaskade aktiviert → biologisch aktive, entzündungsfördernde Spaltprodukte und terminal membranolytische Wirkung.

Bildungsort:

C'1: Gastrointestinaltrakt, C'2, C'4: Makrophagen, C'3, C'6, C'9: Leber.

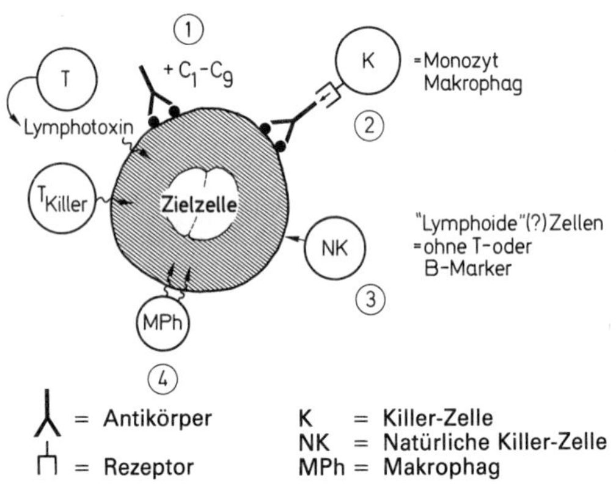

Abb. **93** Zytotoxische Reaktionen
1. Komplementvermittelte Zytotoxizität
2. AK-abhängige K-Zell-vermittelte Zytotoxizität
3. Tumor-Zytotoxizität durch sog. natürliche Killerzellen
4. Natürliche Makrophagenzytotoxizität
5. Zytotoxischer T-Lymphozyt
6. Lymphotoxin aus aktivierter T-Zelle

Aktivierung des Komplementsystems (Abb. 94 Tab. 19):

a) Durch AG-AK-Komplexe (sog. klassischer Aktivierungsweg über C'1 → C'4, 2, → C'3 → bis C'9) (Abb. 94 a, Tab. 19).

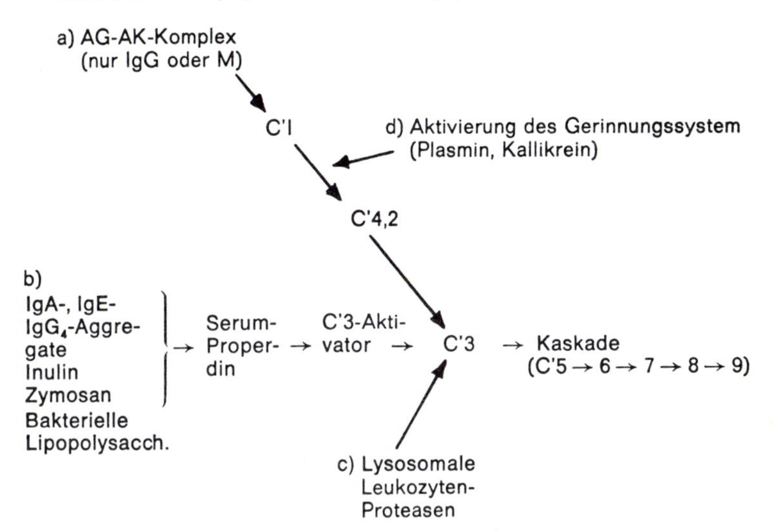

Abb. **94** Schema der Komplementaktivierung

Tabelle 19 **Biologische Aktivitäten der Komplementkaskade**

Komponente →	Spaltprodukt	Biologische Bedeutung
C'3 ↓	C'3a	Chemotaxis für Leukozyten Anaphylatoxin → Histaminfreisetzung aus Mastzellen
	C'3b	Immunadhärenz an Makrophagen und B-Lymphozyten Opsonisation an Makrophagen
C'5 ↓	C'5a	Anaphylatoxin, Chemotaxis
	C'5b	Immunadhärenz an Makrophagen
C'6 + 7 ↓	$\overline{\text{C'5b, 6, 7}}$	Chemotaxis für Leukozyten
C'8 ↓		(Hämolyse)
C'9		Hämolyse, Bakteriolyse, Zytolyse (Ausnahme: Gram + Bakt., Mycobact.)

b) Alternativer Weg der Komplementaktivierung (Umgehung von C'1, 2 und 4): Aktivierung des Properdinsystems → Aktivierung eines C'3-Aktivators → C'3-Aktivierung (C'3 → C'9) (Abb. 94 b).

c) Proteasen (z. B. lysosomale der Leukozyten) → direkte Aktivierung von C'3 (Abb. 94 c); Gerinnungsfermente (Plasmin, Kallikrein) → Aktivierung des klassischen Aktivierungsweges über C'1–C'9 (Abb. 94 d).

Merke: Komplementkomponente C'3 = Drehscheibe des Komplementsystems!

Biologisch aktive Komplementspaltprodukte entstehen durch enzymatische Einwirkung auf die einzelnen Komponenten (Tab. 19).

Effektormechanismen des T-Systems = sog. zellgebundene Immunabwehr

Effektorzelle: Aktivierter Lymphozyt (s. Tab. 18)
Spezifische Mediatoren: Lymphokine (s. Tab. 20)
Hilfszelle: Makrophag

a) **Zytotoxizität:** Spezifischer zytotoxischer T-Lymphozyt (Tc: s. Tab. 18) → Kontakt mit AG-tragender Zielzelle (Bei: Virus-infizierte

Tabelle 20 **Die wichtigsten T-Lymphozyten-Faktoren (Lymphokine)**

Lymphokin	Eigenschaften
MPh – Chemotaktischer Faktor	Anlockung von Makrophagen
MPh – Aggregierender Faktor (MAF)	Agglutiniert Makrophagen
MPh – Migration-inhibierender Faktor (MIF)	Hemmt (Ab-) Wanderung von Makrophagen
Chemotaktische Faktoren für Neutrophile, Eosinophile und Basophile	Anlockung
Leukozyten-Migration-inhibierender Faktor (LIF)	Arretierung im Entzündungsgebiet
Lymphoblasteninduzierender Faktor	Unspezifische Induktion von DNS-Synthese in Lymphozyten
Lymphotoxin	Zytotoxischer Faktor gegen nicht-lymphoide Zellen
Interferon	Verhindert Virusreplikation, stimuliert NK- und K-Zellen (Zytotoxizität durch nicht-lymphoide Zellen, s. Abb. 93)
Transferfaktor	AG-spezifischer Überträgerstoff der Hypersensitivität vom verzögerten Typ

Zelle mit viralen Oberflächen-AG, Transplantatzelle mit fremden HLA-AG, körpereigene Zelle mit alterierter Oberfläche. S. Abb. 93) → Lyse ohne Mithilfe von AK oder Komplement.

Pg: T-Lymphozyten des Empfängers erkennen HLA-Antigene auf den Spenderzellen: Bei fehlender Übereinstimmung (Inkompatibilität oder Mismatch im HLA-System) → Stimulation des T-Lymphozytensystems → Zerstörung des Transplantates durch direkten T-Lymphozytenzellkontakt (T-»Killer«-Lymphozyt) und Makrophagenaktivierung. Parallel dazu über T-Lymphozyten-Kooperation → Aktivierung von B-Lymphozyten → Plasmazellen → zytotoxische AK-Wirkungen (vgl. Abb. 93).

Bei: *Host-versus-graft-Reaktion = Transplantatverwerfung:* Hauptsächlich durch Lymphozyten des Empfängers (medikamentöse Unterdrückung durch Zytostatika oder Antilymphozytenserum).

Nierentransplantation (s. S. 148)

Hauttransplantation

Bei Histokompatibilität (Auto-graft, Iso-graft oder HLA-identischem Allo-graft, Df. s. S. 147) oder bei Ausschaltung der Immunabwehr: → Vaskularisation und Toleranz des Transplantates durch den Empfänger.

Bei Inkompatibilität → Verwerfung je nach Immunstatus des Empfängers:

Erstkontakt = keine Vorsensibilisierung durch HLA-Antigene des Spenders = *first set rejection:*
Vaskularisation und Epithelhyperplasie bis ca. 5. Tag (= immuninkompetente Induktionsphase, daher noch kein Unterschied zu kompatiblem Transplantat) → mit Einsetzen der T-Lymphozyten-vermittelten Effektormechanismen ab ca. 6. Tag: Gefäßdilatation, perivaskuläre Infiltration mit Lymphozyten und Monozyten → Blutstase, Ödem, Zunahme der Verwerfungsinfiltrate, Hämorrhagien; schließlich Epithelnekrose (ca. 12. Tag) und Vernarbung.

Zweitkontakt = vorbestehende Sensibilisierung gegenüber HLA-Antigenen des Spenders (*Bei:* vorausgegangene Transplantation, aber auch vorgängige Bluttransfusionen) = *second set rejection:* Beschleunigte (Nekrose am 3.–4. Tag) und verstärkte Verwerfungsreaktion, u. U. Unterbleiben der anfänglichen Vaskularisation (sog. weißes Transplantat).

> Merke: First-set-Reaktion überwiegend durch T-Lymphozyten vermittelt. Second-set-Reaktion kann zusätzlich durch Antikörper-vermittelte zytotoxische Mechanismen beeinflußt sein, vor allem bei sog. hyperakuter Verwerfung (innerhalb Stunden bei Nierentransplantat).

b) *Graft-versus-host-Reaktion:* Immunkompetente Zellen (Lymphozyten mit Bluttransfusionen, Knochenmarkstransplantationen) transplantiert in reaktionslosen Empfänger (Kinder mit Immundefizienz, Patient mit Knochenmarksaplasie) → statt Verwerfung: Stimulierung der übertragenen Lymphozyten → Makrophagenaktivierung des Empfängers (!) → Lympho-histiozytäre Infiltrate in Haut (mit Epidermisschaden), Milz, Leber (ähnlich chronisch aggressiver Hepatitis), Knochenmark, Lunge, Darm. Lymphknoten: 1.–10. Tag Frühreaktion, 10.–78. Tag Atrophie, später Regeneration oder → Tod.

Förderung unspezifischer Entzündungsmechanismen

Aktivierung spezifischer T-Effektorlymphozyten (T_{DTH}, Tab. 18) → Lymphokinsekretion: Wirkung vor allem auf Makrophagen und andere Lymphozyten (s. Tab. 20) → Entzündung vom verzögerten Typ (*Bei: Tuberkulinreaktion, allergische Kontaktdermatitis*).

Bei AG-Persistenz infolge Unlöslichkeit oder mangelhaftem Abbau + chronische T-Aktivierung → Epitheloidzellgranulome (»granulomatöse Hypersensitivität«): Funktionsfähiges T-System scheint Voraussetzung für die Granulombildung zu sein, aber nicht unbedingt für die Umwandlung von Makrophagen in Epitheloid- und Riesenzellen.

5. Memoryphase

Aus der Proliferation der Primärantwort → kleine ruhende T- bzw. B-Lymphozyten, funktionell mit Eigenschaften der ruhenden Stammzellen (s. S. 238 und Tab. 17).

6. Sekundärantwort

AG-Kontakt mit Memorylymphozyt → Sekundärantwort: Meist schneller, stärker und zumindest im B-System qualitativ anders (IgG statt IgM).

B-System

AG + zirkulierende AK aus Primärantwort → AG/AK-Komplexe → Bindung an dendritische Makrophagen der B-Areale über Fc- und Komplementrezeptoren → Stimulation + Proliferation von B-Memorylymphozyten → Keimzentrum mit Zentrozyten → Zentroblasten →

Auswanderung der Blasten und Differenzierung zu Plasmoblasten und Plasmazellen → IgG-Sekretion + Bildung neuer Memorylymphozyten (s. Abb. 90, S. 243).

Effektormechanismen wie oben beschrieben (s. 247).

T-System

AG + T-Memory-Lymphozyt → Stimulation und Proliferation in T-Arealen mit Bildung von T-Effektor-Lymphozyten und neuen Memory-Lymphozyten.

Immunpathologie

Df: Pathologische Organveränderungen, die im Zusammenhang mit immunologischen Reaktionen auftreten und zwar infolge

- verminderter Reaktivität → *immundefizitäre Syndrome*
- überschießender Reaktivität → *Hypersensitivitätsreaktionen:* Reaktionstypen nach Coombs (s. unten),
- fehlgesteuerter Reaktivität → *Autoimmunität.*

Immundefizitäre Syndrome (IDS)

A. Primäre = kongenitale IDS

Defizienz der humoralen und/oder zellgebundenen Immunabwehr je nach Ausfall des Knochenmark- (= B-) und/oder Thymus- (= T-)-abhängigen Lymphozytensystems → erhöhte, u. U. tödliche Infektanfälligkeit durch Kokken, Pseudomonas, Haemophilus influenzae (vor allem B-Zell-Defekte); Viren (Zytomegalie, Rubeolen, Varizellen), Pneumocystis carinii, Pilze (vor allem T-Zell-Defekte). BCG-Impfung bei IDS → generalisierte Infektion trotz abgeschwächter Impfkeime → verkäsende Tbc, Tuberkulosepsis. Masernimpfung → tödliche Masernpneumonie. Bluttransfusionen → Graft-versus-host-Reaktion (s. S. 217).

1. **IDS mit kombiniertem B- und T-Zell-Defekt**

a) *Retikuläre Dysgenesie*

Pg: Defekt der gemeinsamen hämatopoietischen Stammzelle → Fehlen der Stammzellen für B- und T-System und Hämopoese.

Sy: Tod nach Tagen.

b) *Autosomal rezessiv vererbte Agammaglobulinämie* = Schweizer Typ der Agammaglobulinämie, »essentielle Lymphozytophthise« von Glanzmann und Riniker.

Pg: Unvollständiger Deszensus und Dysplasie des Thymus mit Fehlen von Hassal-Körperchen.

Sy: Schwere Lymphopenie in Blut und peripheren lymphoiden Organen, Fehlen von Keimzentren, Plasmazellen und Serum-AK.

Sonderformen: Geschlechtsgebundene (♂) und sporadische Agammaglobulinämie.

c) *Ataxia-teleangiectasia (Louis-Bar-Syndrom)*

Autosomal-rezessive Vererbung. – Teleangiektasien des Gehirns + Thymusdysplasie + Lymphopenie + IgA-Mangel (IgG und IgM meist normal).

d) *Wiskott-Aldrich-Syndrom*

Pg: Geschlechtsgebundene Vererbung (♂).

Sy: Rezividierende Infekte, Thrombozytopenie, Ekzeme, Lymphopenie mit T-Zell-Defekten + selektive Unfähigkeit, humoral gegen Polysaccharid-AG zu reagieren.

Pr: Schlecht. Längeres Überleben → hohe Tumorrate.

2. **IDS mit reinem T-Zell-Defekt = Thymusdysplasie**

Pg: Fehlanlage des Thymus (3. Schlundtasche) = *Nezelof-Syndrom.* – Gleichzeitig Fehlen der 4. Schlundtasche → Fehlen der Parathyreoidea → Neugeborenentetanie = *DiGeorge-Syndrom.* Analog: Thymektomie bei Tieren.

Sy: Lymphopenie in Blut und lymphoiden Organen bei ± erhaltener humoraler Immunität (Plasmazellen, Serum-AK). Zellgebundene Immunität. Stark reduzierte Lebenserwartung: Wenige Monate.

3. **IDS mit reinem B-Zell-Defekt**

a) *Infantile, geschlechtsgebunden vererbte Agammaglobulinämie* (Bruton-Agammaglobulinämie):

Pg: Defekt der Plasmazelldifferenzierung und AK-Synthese.

Vo: ♂, Beginn mit 9–12 Monaten.

Sy: Ig-Spiegel im Blut erniedrigt.

mi: Fehlen von Keimzentren und Plasmazellen in lymphoiden Organen.

b) *IgA-Defizienz*

Pg: Mangel an IgA in Blut und Sekreten. Autosomal dominant oder rezessiv vererbt.

Sy: Keine oder rezidivierende Infekte des Respirationstraktes, IgA-Mangel-Sprue.

B. Sekundäre = symptomatische = erworbene immundefizitäre Syndrome

Bei: Tumoren von RHS, Knochenmark und lymphatischem System. Bestrahlung, zytostatische Therapie → Panmyelopathie und Lymphopenie.

DD der IDS: Abwehrschwäche durch Defekte nicht-immunologischer Abwehrsysteme:
1. Phagozytosedefekte (s. S. 225).
2. Komplementdefekte: Selten. Hypersensitivitäts-Erkrankungen und gehäufte Infekte bei Mangel von C'1–C'5. Mangel der übrigen Komponenten symptomlos. *Quincke-Ödem* (= hereditäres angioneurotisches Ödem): Autosomal-dominant vererbter Mangel an C'1-Esterase-Hemmer → Aktivierung von C'1 + Gefäßpermeabilität verstärkt durch Abbauprodukte (s. a. S. 210).

Die Überempfindlichkeitsreaktionen nach Coombs

Df: Immunreaktionen, die im sensibilisierten Organismus (bei wiederholtem AG-Kontakt) zu Entzündung ± Gewebsschaden führen, d. h. nicht zu einem Schutz, sondern zur Erkrankung.

Übersicht über die ❹ Reaktionstypen s. Tab. 21.

Tabelle 21 **Reaktionstypen (Coombs)**

		Lympho-zyten system	Einsetzen der ÜE	Beteiligung von AK	Komple-ment	Hilfszellen
Typ I	anaphylaktisch	B	Soforttyp	IgE	–	Mastzelle Eosinophiler Lymphozyt
Typ II	zytotoxisch oder			IgM, IgG_1, IgG_3	+	Mastzelle Phagozyten
	zell-stimulatorisch bzw. blockierend			IgG_4	–	
Typ III	Immunkomplex			IgG, M, A	+	Mastzelle Phagozyten
Typ IV	zellgebunden	T	Verzögerter Typ	–	–	Makrophag

❶ Typ I: Anaphylaktischer Typ

Anaphylaxie (Richet) ursprünglich: A-Phylaxie = Schutzlosigkeit, bzw. gesteigerte Empfindlichkeit. Als anaphylaktische AK im engeren Sinne gilt heute das IgE (= Reagin, atopischer AK).

AG, welche in genetisch prädisponierten Personen die Bildung von IgE hervorrufen = *Allergene* (Bei: Pollen, Nahrungsmittel, Medikamente u.v.m.)

Atopie = vererbte Disposition (ca. 10% der Bevölkerung), gegen Allergene mit Bildung von IgE-AK zu antworten.

Pg: Bindung von IgE an spezifische IgE-Rezeptoren der Mastzelle (= Sensibilisierung. Persistenz kleinster Mengen über Wochen) → AG-Kontakt mit sensibilisierter Mastzelle → Degranulation mit Ausschüttung von Histamin, SRS-A und chemotaktischem Faktor für Eosinophile (= Antagonisten der Mastzelle, s. Abb. 95) → Vasodilatation und Ödem.
Manifestation je nach Eintrittspforte des Allergens:
- intravaskulär: Systemische Anaphylaxie durch Vasodilatation → »anaphylaktischer Schock«
- intestinal: Erbrechen, Diarrhoe. Evtl. systemisch und Hautreaktionen
- Haut: Urtikaria (= akut). Allergische (»atopische«) Dermatitis (= chronisch) meistens durch T-Lymphozyten vermittelt (s. Typ IV).
- Respirationstrakt: Allergische Rhinitis ± Polypen, Tracheitis, Asthma (s. Bd. II, S. 302).

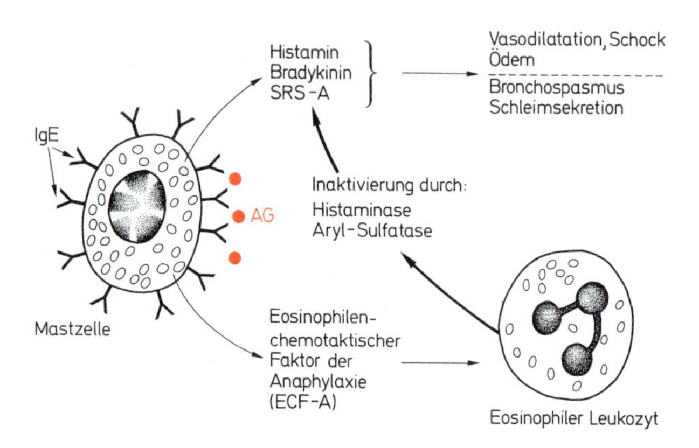

Abb. **95** Coombs-Typ-I-Reaktion. Erläuterung s. Text

Dg: Prausnitz-Küstner-Versuch:

a) aktiv: AG intrakutan → bei Allergiker Quaddelreaktion durch lokale Mastzelldegranulation in wenigen Minuten, Maximum 20 Min.

b) passiv: Allergikerserum (mit IgE) wird intrakutan auf Normalperson übertragen → lokale Bindung des übertragenen IgE an Mastzellen → Injektion von Allergen → Quaddelreaktion.

❷ Typ II: Zytotoxischer oder zellstimulatorischer, bzw. blockierender Typ

a) *Zytotoxische Reaktionen*

Pg: Verursacht durch komplementbindende AK (vor allem IgM, IgG_1, IgG_3), die gerichtet sind gegen Zellen (Bei: Blutzellen, somatische Zellen) oder Gewebsbestandteile (Bei: Basalmembranen):
AK-Bindung → Komplementaktivierung → Entzündung → Phagozytose → Lyse (s. Abb. 96 a).

Klinische Beispiele s. Tab. 22.

b) *Zellstimulatorisch oder blockierend*

Pg: Verursacht durch nicht komplementbindende AK (vor allem IgG_4, daher nicht lytisch), die gegen Zellrezeptoren gerichtet

Tabelle 22 **Coombs-Typ-II – Erkrankungen**

Ag-Träger	Klinische Erkrankung
1. *zytotoxisch*	
Erythrozyt	Transfusionszwischenfall Immunhämolytische Anämie Erythroblastosis foetalis
Leukozyt	Immunleukopenie
Thrombozyt	Immunthrombopenie (M. Werlhof)
Tumorzelle Transplantatzelle	Komplementvermittelte Zytolyse (s. Abb. 93)
Glomeruläre Basalmembran	Glomerulonephritis vom Masugi-Typ
Basalmembran der Lunge	Goodpasture-Syndrom
Tubuläre Basalmembran der Niere	Interstitielle Nephritis (anti-TBM-Typ)
2. *zellstimulierend*	
TSH-Rezeptor von Thyreoideazellen	Hyperthyreose
3. *zellblockierend*	
Azetylcholinrezeptor von Muskulatur	Myasthenia gravis

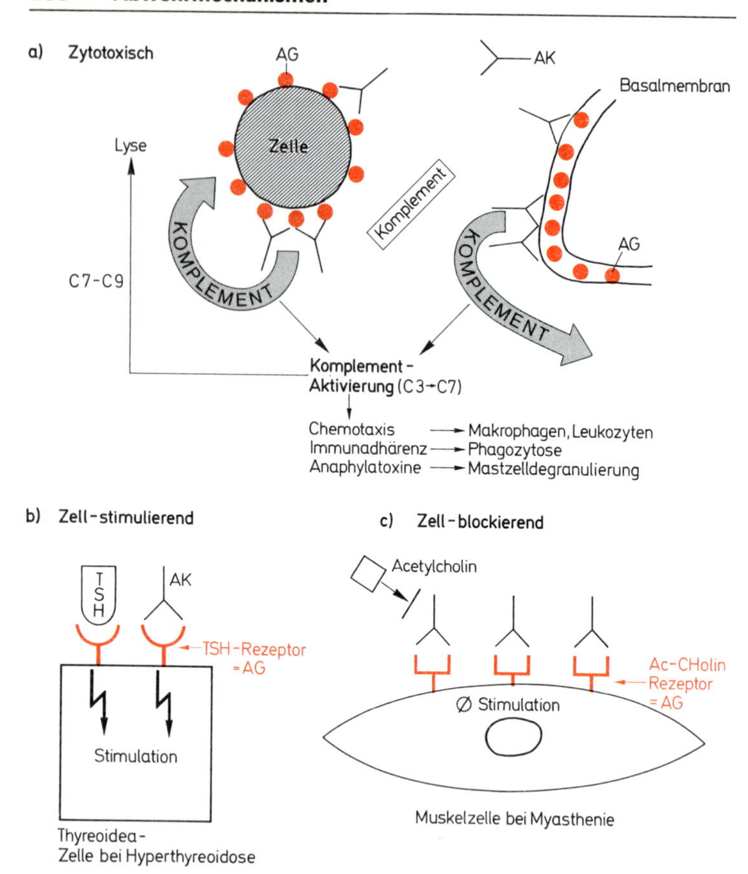

Abb. **96** Coombs-Typ-II-Reaktionen. Erläuterungen s. Text

sind → AK-Bindung wirkt entweder stimulatorisch wie physiologisches Signal (Bei: Hyperthyreose) oder blockierend für physiologisches Signal (Bei: Myasthenia gravis) s. Abb. 96 b, c, und Tab. 22).

❸ Typ III: Immunkomplex-Typ

Pg: Freies (intra- und extravasales) AG + zirkulierende präzipitierende AK bilden zirkulierenden AG/AK-Komplex, der lokal oder via Blut an Prädilektionsstellen (RHS, fakultativ: Glomerula, Gelenke) abgelagert wird → Komplementaktivierung → lokale oder systemische Entzündungsreaktionen (Abb. 97).

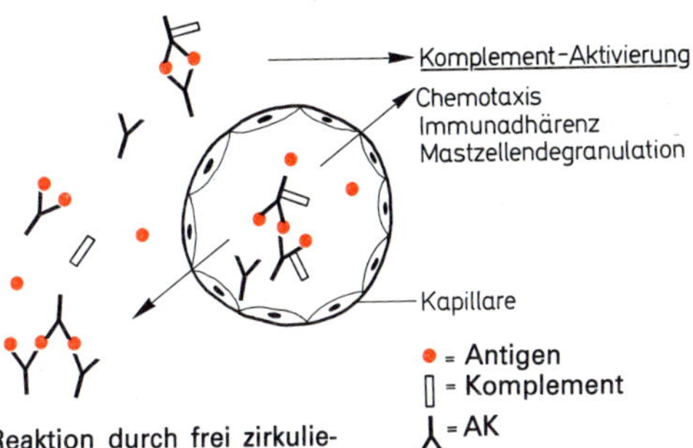

Abb. **97** Coombs-Typ-III-Reaktion durch frei zirkulierendes AG und AK.

Pathogenität der Komplexe abhängig von Größe und Löslichkeit:

- *Große, unlösliche Komplexe* (im AG/AK-Äquivalenzbereich präzipitiert): Relativ unschädlich, da leicht vom RHS phagozytierbar.
- *Kleine, lösliche Komplexe* (entstehen im AG- *und* AK-Überschuß): Schlechter phagozytierbar, aktivieren besonders gut Komplement (vor allem im AG-Überschuß), durchdringen Basalmembranen.

Qualität der Komplexe wird außerdem beeinflußt von:

- *AK-Klasse:* IgM → Neigung zu großen, unlöslichen Komplexen.
- *AK-Avidität:* Komplexe mit kreuzreagierendem AG (schwache Bindung) → Tendenz zu löslichen Komplexen.
- *AG-Größe:* Hochmolekulares AG → unlösliche Komplexe.

> Merke: AG/AK-Komplexe müssen nicht unbedingt zu Symptomen führen: Zirkulierende Komplexe nachweisbar bei 3% der Normalpersonen, 40% der Tumorträger oder 70% von Patienten mit chronisch aktiver Hepatitis B ohne Immunkomplexsymptomatik.

Bei: *Arthus-Reaktion:* Experimenteller Prototyp: Nachweis zirkulierender präzipitierender AK im *immunisierten* Tier:
AG-Applikation (lokal oder generalisiert) → Bildung von AG-AK-Komplexen → nach 1 Min. Immunpräzipitate in Venulen → 3 Min. Leukozyten erscheinen, Phagozytose → 10–15 Min. Leukozyten im Gewebe, Thrombozytenagglutination, Hämorhagie → 3–4 Std. Maximum der Schwellung und Blutung, 10–12 Std. Abklingen.

Panarteriitis nodosa: = Arthus-Reaktion in der Gefäßwand. Immunglobuline und Komplement mit Immunfluoreszenz nachweisbar.

Immunkomplex-Glomerulonephritis: Zirkulierende lösliche (= pathogene) Immunkomplexe → an und in Basalmembran +/− Mesangium abgelagert → Glomerulonephritis (s. Bd. II, S. 112).

Serumkrankheit: Injektion von Fremdserum → Antikörperbildung → pathogene Immunkomplexe → Ablagerungen → Schock, Glomerulonephritis, Arthritis (häufiges Initialsymptom von Infektionskrankheiten!), Arteriitis.

Polyarthritis rheumatica: In Synovia viel Immunglobulin, Komplement und chemotaktische Faktoren. Rheumafaktor: Auto-AK (IgM) gegen eigenes IgG. Nachweis = Latextest: Latexpartikel mit normalem Human-IgG bedeckt → durch Patientenserum agglutiniert.

Weitere Beispiele s. Tab. 23.

Tabelle 23 **Coombs-Typ-III – Erkrankungen (Immunkomplex)**

Auslösende Antigene	Klinische Erkrankung
Exogene Antigene	
1. *Virus*	
– Hepatitis-B-Virus	Hepatitis-assoziierte Glomerulonephritis + Panarteriitis nodosa
2. *Bakterien*	
– Streptokokken	Post-Streptokokken-Glomerulonephritis
3. *Protozoen*	
– Malaria	Malaria-assoziierte Glomerulonephritis
4. *Iatrogen*	Penicillamin- und Gold-Glomerulonephritis, Serumkrankheit
Endogene Antigene	
Immunglobulin	Rheumatoide Arthritis (Rheuma-Faktor = IgM-anti-IgG) Kryoglobulinämie
DNS, RNS	Lupus erythematodes
Zellkomponenten (Mitochondrien, Kernfaktoren, Zellmembran-Ag u. a.)	Lupus erythematodes u. a. Autoimmunerkrankungen (s. Tab. 24)
Unbekannt	Bei weitem überwiegende Zahl der Glomerulonephritiden und Vaskulitiden

❹ Typ IV: Zellgebundener Typ

Pg: AG reagiert mit spezifischen AG-reaktiven T-Lymphozyten → Proliferation und Bildung von T-Effektorzellen (Abb. 98, s. auch Tab. 18).

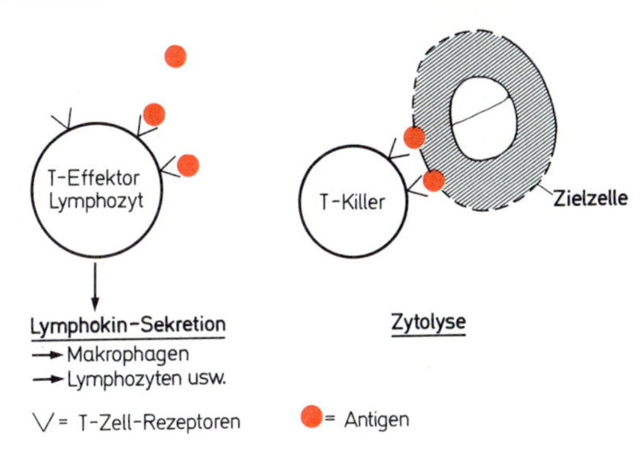

Abb. **98** Coombs-Typ-IV-Reaktionen durch T-Lymphozyten.

- Lymphozyten, welche die Entzündung der verzögerten Immunität vermitteln (T_{DTH}) durch Lymphokinsekretion (Bei: Tuberkulinreaktion). Entzündungsmaximum: 24–72 Stunden.
- Zytotoxische T-Lymphozyten

Bei:
- Entzündungsreaktionen bei Tuberkulose und anderen intrazellulären Erregern, einschließlich Viren (meist auch Beteiligung von AK).
- Kontaktdermatitis: Lokale Reaktion gegen Haptene, die sich an Hautproteine binden (Bei: DNCB(=Dinitro-chloro-benzen) wird als klinischer Test für T-Reaktivität benutzt).
- Transplantatreaktionen (s. S. 251).
- Auto-Immunreaktionen gegen zellgebundene Auto-AG (*Bei:* Thyreoiditis Hashimoto, s. Bd. II, S. 537).

Autoimmunität

Df: Immunreaktion gegen eigene AG (Auto-AG) infolge Aufhebung der Immuntoleranz für Auto-AG. Phänomenologisch verhalten sich Autoimmunreaktionen entsprechend den Coombs-Reaktionstypen I–IV (s. oben).

Zustandekommen der Eigentoleranz

Entwicklung wahrscheinlich in der embryonalen Phase mit der Reifung des Immunsystems.

Zwei Möglichkeiten:

1. Elimination autoreaktiver Stammzellen = zentrale Reaktionslosigkeit.

2. Wahrscheinlich überwiegender Mechanismus: Aktive Suppression vorhandener autoreaktiver Stammzellen = periphere Inhibition durch T-Suppressor-Lymphozyten: Autoreaktive Stammzellen werden durch kontinuierliche Präsenz der Auto-AG aktiv über Suppressorzellen unterdrückt.

Dementsprechend: Für nicht präsente Auto-AG (*Bei:* Intrazelluläre AG, vordere Augenkammer) → Abbruch der Toleranzerhaltung. Freisetzung dieser verborgenen Auto-AG → Stimulation autoreaktiver Lymphozyten (*Bei:* AK gegen Mitochondrien, Myosin, Kernbestandteile nach Zellzerfall).

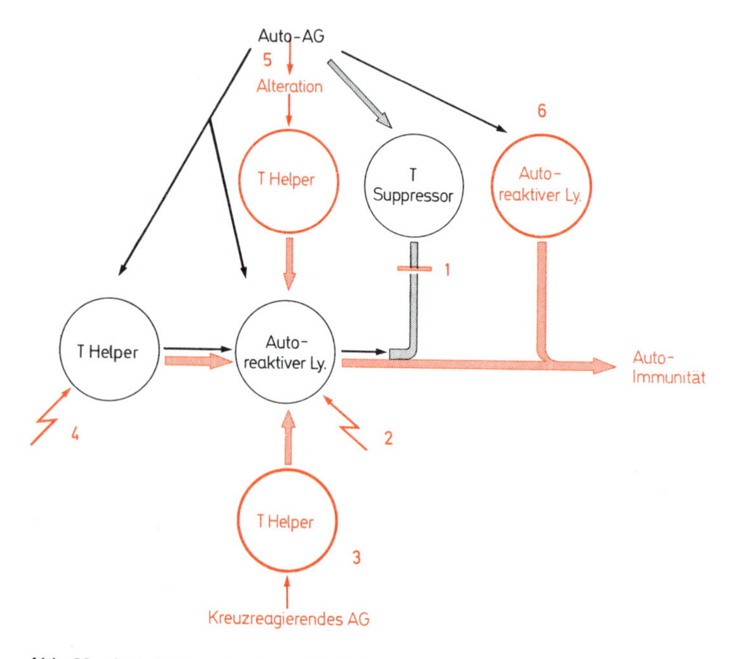

Abb. **99** Auto-Immunität: Hypothetische Mechanismen bei Aufrechterhaltung (schwarz) und Aufhebung (rot) der Toleranz von Auto-AG
1. Insuffizienz (Bei: Zunahme der Auto-AK im Alter, Häufung von Auto-AK bei immundefizitären Syndromen) oder selektive Zerstörung von Suppressor-Lymphozyten (Virusinfekt, Lymphome).
2. Zusätzliche exogene Stimuli (Virus) auf auto-reaktive Lymphozyten.
3. Exogene, mit Auto-AG kreuzreagierende AG → Generation neuer Helper-Zellen
4. Zusätzliche exogene Stimuli auf Helper-Zelle (Virus)
5. Alteration von Auto-AG (Virus, Haptene, chemisch) → Generation von neuen Helper-Zellen
6. Entstehung eines neuen (»forbidden«) Klons auto-reaktiver Lymphozyten

Pg: der Autoimmunität: Im einzelnen noch unklar. Derzeitige vorherrschende Meinung: Abbruch der Toleranz durch Umgehen der natürlichen Suppressormechanismen. Noch sehr hypothetische Mechanismen s. Abb. 99.

Genetische Faktoren

Bei vielen autoimmunen Erkrankungen gehäufte Assoziation mit bestimmten HLA-Antigenen (vor allem der D-Region, welche

Tabelle 24 **Einige Autoimmunerkrankungen**

HLA – Prävalenz	Erkrankung	Diagnostische Immunphänomene
HLA – B 27, HLA – Dw 4	Juvenile rheumatische Arthritis	Rheumafaktor
HLA – B 27, HLA – Dw 4	Sjögren-Syndrom	Rheumafaktor AK gegen Speicheldrüsenausführgänge
HLA – Dw 3+4	Juveniler Diabetes	AK gegen Pankreasinseln
HLA – Dw 2	Goodpasture-Syndrom	AK gegen Basalmembran
HLA – Dw 3, HLA – B 8, HLA – A 1	HBsAg-negative „Autoimmun-Hepatitis"	AK gegen glatte Muskulatur, Leberzellmembrankomponenten
	Morbus Addison	AK gegen Zytoplasma von NNR-Zellen
HLA – Dw 3	Hyperthyreose (Morbus Basedow)	AK gegen TSH-Rezeptor = Long-acting thyroid-stimulating factor (LATS)
HLA – Dw 3	Perniziöse Anämie	AK gegen Belegzellen und Intrinsic factor
	Immunhämolytische Anämie	AK gegen Erythrozyten (Coombs-Test)
	Immunthrombopenie (Morbus Werlhof) Immunleukopenien	AK gegen Blutzellen
	Lupus erythematodes	AK gegen verschiedene Zellkernfaktoren, bes. DNS
	Myasthenia gravis	AK gegen quergestreifte Muskulatur
	Pemphigus vulgaris	AK gegen epitheliale Kittsubstanz
	Bullöses Pemphigoid	AK gegen epitheliale Basalmembran
	Thyreoiditis Hashimoto	AK gegen Thyreoglobulin, Kolloid, Mikrosomen

Immun-Response-(Ir-) Gene beherbergt (s. S. 245, Abb. 91). Es handelt sich dabei um eine vererbte Disposition, die unter zusätzlichen exogenen Einflüssen (bakterielle oder virale Infektionen?) zur Realisation einer Erkrankung führen kann. Vermutete Zusammenhänge: spezielle immunologische Reaktivität, Kreuzreaktion zwischen HLA-Antigen und Erregern, spezielle Affinität zu Viren.

Bei: s. Tab. 24.

Anhang I: Kortisonwirkung

1. Antikörperproduktion vermindert oder gestoppt. Reaktion mit schon vorhandenen Antikörpern grundsätzlich nicht beeinflußt.
2. Leukozytenproduktion reduziert.
3. Vasokonstriktion → weniger Permeabilität und Diapedese.
4. Lysosomen stabilisiert.
5. Allgemein: Zellproliferation gehemmt zufolge Steigerung der Glukoneogenese.

Anhang II: Allgemeines Adaptationssyndrom

(Cannon, Selye u. a.)

Vorstellung über den Ablauf der Reaktion des Organismus auf einen Streß.

Df: Streß = Belastung des Organismus durch Schmerz, Kälte, Hitze, Hunger, Übermüdung, Infekt, Intoxikation, Trauma, psychische Belastung.

Auf einen Streß reagiert der Organismus = Abwehr:

1. durch spezifisch gegen einen bestimmten Schaden gerichtete Veränderung,
2. durch eine von der Art des Stresses unabhängige, stereotype Antwort in Form eines scharf umschriebenen Syndroms: Nebennierenrindenhyperplasie, erhöhte Sekretion von Kortikosteroiden, Eosinopenie, Involution des lymphatischen Systems, Magen-Darm-Ulzera.

Abwehr = durch den Hypothalamus koordinierte Leistung des Nerven- und des endokrinen Systems. Dabei zentrale Rolle der Hypothalamus-Hypophysen-Nebennierenachse: Nebenniereninsuffizienz → Streßabwehr herabgesetzt!

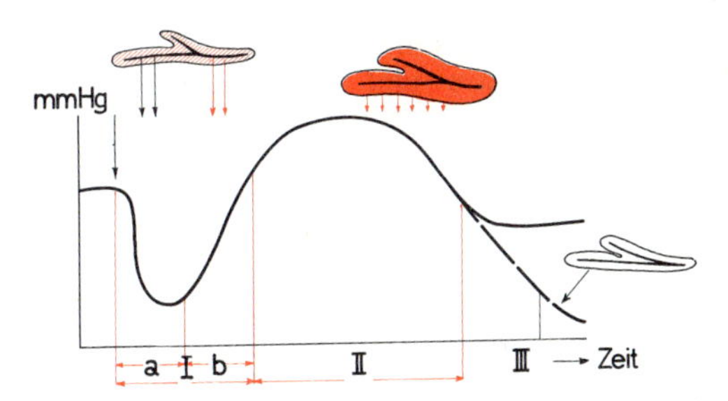

Abb. **100** Adaptationssyndrom: Veränderungen von Blutdruck (Ordinate) und Nebenniere in bezug auf den Zeitablauf (Abszisse). I = Alarmphase, a = Schadenphase mit Sofortreaktion (Nebennierenmarkhormone), b = Beginnende Kompensation mit vermehrter Nebennierenrindenfunktion, II = Resistenzphase mit Hypertrophie der Nebennierenrinde. III = Erholungsphase (schwarze Kurve) bzw. Erschöpfungsphase (gestrichelte Kurve)

> Merke: Bei intakter Hypothalamus-Hypophysen-Nebennierenrindenachse ungezielte Kortisoltherapie zur »Verbesserung der Resistenz« nicht indiziert.

Phasen (Abb. 100)

I. *Alarmphase:* Schock, Bluteindickung, Kapillarpermeabilität erhöht → über den Sympathikus Ausschüttung von Katecholaminen, später: CRF (= Corticotropin releasing factor) vermehrt → ACTH vermehrt → Kortisol gesteigert.

II. *Resistenzphase:* Chron. Stimulation der NNR → optimale Adaptation, Umstellung des Stoffwechsels von Aufbau und Leistung.

III. *Erschöpfungsphase:* Verlust der Adaptation, nur Exp. bewiesen!

Resistenzphase: Nicht unbedingt Widerstandskraft gegen *jegliche* Schädigung erhöht!

Adaptationskrankheiten: Schädliche Folgen einer Reaktion des Körpers auf (meist chronischen) Streß.

Anhang III: Resistenzverminderung

1. Kongenitale Störungen (s. S. 251).
2. Bei Säuglingen, wenn Immunsystem noch nicht voll entwickelt ist.
3. Bei Erwachsenen mit ungenügender Antikörperproduktion usw.

Ae: Hohes Alter, Kachexie; Diabetes mellitus, Alkoholismus, Leberzirrhose, chronische Bronchitis, Karzinomleiden (Ursachen komplex), Knochenmarksschädigung: Agranulozytose,

Panmyelopathie; ausgedehnte Röntgenbestrahlung; immunosuppressive und zytostatische Therapie: Adrenokortikosteroide, Antimetaboliten, alkylierende Substanzen.

Allgemeine klinische Entzündungszeichen

Fieber
Tachykardie
Leukozytose
BSG-Beschleunigung

Fieber

Pg: Durch Pyrogene erzeugt: Exogenes Pyrogen (Lipopolysaccharid aus E.coli), endogenes Pyrogen (wahrscheinlich Lipoprotein) aus Neutrophilen, evtl. Monozyten nach Kontakt mit AG-AK-Komplexen, bakteriellem Endotoxin oder löslichen Substanzen aus Entzündungsfeld und Bildung während Phagozytose. Pyrogene → Temperatursollwertverstellung im Zwischenhirn (= »Thermostat« des ZNS) → Fieber. Äußere Temperaturerhöhung um 10° → Beschleunigung aller Prozesse auf das Doppelte. Fiebersenkende Mittel dämpfen Entzündungsprozesse und verlangsamen so Abwehrmechanismen. Bestimmte Erreger → durch künstlich erzeugtes Fieber zerstört: Künstliche Infektion mit Malaria zur Therapie der progressiven Paralyse = Hirnerkrankungsform bei Syphilis (Wagner-Jauregg, Wien).

Tachykardie = Beschleunigung der Herzfrequenz

→ Durchblutungssteigerung mit vermehrter Heranführung von Antikörpern und Blutzellen.

Leukozytose

Df: Leukozytenzahl im peripheren Blut höher als $10000/mm^3$.

Pg: Eiweißzerfallsprodukte und andere Leukopoesefaktoren → Knochenmark und via Zwischenhirn → Leukozytenauswerfung aus dem Knochenmark. Ausschüttung auch der Halbreifen und Jugendlichen → Linksverschiebung: Über 6% Stabkernige, evtl. Metamyelozyten. Toxische Granulation = vergröberte neutrophile bis basophile Granula (= Phagolysosomen). Vakuolisierung (= Phagosomen): Vor allem bei Sepsis. Degranulierung nach Phagozytose und Kernpyknose. »Basophile Schlieren« (= Döhle-Einschlüsse) = Vermehrte Ribosomen und verstärktes RER.

Diese Phänomene sind typisch für Entzündung, kommen aber auch bei Karzinomen und nach Behandlung mit Zyklophosphamid vor!
Über *morphologische hereditäre Anomalien* s. Bd. II und Lehrb. der Hämatologie.

BSG-Beschleunigung (BSG = Blutkörperchensenkungsgeschwindigkeit)

Pg: a) Spezifische Dichte der Blutzellen gegenüber Plasma erhöht zufolge grundlegender Eiweißverschiebungen im Plasma.

b) Ballungsfaktoren (Agglomerine) an Erythrozytenoberfläche. Ballungsfaktoren sind vor allem Fibrinogen, Globuline und Glykoproteine. Ballungsfaktoren gehemmt durch Gallensäuren, Bilirubin, Salizylate, Phenylbutazon → niedrige BSR.

Die komplexen ❺ Reaktionsgruppen bei der Entzündung (zugleich Stadien)

Phasen und Gewebeveränderungen der Entzündung

❶ Alteration
❷ Kreislaufstörung
❸ Exsudation
❹ Proliferation
❺ Narbe

Merke: Diese Stadien gehen vielfach ineinander über, auch in pathogenetischer Hinsicht.

❶ Alteration

Jede Entzündung beginnt mit einer morphologisch mehr oder weniger deutlich faßbaren Schädigung lebender Gewebe im Sinne degenerativer Vorgänge. Von diesen sind erst die Kreislaufstörungen und andere Symptome abhängig. Viele Pathologen rechnen die Alteration (Zellödem, vakuoläre Degeneration, Verfettung, enzymatisch bedingte Grundsubstanz- und Kollagenveränderungen, Nekrosen usw.) nicht zu den Entzündungssymptomen = rein akademische Diskussion!

Pg: Aktivierte Proteasen und Kollagenasen.

❷ Kreislaufstörung

Im lokalen terminalen Gefäßbett! Geht u. U. sehr rasch in die Phase der Exsudation über und erklärt mit dieser zusammen die 5 Kardinalsymptome:

1. **Rubor** durch aktive Hyperämie. Es gibt Entzündungen, die als einziges Entzündungszeichen eine aktive Hyperämie zeigen: Hautexantheme, Schleimhautrötung = Enantheme.

ma: Triple-Reaktion (Lewis):
Mit Nadel menschliche Haut leicht geritzt:
1. Nach 1½ Min. dünne dunkelrote Linie durch Dilatation der Venulen, viel weniger der Kapillaren.
Pg: Humoraler Faktor: Histamin = Vasodilatator (s. S. 232). »Expreßstraßen« (s. Abb. 68, S. 178) zum Teil kontrahiert → »Landstraßen« (= Kapilläräste) stark durchströmt.
2. Nach 3½ Min. hellroter Hof: Dilatation der perifokalen Arteriolen:
Pg: *Neuraler Faktor* (Axonreflex).
3. Ödem am Ort der Reizung (nach 40 Min. voll ausgebildet) durch Exsudation von Blutplasma.

mi: Thermischer Reiz des Kaninchenohres:
1. Initiale Arteriolenkontraktion, höchstens 5 Min., nicht obligat.
2. 5–60 Min.: Progressive Dilatation von Arteriolen → Vasomotorik der »Expreßstraße« (s. Abb. 68, S. 178) sistiert. Präkapilläre Sphinkter öffnen sich →: Kapillarbett durchflutet = »Landstraßen« eröffnet → Dilatation von Venulen *und Kapillaren* = aktive Entzündungshyperämie → zunächst Blutdurchfluß verstärkt und *beschleunigt* → *Verlangsamung* des Blutdurchflusses. Kann bis zur Stase mit konglutinierten Erythrozytensäulen in Venulen und zu Hämorrhagien führen (Abb. 87, S. 231).
3. Gleichzeitig mit Verlangsamung des Blutflusses Exsudation von Plasma durch gesteigerte Gefäßpermeabilität.

2. **Calor:** Durch Hyperämie bedingt.
Gleichzeitig mit Verlangsamung des Blutflusses (s. oben), Exsudation von Plasma →

3. **Tumor:** Entzündliches Ödem (s. S. 209) = Hauptursache der entzündlichen Schwellung, später tritt auch eine entzündliche Zellinfiltration hinzu → u. U. Verdrängung der Nachbarschaft.

Bei: Auge, bei entzündlichem Orbitalödem = Pseudotumor (kann auch im Proliferationsstadium auftreten).

4. **Dolor:** Druck des Exsudates auf Nervenendigungen und deren Schädigung durch bakterielle Gifte, Säuerung des Gewebes, Eiweißbruchstücke und Mediatoren.

5. **Functio laesa:** Dieselben Ursachen wie 4.

❸ Exsudation

Df: Örtlicher Austrritt von Plasma oder Blutzellen aus Venulen und Kapillaren infolge erhöhter Gefäßpermeabilität.

Exsudation von Blutplasma

Fo: Entzündliches Ödem (in Gewebe) oder seröses Exsudat (in Körperhöhlen oder Gewebe: Tab. 25) →
a) Ausgetretenes Serum und alteriertes Gewebe → Aktivierung von Komplement- und Gerinnungssystem: Exsudiertes Fibrinogen → Fibrin: Bildet Fibrin-Barrière um Bakterien und aktiviert Plasminsystem (Abb. 87).
b) Ausgetretenes Immunglobulin und aktiviertes Komplement → Opsonisation (s. S. 222).

Pg: Wesentlicher Faktor = Gesteigerte Gefäßpermeabilität: Flüssigkeit durch Endothel-Zytoplasma hindurch (Diffusion oder Zytopempsis, s. S. 220) oder (wichtiger) durch Nahtstellen zwischen Endothelzellen = tight junctions: Diese öffnen sich → Endothellücken (gaps): zuerst an Venulen, später an Kapillaren. Mediatoren spielen wesentlich mit. Dazu onkotische Hypertonie im Gewebe durch Erhöhung der Teilchenzahl (kleine Spaltprodukte) und intravasaler Druck gesteigert → Flüssigkeitsanreicherung im Gewebe.

Tabelle 25 **Exsudat und Transsudat**

Vo	Exsudat = entzündlich	Transsudat bei Herzinsuffizienz Hypoproteinämie
Eiweißgehalt	+ + +	(+)
Spezifisches Gewicht	> 1015	< 1015
Rivalta-Probe	+	–

Merke: Gesteigerte Gefäßpermeabilität bedingt durch: 1. Noxe direkt 2. Gewebealteration 3. Neural (s. oben) 4. Mediatoren (s. S. 230 ff)

Exp: *Biphasischer Verlauf* von Gefäßpermeabilitätssteigerung und Ödembildung:
Meerschweinchenhaut → 54° während 20 Sek. Evans-Blau oder Trypanblau i. v. → Bindung des Farbstoffes an Albumin. Bei Exsudation → Blaufärbung der Haut:

Phase 1: Sofort! Dauer 10–15 Min.

Beteiligt vor allem Venulen. Kann durch Antihistaminika unterdrückt werden, also bedingt durch vasoaktive Amine, wahrscheinlich auch durch Kinine.

Phase 2: Erst nach 2 Std., Maximum 4 Std., kann bis 24 Std. oder länger dauern.
Beteiligt außer Venulen auch Kapillaren.

Exsudation von Blutzellen

Zuerst exsudieren Neutrophile, später (nach 12 Std.) Monozyten, Lymphozyten, Basophile, Eosinophile, evtl. Erythrozyten.

Emigration der neutrophilen Leukozyten

Frühphase der zellulären Reaktion. Wird als eine Form der Exsudation aufgefaßt, obschon die Leukozyten auch aktiv wandern, ist jedenfalls teilweise eine Folge der vermehrten Gefäßpermeabilität.

Emigration = Auswanderung aus Venulen > Kapillaren (Maximum 12 Std.–3 Tage).

Während raschem Blutfluß der aktiven Entzündungshyperämie im Gefäß 2 Strömungszonen:

a) Marginalstrom = periphere Plasmaströmungszone, in Kontakt mit Endothel. Keine zellulären Elemente.

b) Axialstrom = zentral: Erythrozyten, Neutrophile und andere kernhaltige Blutzellen, wenig Plasma.

❺ Stadien der Neutrophilenemigration aus Venulen bei Entzündung (Abb. 101)

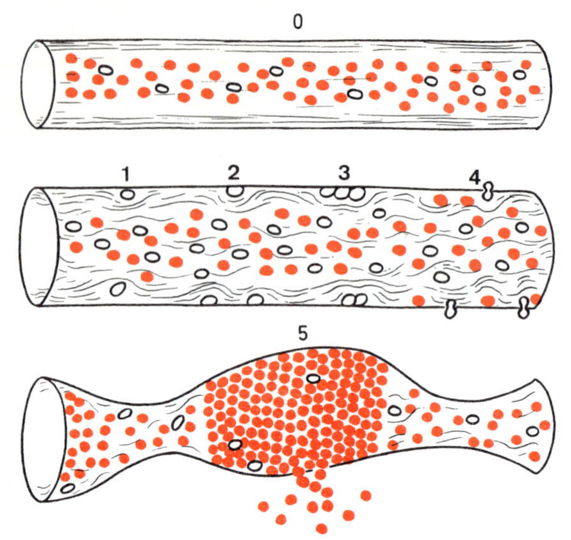

Abb. **101** Stadienablauf der Neutrophilenemigration

● Beschleunigung des Blutstromes mit Axial- und Marginalstrom.

❶ Margination (Abb. 101:1, 102a) = Randstellung der Neutrophilen: Wandern verlangsamt am Rand des Blutstroms.

❷ Temporäres Kleben (sticking) der Leukozyten am Endothel, wenige Sekunden (Abb. 101:2).

❸ Definitives Kleben (5–15 Min. nach Reiz) und Pavimentierung (= Aufreihung der Neutrophilen am Endothel) zufolge elektrochemischer und chemischer Bindungen (Wasserstoffbrücken: Karbonylradikal-Plasmaprotein) am Endothel (30 Min., Abb. 101:3).

❹ Emigration (Beginn exper. 30 Min. nach Reiz, bei Mensch nach 4 Std. Leukozyten im Schnitt nachweisbar) amöboid durch Lücken zwischen Endothelien (Abb. 101:4). Dauer des Austrittes: 7 bis 9 Minuten. Ursache: *Frühemigration* = Gefäßpermeabilität gesteigert.

Spätemigration = Chemotaxis (Cohnheim-Versuche an Froschzungen und Rattenmesenterium).

Grund des Leukozytenaustrittes: Leukozytenanlockende Stoffe = *Leukotaxine* im Gewebe. Wanderungsgeschwindigkeit der Leukozyten etwa 10–40 μ/Minute ≅ 7 cm pro 24 Stunden. – Richtung der Bewegung bestimmt durch die Leukotaxine und deren Konzentrationsge-

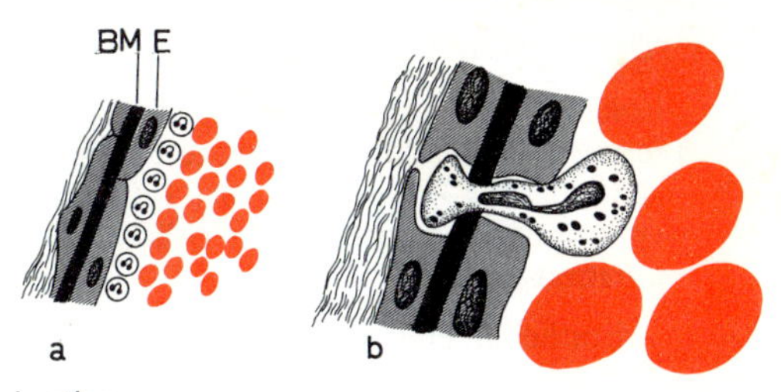

Abb. **102** Leukozytenemigration
a) Bei relativ schwacher Vergrößerung: Leukozyten sammeln sich im Randstrom am Endothel (E). BM = Basalmembran b) Bei stärkerer Vergrößerung amöboider Durchtritt eines Leukozyten zwischen Endothelzellen durch die Basalmembran und zwischen Adventitiazellen

fälle. (Wanderungsgeschwindigkeit von Lymphozyten und Monozyten beträchtlich geringer.)

Analog emigrieren Monozyten, Eosinophile, Basophile, später Lymphozyten durch amöboide Bewegung.

❺ Erythrozyten treten passiv, oft durch »Neutrophilenlücken« des Endothels hindurch = *Diapedese.*

Aufgabe der ausgewanderten Leukozyten: Phagozytose und Vernichtung des Aggressors.

Nach 6–12 Stunden akutes entzündliches Exsudat (Ödem + Neutrophile) voll ausgebildet.

Chemotaxis

Df: Reaktion von Entzündungszellen auf Stoffe, welche die Richtung der Wanderung bestimmen (nicht Geschwindigkeit!).

Positive Chemotaxis: Phagozyten angezogen, bewegen sich in Richtung höherer Konzentration des chemotaktischen Stoffes.

Positiv chemotaktisch wirken: Komplementfragmente, Bakterien, Fibrin und Fibrinderivate, kollagenolytische und proteolytische Produkte aus Gewebsalteration, Stärkekörner, Leukotaxine, MIF (migration inhibiting factor) der Lymphozyten wirkt positiv chemotaktisch auf Makrophagen.

Negative Chemotaxis: Zelle wird abgestoßen, bewegt sich in Richtung niedrigerer Konzentration des Stoffes (z. B. Neutrophile durch Aluminiumsilikat).

> Merke: Eine akute Entzündung kann ohne wesentliche Proliferation und ohne Narbenbildung mit der Exsudation zum Abschluß kommen.

④ Proliferation

Df: Lokale Vermehrung von Zellen durch mitotische Teilung. Proliferative Entzündung: Subakute bis chronische Phase einer Entzündung mit Proliferation des ortständigen Gewebes und von emigrierten mesenchymalen Zellen. Oft Ausbildung eines Granulationsgewebes.

Bei: 1. Epithelial: Halbmondbildung (Proliferation des glomerulären Kapselepithels und der Podozyten) bei extrakapillär betonter Glomerulonephritis.

2. Endothelial (Bildung von Kapillarsprossen): Subakute bis chronische Endokarditis, Vaskulitis.

3. Bindegewebig-lymphoplasmozytär: Interstitielle Nephritis, Myokarditis, Hepatitis, Perifokalentzündung (= um den Herd) bei Infarkten, Tumoren usw.

4. Unspezifisches Granulationsgewebe (Abb. 103).

5. Spezifisches Granulationsgewebe = Granulom (s. S. 291).

Wir kennen das Granulationsgewebe schon von der Wundheilung und der Organisation von Thromben.

> Merke: Räumt Granulationsgewebe ein Exsudat (z. B. Fibrin), eine Nekrose oder eine Thrombose ab, so spricht man von Organisationsgewebe. Ist es knotig, so spricht man von Granulom.

ma: rot, glasig, weich (sog. »wildes Fleisch« am Grund eines Geschwürs).

mi: Abb. 103

Bestandteile des Granulationsgewebes

Entzündungszellen: Histiozyten, Lymphozyten, Plasmazellen, Angioblasten → Kapillarsprosse, Fibroblasten → Fibrozyten → Fasern (retikuläre, kollagene).

Da Exsudation und Proliferation nahtlos ineinander übergehen, können sich im Granulationsgewebe in wechselndem Ausmaß Neutrophile (evtl. Eosinophile, Basophile) vorfinden. Neugebildete Kapillaren des Granulationsgewebes stark permeabel → fortlaufende Exsudation.

Ve: Ab 3. Tag Grundsubstanzbildung, 3.–4. Tag: Fasersynthese (Prolineinbau), 6.–10. Tag: Wasserverlust und starke Polymerisationsvorgänge → Faserbildung.

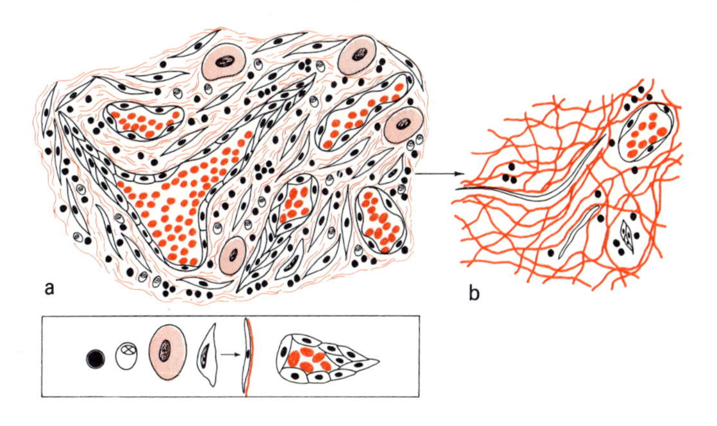

Abb. **103** Granulationsgewebe
a) Kapillarsprosse, Fibroblasten, neugebildete zarte kollagene Fasern, ferner Lymphozyten, Plasmazellen und Histiozyten. Übergang in Narbengewebe
b) Verödung vieler Kapillaren. Fibroblasten wandeln sich in Fibrozyten um, die Fasern werden plumper, einzelne lymphozytäre Restinfiltrate.

Vo: Abszeßmembran, Ulkusgrund, Fistelwand, als Demarkationsgewebe um Nekrose, Organisation von Thromben und anderen Fibrinablagerungen (z. B. Karnifikation einer fibrinösen Pneumonie, s. Bd. II, S. 325).

❺ Reparation – Narbenbildung – Heilung

Df: **Reparation** = Ersatz von verlorengegangenem Gewebe durch Narbengewebe (unterscheide von Regeneration: Df. s. S. 133). Proliferation (zum Zweck der Reparation) geht nahtlos in Narbenbildung über:

Bildung von retikulären, später kollagenen Fasern, zunehmende Vernetzung und Anordnung der Fasern nach Zug- und Druckrichtung (ca. nach 2 Wochen). Zunehmende Reißfestigkeit: Chirurgische Fäden am 8.–10. Tag entfernt!

Gleichzeitig zunehmende Verödung, Umbau und Schwund der neugebildeten Kapillaren, Schwund der Entzündungszellen. Lymphozyten und Histiozyten persistieren am längsten.

Tropokollagen im endoplasmatischen Retikulum (ER) gebildet → Protofibrillen ausgeschleust (s. S. 37). →

Narbenbildung

ma: *Weiß,* Ersatz des Parenchyms.

mi: (Abb. 103) Ungeordnete plumpe = hyaline Bindegewebefasern. Gefäßarm: Kapillaren weitgehend verödet. Zellarm. Kleine Lymphozytenhaufen, die sich oft jahrelang halten. Parenchym zerstört → *Ersatz*narbe = Unterschied zu Sklerose.

Pg: Aufhören des Entzündungsreizes: Mikroorganismen abgetötet, keine frischen Immunreaktionen, Fremdkörper aufgelöst oder abgekapselt, devitalisiertes Gewebe usw. aufgelöst.

Akute und chronische Entzündung (Tab.26)

Merke:
1. Grenze zwischen akuter, subakuter und chronischer Entzündung ist unscharf.
2. Es gibt: Akute lymphohistiozytäre Entzündungen
   Bei: akute interstitielle Nephritis: s. S. 287
   Chronische Entzündungen mit Vorherrschen von Neutrophilen
   Bei: chronischer Abszeß: s. S. 285
3. Mit zunehmender Dauer einer Entzündung wird der Abwehrprozeß – immunologisch gesprochen – zunehmend »spezifischer« (s. S. 234 ff): Immunität potenziert zunehmend Wirkung der unspezifischen Entzündung.
4. Unspezifische Entzündung, Immunität (spezifisch) und Reparation (= Wundheilung) arbeiten also Hand in Hand und ergänzen sich.

Tabelle 26 **Phasen der Entzündung**

vorwiegend Beurteilung nach	akut	subakut	chronisch
Dauer	Tage	Wochen	Monate bis Jahre
Reaktionstyp	vorwiegend vaskulär-exsudativ	gemischt	vorwiegend zellulär-proliferativ
Entzündungszellen	vorwiegend Neutrophile	gemischt	vorwiegend Monozyten (Histiozyten) Lymphozyten Plasmazellen Fibroblasten Fibrozyten

Ursachen der Chronizität einer Entzündung

1. Unfähigkeit des Organismus, Aggressor zu eliminieren (z. B. Immundefekte, s. S. 253).
2. Persistenz des Erregers durch ständige Vermehrung desselben.
3. Anatomische Veränderungen, z. B. Abflußhindernisse in kanalikulären Systemen (Bei: Hydronephrose durch Ureterstein oder poststenotische Pneumonie infolge Bronchusverschluß durch Karzinom).
4. Auftreten von Neo- oder Autoantigenen (entstanden durch Wirkung des Aggressors selbst oder z. B. durch Einwirkung lysosomaler Enzyme der Neutrophilen auf Gewebeproteine).
5. Immunologische »Überempfindlichkeit« (z. B. Typ III: s. S. 258 oder verzögerter Typ: s. S. 260).

Nosologie der Entzündungen

Kann nach klinischen, morphologischen, pathogenetischen oder ätiologischen Gesichtspunkten vorgenommen werden.

A. Klinische Nosologie

Nach dem Verlauf: Perakut, akut, subakut, chronisch

B. Morphologische Nosologie

Nach im Vordergrund stehenden Grundphänomenen. Hier geht es um die Frage: Welche der komplexen Gewebeveränderungen, die im vorhergehenden Kapitel beschrieben wurden, steht im Vordergrund des Geschehens? Danach erfolgt die Einteilung und die Nomenklatur.

Entsprechend den ❺ Reaktionsgruppen unterscheide ❺ Erscheinungstypen:

❶ Alterative Entzündung
❷ Entzündung mit vorwiegender Kreislaufstörung
❸ Exsudative Entzündung
❹ Proliferative Entzündung
❺ Narbenphase

❶ Alterative Entzündung

Df: Entzündung, die auf der Stufe der Alteration stehengeblieben ist, Reaktion des Körpers im Sinne von Kreislaufstörung, Exsudation, Proliferation fehlt oder minimal. Nekrose beherrscht das Bild!

Vo: a) Sepsis

Bei: Tuberculosepsis acutissima Landouzy

ma+mi: (Abb. 111a, S. 297) Gewebenekrose mit massenhaft Erregern, keinerlei Gewebereaktion (höchster Grad der Anergie).

Pr: Tod binnen weniger Tage.

b) Parenchymatöse Entzündung: Aschoff sprach von parenchymatöser Entzündung, wenn *nur* Alteration (Zellödem, fettige Degeneration, Nekrose) vorlag. Heute abgelehnt.

Bei: Diphtherische Myokarditis: Primär Myokardschaden → anschließend an die Nekrose entzündliche Zellinfiltrate.

c) Patient verstirbt an anderer Ursache; zeitlich also Kreislaufstörung, Exsudation usw. noch nicht möglich.

d) Einwirken schwerer physikalischer (Hitze) oder chemischer Schäden (Säuren, Laugen).

e) Häufig bei Agranulozytose und schwerer Granulozytopenie: Panmyelophthise, Leukämie (reife funktionstüchtige Leukozyten fehlen), medikamentös bedingt (Zytostatika).

Bei: Nekrotisierende Tonsillitis, „infarktoide" Pneumonie (s. Bd. II, S. 323).

❷ Kreislaufstörung im Vordergrund

Bei: Exantheme, Enantheme: Röteln-, Scharlachexanthem, Arzneimittelekzem.

❸ Exsudative Formen der Entzündung

Df: Entzündungen mit Austritt von Flüssigkeit (Serum oder Plasma) und Zellen (vor allem polynukleäre Leukozyten).

Nach der Zusammensetzung des Exsudates unterscheiden wir 5 Formen, nach dem Bestandteil des Exsudates benannt, der das Bild beherrscht:

1. Seröse Entzündung
2. Fibrinöse Entzündung
3. Eitrige Entzündung
4. Hämorrhagische Entzündung
5. Lymphoplasmozytäre Entzündung

1. Seröse Entzündung

Df: Entzündung mit Exsudation von eiweißreicher Flüssigkeit (Serum) aus dem Gefäßsystem. Spezifisches Gewicht größer als 1015; u. U. zellfrei.

Pg: a) Gefäßveränderung → erhöhte Gefäßpermeabilität → Serumaustritt.

b) Gewebeveränderung: Bei Gewebezerfall freiwerdende Eiweißbruchstücke → Erhöhung des onkotischen Druckes und Flüssigkeitsansammlung im Gewebe.

Ae: Überempfindlichkeitsreaktion = Allergie, bakterielle Erkrankungen, toxische Substanzen, Entzündung in der Nachbarschaft.

Vo:

α) Körperhöhlen

Seröse Pleuritis, Perikarditis, Peritonitis.

DD: Zum Stauungstranssudat bei Versagen des rechten Ventrikels: Höherer Eiweißgehalt = höheres spezifisches Gewicht des Exsudates bei Entzündung (s. S. 269).

Ae: Bakteriell-toxische Entzündung der serösen Häute.

> Merke: Einer Pleuritis exsudativa liegt so lange eine Tbk zugrunde als Gegenteil nicht zu beweisen ist.

β) Schleimhäute

Akuter entzündlicher Katarrh, z. B. rein seröser Schnupfen, akute katarrhalische Gastroenteritis, Cholera: Enterotoxin usw. → Zellmembran und Ionenpumpe geschädigt → massive wässrige Stühle. Länger dauernde Entzündung der Schleimhäute → vermehrte Schleimabsonderung, z. B. seromuköser → rein muköser Schnupfen, schleimige Tracheitis und Bronchitis.

γ) Übrige Gewebe

Insektenstich (toxisch), Sonnenbrand (UV-Strahlung), Epiglottis-, Larynxödem (z. B. bei akuter Kehlkopfdiphtherie), Varizellenexanthem (= Hautblasen) usw.

Akutes entzündliches Hirnödem (Enzephalitis).

Akute interstitielle Nephritis = serös-intertubulärer Typ.

mi: (s. Bd. II) Tubuli auseinandergedrängt durch schweres interstitielles Ödem, Kapillaren komprimiert. Spärliche Plasmazellen, Lymphozyten und Histiozyten.

Ae: Hämolyse, Myolyse, Schock, Verbrennung usw.

Schicksal des serösen Exsudates:

a) Exsudat läuft ab bzw. wird resorbiert.

b) Länger bestehendes Ödem: Zarte kollagene Fasern liegen in vermehrter Grundsubstanz → verstärkte Kollagenablagerung → diffuse Kollagenisierung = Sklerose.

Merke: Chronisches Ödem, sei es entzündliches Ödem, sei es Stauungsödem → Sklerose.

2. Fibrinöse Entzündung

Df: Entzündung mit Plasmadiapedese → Fibrinausfällung = Barriere.

Ae: Bakterien, Traumen (operativ), Ausscheidung schädigend wirkender Substanzen (toxische Produkte bei Urämie, Hg), Infarkt.

Pg: Entzündung bewirkende Schädlichkeit → Kreislaufstörung, Plasmaexsudation, Fibrinkoagulation.

Seröse Häute

Pleuritis fibrinosa

= sicca = trocken genannt, wenn seröser Erguß fehlt.

Vo: Begleitpleuritis bei Lobärpneumonie, Lungenabszessen, pleuranahen tuberkulösen Herden, hämorrhagischem Lungeninfarkt.

Fo: Bei der Respiration reiben die beiden Pleurablätter aufeinander (Auskultation), Fibrin wird zu Leisten zusammengeschoben → oberflächlich ausgefranst. Reiben verschwindet, wenn gleichzeitig vorhandenes seröses Exsudat die Pleurablätter auseinanderdrängt.

Pericarditis fibrinosa

Abb. 104: Fibrinmassen verkleben während der Diastole, während der Systole werden sie wieder auseinandergezogen. Es entsteht eine zottenförmige Oberfläche = cor villosum. Analoge Erscheinung wie bei Dünen am Meer.

Ae: Rheumatisch, bakteriell-toxisch, z. B. tuberkulöse Perikarditis, postoperativ etc. Infarktperikarditis über einem Herzinfarkt + fibrinöse urämische Perikarditis!

Peritonitis fibrinosa

In der Umgebung eines Ulcus pepticum, einer entzündeten Appendix, Gallenblase. Fibrinbarriere soll Ausbreitung des entzündlichen Prozesses in der Bauchhöhle verhindern. Auch nach jeder Abdominaloperation, jedoch nur minimal!

Schleimhäute

Pg: Primär Epitheldefekt (Erosion) → Plasmadiapedese → Fibrinbildung: feste, grau-gelbliche oder schmutzig-graue „Haut" = Pseudomembran.

Df: Echte Membran: eine aus vorgebildetem Gewebe bestehende Schicht (Trommelfell, Netz, nekrotisches Gewebe).
Die Pseudomembranen hängen mit dem Gewebe der Schleimhaut mehr oder weniger fest zusammen und lassen sich entsprechend schwer oder leicht abziehen (nach dem Epitheluntergang beginnt der Gerinnungsvorgang schon in dem mehr oder weniger nekrotischen Gewebe).

Unterscheide ❸ Formen der fibrinösen Oberflächenentzündung:

❶ **Rein fibrinöse Entzündung** (Abb. 104)
Oberfläche der serösen Häute, keine Nekrose des Gewebes.

❷ **Diphtheroide Entzündung** (Abb. 105a)
Fibrin durchsetzt oberflächlich nekrotisches Epithel. Abziehen der Fibrinmembranen vital möglich, ohne daß es aus darunter gelegenem Gewebe blutet.

Bei: Colitis pseudomembranacea.

Vo: α) Antibiotikabehandlung → normale Dickdarmflora zerstört → Besiedlung mit Staphylococcus aureus → Colitis pseudomembranacea.

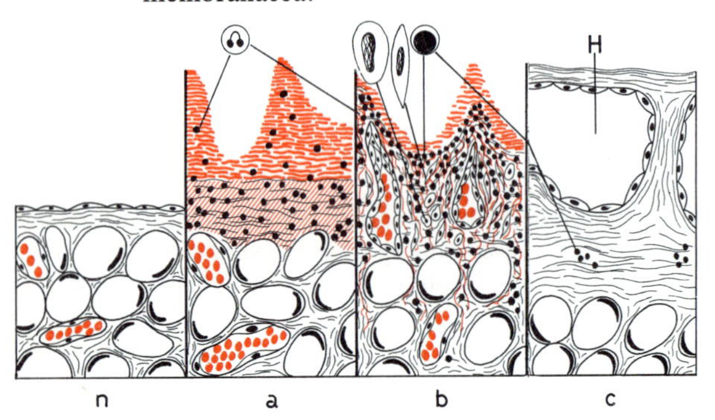

Abb. **104** Fibrinöse Entzündung am Beispiel des Perikards: n = Normalzustand mit Mesothel, Bindegewebe, Fettgewebezellen und Kapillaren. a = akute fibrinöse Entzündung: Fibrinauflagerung in Rippenform an Oberfläche, dazwischen Leukozyten, ebensolche Zellen in ödematösem Bindegewebe, Gefäße erweitert. b = subakute Phase: Einsprossen von Gefäßen, Fibroblasten, Histiozyten und Lymphozyten = Organisation, einzelne gelapptkernige Leukozyten noch vorhanden. c = Endzustand = Narbenbildung, einige von Mesothel ausgekleidete Hohlräume (H), Restinfiltrate aus Lymphozyten noch sehr lange nachweisbar

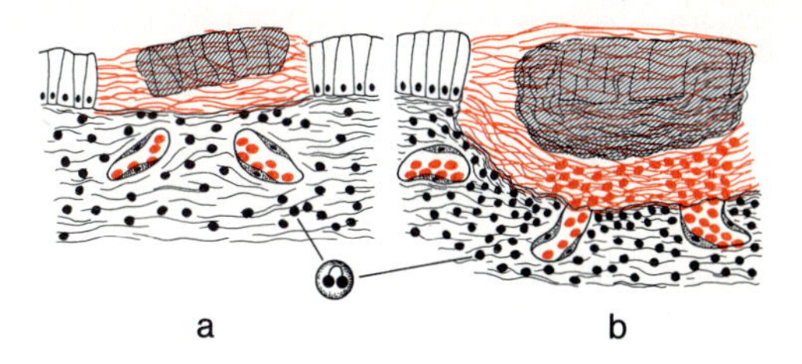

Abb. **105** a = diphtheroide Entzündung mit Nekrose des Epithels und Fibrinbedekkung.
b= Diphtherische Entzündung, die Nekrose reicht bis in die Gefäße hinunter → Blutung beim Ablösen in vivo

β) Schockenteropathie (s. S. 179): Darmischämie → oberflächliche Schleimhautschädigung → Colitis pseudom.

❸ **Diphtherische Entzündung** (Abb. 105b)
Fibrin durchsetzt nekrotisches Gewebe, wobei die Nekrose sehr tief reicht. Beim vitalen Abziehen der Membran → blutendes Ulkus.

Vo: Diphtherie (Tonsillen, weicher Gaumen), bakterielle Ruhr (Dickdarm), abakteriell bei Urämie und Quecksilbervergiftung (Dickdarm).

Parenchymatöse Organe

Vo: **Fibrinöse Pneumonie** = Lobärpneumonie = croupöse Pneumonie (vgl. Bd. II).

Ae: bakteriell: Pneumokokkus Typ 1 oder 2, Klebsiella pneumoniae u. a.

Vo: Gehäuft bei Alkoholikern (indolent + Reaktionsverminderung) als sog. Pneumonia ambulatoria = Patient kommt zu Fuß!

> Merke schon jetzt: ❺ Phasen der fibrinösen Pneumonie ohne Therapie = klassisches Beispiel eines akuten Entzündungsablaufes:

1. *Rote Anschoppung:* Kapillarhyperämie.
2. *Rote Hepatisation:* Kapillaren prall mit Erythrozyten gefüllt = rot; Exsudation von Plasma in die Alveolen mit wenig Fibrinausfällung = leberartige Konsistenz.
3. *Graue Hepatisation:* Kapillaren und Exsudat der Alveolen enthalten massenhaft Leukozyten; Fibrinnetz in den Alveolen noch dichter = grau. Begleitpleuritis s. S. 281.
4. *Gelbe Hepatisation:* Leukozytenzerfall → Verfettung = gelb.

Pg: Nach Opsonisation massive Phagozytose der Pneumokokken durch Leukozyten und Alveolarmakrophagen.

5. *Lyse:* Fibrinverflüssigung durch Leukozytenfermente, Plasmin, Resorption des Exsudates durch Alveolarphagozyten.

Schicksal des Fibrins:

a) *Auflösung* z. B. durch Plasmin (S. 232) oder Leukozyten.

b) *Organisation* (Abb. 104b): Einwachsen von Histiozyten (= „Holzfäller“) und Kapillaren (= „Straßenbauer“) = vaskulär-histiozytäre Phase; Fibroblasteneinwanderung (= „Zimmerleute“) → *Bindegewebe* altert → zusammengeschnurrte sklerosierte Narbe (Abb. 104c), kann mesothelausgekleidete Hohlräume enthalten. Kapillaren kollabieren und veröden.

Bei: Bei fibrinöser Pneumonie ist die Auflösung des Fibrins die Regel. Bei Agranulozytose = Fehlen von Leukozyten (Ae: Röntgenstrahlen, Sulfonamide, Tumoren) oder Fehlen von AK bzw. Opsonisation → Ausbleiben der 4. Phase (= Lyse) → Organisation = Karnifikation: Gefäßreiches Bindegewebe von fleischartiger Beschaffenheit: Carnis = Fleisch → grauweiße, derbe Bindegewebenarbe.

3. Eitrige Entzündung

Df: Entzündliche Exsudation mit Auftreten zahlreicher neutrophiler Leukozyten (angelockt durch Leukotaxine; aktive Leukozytenemigration) → Verfettung, Zugrundegehen. Auf dem Fettgehalt der zugrundegehenden Leukozyten = Eiterkörperchen beruht das rahmig-gelbe Aussehen des Eiters.

Ae: Bakteriell, vor allem durch Staphylo- und Streptokokken = pyogene Kokken. Exp: Terpentininjektion → eitrige Entzündung ohne Bakterien.

Vo: Eitrige Osteomyelitis, in der Regel staphylokokkenbedingt. – Eitrige Hirnhautentzündung.
Pyämie mit Abszeßbildung in vielen Organen.

mi: *Grundsätzlich* ist jeder eitrige Entzündungsherd kokardenförmig aufgebaut (Abb. 106).

Merke: ❺ Zonen der Entzündungskokarde:

❶ *Nekrose* zentral = am Ort der einwirkenden Schädlichkeit.

❷ *Eiterzone* bestehend aus polynukleären Leukozyten.

❸ *Hyperämiezone.*

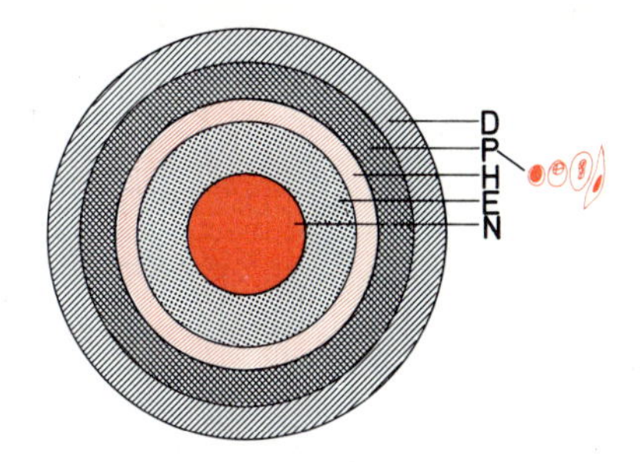

Abb. **106** Kokardenbild eines Entzündungsherdes: Zentrale Nekrose (N), umgeben von leukozytärem Entzündungsbezirk (E), daran angrenzend hyperämische Reaktion (H), weiter peripher folgt perifokale Entzündungszone (P) aus Lymphozyten, Plasmazellen, Histiozyten und Fibroblasten. Ganz peripher Degeneration des Parenchyms (D)

❹ Zone der *perifokalen Entzündung* mit Histiozyten, Lymphozyten, Plasmazellen (inobligat).

❺ Grenzflächenstörungszone ganz peripher mit dem Vorliegen eines eiweißhaltigen Ödems und sekundärer Parenchymschädigung.

Formen der leukozytären Entzündung:

Phlegmone (Abb. 107a)

Df: Diffuse eitrige Entzündung ohne Abkapselung.

Ve: Hemmungsloses Durchdringen eines Organs mit unheimlicher Geschwindigkeit.

ma: Bei Phlegmonen eines Muskels Faszien prall gespannt; zwischen Muskeln und Muskelfaserbündeln rötlich-trübe Flüssigkeit = neutrophile Leukozyten und serös-hämorrhagisches Exsudat.

Ae: Streptokokken: Hyaluronidase → Grundsubstanz gelöst → Bakterienausbreitung +++.

Bei: **Larynxphlegmone** → rasche Entwicklung → Erstickungsgefahr.
Erysipel = akute Streptokokkenphlegmone der Haut.
Holzphlegmone: Chronische Form der Phlegmone.

Vo: Vor allem an Hals und Fingern.

Bf: Flächenhaft ausgebreitete Entzündung ohne akute Entzündungszeichen mit Ausbildung eines derben, brettharten Bindegewebes.

Abszeß (Abb. 107b und Tafel II)

Df: Eiteransammlung in einem durch Gewebezerfall entstandenen Hohlraum (nekrotische Gewebebestandteile können noch im Eiter schwimmen).

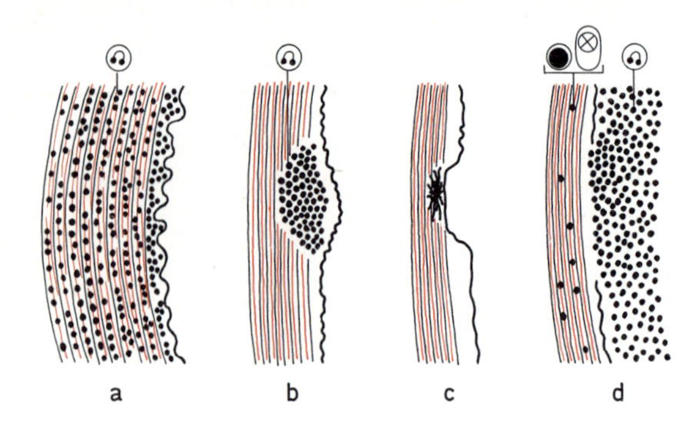

Abb. **107** Einige Entzündungsformen am Beispiel der Gallenblase: a = Phlegmonöse Entzündung, b = Abszeßbildung → c = Narbe, d = Empyem, d. h. Eiteransammlung vor allem im Lumen (Gallenblase, Pleura usw.). Wand mit spärlich Lymphozyten und Plasmazellen

mi: s. Abb. 107, Nekrose, jedoch aufgelöst durch Leukozytenfermente.

Fo: Immer *Ersatz*narbe (Abb. 107c), nicht nur Sklerose.

Ae: Vor allem Staphylokokken.

Bei: **Furunkel**, von Haarbälgen ausgehend; **Karbunkel** = zusammenfließende Furunkel.

Empyem (Abb. 107d)

Df: Eiteransammlung in vorgebildeten Höhlen wie Pleura, Gallenblase, Appendix, Vorderkammer des Auges = Hypopyon.

Ve: Durchbruch nach außen: Spontan oder durch Inzision. – Resorption und Phagozytose der Leukozyten durch Makrophagen. – Eindickung des Eiters im Gewebe und Verkalkung.

Gangrän

Eitrige Entzündung, übelriechend (Anaerobier!), starker Gewebszerfall.

4. Hämorrhagische Entzündung

Df: Entzündung mit starker Erythrozytenexsudation.

Ae: Allergisch, bakteriell-toxisch, medikamentös.

Bei: **Purpura Schönlein-Henoch:** Flohstichartige Hautblutungen als Ausdruck einer hyperergischen Entzündung kleiner Gefäße allergischer Genese.

Waterhouse-Friderichsen-Syndrom (Abb. 67, S. 175): Schädigung von Kapillaren und RHS durch Meningokokken und Endotoxin (Meningokokken innerhalb Endothel nachweisbar) → Haut- und Schleimhautblutungen, hämorrhagische Nekrose der Nebennieren durch Fibrinthromben in Kapillaren → Koagulopathie mit intravasaler Gerinnung oder Fibrinolyse.

Milzbranderreger → Gefäßschädigung → Blutungen.

Maligne Diphtherie → toxische Gefäßschädigung → Blutung.

Grippe → hämorrhagische Entzündung in Pharynx, Trachea und Mittelohr (s. Viruserkrankungen, S. 316).

Akute hämorrhagische Glomerulonephritis

5. Lymphoplasmozytäre Entzündung

Df: Entzündung, charakterisiert durch das Auftreten von Lymphozyten, Plasmazellen, Histiozyten.

> Merke als Faustregel:
>
> Typisch für eine akute Entzündung: Polynukleäre Leukozyten.
>
> Typisch für eine chronische Entzündung: Lymphozyten und Plasmazellen, jedoch gehört dazu Proliferation des Bindegewebes. Entzündungsherd, um den sich schon Bindegewebe gebildet hat, ist chronischer Natur, auch wenn sich polynukleäre Leukozyten finden. Lymphozyten und Plasmazellen sprechen bei fehlender Bindegewebsentwicklung für eine akute Entzündung.

Vo: 1. **Perifokalentzündung** um Abszeß (Abb. 106), Infarkt (Abb. 48) (wird als Fremdkörper empfunden, der abgebaut werden muß), malignen Tumor (Abb. 132k u. a.), benignen Tumor nur, wenn er mechanisch zusätzlich gereizt ist.

2. **Niere:**

a) Lymphoplasmozytäre Entzündung, serös-intertubulärer Typ: seröse Komponente im Vordergrund.

b) Lymphoplasmozytäre Entzündung, zellulär-perivaskulärer Typ:

Ae: Bakterielle Infekte, vor allem Scharlach, Angina.

mi: Lymphoplasmozytäre Zellinfiltrate perivaskulär, vor allem um die großen Venen. Kein Ödem.

Scharlach kann zu zwei Formen der Nierenentzündung führen: Am 7. Tag zur interstitiellen Nephritis vom lymphoplasmozytären Typ (s. oben), am 21. Tag zur diffusen Glomerulonephritis.

c) Akute Transplantatverwerfung (s. S. 149).

3. **Unspezifische reaktive Hepatitis,** ähnlich wie interstitielle Nephritis, ebenso Myokard, Nebenniere etc.
4. **Lymphoplasmozytäre interstitielle Pneumonie** = interstitielle Frühgeborenenpneumonie:

Vo: Frühgeborene im Alter von 1½ bis 4 Monaten; meist als Anstaltsepidemie.

mi: Interstitien der Lunge enorm verbreitert, infiltriert mit Lymphozyten, Monozyten, jugendlichen Plasmazellen. Plasmazellbildung erst nach Mitte 2. Lebensmonats möglich (Abb. 108, S. 289). Alveolen schaumgefüllt. In den Schaummassen Erreger: Pneumocystis carinii, ein tierischer Parasit.

5. **Parotitis epidemica** = Mumps, Ziegenpeter (Virusentzündung). Pankreatitis u. Orchitis dabei relativ häufig.

Pg: Bildung von Immunzellen für humorale und zelluläre Abwehr.

Ve: Endstadium der lymphoplasmozytären Entzündung *nicht* Ersatznarbe wie beim Abszeß (zerstörtes Parenchym durch Narbengewebe ersetzt), sondern Sklerose: Die vom Ödem umspülten Fasern werden einzeln verdickt unter Erhaltung der Parenchymstruktur.

> Merke: Die leukozytäre Entzündung zerstört, führt zur Ersatznarbe. Die lymphoplasmozytäre Entzündung zerstört nicht, führt zur Sklerose = Faserverdickung, weniger Faservermehrung. Struktur bleibt erhalten.

4. Proliferative Entzündung

(vgl. auch S. 274 u. 291 ff.)

> Merke: Subakute und chronische Entzündungen gehen meist mit Proliferation einher.

Unterscheide ❸ Grundformen:

❶ Proliferative Entzündung mit Bildung von Granulationsgewebe

Bei: chronische karnifizierende Pneumonie (s. S. 284).
Grund eines chronischen Ulkus (Magen, Haut).
Organisation von Nekrosen, Thromben, Hämatomen, Fibrin (s. Abb. 104b).
Demarkation (= Abgrenzung) = Granulationsgewebe um Nekrose, Abszeß, am Rande von Fisteln.

❷ Proliferative Entzündung ohne Bildung von Granulationsgewebe

Bei: Extrakapillär betonte Glomerulonephritis (s. Bd. II).
Dabei im Glomerulum halbmondförmige, örtliche Proliferation von Kapselepithelien und/oder eingewanderten Monozyten.
Struma lymphomatosa Hashimoto.

mi: Schwere lymphozytäre Entzündung der Schilddrüse mit Proliferation von Lymphozyten und örtlicher Lymphfollikelbildung.

Pg: Autoimmunkrankheit (s. S. 261 f.).

❸ Proliferative Entzündung mit Bildung von Granulomen = granulomatöse Entzündung

(s. S. 291 ff.)

Anhang: Fetale Entzündung

Reaktionsform anders als Erwachsener (Abb. 108).
Leukozytenbildung: Ab 3. Fetalmonat.
Leukozyten und Monozyten (Histiozyten) sind noch nicht voll aktionsfähig.
Plasmazellbildung: Ab Mitte des 2. postnatalen Monats. Plasmazellen voll entwickelt: Mitte bis Ende des 3. Monats nach der Geburt.

Merke: Das Neugeborene besitzt keine Plasmazellen → keine eigene AK-Produktion (Ausnahme: Kongenitale Lues)

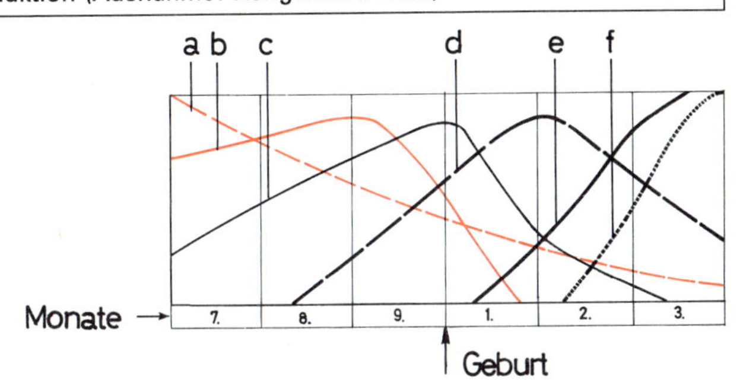

Abb. **108** Quantitative Verhältnisse der Zelltypen bei fetalen und frühpostnatalen entzündlichen Reaktionen auf nicht Eiter erzeugende Einflüsse: a = Phagozyten, b = erythropoietische Herde, c = myelopoetische Herde, d = protoplasmareiche lymphoide Zellen, e = lymphozytär, f = plasmozytär.
Auf senkrecht gezogenen Linien lassen sich die quantitativen Verhältnisse im betreffenden Zeitmoment ablesen

Aus dem Fehlen von Plasmazellen beim Neugeborenen resultieren folgende im Vergleich mit dem Erwachsenen atypische zelluläre Reaktionen:

Nichteitrige Entzündungszone beim Neugeborenen (z. B. um Steißteratom) nicht in Form einer lymphoplasmozytären Entzündung, sondern: Erythroblasten, Myeloblasten, Myelozyten sowie weitere Knochenmarkszellen. Diese Infiltratform beim Neugeborenen entspricht in ihrem zellulären Aufbau ganz den fetalen Blutbildungsherden in Leber und Milz. „Blutbildungsherde" beim Morbus haemolyticus neonatorum teilweise = Analogon der lymphoplasmozytären Entzündung des Erwachsenen, teilweise = Blutbildungsregenerationsherde.

> Merke: Blutbildungsherde können die für das Neugeborene spezifische Form der lymphoplasmozytären Entzündung darstellen.

IgM der Mutter passiert Plazenta (im Gegensatz zu IgG) nicht. IgM durch Feten ab 16. SSW selbst gebildet. Erhöhtes IgM bei Geburt = Hinweis auf fetale Infektion.

C. Pathogenetische Einteilung der Entzündung

❹ Wege, auf denen Entzündung entstehen kann (Abb. 109, Beispiel Lunge). Hier am Beispiel der Leber:

❶ **hämatogen:**
Beachte hierbei die Doppelversorgung von Leber und Lunge, hier: A. hepatica bzw. Pfortader.

Bei: a) Hämatogen über die Pfortader entstandene *pylephlebitische Abszesse.* Bakterien entweder mit Pfortaderblut eingeschleppt, oder eine im Quellgebiet der Pfortader entstandene Thrombophlebitis setzt sich schrittweise in den Stamm der Pfortader und ihre Äste hinein fort (Pylephlebitis wörtlich: Pfortaderentzündung).

Vo: z. B. Appendizitis, Amöbenruhr.

b) Hämatogen über die A. hepatica entstandene Leberabszesse z. B. bei Pyämie.

❷ **lymphogen:**

Ae: z. B. Pleuraempyem, Cholezystitis → Leberabszesse.

❸ **per continuitatem** = aszendierend = kanalikulär = duktogen:

Bei: Gallenstase (Stein) → Sekretstauung → „wo Sekretstauung, da Infekt" → Cholangitis purulenta → Leberabszeß.

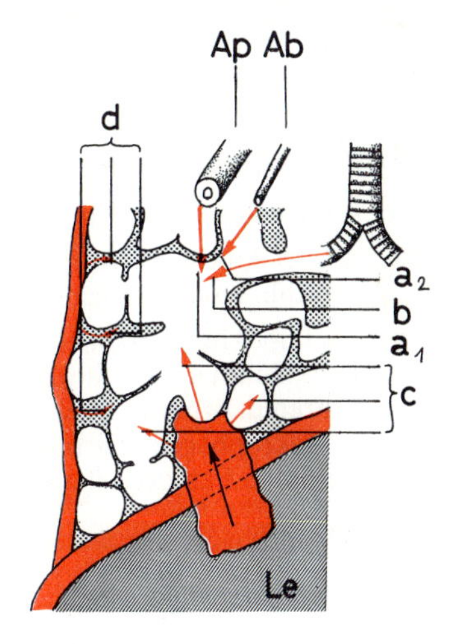

Abb. **109** Pathogenese der Entzündung am Beispiel der Lunge. a = Hämatogen, a_1 = auf dem Weg der A. pulmonalis (Ap). a_2 = über A. bronchialis (Ab).

b = per continuitatem = kanalikulär über Bronchus.

c = per contingentatem = direktes Übergreifen hier am Beispiel eines Leberabszesses (Le = Leber) → subphrenischer Abszeß → Übergreifen auf Lunge gezeigt.

d = Lymphogen, hier Empyem → interstitielle Lymphspalten

❹ **per contingentatem:** (contangere = berühren) also durch direktes Übergreifen.

Bei: Übergreifen eines Nierenabszesses → Leberabszeß.

Merke: Man mache es sich zur Regel, bei jedem Entzündungsherd (übrigens auch bei Tumormetastasen) stets danach zu fragen, auf welchem dieser vier möglichen Wege er entstanden ist.

D. Ätiologische Einteilung der Entzündung

Am befriedigendsten, leider jedoch morphologisch nicht immer möglich. Der morphologische Befund erlaubt bei vielen Granulomtypen, z. T. auch zufolge eingeschlossener Erreger, Parasiten, Fremdkörper usw. einen weitgehend zuverlässigen Rückschluß auf den Erreger oder die ursächliche Schädlichkeit = spezifische Granulationsgewebe (Tbk, Lues, Silikose usw.). Oft kann aber nur der Granulomtyp und nicht die Ätiologie angegeben werden.

Spezifische Granulationsgewebe = Granulome

Df: Histologisch typisches Granulationsgewebe, das ätiologische Rückschlüsse erlaubt. Meist knötchenförmig: *Granulom*

(Granum = Korn, -om = „Tumor“, in diesem Falle im Sinne des alten Begriffs von Schwellung).

Fremdkörpergranulom

Df: Gewebereaktion auf Fremdkörper im Gewebe.

mi: Oft Auftreten von Riesenzellen = Fremdkörperriesenzellen (Abb. 86b), die sich aus Makrophagen bilden (Abb. 110).

Pg: Fremdkörperpartikel im Gewebe (z. B. Wunde) → leukozytäre Entzündung → einwandernde Makrophagen werden mit dem Fremdkörperpartikel nicht fertig → Zusammenfließen mehrerer Makrophagen (Histiozyten) → Fremdkörperriesenzellen. Chemische Faktoren des Fremdkörpers spielen oft mit!

Vo:

Cholesterinkristallgranulom

Nachweis der Cholesterinkristalle: Doppelbrechung der Kristalle im gekreuzten Nicol, nicht mit Alkohol vorbehandeln, da Cholesterinkristalle alkohollöslich sind; Sudan-Färbung.

Rostgranulom

Eisen-Pigment in Phagozyten; große gelbe Rostschollen.

Fadengranulom

Fremdkörper hier ein im Operationsgebiet zurückgelassener Zwirn- oder Seidenfaden oder sogar ganzer Tupfer bzw. Stoffstreifen.

Talkgranulom

Talcum venetum = *Magnesiumsilikat.* Tuberkuloides Granulom (S. 298).

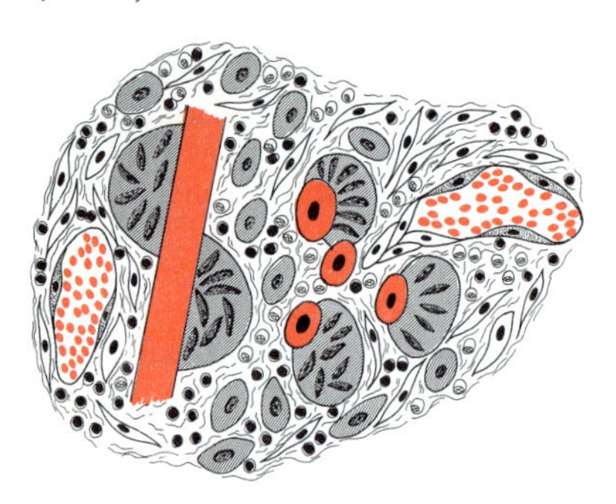

Abb. **110** Typisches Fremdkörpergranulom um Seidenfadenreste (längs und quer getroffen). Hyperämische Gefäße mit Kapillarsprossen, massenhaft Fremdkörperriesenzellen, Lymphozyten, Plasmazellen und Histiozyten sowie Fibroblasten

Silikotisches Granulom

Ae: Quarzstaub (SiO_2) mit einer Teilchengröße bis etwa 5 µm, wichtig: <1 µm.

Vo: Silikose = eine Form der *Pneumokoniose*. Physikalisch-chemische und physiologische Grundlagen der Staubschäden s. S. 453. – Bergarbeiter, Steinhauer, Mineure, Gußputzer (Sandstrahl), Hausfrauen mit Sandsteintreppen, Putzmittelfabrikarbeiterinnen.

Pg: Quarzstaub in Lungenalveolen → von Phagozyten (= ausgewanderte Monozyten) phagozytiert → Phagozyten bleiben entweder in Lymphgefäßen (Lungenparenchym) liegen oder → zugehörige Lymphknoten oder: Phagozyten gehen zugrunde → freiwerdende Kristalle → von neuen Histiozyten phagozytiert → gehen zugrunde.
Chemische Einflüsse dabei viel wichtiger als Fremdkörperreiz!

a) Löslichkeitstheorie: Quarz → Freiwerden kleinster Mengen von Siliziumsäure → Kollagenbildung (unwahrscheinlich).

b) Antigentheorie: An Quarzoberfläche durch Phagozytenzerfall → Quarz-Protein-Komplexe = Antigene → Entzündung + Hyalinisation. Serumglobuline erhöht.

c) Phospholipidtheorie: Nekrotische Makrophagen → Freiwerden von Phospholipid.

Quarzkristalle töten in zentrifugaler Richtung einen Zellkranz von Phagozyten nach dem anderen. – Quarzhaltige Phagozyten nennt man *Staubzellen,* enthalten doppelbrechende Kristalle.

ma: Bis pflaumengroße Knoten durch Zusammenfließen mehrerer kleinerer silikotischer Knötchen in am besten beatmeten mittleren Lungenabschnitten: Schiefergrau = Gemisch aus weiß (Bindegewebe) und schwarz (Kohlepigment). Konsistenz sehr derb, fast knorpelhart.

mi: Silikotisches Knötchen kokardenförmig:

a) Zentrum: kernarmes Bindegewebe → allzu dicht → Abklemmung der eigenen Gefäße → Nekrose.

b) Bindegewebsring.

c) Um Bindegewebe Kranz von Staubzellen.

d) Schließlich: Perifokale Entzündungszone (vorwiegend Lymphozyten). Keine Fremdkörperriesenzellen, da Teilchengröße des Quarzstaubes zu klein.

Fo: a) Blockierung der Lymphwege und silikotische Veränderungen der Lymphknoten → herabgesetzte Filtertätigkeit + verringerte Lymphozytenproduktion → erhöhte Infektgefährdung: gehäuftes Auftreten von Tbk und Pneumonien.
b) Kompression der Blutgefäße + Verringerung der Gesamtstrombahn → vermehrte Druckarbeit → Rechtshypertrophie = Cor pulmonale → Tod am Rechtsversagen.
c) Emphysem in Umgebung = perifokal.

Asbestose

Teilchengröße des Asbeststaubes ca. 10 µm. Hantelförmige „Asbestkörperchen" sekundär gebildet = zentrales u. U. fadenförmiges Staubmaterial + angelagertes ferritinhaltiges Eiweiß, bis 50 µm lang (= ferruginous bodies).

Berylliumgranulom

Tuberkuloid.

Ae: Verletzung durch zerbrochene Leuchtröhre.

Lipophages Granulom

Vo: Überall dort, wo Fettgewebe zerstört wird (unvorsichtiges Hakenhalten bei Operationen; „i. m." Injektion in Fettgewebe [fettgewebereiches Gesäß alter Frauen mit atrophischer Muskulatur] usw.).

Pg: Fettgewebenekrose → Freiwerden von Fetttropfen → phagozytiert. Fettgewebenekrose größeren Ausmaßes → *Ölzysten.*

mi: Schaumzellen = mit Fett beladene Phagozyten; kranzartige Anordnung von Epitheloidzellen = Histiozyten mit einem schuhsohlenförmigen, chromatinarmen, bläschenförmigen Kern. In Umgebung Riesenzellen und Lymphozyten. – Das histologische Bild ist von einem Tuberkelknötchen nicht zu unterscheiden, wenn nicht Schaumzellen oder Ölzysten vorliegen.

Bei: **Chalazion** = „Hagelkorn".

Lo: Augenlider, hartes Knötchen.

mi: Lipophages Granulom.

Pg: Entzündung der Meibom-Drüse → Fettstoffe frei im Gewebe → lipophages Granulom.

Unterscheide davon: **Hordeolum** = „Gerstenkorn":

H. internum = akute Entzündung der Meibom-Drüsen und der Zilienfollikel: roter schmerzhafter Knoten im Augenlid.

H. externum = akute Entzündung der Moll-Schweißdrüsen.

> Merke: Bei jedem Zerfall von Fettstoffen im Gewebe können Granulome entstehen, die von Tuberkelknötchen nicht oder schwer unterscheidbar sind (weiteres s. S. 298).

Schleimgranulom

Vo: Lippen. – Ae: Retention von PAS-positiven Schleimmassen → Epithel zerstört → Schleim im Stroma = Fremdkörper.

Subakute, nichteitrige Thyreoiditis (de Quervain)

Epithelzerstörung der Follikel in der Schilddrüse → Kolloid frei im Stroma = Fremdkörper → tuberkuloides Granulom (s. S. 298) mit Fremdkörperriesenzellen.

Retikulär-abszedierende Entzündung

mi: Zentrale landkartenähnliche zackige Nekrosen mit Leukozyten, peripher Histiozyten, Lymphozyten und Plasmazellen, oft Epitheloidzellen, vereinzelt Riesenzellen vom Langhans-Typ.

Ae: a) Pseudotuberculosis rodentium (s. Bd. II, S. 256).
b) Tularämie (s. Bd. II, S. 257).
c) Nocardia-Infekt (ähnlich Aktinomykose, s. S. 325).
d) Katzenkratzkrankheit (s. S. 322).

Tuberkulose

= Knötchenkrankheit = Tbk

Ae: Mycobacterium tuberculosis.

Häu: Vor 50 Jahren waren noch fast alle Kinder bis zum 15. Lebensjahr tuberkuloseinfiziert. Heute in Westeuropa nur noch 1–25%.

Also: Durchseuchung der Bevölkerung stark vermindert → Zahl der nicht durch Immunabwehr Geschützten stark vermehrt. Prophylaxe: BCG-Impfung! Cave: Nur beschränkte Zeit wirksam.

Phasen erhöhter Anfälligkeit: Säuglingsalter, Pubertät und Nachpubertät (Militärzeit, Studium), Gravidität, Klimakterium, Senium.

Pg:

❸ Infektionswege

❶ **Aerogene Infektion:** (Typus humanus).
Durch infizierte Tröpfchen oder Staub.

❷ **Alimentäre Infektion:** (vor allem Typus bovinus).
Durch infizierte Milch, Butter, Sahne.

Lo: Tonsillen, Mesenteriallymphknoten.

Vo: Früher häufig. Heute Viehbestand im allgemeinen Tbk-frei. Gelegentlich wird das Vieh neu infiziert durch: a) Menschen, b) Wild (Rehe).

❸ **Kontaktinfektion** = Inokulations-Tbk (selten!).

Lo: Haut.

Vo: An den Händen von Leichenwärtern usw. (Leichentuberkel).

Überwiegend: Aerogene Infektion:

Tuberkelbakterien gelangen in Alveolen → phagozytiert → Bakterienvermehrung → Phagozyt wird nicht mit dem Erreger fertig → geht zugrunde → Nekrose + Exsudat: gelb, stark verfettet, etwas körnelig, recht derb = **Verkäsung** (s. a. S. 123). Verkäsung fehlt bei der rein produktiven Form der Tuberkulose.

Während 1–2 Tagen: Massenhaft polynukleäre Leukozyten ohne Granulationsgewebe: Tierversuch und Frühphase der BCG-Impfung (BCG = *B*acilles *C*almette *G*uérin = vitale, aber virulenzgedrosselte Tuberkelbakterien).

Rasches Verschwinden der polynukleären Leukozyten → keine Proteolyse → Verkäsung. In der Umgebung Lymphozyten. Keine Plasmazellen, es sei denn, es käme zur Sekundärinfektion mit anderen Bakterien.

Versuch des Körpers, mit den Tuberkelbakterien fertig zu werden → Abtransport eines Teiles der Tuberkelbakterien auf dem Lymphweg vom Ort des ersten Eindringens in die Lunge (= Primärherd = Lungenpol) zu den regionären Hiluslymphknoten (= Primärherdlymphknoten = Lymphknotenpol).

> Merke: Lungenpol + Lymphknotenpol (= Hiluspol) = Primärkomplex. Der Primärkomplex ist praktisch immer verkäst. Verkästes Material ist basisch → verkalkt (dystrophische Form der Verkalkung). Der verkalkte Primärherdlymphknoten ist röntgenologisch oft nachweisbar.

Reaktion des Körpers auf das Eindringen von Tuberkelbakterien: **Tuberkel** = das Tuberkelknötchen.

Aufbau des Tuberkels (s. Abb. 111)

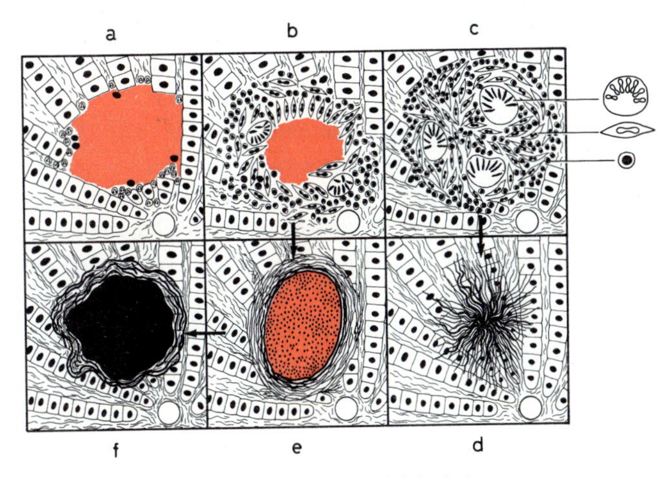

Abb. **111** Verlaufsformen des Tuberkels am Beispiel der Leber:
a = ganz frische Nekrose mit Leukozytenwall, b = etwas ältere tuberkulöse Verkäsung, umgeben von Langhans-Riesenzellen, meist radiär gestellten Epitheloidzellen und Lymphozyten → Käseherd mit ringförmiger Narbe (e) → Verkalkung (f) bei Leber äußerst selten. c = rein produktiver Tuberkel → völlige narbige Ausheilung (d)

1. Knötchen. Hirsekorngroß, zentral kein Gefäß (Unterschied zu Lues).
2. Zentrale Nekrose, inobligat.
3. Epitheloidzellen mit schuhsohlenförmigem Kern = spezielle Phagozyten.
4. Langhans-Riesenzellen = konfluierte Epitheloidzellen, Kerne ovalär, hufeisenförmig angeordnet, Öffnung des Hufeisens meist gegen Zentrum des Herdes.
5. Lymphozytenmantel, keine Plasmazellen (Unterschied zu Lues).
6. Tuberkelbakterien im histologischen Schnitt (Ziehl-Neelsen-Färbung) lange nicht immer nachweisbar.

> Merke: Am wichtigsten ist bei der histologischen Tbk-Diagnose das Auffinden gefäßfreier Knötchen, beweist aber Tuberkulose nicht eindeutig (s. S. 298).

Tuberkelbakterien bestehen aus:

KH-Fraktion → polynukleäre Leukozyten, 1.–2. Tag.

Lipoidfraktion → Epitheloidzellen und Langhans-Riesenzellen.

Protein → wirkt als Antigen. Wird beim Freund-Adjuvans verwendet: Mischung von toten Tuberkelbakterien und Paraffinöl.

Exsudation und Proliferation bestimmen je nach der Reaktionslage das Bild der tuberkulösen Gewebeveränderung (Abb. 80, S. 215).

Exsudative Form der Tbk. (s. Abb. 181, Bd. II):
Verkäsung quantitativ im Vordergrund.

ma: gelbe (stark verfettete) Nekrose.

mi: körnige Nekrose, Elastinfärbung zeigt, daß die elastischen Fasern in den Nekrosemassen lange erhalten sind.

Pg: Tuberkelbakterien fettreich → Fettsäuren hemmen proteolytische Fermente.

Produktive Form: Granulationsgewebe quantitativ im Vordergrund. Typische Tuberkelknötchen (vgl. Abb. 111c)

Ve: (Abb. 111) Bei Frühtherapie und sehr guter Abwehrlage: Knötchen → sternförmige sterile Narbe (Abb. 111d), andernfalls → ringförmiger Bindegewebewall mit zentralen Käsemassen (Abb. 111e), enthält immer noch Tuberkelbakterien → Verkalkung (Abb. 111f).

Differentialdiagnose der Tbk-Knötchen; tuberkuloide Granulome

Gumma s. S. 306.

Morbus Bang s. S. 213.

Lipophages Granulom, s. S. 294.

Chalazion = „Hagelkorn“ s. S. 294.

Ileitis terminalis (regionalis) = Morbus Crohn.

Morbus Boeck s. S. 304.

Subakute, nichteitrige Thyreoiditis (de Quervain): s. S. 295.

Talkumgranulom s. S. 292.

Berylliumgranulom s. S. 294.

Blastomykose s. S. 291.

Progressive septische Granulomatose s. S. 225.

Echinococcus: s. S. 332.

Tuberkuloide Lepra: Tuberkelähnliche Knötchen, jedoch Gitterzellen s. S. 298.

Toxoplasmose s. S. 327.

Retikulärabszedierende Entzündung s. S. 295.

Ve: Verlauf der tuberkulösen Erkrankung ist abhängig von der jeweiligen Reaktionslage des Organismus (Normergie – Hyperergie – Anergie). Erstinfektion mit Tuberkelbakterien → anfängliche normergische Phase, in deren Beginn der Tuberkulintest

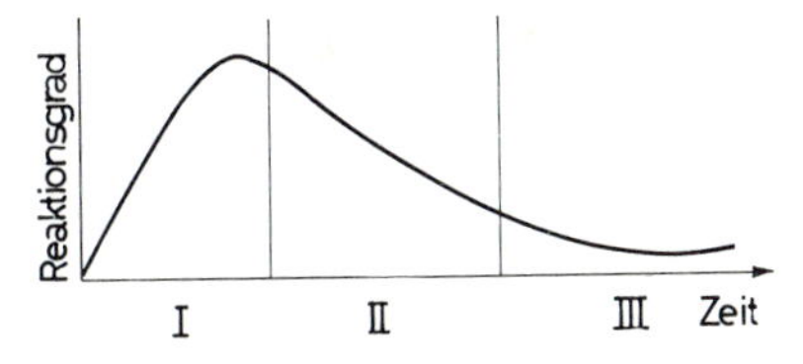

Abb. **112** Stärke des Reaktionsgrades in den 3 Phasen der Tuberkulose. I = hyperergische Phase, II = relative Immunität, III = zunehmende Immunität (nach *Letterer*)

(Moro, Pirquet, Mendel-Mantoux) noch negativ ist → Allergisierung: der Tuberkulintest wird positiv → Verkäsung. Später tritt auch eine gewisse Immunität gegen die Tbk. ein. – Reinfekt erzeugt keinen Primärkomplex.

Einige Grundtatsachen: Die Auseinandersetzung mit dem Tuberkelbakterium verändert die *Reaktionslage* des Organismus.

Exp: Tuberkelbakterien werden Meerschweinchen in die weichen Hirnhäute injiziert →

a) vorher nicht an Tbk. erkrankte Tiere überleben 3 Wochen.

b) vorher an Tbk. erkrankte Tiere sterben foudroyant innerhalb von 3 Tagen. Bei solchen Tieren ist die Reaktion auf Tbk-Bakterien-Injektion: 1. beschleunigt, 2. verstärkt, 3. lokal mehr destruktiv und 4. mehr lokalisiert (Koch-Phänomen). Letzteres also günstig, da keine spätere Miliartuberkulose.

Wir unterscheiden nach der jeweiligen Reaktionsgröße (Abb. 112) III Phasen der tuberkulösen Erkrankung, von denen nicht alle durchlaufen zu werden brauchen.

Phasen der Tuberkulose
Phase I: Primärkomplex (entspricht hyperergischer Reaktionslage)
Phase II: Hämatogene Streuung
Phase III: Organ-Tbk

I Phase des Primärkomplexes (Abb. 113 PK)

Primärperiode der Tbk-Entwicklung s. S. 395.

Der Körper beginnt überempfindlich zu werden. Primärherd der Lunge = Lungenpol überwiegend subpleural → seröse Erstherdpleuritis (= Signalsymptom). Dazu gehört Lymphknotenpol (vgl. Bd. II, S. 329).

Ve: Vier mögliche Verlaufsformen

❶ Primärkomplex heilt spurlos ab = theoretische Möglichkeit.

❷ Primärkomplex verkäst → verkalkt (Abb. 113 A)

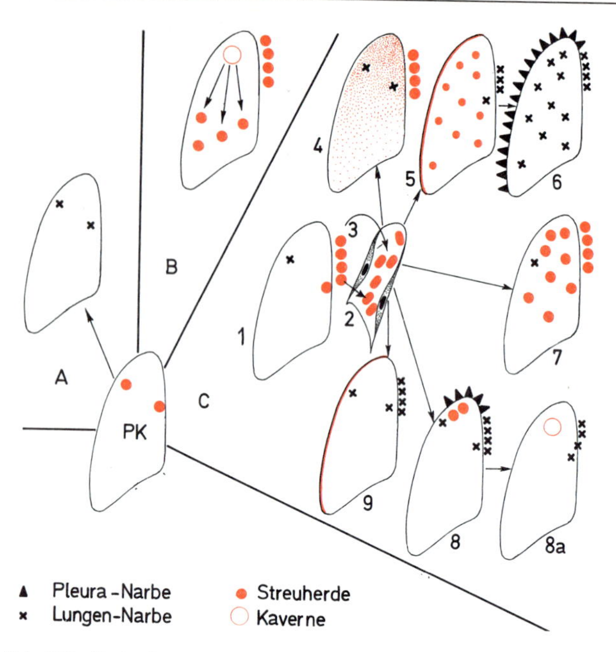

Abb. **113** Verlaufsmöglichkeiten der tuberkulösen Erstinfektion der Lunge. PK = Primärkomplex mit Lungen- und Lymphknotenpol.

A = Verkalkung des Primärkomplexes.

B = Primärphthise: Kavernenbildung aus Lungenpol mit bronchogener Streuung, zugleich Erkrankung der nächsten Lymphknotenstationen.

C = hämatogene Streuung: Erkrankung der nächsten Lymphknotenstationen entlang Trachea (1) Einbruch direkt in ein Blutgefäß (2) oder via Ductus thoracicus in Venenwinkel (3) → je nach Bakterienmenge, Virulenz und Resistenz: Miliartuberkulose (4); miliare Streuung (5) → narbige Abheilung von Lungen- und Lymphknotenherden, strangförmige Pleuranarben über Pleuraherden (6); Streuung groben Korns (7); Einzelstreuherde = Simon-Spitzenherde mit Pleurabeteiligung (8) → Ausheilung oder Kavernenbildung (8a); minimale Streuung in Pleura = Pleuritis exsudativa (9)

> Merke: Verkalkte Herde können während des ganzen Lebens lebende Tuberkelbakterien enthalten; der Infektionszustand besteht also latent weiter.

❸ Einschmelzen der Verkäsung → Primärkaverne → bronchogene und lymphogene Streuung → tuberkulöse Herde in allen Lungenteilen (Abb. 113B) = Primärherdphthise (Phthise = alte Bezeichnung für Tbk).

Vo: Selten. Säuglinge; Erwachsene unter sehr ungünstigen Lebensverhältnissen (Abwehrschwäche).

❹ Kartoffeltuberkulose der Lymphknoten: Ausbreitung der Tuberkulose in Hilus- Paratracheal- und Zervikallymphknoten (Abb. 113C1).

II Hämatogene Phase (Abb. 113C, vgl. auch Bd. II, S. 331)

Übergang zur Postprimärperiode

Pg: Vom Lungenpol des Primärkomplexes oder häufiger vom Hiluspol erfolgt durch Gefäßannagung oder über Ductus thoracicus → Venenwinkel → Einbruch von Tuberkelbakterien in den großen oder kleinen Kreislauf = *Frühgeneralisation* (Spätgeneralisation s. unten).

Drei Faktoren gehören zur hämatogenen Tuberkulose:

1. Streuquelle: Häufig Lymphknoten (Abb. 113, 1), Nebenhoden, Tuben, Spondylitis.
2. Einbruch in Blutsystem → hämatogene Streuung.
3. Streuherde = Metastasen.

Pg:

1. Einbruch eines Tbk-Herdes in das Gefäßsystem (Abb. 113, 2).
2. Lymphknoten-Tbk → abführende Lymphbahnen: links Ductus thoracicus, rechts Ductus lymphaticus dexter → Venenwinkel → Blut (Abb. 113, 3).

Nach zeitlichem Zusammenhang der hämatogenen Streuung mit Auftreten des PK unterschieden:

1. Frühstreuung während der Entwicklung des PK.
2. Spätstreuung bei Organ-Tbk (Phase III → II). Tuberkelbakterien → Blutbahn: Sehr häufig. Meistens werden Tuberkelbakterien im Gefäßsystem von gelapptkernigen Leukozyten abgefangen → vernichtet; selten → Absiedlung hämatogen verschleppter Tuberkelbakterien in den Organen.

Lebensalter, in dem die hämatogene Streuung erfolgt, und Ort der Absiedlung der hämatogenen Metastasen:

1. Vor Pubertät: Kleine Phalangen (Spina ventosa), Meningen, Wirbel, Nieren.
2. Nach Pubertät: Nebennieren, Geschlechtsorgane (erst, wenn funktionstüchtig!), Pleura, Wirbelkörper, Nieren.

> Merke: Tuberkulöse Herde in Phase II brauchen nicht mehr gesetzmäßig zu verkäsen.

1. Miliartuberkulose (Abb. 113C, 4)

Pg: Massiver Einbruch von Tuberkelbakterien in die Blutbahn führt zur Streuung im ganzen Körper. Oft (früher) Meningitis Tbk → Todesursache.

ma+mi: Organe übersät mit miliaren Tuberkeln (milium = Hirsekorn).

Leichtere Form = **miliare Streuung** (Abb. 113C, 5); dabei evtl. nur Lunge oder nur einige Organe im großen Kreislauf befallen.

Spezielle Form: Tuberkulosepsis Landouzy acutissima (= äußerst akut, Abb. 111a, S. 297 und S. 278).

Df: Massive hämatogene Streuung sehr virulenter Keime bei Fehlen jeglicher Reaktion.

Pg: Fehlen der Antikörperbildung (Säugling, Zerstörung des RHS). – Alkoholismus (Zerstörung der Abwehrkraft). – Diabetes (pH-Verschiebung?). – Kortisonbehandlung.

mi: Nekrose, massiver Erregernachweis; keine Reaktion; hie und da ein polynukleärer Leukozyt.

2. Diskrete hämatogene Streuung

Entstehen von *Simon-Spitzenherden* in der Lunge (Abb. 113 C 8), können sich unmittelbar zur Kaverne entwickeln = hämatogene Form der kavernösen Lungen-Tbk. (Abb. 113 C 8a). Auf dieselbe Weise kleine Lungenspitzenherde → heilen narbig = hyaline Spitzennarben. Weitere Möglichkeiten im Bereich der Lunge s. Bd. II.

Solitäre Organherde außerhalb der Lunge: Niere, Nebenhoden, Wirbelsäule. Werden oft erst nach Jahren manifest → Phase der Organ-Tbk (s. unten).

III Phase der Organtuberkulose = postprimär

In der Phase der hämatogenen Streuung (II) entstandene Organherde → nach mehr oder minder langer Zeit → Organtuberkulose (III).

Latenzzeit:

Dornfortsätze 6 Monate.

Wirbelkörper 5 Jahre → Spondylitis tuberculosa (s. Bd. II, S. 580). Nieren 10–16 Jahre → Nierentuberkulose: Verkäsung → Kavernenbildung → intrakanalikuläre Ausbreitung in Harnwegen (s. Bd. II, S. 132).

Lungen-Tbk (s. Bd. II, S. 328ff.):

Simon-Spitzenherde (Abb. 113: 8) heilen anscheinend ab → blühen nach Jahren plötzlich auf bei Veränderung der Abwehrlage (Leukämie, chronischer Alkoholabusus) → kavernöse Lungen-Tbk.
Einbruch eines Tbk-Lymphknotens in den Bronchialbaum → Aspiration → bronchogen → Frühinfiltrat → Kaverne oder Heilung.

Exogener Reinfekt der Lunge → Kaverne (s. Bd. II).

Gefahr der Kavernen

Bronchogene Streuung (gefährlich für Umwelt) → Lungenveränderungen. ❹ Erscheinungsformen der bronchogenen Streuung:

❶ *azinös-nodöse Herde:* Kleine weißliche, derbe, kleeblattförmige Herde.

mi: Vorwiegend Epitheloidzellen → Fibrose.

❷ *Lobulär-käsige Herde:* Ausbreitungsmäßig den Lobuli entsprechende Herde;

ma: Gelblich-käsig.

❸ *käsige Pneumonie:*

mi: Käsemassen mit einigermaßen erhaltenen Alveolarwandsepten dazwischen.

❹ *gelatinöse Pneumonie* (s. Bd. II, S. 334).

Weitere Möglichkeit: Phase III → Phase II, d. h. Organherd kann seinerseits hämatogen streuen. Die drei wichtigsten Streuherdquellen für diese Form der Miliar-Tbk *(Spätgeneralisation):*

a) Verkäster Lymphknoten (Hilus- oder Bifurkationslymphknoten).

b) Nebenhodentuberkulose.

c) Spondylitis tuberculosa.

Merke: Eine Lungentuberkulose führt selten zur Miliartuberkulose.

Verlauf der Tuberkulose unter Tuberkulostatika

Tuberkulostatika: sind nicht tuberkulozide Mittel, d. h. Tuberkelbakterien abtötende Mittel, nur:

Vermehrung verhindert → Körper kann sie dann erledigen (Abb. 111d, e). Abwehrkräfte des Körpers also sehr wichtig. Epitheloidzellen → Fibroblasten → reichlich kollagene Fasern → Herd umwallt und fibrosiert. Tuberkulostatische Therapie, bevor es zur Verkäsung kommt → echte Heilung: Sternförmige Narbe ohne Streugefahr. – Schon bestehende Käsemassen können nur eingekapselt werden, Gefahr der Exazerbation. Tuberkulostatika also so früh wie möglich.

Tuberkulose und Kortison

Kortison hemmt Zellproliferation, fördert Glukoneogenese. Deshalb bei Tuberkulose sehr gefährlich → Aufblühen der Tuberkulose (s. a. Tuberkulosepsis Landouzy). – Will man einen abgekapselten tuberkulösen Herd durch Kortisongabe „auflockern“, so darf dies nur unter gleichzeitiger hochdosierter Gabe von Tuberkulostatika erfolgen.

Morbus Boeck = Sarkoidose

= Morbus Besnier-Schaumann-Boeck.

Df: Granulomatose mit miliaren tuberkuloiden Knötchen, Tuberkulinreaktionen negativ (wird bezweifelt!), Kveim-Test positiv!

Kveim-Test: Extrakt aus Boeck-Lymphknoten → intrakutan injiziert → nach 6 Wochen Biopsie: Tuberkuloides Granulom bei 60–90% der Boeck-Kranken; falsch positiv 1–2%.

Lo: Lymphknoten, Lungen, Haut, Leber, Milz, Augen, Knochen, Parotis, Tonsillen, Hirn.

ma: Befallene Lymphknoten vergrößert, nie verbacken. – Graugelbliche stecknadel- bis hirsekorngroße Einzelknötchen.

mi: Wie rein produktive Form der Tuberkulose, wenig oder nicht konfluierende Einzelknötchen. Im Zentrum kein Gefäß, *keine Nekrose.* Epitheloidzellen; vereinzelt Langhans-Riesenzellen. Peripher reichlich Bindegewebe und Lymphozyten. In Riesenzellen:

1. Sternförmige Gebilde = asteroid bodies (Kollagenfibrillen = Produkt fusionierter Epitheloidzellen?).
2. Schaumann-Körperchen = 20–30 μm lamellär gebaut, unregelmäßig, Calciumphosphat (beide nicht spezifisch, aber charakteristisch für Boeck).

Sy: Abhängig von Lokalisation. Oft Hyperkalzämie.

Rö: Enorm vergrößerte Hiluslymphknoten + *Lungenfibrose.*

Heerfordt-Syndrom = Febris uveo-parotidea = Uveo-Parotitis, Fazialisparese. Hyperkalzämie (Ursache unklar) → metastatische Verkalkung in Kornea, Lungen und Nieren.

Ostitis fibrosa cystoides multiplex Jüngling (= Boeck-Granulome) im Rö.

Lo: Kurze Knochen der Hände und Füße.

Hirn-Boeck: Symptome ähnlich der multiplen Sklerose.

Pg: Ödem → perifokale Hirnschäden = reversibel. – Hypergammaglobulinämie deutet auf immunpathologischen Vorgang.

Ve: Häufig Spontanremissionen. Meist chronisch. Selten rasch progredient: Lungenbefall → Lungenfibrose (auch Wabenlunge) Cor pulmonale → Tod an Rechtsherzversagen.

Ae: Ungeklärt. Diskutiert werden:

1. Beziehungen zur Tuberkulose.
2. Atypische Mykobakteriose.
3. Immunologische Reaktion gegen ein unbekanntes, weit verstreutes Antigen: wenig löslich oder nicht abbaubar.
4. Erkrankung des immunologischen Systems mit gestörter zellulärer Immunität.

Dg: Biopsie aus Leber, Gastrognemius oder Halslymphknoten (Mediastinoskopie, Skalenusbiopsie, Bronchialschleimhaut).

DD: Rein produktive kleinknotige Form der Tuberkulose: Morphologisch sind beide nicht unterscheidbar.

Weitere zur DD wichtige Erkrankungen s. S. 298.

Lues = Syphilis

Mittelalter: Akut tödliche Erkrankung mit aufs schwerste entstellenden Hautveränderungen; später: schleichend; heute therapeutisch gut angehbar, wenn rechtzeitig erkannt. In letzter Zeit wieder im Zunehmen begriffen!

Merke:

1. Neue Therapiemöglichkeiten verpflichten zur frühzeitigen Diagnose. Verkennung der Frühdiagnose war früher gleichgültig, heute von entscheidender Bedeutung. Medizin wird therapeutisch immer interessanter und dankbarer, fordert aber dafür mehr Wissen und Verstehen vom Arzt.
2. Prophylaxe = Ausschaltung und Behandlung von Streuquellen (luische Puella publica; offene Lungen-Tbk; Typhus-Bazillenträger usw.) auf weite Sicht wichtiger als Therapie.

Ve: In IV Phasen (die ersten 3 wie Tbk und vermutlich viele andere infektiöse Erkrankungen), jedoch bei letzteren schwer nachweisbar).

Phasen der Lues

I Primäraffekt

II Hämatogene Generalisation

III Organsyphilis

IV. Metasyphilis

I Primäraffekt (PA) = Lues I

Lo: Eintrittspforte des Erregers (treponema pallidum): Schamlippen, Portio vaginalis uteri. Glans penis, Präputium. After, Mund.

ma: Flaches nässendes, derbes Geschwür. Bubo = entzündlich vergrößerter regionärer Lymphknoten (Leistenbeuge).

mi: Reichlich Plasmazellen in der Umgebung des Ulkus sowie im mitbeteiligten Lymphknoten. Endarteriitis (s. unten), Panarteriitis, Phlebitis. Spirochaeta pallida im Wundexsudat nachweisbar (Dunkelfeld).

Ve: Primäraffekt heilt nach einigen Wochen → Narbe.

II Hämatogene Generalisation = Sekundärstadium = Lues II

Lo: Vorwiegender Befall von Haut und Schleimhäuten (s. Hautklinik).

ma: Hautveränderungen ausgesprochen vielgestaltig, können das Bild anderer Hauterkrankungen nachahmen. Denke bei „Furunkel“ (PA) und gleichzeitigem Auftreten von „Scharlach“ oder „Masern“ (Generalisation) an Lues.

III Organsyphilis = Lues III

Ve: Zwischen hämatogener Generalisation und Manifestwerden der Organsyphilis oft Jahre dauernde beschwerdefreie Zwischenzeit (wie bei Tbk).

Lo: Dura, Schädelknochen, Nasenseptum, Leber, Milz.

ma: Granulomknoten unterschiedlicher Größe (stecknadelkopf- bis hühnereigroß) und gummiartiger Konsistenz = *Gumma.*

mi: (Abb. 114) Zentral Nekrose (nicht Verkäsung!) und Gefäß mit Endothelwucherung = v. Heubner-Endarteriitis proliferans = fast pathognomisch für Syphilis. Nekrose, nur Elastinfasern erhalten (Abb. 114) = langlebigste Bestandteile der Gefäße. Epitheloidzellen wie bei der Tuberkulose, Kerne eher brotförmig als schuhsohlenförmig. Riesenzellen etwas zackig. Plasmazellen statt Lymphozyten in Peripherie.

> Merke als DD:
> Gumma: zentral Gefäß; peripher Plasmazellen.
> Tuberkel: zentral kein Gefäß; peripher Lymphozyten.

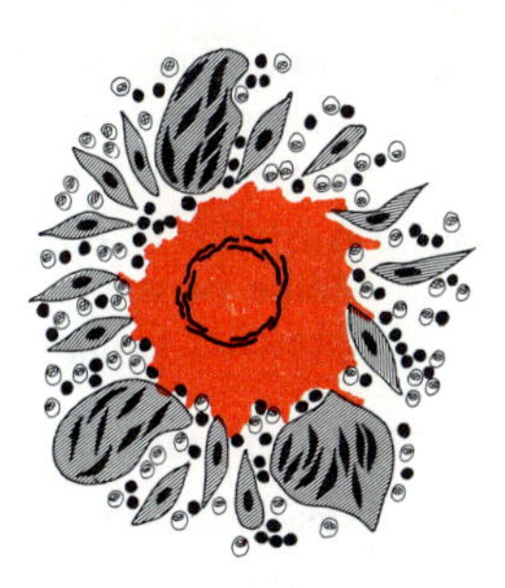

Abb. **114** Typischer Aufbau eines Gumma: Zentrale Nekrose, in der sich bei Elastinfärbung noch Anteile des ursprünglichen Gefäßes erkennen lassen, in der Umgebung vorwiegend Plasmazellen und wenige Lymphozyten, Epitheloidzellen sowie Riesenzellen, deren Kerne etwas unregelmäßiger verteilt sind als bei tuberkulösen Langhans-Zellen.

Ve: a) Durchbruch der Nekrosemassen nach außen → Geschwür oder Fistel.

b) Abheilung mit schwielig-narbiger Umwandlung des Granuloms.

IV Metasyphilis = Lues IV

❸ typische Krankheitsbilder, meist Jahrzehnte nach PA auftretend:

❶ Progressive Paralyse

Df: Enzephalitis = chronisch entzündliche Reaktion des mesenchymalen und gliösen Stützgewebes mit fortschreitender Degeneration der grauen Substanz des Gehirns (Rinde, Striatum). Am schwersten befallen: Stirn-, Scheitel-, Schläfenlappen → Verblödung, Lähmungen.

ma:
1. Hirnwindungen verschmälert, Windungstäler verbreitert (Schwund der Ganglienzellen, Vermehrung der Gliazellen).
2. Hydrocephalus internus (= ausgeweitetes Ventrikelsystem) et externus.
3. Im Ependym des Ventrikelsystems kleine Knötchen aus Ependym und Glia = Ependymitis granularis.
4. Narbige Fibrose der Leptomeninx.

mi: Hämosiderinablagerungen in Hirnrinde (Berlinerblau positiv) = Überreste einer Enzephalitis (Spirochäten-Meningo-Enzephalitis) → Hirnsubstanz abgebaut → Hirneisen frei → phagozytiert.

❷ Tabes dorsalis

Df: Degeneration der hinteren Wurzeln und Hinterstränge des Rükkenmarks.

mi: Entmarkung der Hinterstränge (Markscheidenfärbung: Aufhellungen) mit späterem Zerfall der Achsenzylinder und gliöser Vernarbung. Keine entzündlichen Veränderungen (s. Bd. II).

Fo: Ausfall z. B. der Tiefensensibilität der Beine (der Goll-Strang = Beine ist stärker befallen als der Burdach-Strang = Arme) → typischer Gang des Tabikers + trophische Gelenkschäden.

❸ Mesaortitis luetica

Vo: relativ häufig, oft einziger Schaden nach durchgemachter Lues!

ma: Innenfläche der Aorta baumrindenförmig längsgefaltet und speckig-weiß glänzend. Aorta unterhalb des Zwerchfells frei von luetischen Veränderungen.

mi: Aortenmedia-Veränderungen mit Auflösung der elastischen Fasern (→ Aortenaneurysma) und Infiltraten in den Aussparungen. Um die Vasa vasorum Plasmazellen, vereinzelt Lymphozyten und Histiozyten (Bd. II) Gefäßintima verdickt = sekundäre Arteriosklerose = Mesaortitis luetica wirkt als Gefäßfaktor begünstigend auf das Entstehen einer Arteriosklerose.

Fo: Syphilitisches Aneurysma → Druckatrophie der Wirbelsäule; Thrombosebildung in Aneurysma → Embolie. Übergreifen der Mesaortitis auf Aortenklappe → Insuffizienz, auf Koronarostien → Infarkt.

Lues congenita (= connata) (Abb. 115)

Pg: Erkrankung der Mutter an Syphilis nach dem dritten Schwangerschaftsmonat → Spirochäten diaplazentar (a) → Kind. Dieses zeigt:

ma: Schwerste Hautausschläge und Hautabschuppungen (b); autoptisch: Feuersteinleber (c): Groß, derb, gelblich-glasig.

mi: Reichlich „Blutbildungsherde" wie bei Morbus haemolyticus neonatorum (vgl. Abb. 35, S. 97) = Analogon der lymphoplasmozytären Entzündung des Erwachsenen (S. 287). Daneben Mikrogummata. Dubois-„Abszesse" im Thymus (d) = erweiterte Hassal-Körperchen. Chronische Pankreatitis; Keratitis → diffuse Hornhauttrübung (e). Pneumonia alba (h), Osteochondritis syphilitica (i).

> Merke: Später beobachtet: Hutchinson-Trias:
> 1. Keratitis parenchymatosa (e).
> 2. Tonnenförmige Zähne (g).
> 3. Innenohr-Schwerhörigkeit.

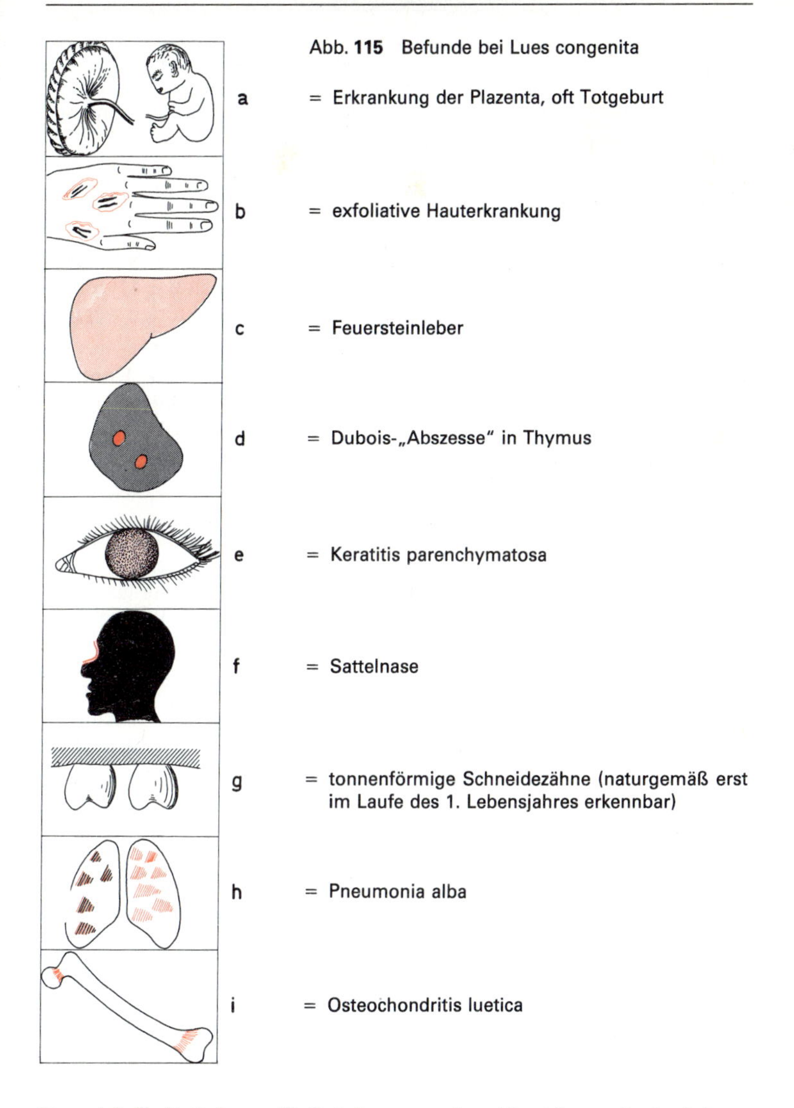

Abb. **115** Befunde bei Lues congenita

a = Erkrankung der Plazenta, oft Totgeburt

b = exfoliative Hauterkrankung

c = Feuersteinleber

d = Dubois-„Abszesse" in Thymus

e = Keratitis parenchymatosa

f = Sattelnase

g = tonnenförmige Schneidezähne (naturgemäß erst im Laufe des 1. Lebensjahres erkennbar)

h = Pneumonia alba

i = Osteochondritis luetica

Dazu häufig Sattelnase (f) (infolge gummöser Zerstörung des knöchernen Skelets der Nase).

Vo: Selten. Dank Aufklärung, hygienischer Maßnahmen und guter Therapie ist die Lues congenita heute fast vollständig verschwunden.

Merke: Dank Prophylaxe und Therapiemöglichkeiten seltener gewordene Krankheiten (Lues, Tbk, Typhus usw.) sind äußerst wichtig: In Klinik selten gezeigt → wenig bekannt → Katastrophe, wenn nicht rechtzeitig diagnostiziert.

Lepra = Aussatz

Ae: Mycobacterium leprae = säurefestes, grampositives Stäbchen, das sich im färberischen Nachweis ähnlich verhält wie Mycobacterium tuberculosis (Fuchsinophilie der Leprabakterien weniger säureresistent).

Pg: Übertragung nur durch direkten, langdauernden Kontakt. Ansteckungsgefährdet vor allem Säuglinge und Kleinkinder.

Vo: Afrika, Asien, Südamerika. Jeder 500. Mensch ein Leprakranker.

Bf: ❸ Formen:

mi: ❶ **Lepromatöse Form:** (Abb. 116) Perivaskulär angeordnete Infiltrate aus Lymphozyten und *Gitterzellen* (Virchow-Zellen = Leprazellen). Gitterzellen entscheidend für die histologische Diagnose, eigentümlich geblähte Zellen, Protoplasma schaumig umgewandelt, im Zellinneren Leprabazillen.

❷ **Neurale Form:** Befall von Nerven ohne Hautveränderungen.

❸ **Tuberkuloide Form:** In Korium und Subkutis tuberkuloide Granulome = hyperergische Form. Lepromin-Test positiv. Bakteriennachweis meist negativ.

Typhus abdominalis

Ae: Salmonella typhi.

Pg: Hauptinfektionsquelle: Wasser, Milch, Südfrüchte, Austern.

Eintrittspforte: Tonsillen oder Darm → lymphatisches Gewebe des Dünndarms (Peyer-Plaques und Solitärfollikel) → Salmonellen und Erythrozyten in sehr großen Makrophagen = *Rindfleisch-Zellen* (Abb. 117) (nach Erstbeschreiber benannt) phagozytiert → von Phagozyten verschleppt → zugehörige Mesenteriallymphknoten; auch: Bakteriämie, Bakterienausscheidung in Urin und Galle.

Ve: Klinischer Verlauf s. Abb. 118. Im Darm Ablauf der in Richtung der Bauhin-Klappe an Stärke zunehmenden Dünndarmerkrankung in ❹ Phasen.

ma: s. Abb. 119.

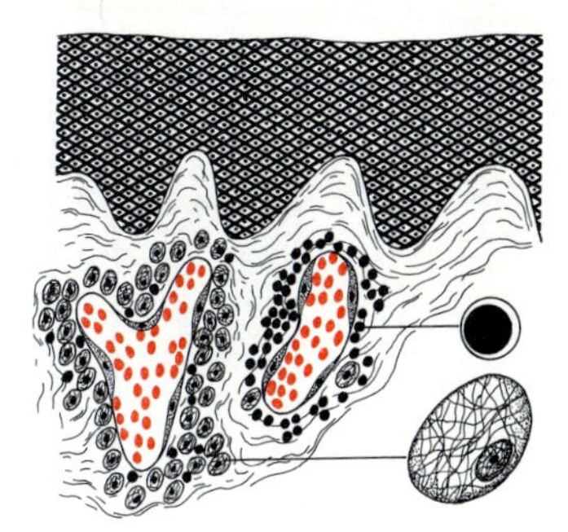

Abb. **116** Lepra der Haut: Die Epidermis (oben) unverändert, perivaskulär Lymphozyteninfiltrate und große Phagozyten mit schaumförmigem Protoplasma = Gitterzellen

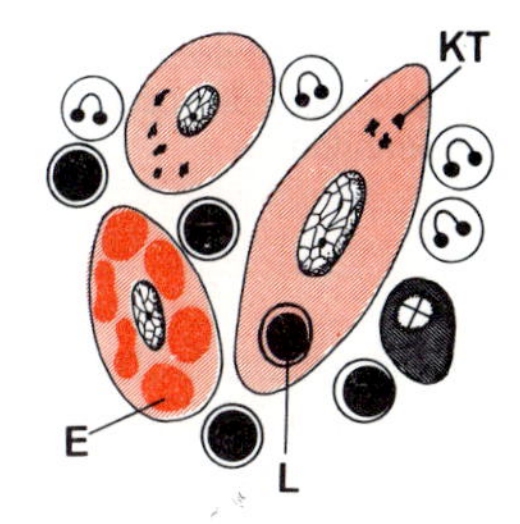

Abb. **117** Elemente des Typhusgranuloms: Große Phagozyten = Rindfleisch-Zellen, mit Erythrophagozytose (E), Lymphophagozytose (L) und Kerntrümmern (KT), einige Lymphozyten und gelapptkernige Leukozyten, spärlich Plasmazellen

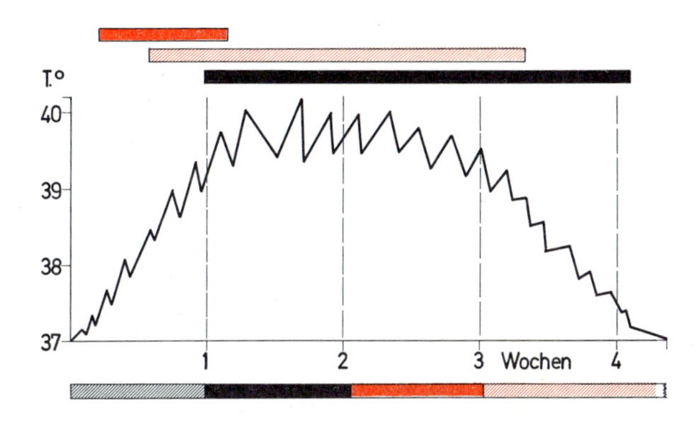

Abb. **118** Typhus abdominalis: Oben: rot = positive Blutkultur, rot schraffiert = positive Stuhlkultur, schwarz = positiver „Widal". Mitte: Typische Fieberverlaufskurve. Unten: Grad der Ansteckungsgefahr (Maximum: 3. Woche)

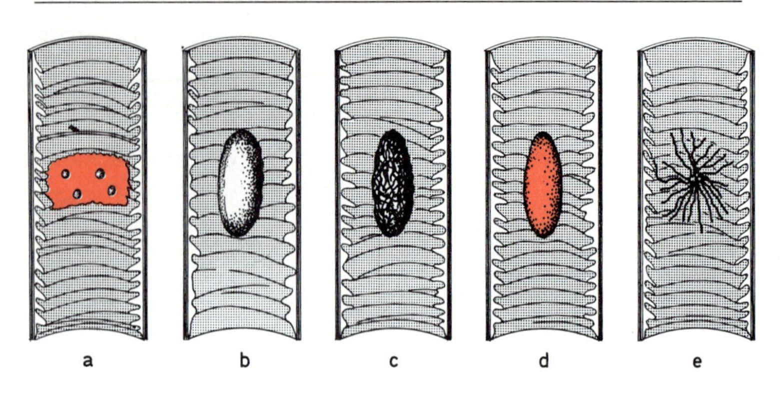

Abb. **119** a = tuberkulöses Ulkus quer gestellt mit einzelnen erkennbaren Knötchen am Grund.

b–e: Typhus abdominalis: b = markige Schwellung, c = Schorfbildung, d = Ulkus, entsprechend der Lage der Peyer-Plaques längs gestellt im Gegensatz zu a, e = Narbenbildung

❶ Markige Schwellung der Peyer-Haufen (nach 10 Tagen)

mi: Peyer-Plaques: Viele Rindfleischzellen = große, rundliche, rundkernige, zytoplasmareiche Retikulumzellen, die Lymphozyten, Erythrozyten und Bakterien phagozytieren können.

❷ Schorfbildung (etwa 2.–3. Woche)

= gelblich-grünliche noch nicht abgestoßene Nekrose.

❸ Geschwürsbildung (etwa 3. Woche)

Abstoßung des nekrotischen Materials durch Leukozyteneinwirkung → Ulkus. Rindfleisch-Zellen und Leukozyten am Rande des Ulkus.

❹ Narbige Abheilung (3.–4. Woche)

Ausbreitung der typhösen Erkrankung: a) lymphogen: mesenteriale Lymphknoten: markige Schwellung mit viel Rindfleisch-Zellen in Sinus (klinisch: vergrößerte Lymphknoten) → Nekrose → resorbiert oder verkalkt. b) hämatogen: Typhusbakterien über Pfortader → Leber → Lungen → großer Kreislauf.

Milz: klinisch Milz„tumor". Typhusknötchen (ebenso in Leber). Knochenmark: Typhusknötchen! Leukopenie, besonders Eosinopenie, durch Knochenmarksschädigung. Wiedererscheinen der Eosinophilen im Blut nach etwa vier Wochen – „Morgenröte der Genesung".

Haut: Auftreten von Roseolen = Exanthem in Form feiner rötlicher Flecke am Rumpf, vor allem Bauchdecken. Frühsymptom bis 7. Tag.

Typhusknötchen = Typhusgranulome in Leber, Milz, Knochenmark: Kleine Nekroseherde mit großen Histiozyten und polynukleären Leukozyten. Homogen. Keine Kokarde.

Ko:
1. Allgemeine Intoxikation (Patienten schwer benommen).
2. Exsikkose.
3. Darmblutung (Nekrose befällt Gefäße, 2. Woche).
4. Perforation (Ulkus frißt sich tiefer, 3. Woche).
5. 2–5% → Dauerausscheider: Erregerreservoir in Gallenblase. Dauerausscheider dürfen sich nicht als Milchhändler, Koch, Eisverkäufer usw. betätigen!
6. Ruptur der Milz spontan oder bei Palpation.

Pr: Um so schlechter, je älter die Patienten.

> Merke: Geschwüre beim Typhus abdominalis entsprechend der Anordnung der Lymphfollikel: längs angeordnet. Geschwüre bei der Darmtuberkulose entsprechend dem Verlauf der Lymphgefäße zirkulär angeordnet + Knötchen in der Serosa.

Morbus Bang

Ae: Brucella abortus → fieberhaftes „Verwerfen" beim Vieh → Landwirte, Tierärzte infiziert.

mi: Entzündliche, tuberkelähnliche Granulome in Leber, Milz, Lymphknoten, Schilddrüse, Knochenmark (Wirbelsäule: Spondylitis brucellosa).

Listeriose

Ae: Erreger: Listeria monocytogenes (plumpes, kurzes Stäbchen, durch Versilberung darstellbar).

Vo: Haus-, Wildtiere, Mensch. Gefährdet: Säuglinge, Kleinkinder, Greise.

Ve: Zwei Erkrankungsformen:

a) Eitrige Meningoenzephalitis.

b) Neugeborenenlisteriose = *Granulomatosis infantiseptica:* Intrauterine Infektion mit hoher Mortalität von Fet und Neugeborenem.

mi: In Leber miliare = hirsekorngroße Nekrosen.

> Merke: Bei Frauen mit mehrfachen Fehlgeburten denke man immer auch an Listerieninfektion, die bei der Mutter meist unbemerkt (rezidivierende grippale Infekte) verläuft.

Rickettsien

Nahe Verwandte der Bakterien, jedoch Vermehrung nur innerhalb lebender Zellen durch Teilung, eigener Stoffwechsel! Übertragung durch Arthropoden (Läuse, Zecken). Lichtmikroskopisch sichtbar (0,3–1μm). Bilden z. T. Exotoxine (Ektotoxine) → Zellschädigung. Können Immunabwehr auslösen → Zellschäden.

1. Flecktyphus = Fleckfieber

a) *Epidemisches Fleckfieber:* Rickettsia prowazeki.

Pg: Überträger: Läuse (Läusekot).

Bf: Hohes Fieber. – Rickettsien in Endothelzellen der Blutstrombahn → perivaskuläre Entzündung: lympho- und leukozytäre Infiltrate + Gliaknötchen + Gefäßschäden → Petechiale Haut- und Schleimhautblutungen (*Fleck*fieber) – Myokarditis. Enzephalitis (wegen der auch beim Typhus auftretenden Benommenheit Fleck*typhus* genannt).

b) Endemisches Fleckfieber: Rickettsia mooseri. Überträger: Flöhe.

2. Spotted-fever-Gruppe

Rocky mountains spotted fever. – Mittelmeerfieber.

3. Q-Fieber

Chlamydiaerkrankungen

Bakteriengenus mit obligatorischem Zellparasitismus. Vermehrung durch Teilung. Enthalten DNS und RNS sowie Enzyme für Proteinsynthese, aber nicht für Energiesynthese (ATP). Ansprechbarkeit auf Antibiotika.

1. Ornithose = Psittakose = „Papageienkrankheit"

Ae: Chl. psittaci.

Vo: Vogelhändler, Taubenzüchter.

Pg: Von Vögeln (Wellensittich, Papagei, Tauben) übertragen → der tuberkulösen gelatinösen Pneumonie ähnliche Pneumonie.

mi: Elementarkörperchen in Alveolarzellen.

2. Lymphogranuloma (Lymphopathia) venereum (Nicolas Favre)

= Lymphogranuloma inguinale, Lymphopathia venerea.

Ae: Chl. trachomatis, selten Chl. psittaci.

Vo: Tropen. – Frauen häufiger befallen als Männer.

ma: Papel → Vesikel → *kleines* Ulkus am Erregereintrittsort + vergrößerte regionäre *Lymphknoten* (meist inguinal) → Vereiterung → Fistelbildung → Rektovaginalfistel. – Im Endstadium Mitbefall der benachbarten Organe → schwere Rektumstenose.

mi: Zackig begrenzte Nekrosen im lymphatischen Gewebe, umgeben von Epitheloidzellen, in der Umgebung reichlich Plasmazellen = retikulozytär abszedierende Lymphadenitis (s. S. 295).

Dg: Frei-Test.

Anhang: Unterscheide davon: *Granuloma inguinale* (= Granuloma venereum)!

Df: Fraglich venerische Entzündung.

Ae: Gramnegative Stäbchen (Calymmatobacterium granulomatis).

Bf: *Große* Hautulzera mit teilweiser Vernarbung. Keine Strikturen, kein Lymphknotenbefall.

mi: Ulkusrand: Plasmazellen, Lymphozyten, polynukleäre Leukozyten, Histiozyten mit Donovan-Körperchen (Giemsa- oder Silberfärbung).

3. Trachom

Ae: Chl. trachomatis.

Vo: Tropen.

Pg: Konjunktivitis → lymphfollikuläre Hyperplasie → Pannusbildung (Pannus = häutchenförmiges Granulationsgewebe) mit Einbeziehung der Kornea → Narbenbildung, Erblindung.

Virusbedingte Erkrankungen

Df: Virus = pathogenes Partikel aus infektiöser Nukleinsäure mit Proteinhülle. Dringt in lebende Zellen ein → dirigiert diese zur intrazellulären Synthese von virusspezifischen Nukleinsäure- und Proteinbausteinen für neue Viruspartikelsynthese um oder wird latent in das Wirtsgenom eingebaut.

Genereller Aufbau: Komplettes infektiöses Partikel (= *Virion*): Zentral gelegene Nukleinsäure (= *„Core“* aus ein- oder doppelsträngiger DNS oder RNS) und Proteinhülle (= *Kapsid* aus identischen Capsomeren), beides zusammen = *Nukleokapsid* (= nacktes Virus). Eingehüllte Viren: Zusätzlich Außenhülle (= Envelope) aus virusspezifischen Proteinen und wirtseigenen Lipiden und Kohlehydraten.

Infektionszyklus: Anhaften (= Adsorption) → Eindringen in Zelle (= Penetration) → Virus verliert seine Proteinhülle (= Eklipse), ändert Eiweißstoffwechsel der Zelle (Hemmung der zelleigenen DNS-abhängigen Proteinsynthese), der sie ihre „Schablone“ aufdrängt. Vergleich: Piraten übernehmen Schiff → zwingen Besatzung, zum Vorteil der Piraten zu arbeiten = Bildung von DNS bzw. RNS und Hüllproteinen, welche zum kompletten Viruspartikel zusammengesetzt werden (= Assembly). Unterscheide 3 Möglichkeiten der weiteren Infektionsausbreitung: 1. Extrazellulär: Freisetzung von Virus nach Zellzerfall, 2. Interzellulär: Zell-zu-Zell-Ausbreitung nach Fusion benachbarter Zellmembranen, 3. Vertikal: Einbau von Virus-Nukleinsäure in Zellgenom und Übertragung auf Tochterzellen.

Allgemeine Eigenschaften der Viren (s. auch Abb. 121)

1. Größe: Variiert zwischen 20 nm (Poliovirus) und 300 nm = 0,3 μm (Pockenvirus), daher durch Bakterienfilter passierbar.
2. Vermehren sich ausschließlich in und mit Hilfe lebender Zellen.
3. Bleiben außerhalb der Zellen lange am Leben, sind sehr resistent gegen Außeneinflüsse (20 Jahre in Glyzerin im Kühlschrank).
4. Sind stark wirtsspezifisch (z. B. Maus befallen, Ratte nicht).
5. Sind stark organspezifisch (Organotropie): ZNS (Polio, Tollwut), Leber (Hepatitis epidemica), Haut (Herpes, Warze).
6. Die meisten Viren hinterlassen Immunität.
7. Ca. 50% der Viren erzeugen kompakte *Einschlußkörperchen* (Abb. 120) = im Zellkern oder im Zytoplasma oder in beiden = großen Mengen von Viruspartikeln (Molluscum contagiosum) oder Überrest einer Virusvermehrung (Herpes).

   Typisch: Negri-Körperchen bei Tollwut (Abb. 120).

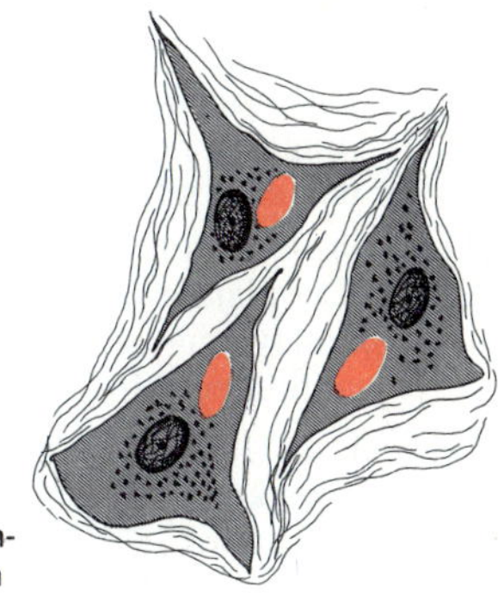

Abb. **120** Einschlußkörper (rot) bei Viruserkrankung, hier: Negri-Körperchen in Ganglienzellen

Einschlußkörperchen nicht spezifisch für Viruserkrankung: Bei Einwirkung ionisierender Strahlen oder nach Bleivergiftung (Niere) → Einschlußkörperchen. Viren, ionisierende Strahlen, Blei usw. gemeinsam: Eingreifen in den Eiweißstoffwechsel der Zelle.

8. Besitzen die Fähigkeit zur *Mutation.*
9. Übertragungsmechanismen: Tier → Mensch: Tollwut (Hund, Fuchs). – Gelbfieber: Stechmücke. – Poliomyelitis: Nahrungsmittel
10. Effekte auf Wirtszelle:
    a) Zellen überleben, teilen sich u. U. und produzieren Virus = endosymbiontische Infektion. Bei: Masernvirus Propagation in vitro.

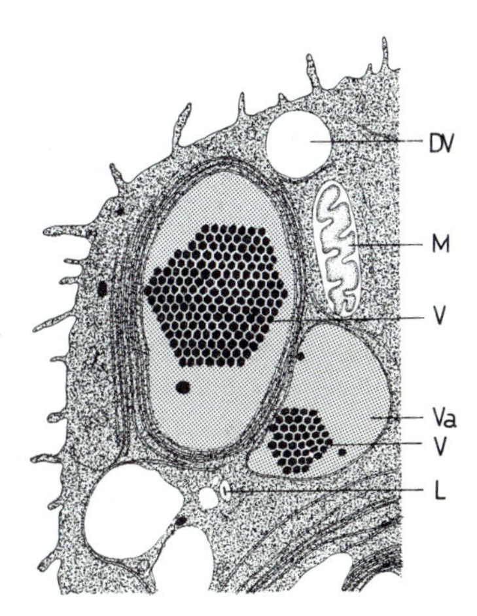

Abb. **121** Ultrastrukturelle Darstellung von Adenovirus (V) in einer Kulturzelle, Viren in großen Vakuolen (Va) eingeschlossen, L = Lysosomen, M = Mitochondrion zum Größenvergleich, DV = Degenerationsvakuole

b) Zytopathischer Effekt: Degeneration der Wirtszelle: Hemmung der Makromolekülsynthese, Labilisierung oder Zerstörung der Lysosomen, toxische Schädigung oder immunologische Zerstörung der Zelle. Bei: Poliovirus → Untergang der motorischen Ganglienzellen.

c) *Proliferation:* Molluscum contagiosum, juvenile Viruswarze (Lo: plantar oder volar). Viruspapillom des Larynx beim Kind. Condyloma acuminatum. Tumorartige Lymphozytentransformation bei Mononukleose.

Exp.: Rous-Hühnersarkom, Mäuseleukämie, Mäusemilchvirus. Hühnerleukose. Polyomavirus: Dauermutation der Zelle erzwungen → Tumor (S. 389), sog. onkogene Viren.

11. *Interferon:* Virusinfektion → induziert Interferonsynthese in infizierter Zelle (= niedermolekulares Protein: nicht spezifisch für Virus, sondern für betroffene Zelle) → Interferon induziert 2. Protein in befallener und in noch nicht infizierten Zellen (= sog. antivirales Protein) → schützt gegen Virusinfektion: Hemmt Bildung von virusspezifischer m-RNS.

Beispiele für Viruserkrankungen

Varizellen = Windpocken

Ae: Varicella-Herpeszoster-Virus (DNS).

ma: Flecken → Papeln → Bläschen → Krusten.

mi: Intranukleäre und intraplasmatische Einschlußkörperchen in den Epidermiszellen.

Herpes Zoster = Gürtelrose

Ae: Varicella-Herpeszoster-Virus (rekurrierende Form nach Varizelleninfektion).

ma: Bläschenbildung segmental nach dem anatomischen Ausbreitungsgebiet befallener sensorischer Nerven.

mi: Im entsprechenden Spinalganglion und peripheren Nerven Infiltrate: Plasmazellen, Lymphozyten.

Pg: Eindringen des Virus in den Körper erfolgt schon lange Zeit vor dem Ausbruch der klinischen Erkrankung; Virus „schläft" im Gewebe. Bei plötzlicher Resistenzminderung (z. B. Leukämie) oder „Annagung" durch Tumor, Trauma usw. → Krankheitsausbruch.

Herpes simplex

Ae: Herpes-simplex-Virus (DNS).

mi: Intraepitheliale Blase enthält große Zellen mit intranukleären Einschlußkörperchen.

Lo: Herpes labialis: Bläschen an Lippen, rezidivierend, meist durch Ultraviolettlicht (Gletscherwanderung usw.) ausgelöst. Herpes progenitalis: durch Geschlechtsverkehr übertragen.

Molluscum contagiosum

Ae: Virus der Poxvirusgruppe (DNS).

Lo: Gesicht (Nase), Arme, Rücken.

Vo: Häufiger bei Kindern als bei Erwachsenen. Kontagiös. Ausbreitung durch direkten oder indirekten Kontakt (Friseur, Handtuch).

ma: Linsengroße, erhabene, rötliche Gebilde mit einem zentralen Krater.

mi: (Abb. 143, Bd. II) Epidermiswucherung greift schüsselförmig in die Tiefe. Unter oberflächlicher Hornschicht Epidermiszellen mit dunkelroten zytoplasmatischen Einschlußkörperchen beladen = Molluskumkörperchen, verdrängen Kern und Protoplasma der Epidermiszelle schließlich vollkommen.

Variola = Pocken

Ae: Pockenvirus (DNS).

ma: Rötung → nach einigen Stunden Bläschenbildung → nach ca. einem Tag Dellen an den Bläschen → Pustel (eitriger, hochkontagiöser Inhalt) → Eintrocknen, Verkrusten → unter häßlicher Narbenbildung Abheilung.

mi: In Epidermiszellen Guarnieri-interplasmatische Einschlußkörperchen = intrazelluläre Viruskolonien.

Exp: Pustelinhalt auf Kaninchenhornhaut → Guarnieri-Einschlußkörperchen.

Paschen-Körperchen = Elementarteilchen, Einzelviren entsprechend, im Bläschen-, Pustelinhalt.

Lyssa = Rabies = Tollwut

Ae: Rabiesvirus aus Gruppe der Rhabdoviren (RNS).

Df: Akute Infektionskrankheit des Zentralnervensystems; Übertragung durch Fuchs-, Katzen- und Hundebiß mit infiziertem Speichel (hochinfektiös). Auch andere Haustiere sowie Rehe, Marder usw. erkranken!

mi: Rabiesvirus → in infizierten Nervenzellen Bildung spezifischer zytoplasmatischer Einschlüsse = *Negri-Körperchen* (Abb. 120).

Poliomyelitis

(s. Bd. II).

Vo: Vor Polioimpfung in der Schweiz 120–160 Tote/5 Millionen/Jahr. Das 10fache an körperlich Behinderten.

Ae: Poliovirus (Gruppe der Picornaviren: RNS).

Pg: Viruseintritt in Magen-Darm → Vermehrung hier im lymphatischen Gewebe → Blut → ZNS.

Lo: Vor allem motorische Vorderhornganglienzellen des Rückenmarkes.

ma: Rückenmark und Medulla oblongata ödematös, hyperämisch.

mi: Infiltrate (gelapptkernige Leukozyten) um motorische Vorderhornzellen der grauen Substanz (polios = grau) des Rückenmarks → Ganglienzellnekrose → Gliaproliferation, vereinzelt Diapedeseblutungen → Nekrotische Ganglienzellen durch Leukozyten und wuchernde Gliazellen (Mikroglia) aufgelöst und phagozytiert = *Neuronophagie* → Glianarbe. Perivaskuläre Lymphozyteninfiltrate. Zelluläre Infiltrate vereinzelt auch in der sensiblen Substanz (Hinterhörner, Spinalganglien), in Leptomeninx und Hirn. Oft Myokarditis.

Virushepatitis

s. Bd. II, S. 446.

Mononukleose = Pfeiffer-Drüsenfieber

s. Bd. II, S. 256.

Influenza = Grippe

Ae: Influenzaviren A, B, C und Subtypen; Parainfluenzaviren (Myxoviren, RNS). Subtypen wegen Antigen-drift und -shift (Änderung der Oberflächenproteine, Hämagglutinine und Neuraminidase) = Ursache der ungenügenden Immunität → neue Epidemien.

Pg: Virusübertragung durch Tröpfcheninfektion. Ansiedlung des Virus in Epithelzellen der Luftwege → Zellen zerstört → Rhinitis, Tracheobronchitis, Konjunktivitis.

Ko: Bakterielle *Superinfektion* (besser: Mischinfektion) durch Virusschaden des Epithels erleichtert (Vergleich: Aufreißen der Grasnarbe durch Pflug → Säen) → bunte Grippepneumonie:

ma/mi: gelbe Herde = Leukozytenansammlungen, rote Herde = Blutungen, graue Herde = Fibrinausschwitzung.

mi: der banalen unkomplizierten Grippe s. unten. Äußerst selten: Hämorrhagische Leukoenzephalitis.

Ae: der Superinfektion: Staphylokokken. – Toxische Grippe → in wenigen Stunden Tod: Entzündliches hämorrhagisches Ödem der Lunge = reiner Virusinfekt ohne Superinfektion.

„Erkältung"

Ae: Viren verschiedener Gruppen und Typen = „common cold"-Viren (meist Rhinoviren).

Pg: Niedrige Umgebungstemperatur + hohe Feuchtigkeit → Erkältung → Schleimproduktion stark vermehrt → Infekt mit Virus erleichtert.

Ve: Nach 1–3 Tagen Inkubation seröse → schleimige → eitrige Rhinitis = Schnupfen (evtl. Tracheitis usw.). Dabei sekundäre Ansiedlung von Strepto- und/oder Staphylokokken fast die Regel.

mi: Schleimhautödem + Hyperämie (2–4 Tage Dauer) + vermehrte Schleimproduktion → Heilung oder: Schleimhautnekrosen (blutiges Nasensekret) → eitriges Sekret → Epithelregeneration → Heilung (ca. 14 Tage).

Parotitis epidemica = Mumps

Ae: Mumpsvirus (Gruppe der Paramyxoviren: RNS).

mi: Lymphoplasmozytäre Entzündung der Parotis, selten auch in Pankreas, Hoden und Leptomeninx.

Morbilli = Masern

Ae: Masernvirus (Gruppe der Paramyxoviren: RNS).

mi: Auftreten von vielkernigen Riesenzellen in den Flemming-Zentren des lymphatischen Gewebes von Appendix und Gaumentonsillen. Histologische Diagnose hier zeitlich vor der klinischen Diagnose möglich.

Rubeola = Röteln

Ae: Rötelnvirus (RNS).

ma/mi: Keine spezifischen Veränderungen.

Fo: Bei Erkrankung der Mutter während Frühschwangerschaft → Totgeburt oder Mißbildungen (s. S. 11) oder persistierender Infekt.

Katzenkratzkrankheit

= maladie des griffes de chat

Ae: Virus, Typ unbekannt.

Vo: Katzenhaltende Frauen, Kinder. Relativ häufig, oft übersehen.

Sy: Axilläre Lymphknotenschwellung.

mi: Retikulär-abszedierende Entzündung (s. S. 291).

Pr: gut.

Zytomegalie

Ae: Zytomegalievirus (Gruppe der Herpesviren: DNS).

Vo: In der Parotis des Neugeborenen bei 5% gefunden. Generalisiert: Kinder; Erwachsene: In Lunge, Magen und Darm nach Nierentransplantation (medikamentöse Unterdrückung der Antikörperbildung) oder bei mesenchymalen Tumoren (Prednison- oder Zytostatikabehandlung): Virus schon vorher ruhend im Körper (vgl. S. 389).

mi: Epithelzellen stark vergrößert, in Kernen riesige Einschlußkörper.

Schädigungen durch Pilze

a) Mykotoxikose

Toxinbildende Pilze auf Nahrungsmitteln.

Bei: Mutterkorn auf Weizen → Ergotismus des Menschen.

b) Mykogene Allergie

= Überempfindlichkeit auf Pilze oder ihre Produkte, vor allem bei Hautmykosen.

c) Mykosen

= Pilzinfektionen.

1. Primäre Pilzerkrankungen der inneren Organe selten, Haut sehr häufig.

2. Sekundäre Pilzerkrankungen häufig nach primärem, das Angehen der Pilzerkrankung förderndem Grundleiden:
   a) Kachexie,
   b) Knochenmarkschädigungen (z. B. Zytostatika),
   c) Antibiotikatherapie → Bakterien verschwinden, Pilze ergreifen das Terrain,
   d) maligne Lymphome.

Allgemein:

1. Geringe Invasion und Virulenz, deshalb Zusatzfaktoren nötig.
   a) Nekrose durch Trauma, Infektion oder Ischämie,
   b) reduzierte allgemeine Resistenz,
   c) feuchte Umgebung (Haut).
2. Ausgesprochen chronischer Verlauf.
3. Granulomatöser Prozeß erinnert an Fremdkörperreaktion.
4. Oft Immunabwehr ausgelöst → Hypersensibilität: Hauttest, Komplementfixationstest, allergische Hautreaktionen.
5. Bilden Endo- und z. T. Exotoxine.

Einteilung der Pilze

1. Fadenpilze = Myzel- und hyphenbildende Pilze.
2. Sporenpilze: Das synzytiale Myzel bildet Sporen als Dauerformen.
3. Biphasische Pilze: Hyphen- und sporenbildende Pilze: z. B. Soor (Candida albicans und Aspergillus fumigatus).

Soor

Ae: Soorpilz = Candida albicans. Saprophyt in Mundhöhle und auf Haut.

Vo: Kachektische Patienten, Zytostatika, Kortison, Säuglinge.

ma: Weiße Beläge auf Mund- und/oder Ösophagusschleimhaut = Netz von Pilzfäden, Sporen, abgestoßene Epithelien. Selten: Primäre Soor-Pneumonie.

Dg: PAS- oder Gram-Färbung. Mit HE-Färbung läßt sich der Soorpilz kaum anfärben.

Ko: Gefährlich: Soor des Ösophagus (Abb. 122b).

Pg: Soorfäden dringen senkrecht in die Tiefe → Epithel-Untergang → Ulkus, Entzündung → Einwachsen der Pilze in Gefäße, für die sie eine Vorliebe haben → Pilzpyämie oder Pilzsepsis: Kleine Nekroseherde, in denen die schlanken Soorfäden nachweisbar sind: Hirn, Nieren, Knochenmark.

Pr: Pilzsepsis sehr gefährlich.

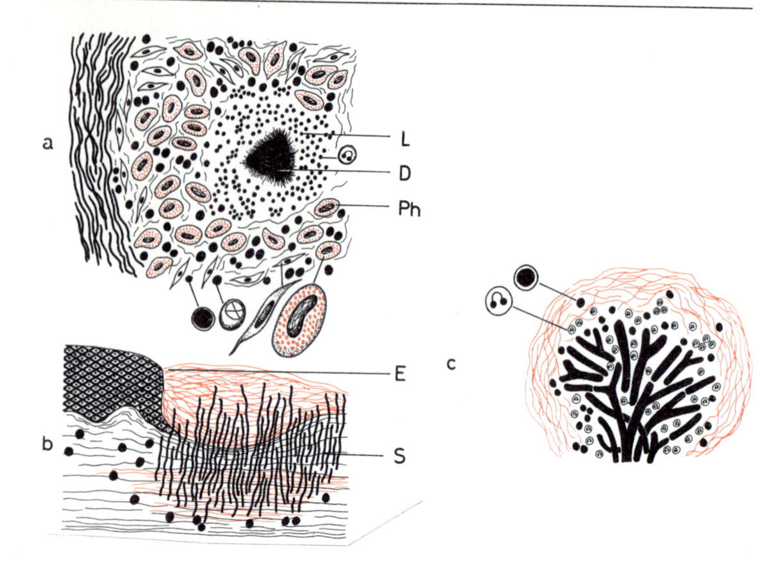

Abb. **122** Pilzerkrankungen: a = Aktinomykose (nach heutiger Auffassung keine Pilz- sondern Bakterienerkrankung!): D = Druse im Zentrum, umgeben von Leukozytenwall (L), peripher davon massenhaft verfettete Phagozyten (Ph), Fibroblasten und Lymphozyten sowie Plasmazellen, ganz außen zirkulär Narbenring (links). b = Soorinfektion des Ösophagus: E = erhaltenes Epithel, im Bereich der Durchsetzung mit Soorfäden (S) Zerstörung des Epithels und Fibrindurchtränkung. Sehr geringgradige zelluläre Reaktion. c = Aspergillose der Lunge mit verzweigten Pilzfäden

Aspergillus (Abb. 122c)

Vo: Aspergillus fumigatus ubiquitär als Saprophyt, viel plumper gebaut als Candida albicans, sternförmig. Zur genauen Typisierung der Pilze: Pilze züchten.

Lo: Lungenkavernen (Kaverne heißt Loch in der Lunge, nicht zwangsläufig auch Tbk), wachsen dort wie Champignons in Höhlen und Tunnels.

Bf: Kleinere Streuherde in Lunge.

mi: Ein paar Retikulumzellen, Lymphozyten. – Lymphknoten, Leber, Milz frei. – Nicht selten **Otomykose** = Pilzbefall des Ohrkanals.

Weitere, vorwiegend tropische Mykosen (s. Tab. 27)

Tabelle 27 **Morphologie der Sporen, Histologie und Organbefall tiefer Mykosen**

	Sporen	Leukozyten	RZ	Verkäsung	Organbefall
Blastomykose (Südamerika, USA)	aktive Sprossung 30–60 µm	++	–	+	generalisiert, Lunge
Chromoblastomykose (Afrika, Südamerika)	Kapsel dick; Eigenfarbe = „Chromo" 10–20 µm	–	+	–	Haut
Histoplasmose (Kosmopolit)	fast immer intrazellulär = „Histo" 2–5 µm	–	++	+ Kalk	RES, Lunge
Kryptokokkose (Torulose) (Kosmopolit)	dicke Schleimkapsel 4–20 µm	Im Hirn, oft areaktiv = Kapselwirkung		–	Hirn, Lunge
Kokzidioidosis (Kosmopolit, vorw. Südamerika)	Endosporen bis 80 µm	+	–	+ Kalk	generalisiert, Lunge

Anhang: Aktinomykose

Pilzähnlich, heute als Bakterium betrachtet! ❸ Formen:

❶ Faziale Form

Pg: An Getreidehalmen kauende Kinder und Landarbeiter. Häufige Saprophyten in der Mundhöhle. Eintrittspforte: Haut, kariöse Zähne, Parodontose.

ma: Bretthharte blaue Schwellung am Kieferwinkel, Vereiterung, Fistelbildung. Im Eiterausstrich kleine, etwas grünliche Körnchen = *Actinomycesdrusen* = igelförmige bis hirsekorngroße kugelige Gebilde mit einer helleren bläulichen Randzone: Stacheln mit aufgespießten Leukozyten.

mi: (Abb. 122a) Chronisch abszedierende Eiterung. Zentrum stets flüssig (verflüssigtes Gewebe, leukozytenhaltiges Exsudat). Außen Abkapselung durch fibrilläres Bindegewebe (weiße Schwarte). Zwischen Schwarte und Eiter schwefelgelbe Schicht aus Schaumzellen = mit Fett beladene Makrophagen.

❷ Ileozökalform

Pg: Eintrittspforte: Magen-Darm-Trakt.

ma: Bretthartes blaues Abdomen.

❸ Lungenform

Eintrittspforte: Lungen.

Parasitäre Erkrankungen

Ein Drittel der Weltbevölkerung Askaridiasis, Hakenwurm 450 Mill., Schistosomiasis 100 Mill., Trichinose 30 Mill., Malaria: jährlich 3 Mill. Tote, 300 Mill. Frischinfektionen (15% der Weltbevölkerung). Luftverkehr macht diese Krankheiten auch für uns Europäer plötzlich aktuell.

Unterschiede zwischen *Parasiten*- und Bakterienkrankheiten:

Parasiten benötigen meist Zwischenwirt, können meist nicht durch Haut oder Hautoberfläche eindringen, geographische und hygienische Faktoren sind noch wichtiger, Parasiten sind meist zu groß für Phagozytose, deshalb Fremdkörpergranulom, ausgesprochene Organotropie, bilden keine wesentlichen Toxine und keine immunisierende, wohl aber sensibilisierende Antikörper.

Gelegentlich spielt *Epizoonose* entscheidende Rolle: Überempfindlichkeit (meist der Haut) auf tierische Parasiten.

Bei: Krätze-Milben, Läuse, Flöhe, Wanzen, Bienenstich (→ Hautausschlag [Urtikaria], evtl. plötzlicher Schocktod).

I. Protozoen

1. Rhizopoden

Amoebiasis

Entamoeba histolytica

Pg: Erzeugt Amöbenruhr, lebt als nichtpathogene Minutaform im Dickdarm; aktive Form: Histolytikaform, phagozytiert rote Blutkörperchen. Kein Zwischenwirt. Tritt vor allem nach lokaler Resistenzherabsetzung, also Enteritis, auf.

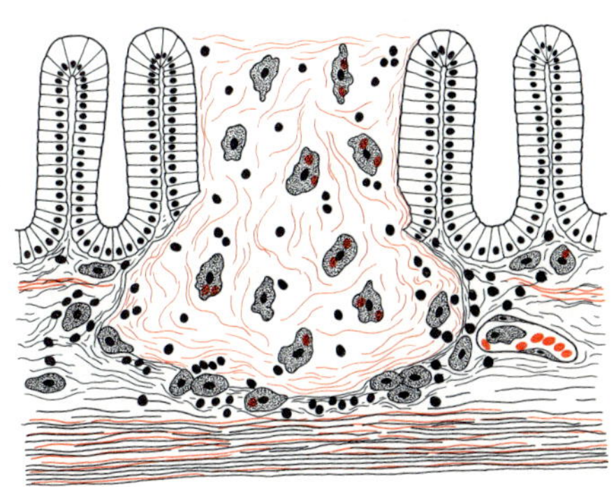

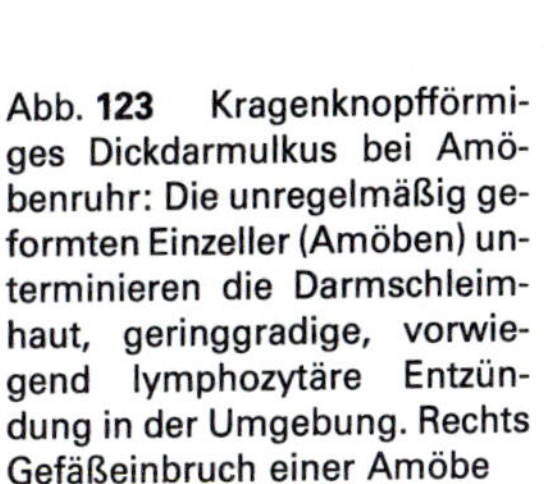

Abb. **123** Kragenknopfförmiges Dickdarmulkus bei Amöbenruhr: Die unregelmäßig geformten Einzeller (Amöben) unterminieren die Darmschleimhaut, geringgradige, vorwiegend lymphozytäre Entzündung in der Umgebung. Rechts Gefäßeinbruch einer Amöbe

ma: Geschwüre im Dickdarm ≫ Ileum und Anus. Nekrosen meist auf Schleimhaut beschränkt, unterminiert = kragenknopfförmig.

mi: s. Abb. 123.

Sy: Glasig-schleimig-blutiger, himbeergeleeartiger Stuhl. Rektalgeschwüre → häufiger Stuhlzwang.

Fo: Einbruch in Mesenterialvenen → Leberabszeß → Lunge → Hirn. Darmulzera → Elektrolyt-, Wasser-, Eiweißverlust + bakterielle Infektion.

2. Sporozoen

Toxoplasmose

(fakultativ intrazellulär)

Vo:

1. Beim Erwachsenen: Lymphadenitis Piringer-Kuchinka.

mi: Lymphknoten vor allem im Bereich des Nackens: Kleine Knötchen aus Gruppen von 3–5 eosinophil-protoplasmareichen Histiozyten mit schuhsohlenförmigem Kern. Kaum von Epitheloidzellen bei Tbk zu unterscheiden.

Dg: Dye-Test (Sabin-Feldmann) praktisch immer positiv. Positiver Test auch ohne Lymphknotenerkrankung möglich: 50% der Bevölkerung positiv.

2. Beim Feten: Toxoplasmose-Enzephalitis = eine Fetopathie.

ma: *Hirn:* Höhlenbildung = Swiss cheese brain = alte von Kalk umgebene Erweichungsherde (Malazien). Erweiterte Ventrikel.

Auge: Chorioretinitis pigmentosa.

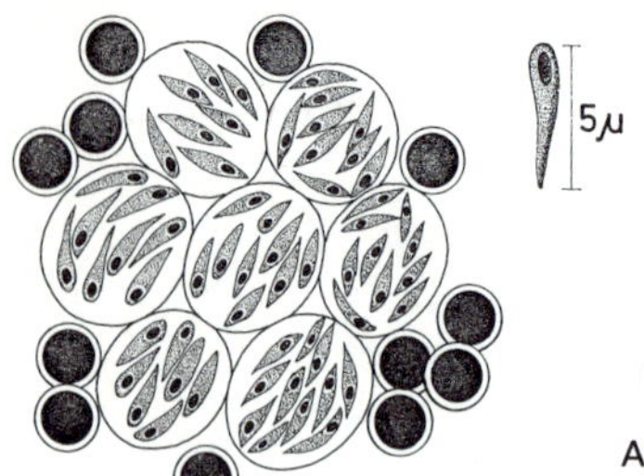

Abb. **124** Pseudozysten bei Toxoplasmose umgeben von Lymphozyten

mi: Nekroseherde, Epitheloidzellen, Lymphozyten. Maulbeerförmig angeordnete Parasitenzysten (Abb. 124). Bei längerem Überleben → Gliaknötchen.

Malaria

(obligat intrazellulär)

Pg: Übertragen durch Anopheles (Abb. 125): Infizierte weibliche Mücke A sticht gesunden Menschen → entleert dabei Sporozoiten (1) in menschlichen Kreislauf → Sporozoiten siedeln sich in Leberzellen (2) an = präerythrozytäre Schizogonie (3) → Merozoiten entstehen → werden frei bei Leberzellzerfall (4) → infizieren neue Leberzellen. (Bis hierher 1. Kreislauf). → Nach ca. 10 Tagen treten Merozoiten in Erythrozyten über (5) → erythrozytäre Schizogonie → entsteht Malariapigment in Ery-

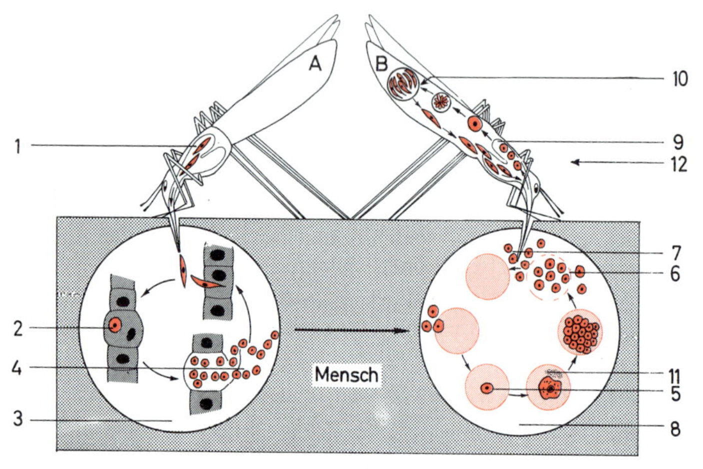

Abb. **125** Kreislauf der Malariaparasiten. Erklärung s. Text

throzyten (11) → Erythrozyten zerfallen (6). Merozoiten infizieren neue Erythrozyten (7) = 2. Kreislauf (8). Neue Mücke (B) sticht Patienten → geschlechtliche Vermehrung (Sporogonie = Gametogonie) im Magen der Mücke (9) → Parasiten dringen in den Kreislauf der Mücke ein (10) → Speicheldrüse der Mücke = 3. Kreislauf (12) → beim nächsten Stich der Mücke treten Sporozoiten in den Gestochenen über (s. Anfang).

Plasmodium vivax: benigne Malaria tertiana

Pg: Erythrozytenbausteine zum Wachstum benötigt → durch Stoffwechselprodukte Erythrozyten zerstört nach 48 Stunden → freies Hämoglobin, Parasiten, pyrogene Stoffe im Blut → Stimulation des Temperaturkontrollzentrums → während Anpassung an neue Temperatur Schüttelfrost → 3–4 Std. lang Fieber → Körper will Temperatur herabsetzen → Schweiß 2–4 Std. → Normalisierung der Körpertemperatur.
Alle 48 Stunden.

Fo: Phagozytose von Erythrozyten in RHS mit Organvergrößerung (Milz, Leber), Hämosiderose, schwarzes Malariapigment. Schwere Anämie und toxische Schädigung.

Plasmodium falciparum: maligne Malaria tropica

Bf: Mikroembolie aus geschädigten Erythrozyten + Thrombosen → Hirnpurpura. Dürck-Granulome: Gliaknötchen um thrombosierte Kapillare mit Nekrosehof. Hämolyse sehr viel später → Schwarzwasserfieber. Schwere Anämie → Anoxie.

Plasmodium malariae (Quartana)

3. Flagellaten

a) *Trypanosomen*

20 μm lang und 2–3 μm breit mit Geißel und ondulierender Membran.

Afrikanische Schlafkrankheit: Trypanosoma gambiense oder rhodesiense.
Überträger und Zwischenwirt: Tse-Tse-Fliege.
Reservoir: Vieh, Hunde, Zebra, Schwein.

Vo: Tropisches Afrika.

mi: Perivaskuläre lymphoplasmozelluläre Infiltrate in Hirn, Rückenmark, Meningen mit Russel-Körperchen. Selten: Herz, Augen.

Amerikanische Trypanosomiase = Chagas-Krankheit:

Trypanosoma cruzi. – Überträger und Zwischenwirt: Hunde, Katzen, Wirbeltiere, Beutelratten.

Vo: Mittel- und Südamerika, meist Kleinkinder.

Pg: Granulom = Chagom als Eintrittsstelle → hämatogen → nicht eitrige interstitielle Myokarditis.

Pr: Kinder → akutes Herzversagen: Erwachsene → chronische Herzinsuffizienz und Herzhypertrophie.

b) Leishmania

Nachweis in Sternal-, Leber- oder Milzpunktat oder Hautulkus.
Leben in den Histiozyten und Kapillarendothelzellen, seltener in Leukozyten.
Zwischenwirt: Insekten.

Aleppobeule (Leishmania tropica):

Pg: Übertragen durch Sandfliegen, Reservoir: Hunde und Nagetiere.

mi: Histiozytäres Granulom mit vielen Parasiten.

Vo: Syrien, Palästina, Irak, Indien, China, Afrika.

Amerikanische Schleimhaut- und Hautleishmaniose (Leishmania brasiliensis): Zentral- und Südamerika, sonst wie oben.

mi: Tiefreichende histiozytäre Granulome, oft perivaskulär → Thrombosen → Nekrosen → Ulzera.

Kala-Azar (Leishmania donovani) = viszerale Leishmaniose

Vo: Asien, China, Ägypten; alle Bewohner eines Hauses oder Häuserblocks erkranken. Reservoir: Hunde, Katzen, Nagetiere, Affen; Mücken als Zwischenwirte.

ma: Starke Milz- und Leberschwellung, Kachexie.

mi: In allen Organen: Monozyten, Makrophagen, Endothel mit Parasiten. Knochenmark schwer befallen.

II. Metazoen

1. Zestoden (Bandwürmer)

a) Taenia solium (Abb. 126 links)

Wurm beim Menschen, Finne beim Zwischenwirt: *Schwein.* Maximale Länge bis 8 m.

Uterus 7–10 dicke, verästelte Seitenzweige. Eier bleiben im Uterus → gelangen mit Gliedern in den Stuhl → Larvenstadien = Finnen = Cysticercus cellulosae im Schwein, selten beim Menschen. Entwicklung im Muskel, bis 1,5 cm lang, eiförmig.

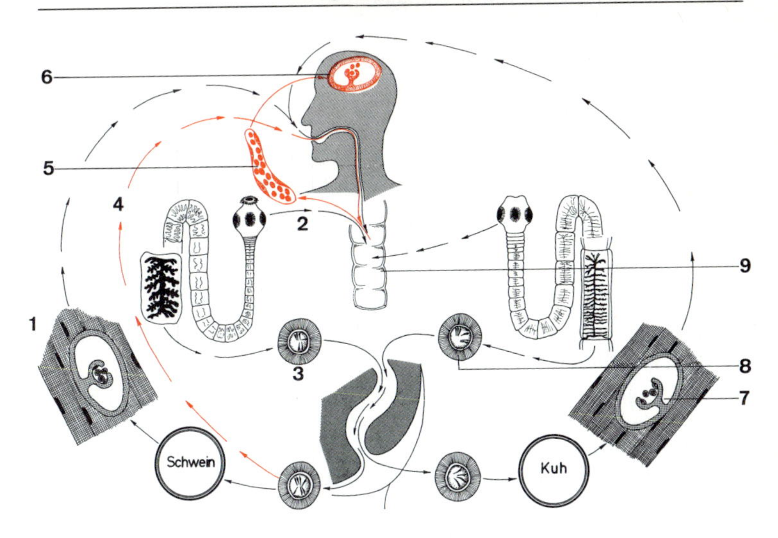

Abb. **126** Links: Generationszyklus der *Taenia solium:* Zystizerkenhaltiges Schweinefleisch (1) wird gegessen → im Darm entwickelt sich der Wurm (Taenia solium = 2) mit plumpem Uterus in den Einzelgliedern → Wurmeier (3) gelangen in den Kot → vom Schwein gefressen → zystizerköses Schweinefleisch gegessen → neue Würmer entstehen

Große Gefahr: orale Aufnahme von Wurmeiern (4) → im Magen Larven frei → Eindringen der Larven in Blutgefäße (5) → Verschleppung und Absiedelung in Organen (6) = Zystizerkose

Rechts: *Taenia saginata,* grundsätzlich derselbe Zyklus. Abweichungen: Uterus des Wurmes feinfiedrig, Wurmeier (8) → vom Wurmträger wieder aufgenommen → führen *nicht* zu Zystizerkose! (7) = Muskelzystizerkose des Zwischenwirtes

Pg:

1. Genuß ungenügend gekochten Schweinefleisches (1) → lebende Zystizerken aufgenommen → Entwicklung eines Bandwurmes im Darm = **Täniose** (2): Ausgesprochener Heißhunger oder Appetitlosigkeit, Darmstörungen, nervöse Störungen bei Kindern → Bandwurmeier im Stuhl (3).
2. Verschlucken von Bandwurmeiern (4) (unsaubere Hände, Gemüse, Trinkwasser, eigene Bandwurmeier beim Erbrechen) → Entwicklung von Zystizerken im Menschen → Blut (5) → *Zystizerkose:*

   Finnen im Muskel von Auge, im ZNS (6), Haut, Bindegewebe.

ma: Über hirsekorngroße, weiße, derbe Muskelherde.

mi: Eiweißhülle um Finne → verkalkt. Fast keine entzündliche Reaktion.

b) Taenia saginata, Zwischenwirt: Rind (Abb. 126 rechts)

4–6 m lang, Uterus 15–30 je 1 cm lange Verästelungen (Behandlung in Essigsäure oder Glycerin). Würmer verlassen After → kriechen unabhängig von Stuhlentleerung → Glieder in Kleidern oder Bett gefunden.

Pg: Infektion mit ungekochtem Rindfleisch → Entwicklung des Bandwurms = **Täniose.** Zystizerkose nicht bekannt. Sehr viel häufiger als T. solium in Europa.

c) Echinokokkus (Taenia echinococcus = Hundebandwurm)

Geschlechtsreifer Wurm nur beim Hund (Darm), beim Menschen nur Finnen = Echinococcusblasen.

Pg: Länge des Hundebandwurmes 3–6 mm → Eier im Stuhl des Hundes → gelangen in den Mund (Mensch, Schaf, Schwein usw.) → Zystenentwicklung → von Hund wieder gefressen. Finnen beim Menschen = Echinococcusblase oder Hydatide, besteht aus:

a) (Abb. 127) Milchweiße Kutikula ganz außen

b) Innere Keimschicht mit Kalk und Kernen

c) Hydatidenflüssigkeit, ganz klar

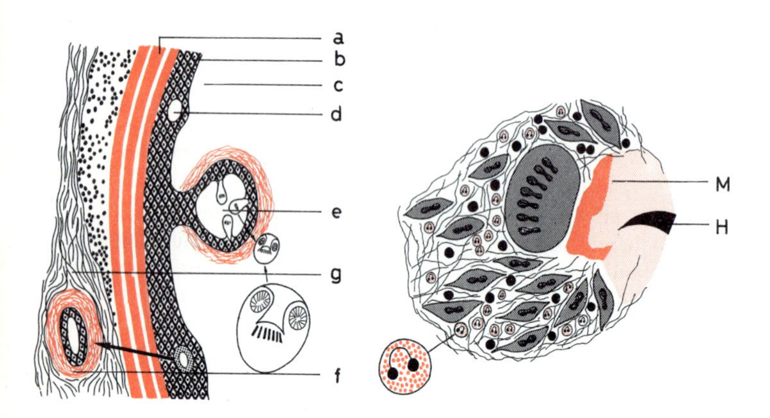

Abb. **127** Echinococcus: Links: Erscheinungsformen in der Leber: a = Kutikula, b = innere Keimschicht, c = Hydatidenflüssigkeit mit Tochterblasen, d = Brutkapsel in der Keimschicht, e = Weiterentwicklung einer Brutkapsel zu Tochterblasen, f = exogene Tochterblase, g = perifokale Entzündung und Narbenzone. Rechts: Tuberkuloides Granulom bei Echinococcus. M = Membranreste der Kutikula, H = Häkchen, umgeben von Langhans-Riesenzelle, Epitheloidzellen, Lymphozyten, zahlreichen eosinophilen Leukozyten

d) Brutkapseln (300 μm) aus Keimschicht →
e) 10–30 Skolizes oder Bandwurmköpfen mit lichtbrechenden Haken
f) Tochterblasen in der Hydatide oder
g) außerhalb derselben wieder mit Kutikula und Keimschicht.

Unterscheidung von:

1. Echinococcus alveolaris = multilocularis (sehr gefährlich),
2. Echinococcus granulosus = unilocularis = hydatidosus cysticus (weniger bösartig).

mi: (Abb. 127) zerfallende Fettstoffe aus Echinokokkushülle → tuberkuloide Granulome mit viel Eosinophilen und typischer Kutikulamembran und Haken. Zysten hauptsächlich in Leber und Lunge.

Entwicklung der Finnen meist erst Jahrzehnte nach Infektion oder: Infektion meist im Kindesalter → Kinder vor Hunden schützen oder: Hunde → regelmäßige Wurmkuren.

Diphyllobothrium latum = Fischbandwurm

2. Trematoden

Schistosomen (Bilharzien)

a) *Sch. haematobium:* 10–15 mm lang, 1 mm dick, etwas eingerollt, leben im Blut der Pfortader. Weibchen → kleine Gefäße der Harnblase → Eier druchbrechen die Blasenkapillaren → werden mit Urin ausgeschieden → Weiterentwicklung im Süßwasser über 20°.

Zwischenwirt: Wasserschnecke, hier Sporenbildung: Zerkarien → schwärmen ins Wasser aus → dringen durch die Haut in menschlichen Körper.

Sy: Blasen- oder Urogenitalbilharziose (Ägypten, Afrika, allgemein Ostasien, Portugal) = chronische Entzündung: Eier erzeugen Granulome mit viel Eosinophilen. Hämaturie. Fragliche Karzinombildung!

b) *Schistosoma Mansoni:* Darmbilharziose, oft rektale Polypen, Eier im Stuhl (Ägypten, Ostafrika, Mittel- und Südamerika), Milzvergrößerung.

c) *Schistosoma japonicum:* schwere Darmbilharziose und hepatolienale Bilharziose mit reichlich Eiern im Stuhl (Süd- und Mittelchina, Japan, Philippinen).

3. Nematoden

a) Ascaris lumbricoides (Spulwurm)

Männchen 15–17, Weibchen 20–25 cm lang; außerordentlich häufig. Infektion mit Wurmeiern: Gemüse, Hände, Trinkwasser → im Dünndarm schlüpft Larve aus → dringt durch die Wand des Darmes → hämatogen in Leber und Lunge → flüchtige eosinophile Lungeninfiltrate → Darm, Würmer jetzt reif.

Ko: Wurmileus, Eindringen in Choledochus, Eindringen in Pankreatikusgang.

b) Oxyuris vermicularis (Madenwurm)

3–12 mm lang. Lebt im Dünndarm → Dickdarm und Wurmfortsatz. Hier häufig gefunden im histologischen Schnitt.

Weibchen in der Nähe des Rektums → kriechen aus After → legen Eier in Analfalten. Eier selten im Stuhl gefunden. Weibchen sterben bald. Reinfektion durch Finger: Kinder kratzen, oder Eier in Zimmer- und Bettstaub.

Fo: Juckreiz beim Schlafengehen; selten: Appendizitis, Vaginitis.

c) Ankylostoma duodenale (Hakenwurm = Grubenwurm)

Vo: Besonders häufig in den Tropen: Mittlere Tagestemperatur 25–30°, sehr feucht. Bei Tunnelbauten (Gotthard-Tunnel).

Häu: 450 Mill. Hakenwurmträger. Klinisch viel weniger manifeste Erkrankungen.

Pg: Eintritt der Larven durch Haut → kleine Hautrötungen → Lungen → (Pneumonie) oder → Bronchialbaum → verschluckt → Würmer. Darm: Hämorrhagien und Blutungen an Bißstellen → Kapillaren thrombosiert → ausgesprochene Anämie typisch, pro Wurm 0,8 ml Blut in 24 Std. gesogen (1000 Würmer würden im Tag 800 ml brauchen) → schwerer Eisenverlust + toxische Wirkung der Wurmstoffwechselprodukte.

d) Filarien: Wuchereria bancrofti = Filariose

2–10 cm lang, leben im Lymphsystem. Mikrofilarien 300 µm lang, Lymphe → Blutbahn. Durch Insektenstiche übertragen, Lymphödem typisch: Elephantiasis.

mi: Chronische Entzündung → fibröse Verödung der Lymphknoten.

Nachweis der Mikrofilarien *nachts* im peripheren Blut möglich.

e) Trichinella spiralis: (Trichine)

4 mm lang. Wirt: Ratte → Larven im Kot → Schwein frißt diese → Trichinen (= Larven) in Muskulatur → Mensch ißt ungenügend gekochtes Fleisch → im Darm: Trichinen → Trichinellen → weibliche Würmer produzieren Larven (100 μm) → dringen in Duodenalwand → Lymphgefäße → Ductus thoracicus → Blutsystem → Lokalisation der Larven (Trichinen) in stark aktiven Muskeln (Zwerchfell, Augen, Kehlkopf, Zunge) → eingekapselt → können hier bis 30 Jahre leben.

mi: Spiralförmige Larve, umgeben von Eiweißmantel (= Sarkoplasmareste), Lymphozyten, Eosinophile → Verkalkung.

Rheumatische Entzündung

Df: Entzündung des Bindegewebes mit Bildung von Rheumagranulomen.

Vo: Meist 5–12j. Kinder, heute seltener geworden! Folgen der Erkrankung äußern sich oft erst im Alter von 40–60 Jahren („Geschoß mit Zeitzünder“).

Akute Polyarthritis = akutes rheumatisches Fieber

Weil die Erkrankung *vieler* Gelenke nicht obligat ist, spricht man besser von *akutem rheumatischem Fieber.*

Ae+Pg: *Antigen-Antikörper-Reaktion:* Ort der AG-AK-Reaktion: Bindegewebe.

Streptokokken, meist der Gruppe A → Angina usw. → Sensibilisierung (Kreuzantigenität von Streptokokkenbestandteilen und bestimmten menschlichen Geweben) → akuter Rheumatismus. Möglich jedoch andere Erreger.

Sy: Vorausgehend oft akuter oder subakuter Streptokokkeninfekt → Latenzzeit → Fieber, Tachykardie, Schweißausbrüche, Gelenkerscheinungen: schwerste Gelenkschmerzen, Schwellungen der Gelenke.

Lo: Gelenke: große der unteren Extremitäten bevorzugt.

Herz: fast immer befallen. In abnehmender Häufigkeit:

Herzklappenendokard: Endocarditis verrucosa (= Endocarditis rheumatica), Schließungsrand, vor allem Mitralklappe.
Myokard: Besonders im Septum, endokardnah: Aschoff-Knötchen = *Rheumagranulome* (s. u.).
Epikard: In Frühphase, bescheidene zelluläre Reaktion.
Hirn: Selten → Chorea minor.

Pleura: Nicht ganz sicher.

Ve: ❸ Phasen

❶ Exsudative Frühphase

(Abb. 128a). Herdförmig *fibrinoid* verquollene, später zerfallende Kollagenfasern (s. a. S. 37). v. Gieson-*gelb-orange* (fibrinoid = färberisch fibrinähnlich). Silberfärbung: Fibrillen der Kollagenfasern werden darstellbar.

DD: zwischen Fibrin und fibrinoider Verquellung: Fibrin besitzt keine argentophilen Fasern.

Pg: EM: Präzipitate von Antigen-Antikörper-Komplexen, zuerst zwischen den Fasern → fibrinoid.

ma: Fibrinoide Verquellungsherde etwas verhärtet und verquollen, an den befallenen Gelenken palpabel.

Pg: des Endokardbefalls: Primär Permeabilitätsschaden des Klappenendothels → seröse Insudation aus dem Herzlumen in das Endokard → fibrinoide Verquellung (AG-AK-Komplex) → Fibrinablagerung oberflächlich → Wärzchenbildung → Vaskularisation (gesunde Herzklappe gefäßfrei) → Narbenbildung → Stenose oder Insuffizienz.

> Merke: Der akute Rheumatismus ist die hauptsächliche Ursache der erworbenen Herzfehler (selten: abgeheilte Endocarditis lenta). Die Veränderungen sitzen am Schließungsrand der Klappe, der mechanisch am stärksten beansprucht wird.

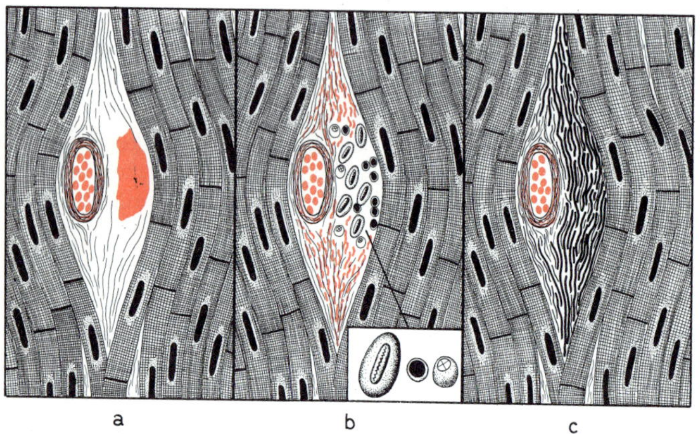

Abb. **128** Rheumatisches Granulom im Myokard: a = exsudative Phase mit fibrinoider Verquellung des perivaskulären Bindegewebes. b = Granulom, bestehend aus Anitschkow-Zellen, Lymphozyten und Plasmazellen (s. Ausschnitt) mit perifokalem Ödem (rot). c = spindelförmige perivaskuläre Narbe

❷ Rheumatisches Granulom

Pg: Reaktion des Körpers auf die fibrinoide Verquellung bzw. Schädigung durch AG-AK-Komplex.

mi: (Abb. 128b) Um fibrinoide Verquellung palisadenförmige Aufreihung epitheloider Zellen (nicht Epitheloidzellen, Kern nicht schuhsohlenförmig) mit raupenförmigem Nucleolus = Anitschkow-Zellen = spezielle Form der Myokardhistiozyten (vereinzelte Autoren: Umgewandelte Muskelzellen des Myokards); Aschoff-Zellen = mehrkernige Riesenzellen oder Zellriesen mit hochpolyploidem Kern (selten). Beide Zelltypen nicht beweisend für Rheuma! Ferner: Lymphozyten, Plasmazellen, Fibroblasten.

> Merke: Anitschkow-Zellen in großer Zahl + Fibrinoid = histologisch spezifisch für Rheumagranulom im Myokard.

❸ Narbenphase

mi: (Abb. 128c). Ersatz des Granuloms durch Narbengewebe → spindelige, *perivaskulär* gelegene *feinfleckige Fibrose,* im Myokard makroskopisch knapp erkennbar.

> Merke: DD: Narbe im Herzmuskel zwischen den Gefäßen (gefäßfern) spricht pathogenetisch für Anoxie.

Fo: Herzklappen: Schrumpfung, Verwachsung → Stenose oder Insuffizienz.

Myokard: Schwielenbildung → erschwerte Kontraktion

Gelenke: Schrumpfung → Fixation in Flexion.

Chronische Polyarthritis (cP) = rheumatoide Arthritis

(s. a. Bd. II, S. 608)

Dabei kein akutes Stadium beobachtet, gehört vermutlich in eine Gruppe mit Morbus Still und Felty. Große Ähnlichkeiten mit Lupus erythematodes.

Pg: Morphologisch nächster Verwandter des rheumatischen Fiebers. Einzelne Autoren: Autoaggressionskrankheit.

Sy: Schwere oft schubweise verlaufende Gelenkentzündungen → Gelenkdeformationen. Häufig Granuloma anulare oder Rheumaknoten in anderer Lokalisation (mi: wie im Herzen aber ohne Anitschkow-Zellen), seltener proliferative Herdnephritis und Arteriitis gefunden.

„Kollagenkrankheiten" (Klemperer)

Df: Krankheiten, die
1. sich am Kollagen abspielen,
2. generalisiert sind (nicht auf ein spezielles Organ beschränkt),
3. miteinander verwandt sind dadurch, daß sie sich in ihrer Reaktionsform ähneln.

Ae: Wohl eine allergisch-hyperergische Reaktion auf hämatogen zugeführtes, im einzelnen noch unbekanntes Antigen. Neuerdings: Autoimmunisierungsvorgänge zur Erklärung herangezogen. Entscheidend für die Zusammenfassung dieser Krankheitsgruppe ist nicht eine gemeinsame Ätiologie, sondern die gemeinsame abwegige Reaktion des Stützgewebes.

Rheumatismus (s. oben)

Lupus erythematodes disseminatus

Vo: Selten; 85% in jungem Alter, ♀ > ♂.

Pg: Immunkomplexerkrankung. Antigen = DNS usw. = Autoimmunerkrankung. Meist virusbedingt. Vereinzelt durch Medikamente ausgelöst oder verursacht.

Sy: Herz: Atypische Endokarditis = Typus Libman-Sacks. Atypisch bezüglich Form: Breit, grob-verrukös, nicht nur verrukös, wie beim Rheumatismus, Lokalisation: Trikuspidalis bevorzugt, Ausdehnung: Befall großer Flächen; auch das parietale Endokard ist einbezogen.
Niere: (Abb. 129a) Fokal-segmentale Glomerulonephritis > andere Glomerulonephritisformen (s. Bd. II, S. 123). Meist ausgedehnte subendotheliale und oft auch subepitheliale Immundepots.
Gefäße: (Abb. 129b) Arteriitis: Kleine und größere Gefäße, sektorförmig bis in Adventitia Durchtränkung mit Fibrinoid, Plasmazellen, Lymphozyten, Fibroblasten.

DD: Proliferative Komponente sehr viel stärker als bei gewöhnlicher Periarteriitis nodosa.

Haut: Schmetterlingsförmige Rötung über Nasenrücken und beiden Wangen. Follikuläre Hyperkeratose.

Dg: Wichtig, da hochtypisch, wenn auch nicht spezifisch: **LE-Zellen** (*L*upus *e*rythematodes-Zellen) = polynukleäre Leukozyten, die Trümmer anderer Leukozyten phagozytiert haben, nur in vitro beobachtet! Nur in Blutausstrich, nicht im histologischen Schnitt erkennbar.

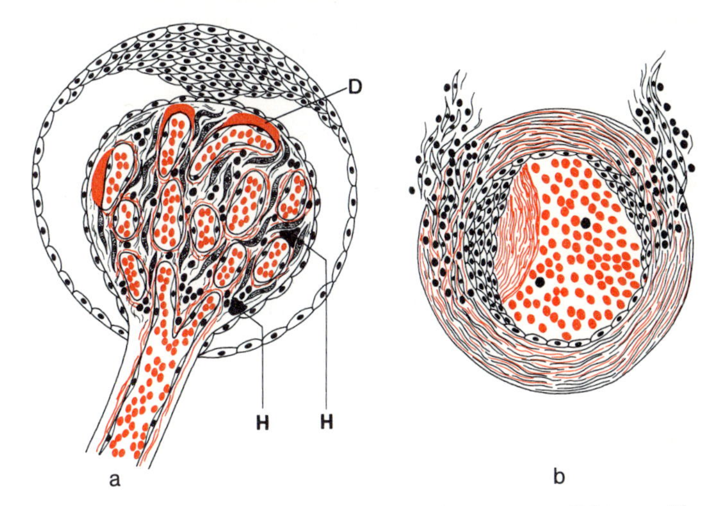

Abb. **129** Lupus erythematodes: Herdglomerulitis (a) mit Hämatoxylinkörpern (H), Immundepots (D) und „Drahtschlingen"; herdförmige Arteriitis (b) mit Proliferation des Endothels, Thrombusbildung und Übergreifen der lymphoplasmozytären Entzündung auf die Umgebung

Sklerodermie

Ae: Unklar: Nichtentzündliche Reaktion auf Infektion oder Fermentmangel?

Bf: Haut ma: Epidermis glänzend, atrophisch; teils gespannt, teils gefältelt, teils geschwürig.

mi: Kutis verdickt, kompakt, hyalinisiert. Bindegewebebündel verbreitert, wie gequollen; später: narbenartiges sklerotisches Gewebe.

Fo: Hände können schlecht bewegt werden. An Fingern: Sklerodaktylie → Krallenhand. Gesicht maskenförmig.

Niere

ma: gelbliche Herde mit rotem Hof = Infarkte.

mi: (s. Bd. II, Niere) Media wenig verändert. Intima hochgradig aufgesplittert, Einlagerung von mukoiden (HE-bläulichen) Massen → Sklerose → Gefäßlumen weitgehend verschlossen.

Herz: Diffuse interstitielle Bindegewebesklerose und Hypertrophie des rechten Herzens.

Ösophagus: Von sklerosiertem Gewebe durchsetzt → Stenose.

Lunge: Sklerose der kleinen Blutgefäße + interstitielle Fibrose → zystische Umwandlung größerer Alveolarbezirke (basal → kranial) → Cor pulmonale.

Dermatomyositis

Lo: Gleichzeitige Erkrankung von Haut und quergestreifter Muskulatur.

Vo: 1. *akute Form*

Sy: Beginn: Polyarthritische Erscheinungen → Muskelschmerzen. Beginn proximal → peripherwärts fortschreitend.

Bf: Muskulatur ma: Grau-weiß gefleckt, ödematös. Blutungen.

mi: Muskelfasernekrosen → später Lymphozyten- u. Plasmazellinfiltrate → Narbe.

Haut:

mi: Verdickt, eiweißreiches Exsudat, wenig Zellen.

2. *chronische Form*

Sy: Beginn an peripheren Muskeln → Muskelatrophie → Fibrosierung → Versteifungen.

3. *Neurodermatomyositis*

Siehe oben + Nerveninfiltrate.

Periarteriitis nodosa (sog. Makroform) (s. Bd. II, S. 68)

Ae: Allergisch-hyperergische Gefäßaffektion (Exp. mit Fremdserum nachahmbar): Medikamentenallergie (Sulfonamide = Haptene + Serumeiweiß → Vollantigen); Streptokokkenallergie? Australia-Antigen?

Sy: Neuritis, Muskelstörungen, Fieberschübe, Proteinurie, sich steigernder Hypertonus usw.

Lo: Mittelgroße Arterien. Nie alle Gefäße betroffen. Hauptlokalisationsort: Gefäße entlang der Nerven: Waden-, Vorderarmmuskulatur → Polyneuritis; Gefäße von Nieren, Herz, Darm evtl. Hirn. Häufig in Gallenblasenwand, Hoden.

ma: Gerötete, später weißliche Knötchen, reiskorngroß, an Gefäße (z. B. Koronaräste) angelagert.

mi: (Bd. II, S. 68) Sektorförmige fibrinoide Verquellung aller Wandschichten der Gefäße. Medianekrose. Intimaproliferation. Infiltrate von Lymphozyten, Plasmazellen, neutrophilen und eosinophilen Leukozyten in Adventitia und Umgebung der Gefäße, Mesenchymzellwucherungen.

Ve: Schubweise → Nierenbefall → Durchblutungsdrosselung → Hypertonie oder/und Urämie.

Kortison, Antibiotika → Organisation der Intimaprozesse → Gefäßstenose. Therapie so früh wie möglich, um ausgedehnte Intimaproliferation und weitgehenden Gefäßverschluß zu verhindern.

Mikroform s. Bd. II.

Wegener-Syndrom

Viel Ähnlichkeit mit Periarteriitis nodosa (Mikroform).

Vo: ♂ > ♀. Mittlere Altersstufen.

Sy: Chron. Rhinitis, Tracheitis, knotige Lungenverschattungen, progressive Niereninsuffizienz.

mi: Tuberkuloide bis pflaumengroße Granulome in Lungen etc. Destruktive Arteriitis in Nasenschleimhaut, Nieren und Granulomen. Herdglomerulitis mit produktiver Periglomerulitis.

Pg: Allergische Erkrankung. Erreger?

Geschwulstlehre

Allgemeines

„Krebs“ (Cancer): Alter Name nach Erscheinungsform mancher Brustkrebse mit Ausläufern im Gewebe → Bild einer Riesenkrabbe oder: Venen mit „schwarzer Galle“ führen zum Krebs hin. Beißt sich wie Krebs im Gewebe fest. Heute: Name für alle *bösartigen* Tumoren. Weiter unterschieden:

Karzinom (Ca) = bösartige epitheliale Geschwulst,
Sarkom (Sa) = bösartige mesenchymale Geschwulst.

Definition der Geschwulst

Frühere Jahrhunderte: Schwellung des Gewebes durch irgendeinen Prozeß: Ödem, Entzündung, Speicherung, Zellwucherung.

Heute: Anarchistische, autonome und progressive Bildung aus körpereigenen Zellen.

Vorkommen

Krebs ist keine reine Folgeerscheinug der modernen Zivilisation: Bei Ägyptern und Indern vor 2000 Jahren bekannt. In Inka-Mumien (ca. 5000 Jahre alt) Knochen- und andere Tumoren gefunden. – Krebs befällt auch Tiere und Pflanzen.

Häufigkeit

(Abb. 130, 131): 38% aller Autopsiefälle (Basel 1976–78) ergeben einen Krebs. – Von 1000 Menschen erkranken jährlich etwa 3–4 neu an Krebs. – Heute sicher häufiger als vor 100 Jahren (Krebsstatistiken). Krebs = 15–20% aller Todesursachen.

Ursache dieser Zunahme

1. Scheinbare Zunahme der Krebsmorbidität durch Verbesserung der diagnostischen, klinischen und pathologisch-anatomischen Maßnahmen.

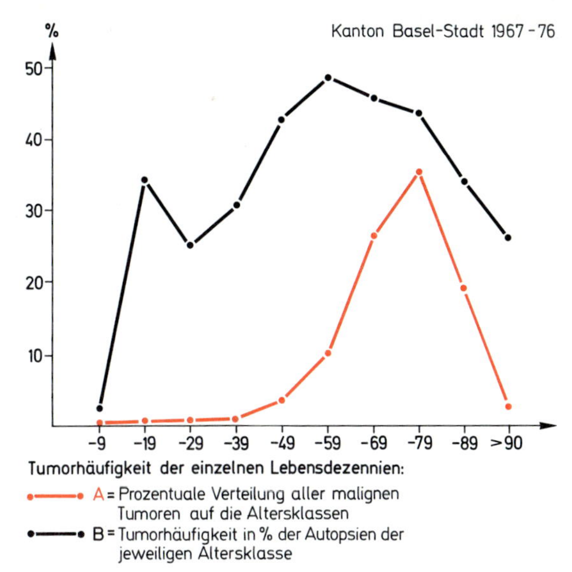

Abb. **130** Häufigkeit der malignen Tumoren im Sektionsgut, Angaben in % (Ordinate) der Totalsektionen auf die einzelnen Lebensdezennien (Abszisse) bezogen (Basel 1979)

2. Betrifft vorwiegend die mittleren und fortgeschrittenen Lebensalter, Mensch lebt heute aber ganz beträchtlich länger als früher → kommt somit häufiger in das krebsgefährdete Alter.
3. Zunahme der Krebsursachen: Nahrungsmittelzusätze, Genußmittel, Abgase usw. haben zum Teil eindeutige kanzerogene Wirkung → kanzerogene Faktoren nehmen in der Umwelt heute zu.

Altersfaktor

Grundregel, daß vor allem ältere Patienten betroffen werden, ist wie jede Grundregel nur in großen Zügen zutreffend. Auch Jugendliche, ja Kinder, können Karzinome und andere Tumoren aufweisen, allerdings relativ selten (s. S. 377).

Häufung der Karzinome im Alter: Viele Faktoren führen erst nach jahrelanger Einwirkung bzw. Latenz zur Krebsbildung, dazu tritt die hormonale Umstellung im Alter (s. S. 385) und schließlich spielen auch Störungen des immunologischen Abwehrapparates im Alter eine Rolle (s. S. 392).

Exp: Antilymphozytenserum fördert in bestimmten Versuchen die Tumorentstehung stark.

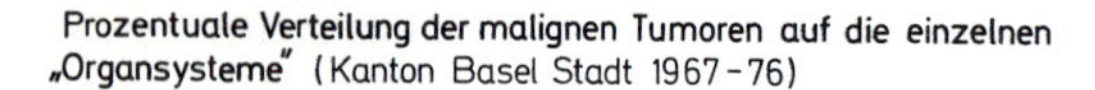
Prozentuale Verteilung der malignen Tumoren auf die einzelnen
„Organsysteme" (Kanton Basel Stadt 1967-76)

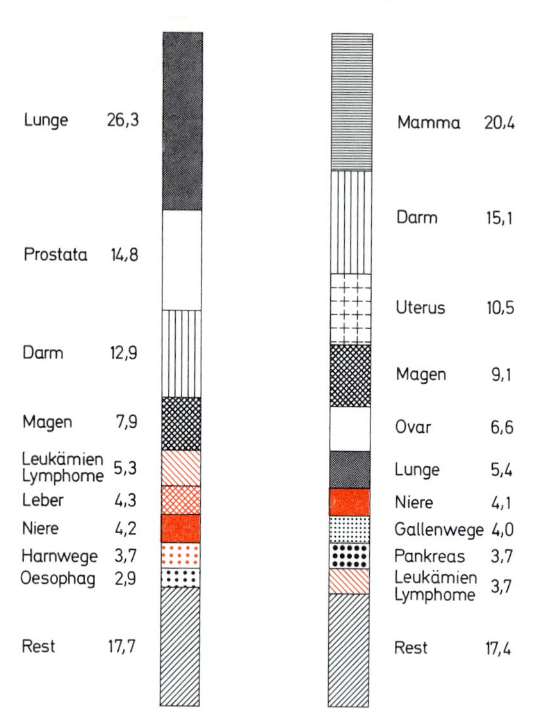

Abb. 131 Prozentuale Verteilung der malignen Primärtumoren auf die einzelnen Organe bei Männern (links) und Frauen (rechts). Zahl aller Autopsien mit malignen Tumoren bei Männern bzw. Frauen = 100% (Basel 1967-1976)

Heilung bösartiger Geschwülste

> Merke: Krebs ist grundsätzlich nicht unheilbar, wie dies die Sektionsstatistik mit geheilten Krebsen zeigt (Abb. 166, S. 437).

Wichtigste Voraussetzung für die Heilung: Frühdiagnose (s. S. 437). Deshalb:

> Merke: Möglichst frühzeitig Probebiopsie machen und alle operativ entfernten Tumoren oder tumorverdächtigen Gewebe auf jeden Fall histologisch untersuchen lassen!

Dignität der Geschwulst = gutartig oder bösartig

Relative Begriffe! Gutartig heißt nicht: Eine Geschwulst tötet nicht, z. B. gutartige Geschwulst der weichen Hirnhäute kann durch Kompression des Gehirns, ein Angiom (gutartige Blutgefäßgeschwulst) durch Blutung in das Gehirn zum Tode führen. Bösartig heißt nicht, daß Geschwulst unbedingt tötet, z. B. rechtzeitige Operation, erfolgreiche Röntgenbestrahlung, ganz langsames Wachstum, z. B. Prostatakarzinom → Patient stirbt an anderem Leiden. Weiteres s. S. 360.

Tabelle 28 **Dignitätskriterien**

gutartig	*bösartig*
scharf begrenzt (Kapsel)	unscharf begrenzt
wächst langsam	wächst schnell
dringt nicht in Gefäße ein	dringt leicht in Gefäße ein
wächst nicht infiltrativ	wächst *infiltrativ*
zerstört umliegende Gewebe nicht durch Anfressen	wächst *destruktiv*
nach op. Entfernung geheilt	neigt zu Rezidiven
metastasiert nicht	*metastasiert*
mi: typisch, ausdifferenziert	mi: Gewebe, Zellen, Kerne: atypisch, polymorph
hormonal regelgerecht gesteuert	hormonal reduziert oder nicht gesteuert

Eigenschaften maligne transformierter Zellen

Df: Transformation = Änderung des Genoms (DNS) = vererbbare somatische Mutation (s. S. 387).

1. Verlust der Wachstumskontrolle, z. B. der Kontaktinhibition (s. S. 390), letzteres möglicherweise durch Störung der Chalone (s. S. 130).
2. Änderung des Enzymmusters der Zelle. Je undifferenzierter die Zelle, desto abnormer das Muster. Gilt für alle undifferenzierten, also auch für fetale Zellen! Z. B. Verlust spezifischer Funktionen (aerobe Glykolyse); Aktivierung der Fibrinolyse usw.

3. Antigenänderung: Neo-Antigene produziert. Bei virusbedingten experimentellen Tumoren = virusspezifische Antigene; durch chemische oder Strahleneinwirkungen bedingte Tumoren: Jeder hat eigene Antigene.
4. Chromosomenaberration in Zahl und/oder Form. Vermutlich Folge und nicht Ursache der Transformation, z. B. Philadelphia-Chromosom bei chronischer myeloischer Leukämie (vgl. S. 388).
5. Physikalisch-chemische Membranveränderung: Kohäsion der Tumorzellen vermindert (s. S. 350) spielt vielleicht auch bei Kontaktinhibition (s. oben) eine Rolle.

Pathologisch-anatomische Merkmale eines malignen Tumors (Abb. 132)

Auswendig lernen!

1. Infiltratives Wachstum } Einbruch in umgebendes Gewebe,
2. Destruktives Wachstum } Blutgefäße, Lymphgefäße,
3. Metastasierung,
4. Atypie = Anaplasie = Abweichung vom Normalbild:
   α) Gewebe (z. B. keine Schichtung des Plattenepithels),
   β) Zellen,
   γ) Kerne,
6. Basophilie des Zytoplasmas: Hoher Gehalt an RNS (Ribosomen),
7. Kern-Plasma-Relation zugunsten des Kernes verschoben,
8. Hyperchromasie,
9. Große, oft multiple Nukleolen,
10. Reichlich Mitosen,
11. Pathologische Mitosen,
12. Perifokale Entzündung.

Merke: Nicht das einzelne Merkmal, sondern erst das Auftreten mehrerer Charakteristika beweist den malignen Charakter eines Tumors.

Für die zytologische Diagnostik am Ausstrichpräparat ist dagegen die Kernstruktur das entscheidende Malignitätsmerkmal.

Ein Tumor wird nach seinem histologischen Aufbau weiterhin charakterisiert durch (gilt auch für benigne Tumoren):

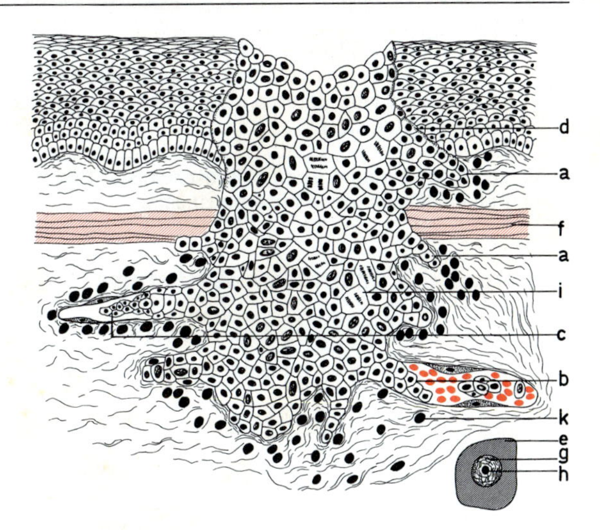

Abb. **132** Histologische Malignitätssymptome (Schleimhaut mit nichtverhornendem Pflasterepithel): a = infiltratives Wachstum, b = Einbruch in Blutgefäße → hämatogene Metastasen, c = Einbruch in Lymphgefäße → lymphogene Metastasen, d = Atypie und Polymorphie (vgl. mit anliegendem nicht verhornendem normalen Plattenepithel), e = Basophilie des Zytoplasmas, f = Destruktion (hier der glatten Muskulatur) g = Hyperchromasie und Vergrößerung der Kerne, Verschiebung der Kernplasmarelation zugunsten des Kernes, h = Vergrößerung der Nukleolen, i = Vermehrung und pathologische Formen der Mitosen, k = perifokale Entzündung

A. Organspezifisches Gewebe, welches somit auf das Ausgangsorgan des Tumors rückschließen läßt (selten): hellzelliges = hypernephroides Nierenkarzinom; follikuläres Schilddrüsenkarzinom.

B. Typ des Gewebes: Pflasterzellkarzinom, Adenokarzinom, Leiomyosarkom usw.

C. Grad der Differenzierung:

Bei: a) gut ausdifferenziertes Pflasterzellkarzinom mit Stratum basale, spinosum, granulosum, lucidum, corneum.

b) wenig ausdifferenzierter Tumor: ursprüngliche Pflasterepithelstruktur kaum mehr zu erkennen.

Infiltration, Destruktion

Bei: Magen-Ca → Destruktion der Magenwand und Perforation. Portio-Ca (Collum- oder Zervix-Ca) infiltriert Parametrien. Einbruch in Gefäße → Weiterwachsen oder Abschwemmung abgelöster Tumorstücke → Steckenbleiben in nächstem Kapillarfilter = Metastase. Dasselbe bei Lymphgefäßen → Steckenbleiben in nächstem Lymphknoten oder Einbruch in Ductus thoracicus → Blut → Metastase.

> Merke: Auch benigne Blutgefäßgeschwülste (Hämangiome) können infiltrativ wachsen, ohne bösartig zu sein.

Erklärung des infiltrativen Wachstums

1. Tumorzellen können amöboid wandern.
2. Produzieren vermutlich Hyaluronidase → Interzellularsubstanz aufgelöst.
3. Kohäsion der Zellen kleiner als normal (Schüttelversuch).
4. Fibrinolytische Eigenschaften der Tumorzellen.

Bei Tumoren mit allen Malignitätszeichen außer Infiltration und Destruktion (und Metastasen) spricht man vom **Carcinoma in situ.**

mi: Basalmembran des Epithels nicht durchbrochen.

Vo: Portio vaginalis uteri, Magen, Harnblase usw.

Metastasenbildung

Metastase = praktisch beweisendes Malignitätssymptom.

Bei rund 50% der Krebspatienten können Krebszellen im angereicherten fließenden Blut nachgewiesen werden, Metastasen aber viel seltener, somit: Großteil der im Blut zirkulierenden Krebszellen in RHS und Filterorganen zerstört.

Operation Rektum-Ca: Wenn Karzinom von Operateur gequetscht → massenhaft Krebszellen im Blut, deshalb heute: Tumor möglichst nicht berühren, zuerst Gefäße ligieren.

> Merke: Erstes medizinisch-therapeutisches Gesetz: *nihil nocere* (nicht schaden).

Es gibt auch Normalzellen, die als Metastasen angehen, d. h. am neuen Ort einwachsen: Pseudomyxoma peritonei (S. 84), traumatische Epithelzyste (S. 148), Endometriose (s. Bd. II, S. 148).

Selten Metastasen in Milz: eigenartig, da ausgesprochenes Filterorgan. Erklärung: Tumorzellzerstörendes RHS und Milieufaktoren. Sehr selten auch Metastasen im Myokard und Skelettmuskulatur. Erklärung?

Einige Krebse zeigen ganz besonders bevorzugte Organe bezüglich Metastasen: z. B. Bronchuskarzinom → Knochen, NN, Leber (s. S. 354).

> Merke: Faustregel: Karzinome (aus Epithel entstehend) metastasieren vorerst lymphogen, später selbstverständlich auch hämatogen.
>
> Sarkome (aus Stützgewebe entstehend) metastasieren schon primär hämatogen.

Zahlreiche Ausnahmen, wichtigste: Malignes Lymphoma Hodgkin, metastasiert zuerst vorwiegend lymphogen.

Lymphogene Metastasierung

Wichtig ist, die physiologischen Lymphdrainagestationen zu kennen → prophylaktische Exzision bzw. Bestrahlung; moderne Stadienbestimmung.

Ösophagus-Ca metastasiert in Lymphgefäßen der Ösophagusschleimhaut, vor allem oralwärts → Exstirpation des oralen Ösophagus bei Operation. Ähnlich: Prostata-Ca geht besonders gern in Perineuralscheiden (Abb. 133), keine echten Lymphscheiden!.

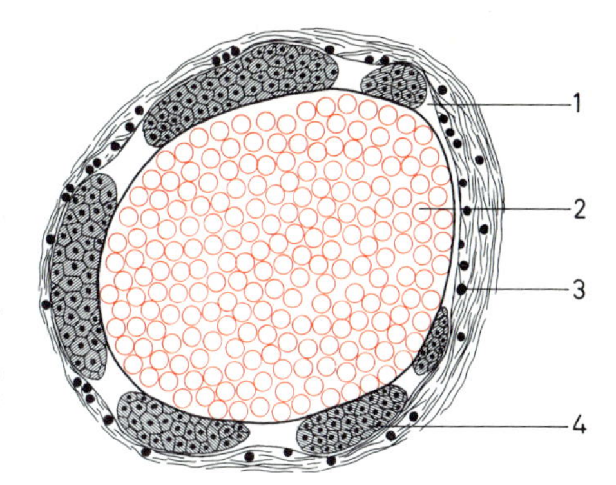

Abb. **133** Ausbreitung von Karzinomzellsträngen (4) eines Prostatakarzinoms in den Perineuralscheiden (1) eines Nervenstranges (2). 3 = Perifokale Entzündung als Reaktion auf den Tumor

Typen der hämatogenen Metastasierung (Abb. 134)

Bezeichnung nach Sitz des Primärtumors bzw. seinem Venensystem:

Lungentyp (Abb. 134 a)

Bronchus-Ca. Tumorzellen → Lungenvenen → li. Herz → großer Kreislauf = 1. Kapillarfilter = primäre Metastasen = Tochterknoten; dann → Gefäßeinbrüche → hämatogen → Lungenmetastasen = Enkelknoten.

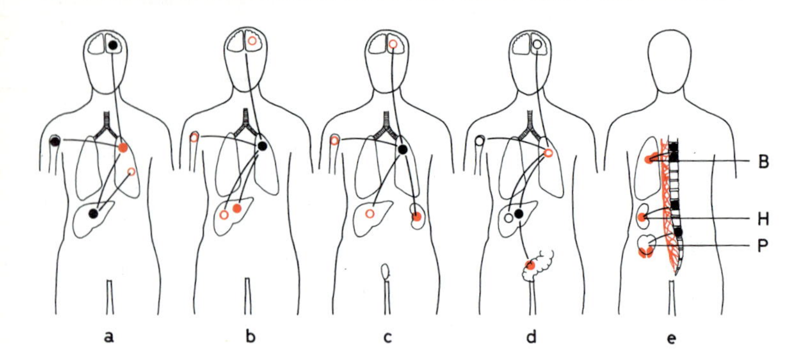

Abb. **134** Metastasentypen. Primärtumor roter Punkt. Tochtermetastasen schwarze Punkte, Enkelmetastasen rote Ringe. Urenkelmetastasen schwarze Ringe.

a = Lungentyp, b = Lebertyp, c = Kavatyp, d = Pfortadertyp, e = retrograde Metastasen: B = Bronchuskarzinom, H = Hypernephroides Nierenkarzinom, P = Prostatakarzinom (teilweise nach *Walther*)

Lebertyp (Abb. 134b)

Primärtumor in Leber → V. hepatica → Tochtermetastase: Lunge → Enkelmetastase: Hirn, Knochen usw.

Kavatyp (Abb. 134c)

Primärer Nierentumor → Einbruch von Tumorzapfen in V. renalis → V. cava → Tochterknoten: Lunge → Enkelknoten: Hirn, Leber und Knochen.

Pfortadertyp (Abb. 134d)

(umfaßt auch Einflußgebiet der Vv. rectales mediae et superiores)

Sigma-Ca → V. mesenterica inferior → Pfortader → Tochterknoten: Leber, meist im re. Lappen → Enkelknoten: Lunge → Urenkel: Leber, Knochen, Hirn.

Rektum-Ca → Leber (Ausnahme: Tiefsitzendes Rektum-Ca folgt Kavatyp: Vv. rectales inferiores).

Paravertebraltyp (= retrograder Typ) (Abb. 134e)

Prostata-Ca: Bei Husten, Pressen bei Defäkation → Umkehr des Blutstromes → Tumorzellen in Plexus praesacralis → retrograd in Os sacrum → Sakrummetastasen.

Analog retroperitonäale Tumoren (z. B. hellzelliges = hypernephroides Nieren-Ca), Schilddrüse und Lunge → Wirbelsäule.

Metastasen per continuitatem (vgl. S. 290)

a) Abklatschmetastasen:

Ösophagus-Ca der Vorderwand → gegenüberliegende Stelle der Hinterwand (äußerst selten).

b) kanalikulär

Nierenbecken-Ca → Blase (jedoch kann Urothel-Ca auch primär multizentrisch auftreten!)
Ovarial-Ca: Platzen der Kapsel eines zystischen Ovarial-Ca → flüssiger Inhalt mit Krebszellen → Abdomen → schwere Peritonäalkarzinose. Oft einzige Form der Metastasierung des Ovarial-Ca. Therapeutische Konsequenz:

Falls zystisches Karzinom platzt → kolloidales Radiogold in Abdomen → Krebszellen abgetötet. Gabe von Radiogold nach einigen Tagen zwecklos, da Darmschlingen dann schon entzündet und fibrinös verklebt.

Umgekehrter Vorgang: Magen-Ca → Abtropfen von Tumorzellen in das freie Peritonäum → Angehen der Metastasen in beiden Ovarien = Krukenberg-Tumor, bis kindskopfgroß.

Mamma-Ca → Wachstum in Ausführungsgängen (Abb. 135) → Eindringen in Haut = eine Form der Paget-Erkrankung der Mamilla.

Leber-Ca → Ausbreitung in Gallengängen.

Alveolarzell-Ca (Lungenadenomatose) → Auskleidung der Alveolen.
Medulloblastom → Wirbelkanal.

Diaplazentare Metastasen

Bei: Melanom der Mutter → hämatogene Metastasierung → Plazentarmetastasen → Übergreifen auf fetale Gefäße → Metastasen im Feten (sehr selten).

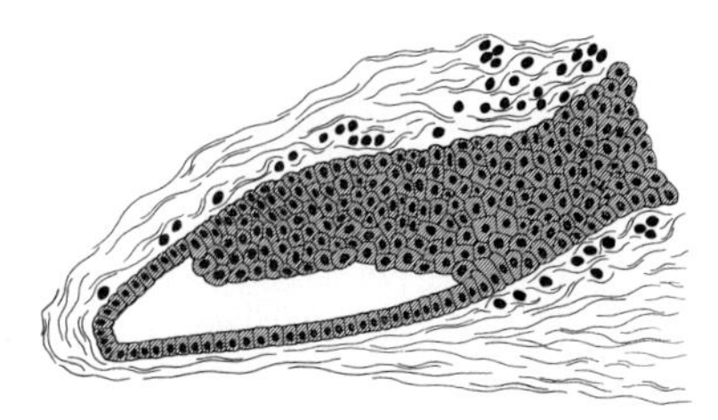

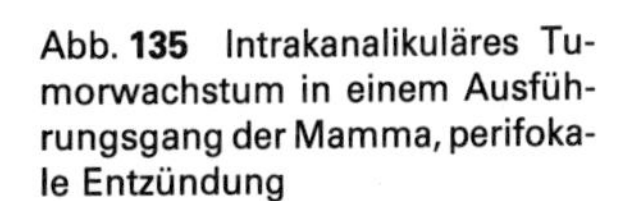

Abb. **135** Intrakanalikuläres Tumorwachstum in einem Ausführungsgang der Mamma, perifokale Entzündung

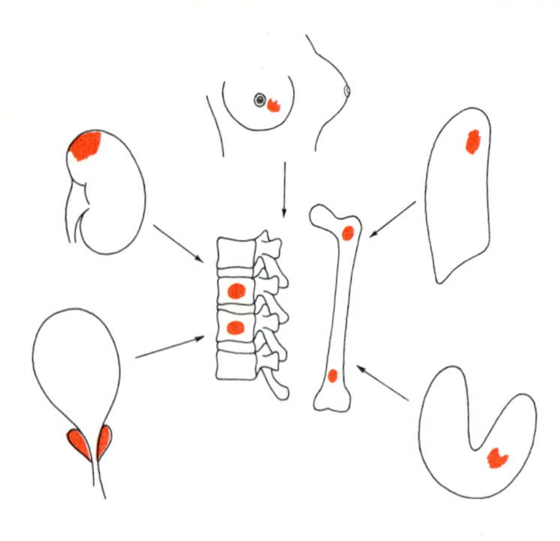

Abb. **136** Tumoren, welche besonders häufig zu Skeletmetastasen führen

Knochenmetastasen (Abb. 136)

Merke: fünf Tumoren, die häufig in den Knochen metastasieren:

1. Mamma-Ca,
2. Prostata-Ca,
3. Bronchus-Ca,
4. hellzelliges hypernephroides Nieren-Ca (Hypernephrom),
5. Struma maligna.

Aufbau einer Metastase: Kokardenform: Von außen nach innen: 1. hyperämische Randzone mit Perifokalentzündung, 2. starke Tumorzellvermehrung, 3. geschädigtes Gewebe, 4. Nekrose.

Tabelle 29 **TNM-Klassifikation aufgrund von klinischen Kriterien**

T	=	*Tumorgröße*		
		T1	=	Kleiner Tumor; keine Umgebungsverwachsung
		T2	=	Mittelgroßer Tumor; geringe Umgebungsverwachsung
		T3	=	großer Tumor; starke Umgebungsverwachsung
		T4	=	sehr großer Tunor; sehr ausgedehnte Umgebungsverwachsung
N	=	*Noduli lymphatici*		
		N0	=	Keine Lymphknotenmetastase
		N1	=	Regionale, nur ganz nahe, unverwachsene Lymphknotenmetastasen
		N2	=	Wie N1, jedoch verwachsen
		N3	=	Ausgedehnte, verwachsene Lymphknotenmetastasen
M	=	*Metastasen in anderen Organen*		
		M0	=	Keine nachweisbar
		M1	=	Organmetastasen vorhanden

Bei: Mamma-Ca. T2 N3 M1 heißt: Etwa 2–5 cm großer Tumor leicht mit Haut oder/und M. pectoralis verwachsen, ausgedehnte (supraclaviculäre etc.) verwachsene Ly.kn.meta. + Fernmetastasen.

Atypie und Polymorphie (vgl. Abb. 132)

Atypie = Anaplasie: Gewebe, Zelle, Kern entsprechen nicht dem gewohnten Normalbild. Bei: Dickdarm-Ca:

a) *Gewebe:* Drüsenschläuche ungleichmäßig geformt, nicht Schleim bildend, das Ganze basophil (Erklärung s. unten). Kerne nicht basalständig, Zellen oft mehrschichtig angeordnet.

b) *Zelle:* Zytoplasma relativ oder absolut vermindert, Kerne relativ und absolut vergrößert = Verschiebung der Kern-Plasma-Relation zugunsten der Kerne = „Fortpflanzungsapparat bevorzugt gegenüber Arbeitsteil der Zelle". Krebszellen = Drohnen im Bienenvolk: Nicht arbeiten, nur vermehren. *Basophilie* = Zytoplasma dunkelblau = Vermehrung des Ergastoplasmas und der Ribosomen (erhöhte Eiweißproduktion). – Dieser Befund wird auch bei fetalen und regenerierenden Geweben erhoben. Diesen nichtpathologischen Zellen fehlen jedoch Polymorphie und Atypie.

c) *Kern:* Ungleiche Größe und Form. Chromatinnetz plump (Hyperchromasie). Nukleolen vergrößert, oft in Mehrzahl = Polyploidie.

> Merke: Auch in dieser Reihenfolge (a → b → c) Beschreibung eines histologischen Präparates!

Mitosen

1. Zahl erhöht (nicht bei jedem maligen Tumor!).
2. An abnormer Stelle (Plattenepithel, s. Abb. 141, S. 366).
3. Pathologische Mitosen: Multizentrisch, Triasterbildung, Chromosomenversprengungen, polare Chromosomen, Hyperploidie, Pyknomitosen (kein freies Entfalten der Chromosomen).

Pathologische Mitosen sind hochverdächtig, aber nicht pathognomonisch: Auch durch Colchizin (Gift der Herbstzeitlose) sind Kernteilungsstörungen reproduzierbar, ohne daß es sich dabei um Krebs handelt. Ähnliche Wirkung zeigen auch radiomimetische Substanzen oder ionisierende Strahlen. – Unterscheide zwischen Kernzerfallstrümmern und Mitosen.

> Merke erneut: Kein Symptom ist für sich allein absolut beweisend für das Vorliegen eines Krebses. Dies gilt auch für die Metastasierung (Pseudomyxoma peritonei).

Umgebungsreaktion

In der Umgebung beinahe jeden malignen Tumors findet sich eine *perifokale Entzündung* → Narbengewebe = wichtige Defensivreaktion des Organismus gegen Tumorausbreitung. Bei einzelnen Tumoren ist die Prognose um so besser, je stärker die Perifokalentzündung ist (Seminom, medulläres Mamma-Ca). Bei stark bestrahltem Tumor verdickt sich das Narbengewebe → Abkapselung verstärkt.

> Merke: Kein maligner Tumor ohne perifokale Entzündung. Ausnahme: z. B. Schilddrüsenkarzinom, ein Teil der Mamma-Ca. Umkehrung der Regel gilt nicht: Perifokale Entzündung kann auch bei mechanisch gereiztem benignem Tumor beobachtet werden, z. B. papillärem Hautgeschwülstchen.

Stroma

Jeder Tumor besitzt ein Stroma = Stützgewebe, das ihn zusammenhält und ernährt (Gefäße). Bei Karzinomen wird es aus dem ortsständigen Gewebe gebildet. Es ist versklavtes Gewebe, das für den Tumor arbeitet.
Ausnahme: Sarkome, ausgehend vom Stützgewebe, bilden ihr Stützgewebe selber und haben kein fremdes Gewebe nötig. Gefäße jedoch müssen einwachsen.

Tumor-Wachstum (Abb. 137)

1. Schädigung der Umgebung (Gefäße) durch Tumor stärker als Tumorwachstum → starker Tumorzerfall → Ulkus.

> Merke: Ränder eines Tumorulkus sind immer aufgeworfen, derb, auf Schnitt markig-weißlich.

2. Schädigung der Umgebung (Gefäße) durch Tumor geringer als Tumorwachstum → starkes Tumorwachstum, evtl. Ulkus an Tumoroberfläche bzw. zentrale Nekrose.
   a) exophytisch: papillärer oder polypöser Tumor (relativ zirkumskriptes Wachstum).

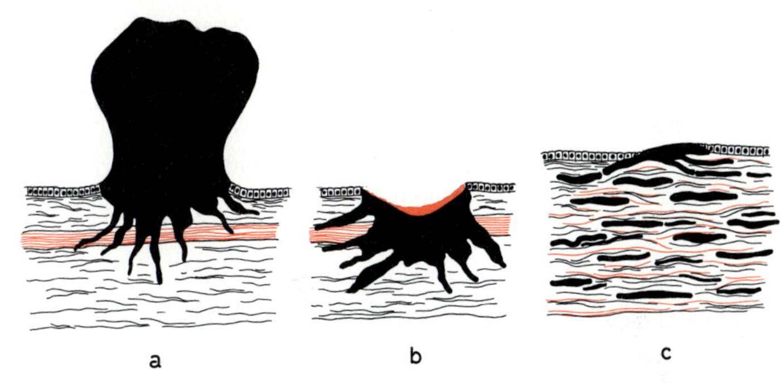

Abb. **137** Typen des Tumorwachstums: a = blumenkohlartig, exophytisch, b = ulzerös infiltrativ, c = „phlegmonös"

b) endophytisch: Tumorplatte (hemmungsloses, infiltratives Wachstum), der entzündlichen Phlegmone vergleichbar.

c) Diffus = „phlegmonös".

Pr: Exophytisch besser als endophytisch besser als diffus.

Rezidivbildung

Erneutes Erscheinen des Tumors nach operativer oder strahlentherapeutischer anscheinender Totalentfernung bzw. Zerstörung des Tumors. Äußerst charakteristisch für malignen Tumor, kann gelegentlich aber auch bei benignem und semimalignem beobachtet werden. Spätrezidive und Spätmetastasen werden als Folge von „schlafenden" Tumorzellen aufgefaßt.

Pg: Einzelne feine Tumorausläufer bei Operation zurückgelassen: Übersehen bzw. makroskopisch nicht zu sehen. Prophylaxe: Intraoperative histologische *Schnelluntersuchung* des Tumorrandes im fraglichen Fall: Gewebe gekocht → Fixation → Gefrierschnitt oder (besser) Kryostatschnitt.

Tumornekrose

Pg: a) Verlegung des ernährenden Gefäßes durch einwachsenden Tumor.

b) Zu schnelles Tumorwachstum → ernährende Gefäße halten nicht mit Wachstum Schritt („Napoleon in Rußland").

Bei: Krebsknoten in der Leber: Von außen gesehen: Ringförmiger Wulst mit Delle in der Mitte = *„Krebsnabel"*. Resorption der

Nekrose → Hohlraum, von Tumorgewebe umgeben, gelegentlich flüssigkeitsgefüllt.

Fo: Zerfall von Gewebe → pathologische Eiweißbruchstücke in Zirkulation → Kachexie usw.

Nekrotisches Gewebe = günstiger Bakteriennährboden → Sekundärinfektion, typisch bei Ösophagus-, Harnblasen-, Larynx-Ca.

Zytologische Tumordiagnostik

Tumorverdächtige Zellelemente aus Liquor, abgesaugtem Bronchialsekret, Sputum, Pleuraexsudat, Portioabstrich, Urin etc. ermöglichen u. U. eine zytologische Tumordiagnostik. Oft Tumorpartikel leicht beurteilbar. Einzelzellen schwieriger, meist Kernstruktur entscheidend! Gute Methode, um Ca-verdächtige Patienten in Reihenuntersuchungen zu erfassen → Biopsie zeigt weitere Tumorcharakteristika. Zytologisch-histologische Korrelation z. B. bei Portioveränderungen ausgezeichnet!

Folgen maligner Tumoren

1. Kachexie: Abnorme Stoffwechselprodukte, Milchsäure erhöht usw. Verbrauch von Energie und Nährstoffen durch Tumor.
2. Verlegungen wichtiger Passagen: Larynx, Bronchus, Darm, Magenausgang, Ureter usw.
3. Perforation → Infektion (Peritonitis, Mediastinitis usw.)
4. Gefäßannagung → tödliche Blutung
5. Gewebezerfall → sekundäre Infektion; Intoxikation durch Zerfallsprodukte: Zerstörung lebenswichtiger Organe.
6. Druck auf Umgebung, z. B. Hirntumoren oder -metastasen.
7. **Paraneoplastisches Syndrom.**

Df: Symptome, welche durch metabolische, den Tumormutterzellen fremde Fernwirkungen, nicht durch direkte lokale Einwirkung des Tumors oder von Metastasen verursacht werden.

Pg: Produktion pathologischer Substanzen (Peptide, Fetoproteine) oder physiologischer Stoffe im Übermaß = Freigabe von normalerweise reprimierter Information. Vermutlich analog: Karzinoembryonales Antigen. – Tu-Zellen als „fremd“ erkannt = Antigene → AG-AK-Reaktion → Glomerulonephritis, meist epimembranöse Form (s. Bd. II), Knochenmarkveränderungen (s. unten).

Sy: Unspezifisch: Fieber, Gewichtsabnahme

Neurologisch: Enzephalo-, Myelo-, Neuropathie; Dermatomyositis

Hämatologisch: Leukozytose, Thrombozytose, hämolytische, aplastische Anämie

Kardiovaskulär: Multiple Venenthrombosen. Abakterielle Endocarditits polyposa (marantica)

Kutan: Acanthosis nigricans

Renal: Glomerulonephritis (s. oben), Glomerulonephrose

Muskulär: Myopathie, Myasthenia gravis

Stoffwechsel: Hyperkalzämie, Hypoglykämie

Wiedererscheinen fetaler Proteine: α_1-Fetoglobulin. CEA = karzinoembryonales Antigen

Ektopische Hormonbildung

= eine der Ursachen des paraneoplastischen Syndroms.

Df: Hormonbildung in einem Gewebe, das normalerweise kein Hormon produziert. Ektopisches Hormon nicht immer identisch mit orthotropem Hormon.

Tabelle 30 **Paraneoplastische Syndrome durch ektopische Hormonbildung**

Hormon	Symptome	Tumor
ACTH	Cushing-Syndrom, 10–15% der Patienten mit bilateraler NNR-Hyperplasie	Kleinzelliges *Bronchuskarzinom*, Thymom, Leberzellkarzinom u. a.
Parathormon (PTH) Prostaglandine?	Hyperkalzämie	Bronchus-, Nieren-, Ovarialkarzinom, malignes Lymphom
ADH	Schwartz-Bartter-Syndrom (s. Bd. II)	Kleinzelliges Bronchuskarzinom u. a.
Bradykinin Serotonin	Karzinoidsyndrom	Dünndarmkarzinoid, Bronchusadenom, klein-kleinzelliges Bronchuskarzinom

Einteilung der Tumoren

Einteilung der Geschwülste ist nach verschiedenen wissenschaftlichen Gesichtspunkten möglich.

Einteilung der Tumoren nach Prognose

Klinisch beurteilt an 5-Jahres-Heilung: Prozentzahl der 5 Jahre nach Therapiebeginn rezidiv- und metastasenfreien Patienten. Nicht identisch mit 5-Jahres-Überleben: dabei Krebskranke mitgezählt.

Hängt ab von ❼ Faktoren:

❶ *Wachstumsgeschwindigkeit:* Je schneller wachsend, desto maligner.

❷ *Differenzierungsgrad:* Je weniger differenziert, desto ungünstigere Prognose.

Df: (Abb. 138) Hochdifferenziert ist ein Gebilde, wenn es dem Normalbild der Histologie weitgehend entspricht, undifferenziert, wenn es sich in die normale Histologie kaum einordnen läßt.

> Merke: Je undifferenzierter ein Gewebe, desto größer seine Wachstumsgeschwindigkeit, seine Röntgensensibilität, seine Malignität.

Bei: das undifferenzierte kleinzellige Bronchus-Ca ist hochmaligne.

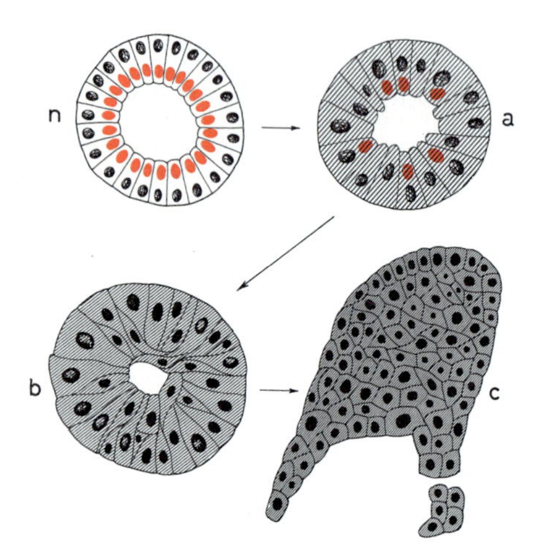

Abb. **138** Verschiedener Differenzierungsgrad am Beispiel eines einschichtigen, schleimbildenden Zylinderepithels gezeigt. n = normaler Drüsenschlauch, a = geringgradige Entdifferenzierung, Schleimbildung z. T. erhalten, b = hochgradige Entdifferenzierung, immerhin ist noch die Drüsenschlauchstruktur erhalten, c = völlige Entdifferenzierung = solide Stränge

Malignitätssteigerung: Ein Tumor behält seinen Dignitätsgrad nicht unter allen Umständen bei → kann weiter entdifferenzieren (zusätzliche Mutation?) → Malignität gesteigert.

Bei: a) Zirkumskripte Hyperplasie der Magenschleimhaut → Polyp → Adenom (gutartiger Tumor) → infiltrativ wachsendes Adenokarzinom → entdifferenziertes, solid wachsendes Karzinom.

b) Leberzirrhose (Abb. 139) → Hypertrophie des restlichen Parenchyms → Hyperplasie → Adenombildung → beginnendes Karzinom → infiltratives Karzinom.

Metaplasie: Oft bildet sich adenomatöses Tumorgewebe in Plattenepithel um (typisch im Funduskarzinom des Uterus), seltener umgekehrt (Blasenpapillom).

❸ *Topographie* der Geschwulst spielt eine Rolle. Region gut vaskularisiert → bald Einbruch in Gefäße.

❹ *Entwicklungsphase* des Krebses ist maßgebend: Frühdiagnose besonders wichtig (s. S. 437).

❺ *Alter* des Patienten: Gewisse Tumoren können beim Kind innerhalb von Monaten zum Tod führen, dagegen bei alten Leuten Jahre brauchen.

❻ *Hormonale Einflüsse:* Gravidität sehr ungünstig, z. B. bei Mamma-Ca.

Bei: Mamma-Ca mit Knochenmetastasen → Hypophysektomie → Wachstum verzögert → Knochenschmerzen reduziert.

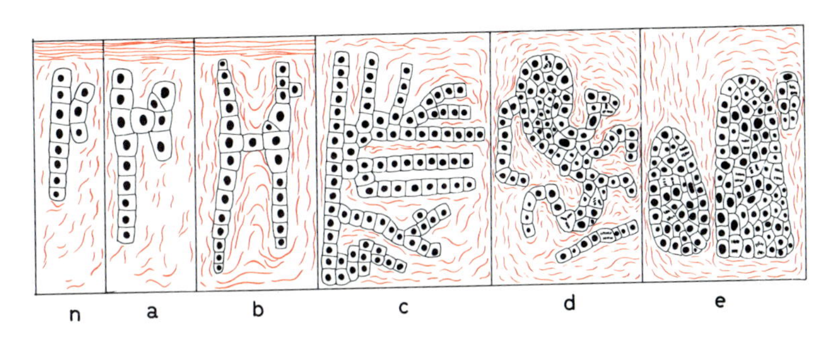

Abb. **139** Entwicklung und Malignitätssteigerung am Beispiel des primären Leberzellkarzinoms gezeigt: n = normale Leberzellplatten, a = Hypertrophie bei Zirrhose → b = Hyperplasie → c = Adenombildung, Zellen regelmäßig → d = hochdifferenziertes Leberzellkarzinom mit Zell- und Kernpolymorphie, Mitosevermehrung, pathologischen Mitosen, jedoch noch z. T. typischer Plattenbildung → e = völlig entdifferenziertes Leberzellkarzinom ohne Plattenbildung

Prostata-Ca-Wachstum durch Testosteron gefördert, deshalb Kastration des alten Prostatakarzinomträgers; durch Östrogen gehemmt (s. S. 438).

❼ Reaktion des Trägers auf den Tumor (Immunabwehr).

Verschiedene Grade der Dignität

Df: Dignität = prognostisches Verhalten. ❻ Gruppen:

❶ *Gutartige Geschwülste* → keine wesentliche Gefahr, wenn sie nicht durch ihre anatomische Lage schwere Störungen hervorrufen.
❷ *Bösartige Geschwülste* → töten, wenn nicht behandelt.
❸ *Semimaligne Geschwülste.*
❹ *Präkanzerosen.*
❺ *Geschwülste mit fraglicher Dignität* (s. S. 367).
❻ *Pseudomaligne Geschwülste* (s. S. 367).

❸ Semimaligne Tumoren (s. Tab. 31)

Df: Lokal destruktiv und infiltrativ wachsende Tumoren mit hochgradiger Rezidivneigung, jedoch ohne Metastasenbildung.

Vo: s. Tab. 31 und Fibromatosen (S. 394).

Mi: s. Abb. 161, S. 429.

Therapie der semimalignen Tumoren: Falls operativ: Sorgfältige Exzision weit im Gesunden, histologische Kontrolle der Exzisionsränder.

❹ Präkanzerosen

Df: Veränderung, die bei genügend langem Bestehen und Weiterwirken der Noxe (zusätzliche Mutation?) oft zu einer Krebsbildung führt. Relative Präkanzerose = relativ häufig → Ca. Absolute Präkanzerose = bei langer Beobachtung (und evtl. Weitereinwirkung der primären Noxe) immer → Ca.

Abgrenzung: semimaligne-präkanzerös:

1. Präkanzerosen sind *nicht* semimaligne, sondern potentiell maligne, d. h. es entwickeln sich maligne Tumoren aus ihnen, wenn die Zeitspanne ausreicht.
2. Rein infiltrativ ohne Destruktion wachsende Geschwülste gehören ebenfalls nicht in diese Gruppe (z. B. Hämangiome).
3. Tumoren mit fraglicher, histologisch nicht exakt bestimmbarer Dignität (S. 367) nicht in diese Gruppe einbezogen.

Tabelle 31 **Semimaligne Tumoren**

Tumortyp	siehe Seite	Muttergewebe, Topographie	Alter, Geschlecht	Besonderheiten
Basaliom	428	Epidermis, Gesicht	über 50jährig ♀ > ♂	Selten in röntgenbestrahlter Haut Jugendlicher vorkommend
Sog. Speicheldrüsen-Mischtumor = pleomorphes Adenom	436	Drüsenblastem, meist Parotis	über 45jährig ♀ >> ♂	Können, besonders nach unvollständiger Entfernung, maligne entarten
Adamantinom = Ameloblastom	376	Zahnleiste, Unterkiefer	12- bis 60jährig ♀ = ♂	Ähnlicher Tu in Tibia usw. vorkommend, histogenetisch nicht verwandt!
Bronchusadenom	342, Bd. II	Schleimhaut der Bronchien	18- bis 30jährig ♀ >> ♂	Einzelne → Metastasen; sichere histologische Dignitätsbestimmung schwierig (s. Bd. II)
Karzinoid = Argentaffinom der Appendix	428	Gelbe, argentaffine Zellen	12- bis 30jährig ♀ >> ♂	Das Karzinoid des *Dünndarms* ist primär multipel und setzt Metastasen (s. Bd. II)
Desmoid	395	Faszien von Bauchdecken, Schulter usw.	20- bis 30jährig ♀ ≧ ♂	Wächst rasch in graviditate, maligne Entartung selten
Basalfibroid Nasopharyngealfibrom	396	Mesenchym des Epipharynx	9- bis 18jährig ♂	Bei Pubertätseintritt oft spontaner Wachstumsstillstand
Sonderform: Zylindrom	430	Schleim- und Speicheldrüsen, Luftwege	20- bis 70jährig ♀ > ♂	Relativ oft Spätmetastasen, sichere histologische Dignitätsbestimmung unmöglich (s. Seite 430)

Beispiele für Präkanzerosen

Papillome: Epithel wächst und bildet schlanke Stränge, Bindegewebe nur sekundär mitgezogen (Abb. 140a).

Milchgangspapillom = potentielles Mamma-Ca (häufig tropfenweiser Blutverlust aus der Mamille).

Blasenpapillom: Entartet fast immer karzinomatös, muß deswegen stets operativ entfernt werden.

Papillom des Larynx (Ausnahme: juveniles) → Ca.

Papilläres seröses Ovarialkystom → Ovarial-Ca.

Nierenrindenpapillom → Nieren-Ca.

Villöse Adenome (weniger häufig: tubulovillöse Adenome) des Dickdarms und Magens → Ca (s. Bd. II, S. 419).

> Merke: Alle papillären Gebilde = Präkanzerosen.

Ausnahme: Larynxpapillome der Kinder (virusbedingt).

„Polypen" (Abb. 140b) Eigentlich nach Definition primäre Bindegewebewucherung mit sekundärem Nachziehen des Epithels. Echte Polypen (Nasenschleimhaut, Darm, Urethra usw.) sind keine Präkanzerosen, jedoch: Exophytisch wachsende Dickdarm- und Magenadenome (s. oben) werden oft noch als Polypen bezeichnet, obschon sie z. T. präkanzerös sind.

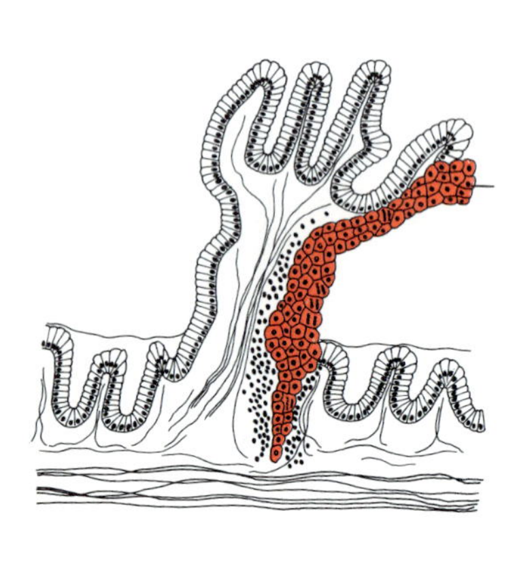

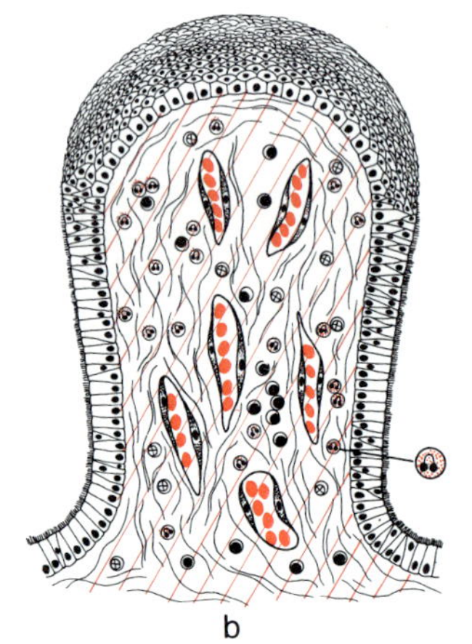

Abb. **140** a = Papilläres Adenom des Kolons: Epithelproliferation, Bindegewebe sekundär nachgezogen, bei m = maligne Entartung → entzündliche Reaktion.
b = Nasenpolyp: Im Gegensatz zum Papillom wuchert das Bindegewebe und nicht das Epithel, oberflächlich hier sekundäre Pflasterzellmetaplasie zufolge mechanischer Reizung des Epithels

Weitere Präkanzerosen

Melanosis circumscripta praeblastomatosa (Dubreuilh)

Atypische Melanozyten im Stratum basale in 30–50% → malignes Melanom (s. Bd. II, S. 284).

Teerwarzen

Teer- oder Korkplattenarbeiter (Korkteile mit Teer gebunden) → Hautkrebs.

Leukoplakie

Klinischer Begriff: Weiße Platten in Schleimhaut. Ähnlich: Erythroplakie: Rote Flecken. Viele Grundkrankheiten. Leukoplakie mit Verhornung und Dysplasie des Plattenepithels (s. unten) = Präkanzerose.

Vo: Ösophagus, Mundschleimhaut, Portio vaginalis uteri (hier wahrscheinlich nur relative Präkanzerose).

Schwere Dysplasie des Plattenepithels (s. Abb. 141: 4).

Vo: Haut, Portio vaginalis uteri, ähnlich: Urothel der Harnblase.

mi: Polymorphie der Zellen, Hyperchromasie der Kerne, keine Interzellularbrücken, zuoberst noch geordnete Schicht, sonst völlige Unordnung. Sehr viele, z. T. pathologische Mitosen.

Carcinoma in situ

Df: Nicht invasive Deckepithelveränderung (Portio vaginalis uteri, Harnblase, Bronchus, Magen usw.) mit allen zytologischen Malignitätszeichen (Abb. 141: 5).

Neuerdings wird das Carcinoma in situ mit minimaler Stromainvasion als schon beginnendes Karzinom abgegrenzt. Glücklich sind diese Begriffe sicher nicht!

Adenomatöse Hyperplasie des Endometriums

(gilt nicht für die harmlose glandulär zystische Hyperplasie des Endometriums, s. Bd. II, S. 193).

Craurosis vulvae (s. Bd. II, S. 200).

Morbus Bowen

Vo: alte Frauen, Vulva usw.

mi: Carcinoma in situ des Plattenepithels (s. Bd. II, S. 200).

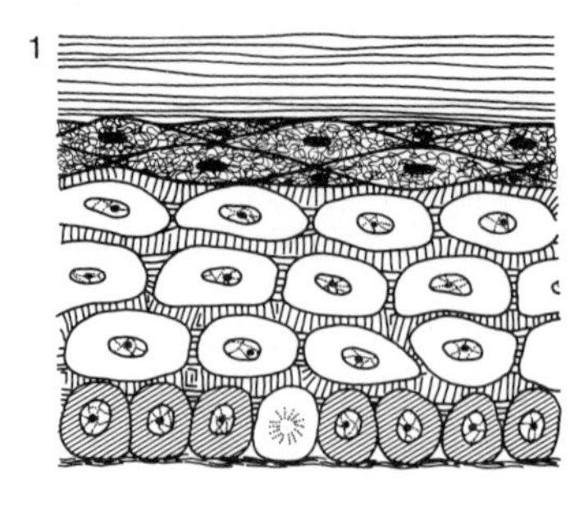

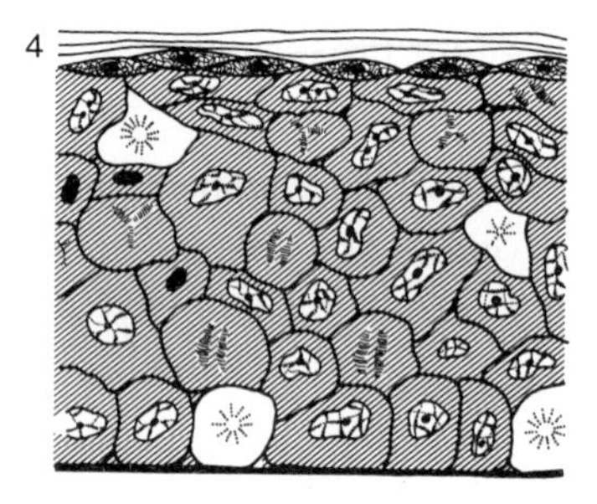

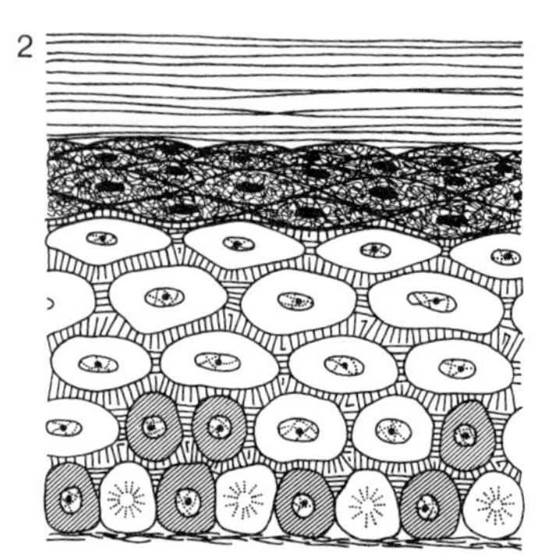

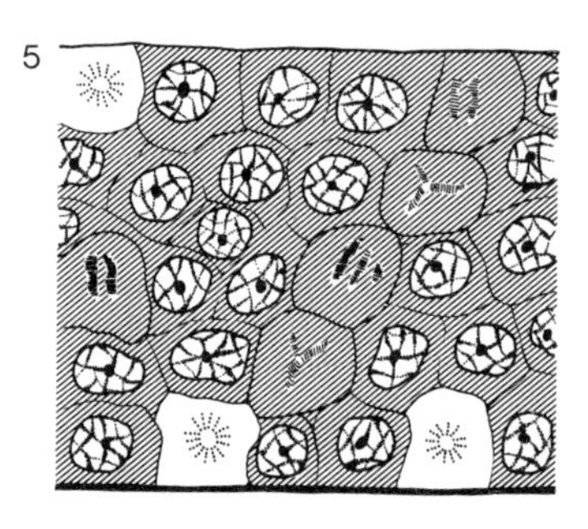

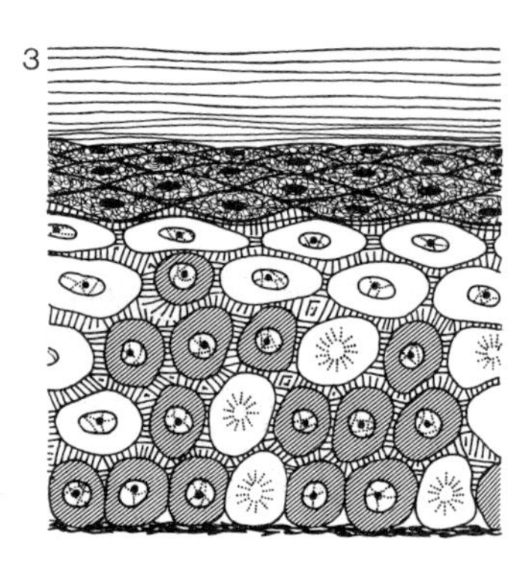

Abb. **141** 1 = Unverändertes verhornendes Plattenepithel mit zahlreichen dunkeln Basalzellen = intermitotische Zellen und einer basal liegenden Mitose. 2 = Hyperplasie: Regelgerechter Aufbau des Plattenepithels, aber Verdickung und in diesem Fall auch vermehrte Verhornung. Starke Vermehrung der Mitosen, die aber auf die Basalschicht beschränkt bleiben, einige intermitotische Basalzellen haben die Basalschicht verlassen. 3 = Leichte Dysplasie des Plattenepithels: Einige atypische Zellen (polymorph), zahlreiche intermitotische Zellen in höheren Lagen, hier auch Mitosen. Interzellularbrücken erhalten. 4 = Schwere Dysplasie. Polymorphie der Zellen und der Kerne. Hyperchromasie der Kerne. Zahlreiche, z. T. auch pathologische Mitosen. Interzellularbrücken verschwunden. Oberste Schicht noch regelgerecht angelegt, sonst aber allgemein sehr polymorphes Bild. 5 = Carcinoma in situ: Allgemein regelmäßigeres Bild als bei schwerer Dysplasie. Kerne groß, hyperchromatisch, relativ wenig polymorph, viele pathologische Mitosen, Zellgrenzen häufig nicht oder unscharf erkennbar. Im Unterschied zum echten Karzinom kein Durchbruch der Basalmembran!

Morbus Paget

1. Paget disease of the nipple = Mamilla
   a) Echter Paget: Große, PAS-positive Zellen in sonst unveränder-tem Plattenepithel = Präkanzerose (sehr selten!).
   Lo: Mamille, Sy: Mamille gerötet, näßt, juckt.
   b) Makroskopisch ähnlich: Karzinom in Milchgängen intraepithelial → Epidermis.
2. Osteodystrophia deformans Paget des Knochens, nicht hierher gehörend.

❺ Tumoren mit fraglicher Dignität

Df: Gut- oder bösartig histologisch nicht eindeutig bestimmbar.

1. **Beckenchondrom:** Chondrome gutartig, im Becken jedoch starke Rezidivneigung und Infiltration in Nachbargewebe und Venen.
2. **Osteoklastom** s. S. 200.
3. **Granulosazelltumor des Ovars** s. Bd. II.
4. **Bronchusadenom** s. Bd. II.
5. **Fibrome der Kieferknochen** s. Bd. II.
6. **Zylindrom** = bedingt semimaligne s. S. 430.

❻ Pseudomaligne Tumoren

Df: Histologisch (Zellbild!) bösartig, klinisch jedoch benigne.

1. **Osteoblastom** (Femur, Tibia, Wirbelsäule, s. Bd. II).
2. **Chondroblastom (Codman)** (s. S. 399 und Bd. II).
3. **Chondromyxoidfibrom:** Knochen; Durchbruch durch Kortikalis.
4. **Juveniles „Melanom":** Oft Säuglinge, großzellig wie Melanom, jedoch benigne.
5. **Molluscum pseudocarcinomatosum** = Keratoakanthom: Sieht wie hochdifferenziertes Pflasterzell-Ca. der Haut aus, heilt aber von selbst, nie Metastasen.

Einteilung der Tumoren nach Histogenese

Einteilung der Geschwülste durch Bestimmung des Muttergewebes.

Bei: Pflasterepithel, schleimbildendes Drüsenepithel, nicht schleimbildendes Drüsenepithel, Chorionepitheliom usw.

Wird nur solides, undifferenziertes Epithel gefunden, kann noch weiter eingeteilt werden (S. 433).

Einteilung der Tumoren nach Organogenese

Eleganteste Form der Tumoreinteilung. Erlaubt mit Hilfe der Histologie, von der Metastase auf das Mutterorgan des Primärtumors rückzuschließen.

Bei: Lungenmetastase aus hypernephroiden Zellen beweist das Bestehen eines hellzelligen hypernephroiden Nierenkarzinoms, ebenso bei Leberzell-Ca, Seminom, Parastruma, Phäochromozytom, Schilddrüsen-Ca usw.

Tumortheorien

Es sind unzählige Krebstheorien aufgestellt worden. Heutiger Standpunkt:
Es sind verschiedene Theorien *nebeneinander* gültig.

Grundvorgang = Kanzerisierung einer Zelle

Physiologisch wirken spezifische Zellproteine des Ergastoplasmas hemmend auf die Neubildung von DNS im Kern. Wird Zelle von kanzerogener Noxe getroffen, so kann folgendes geschehen:

1. Direkte Schädigung der DNS (Diäthylnitrosamin, ionisierende Strahlen? DNS-Virus) → keine m-RNS für zellspezifische Proteine gebildet.
2. Schädigung der RNS (z. B. durch RNS-Virus) → keine zellspezifischen Proteine gebildet.
3. Ergastoplasma geschädigt (z. B. durch Äthionin).

Alle 3 Schäden führen zum selben Endresultat: Mangel an spezifischen Proteinen und Auftreten von fettfreien Vakuolen anstelle des Ergastoplasmas → Reglermechanismus entkoppelt → reichlich DNS-Synthese (vgl. S. 32) → Polyploidie + Kern- und Zellverdoppelung.

Vermutlich auch Informationen der DNS dereprimiert (s. paraneoplastisches Syndrom) → Krebszelle kann, wie beim Embryo, Antigen bilden = karzino-embryonales Antigen. Nachweis diagnostisch von Bedeutung, kommt jedoch auch bei gewissen Entzündungen vor.

Ablauf der Kanzerisierung in 2 Phasen:

1. Initiationsphase

Durch inkomplette Karzinogene oder kurz einwirkende komplette Karzinogene (s. unten) erzeugter progredienter Genomschaden, der zu Präkanzerose (mikroskopisch oder makroskopisch sichtbar) oder – sehr viel häufiger – zu präkanzeröser Zellpotenz (nicht erkennbar) führt. *Latenzphase* dieses potentiell veränderten Gewebes kann sehr lange dauern.

2. Realisationsphase

Wird Gewebe nach Initiation jedoch durch *Promotionsfaktoren (Ko-Karzinogene)* zur Proliferation angeregt → Mitosen nehmen zu → Mutationsrate steigt → Karzinom realisiert.

Promotionsfaktoren (Promotoren): Proliferationsauslösung durch chronische Entzündung, Wundheilung und Kokarzinogene = Hyperplasiogene. Zyklamat und Saccharin sind exp. eindeutige Promotoren.

Bei: Haut. Hyperplasiogene, z. B. Tween = Oberflächenentspannungsmittel löst Hyperplasie, nicht aber Tumorbildung aus.

Promotionsfaktoren beim Menschen: Chronische Entzündungen und/oder Regeneration sowie auch vererbte Zellmutation (z. B. Mongolismus = Down-Syndrom: 18 × größeres Risiko einer myeloischen Leukämie als Normalmensch). Möglicherweise auch Genomveränderung im Sinne familiärer Krebsbelastung → Krebsrate statistisch signifikant erhöht. Relativ geringe oder kurz dauernde Initiation genügt für Karzinogen bei ausgesprochener Promotion zur Karzinomrealisation. – Fettreiche Ernährung: Fettstoffe verhindern möglicherweise Zelldifferenzierung durch Bindung an spezielle Rezeptoren der Zelloberfläche (→ gehäuft Kolonkarzinom).

Reiztheorie = Irritationstheorie (Virchow)

Chronisch gereizte Stellen weisen häufig Karzinome auf. Reize = Einflüsse, die die Zellen zu Steigerung ihrer gesamten Lebensäußerungen, damit auch zu erhöhter Vermehrungstätigkeit anspornen (z. B. Entzündungen, Geschwüre, Fisteln, Narben, Druck, Hitze, chemische Reize). Die Reiztheorie hat sich als außerordentlich fruchtbar erwiesen; sie hat über eine immer genauere Bestimmung des „Reizes" zur Aufdeckung zahlreicher geschwulsterzeugender Einflüsse geführt.

Bei: Changri-Krebs (Tibet)

Ae: Thermischer Reiz in Form wiederholter Verbrennungen an kleinen Öfen, die auf dem Leib getragen werden → Krebs.

Vo: Auftreten oft erst nach Jahrzehnten.

Raucherkrebs in Venezuela

Ae: Eingeborene Indianerinnen rauchen Zigarren, indem sie die brennende Seite in den Mund nehmen. Häufige Verbrennungen (+ karzinogene Teerprodukte) → Krebs.

Auch nach einmaliger Verbrennung kann am Rande einer Verbrennungsnarbe nach 15–30 Jahren ein Krebs auftreten.

Weitere Beispiele für Raucher-Ca s. S. 382.

Dhoti-Krebs (Indien)

Lendentuch des Inders wird an der Seite mit einem Knoten geschlossen. Mechanischer Reiz durch Reibung des Knotens → Krebs.

Penis-Ca

Vo: Fast nur bei Unbeschnittenen.

Ae: Im Smegma liegt mutmaßlicher Reiz für Karzinogenese.

Ösophagus-Ca

Vo: Gehäuft beim Schnapstrinker, sind meist aber auch Raucher.

Lo: Besonders an den drei physiologischen Ösophagusengen.

Steinkrankheiten

→ Karzinom (über die Stufe einer chronischen Entzündung und Regeneration des Epithels). Blasensteine → Blasentumor, Nierensteine → Nierentumor, Gallensteine → Gallenblasenkarzinom.

Colitis ulcerosa (s. S. 109, Bd. II)

Bei sehr langem Bestehen → 90% Karzinome.

Bilharziose (Schistosomiasis, Ägypten)

Ae: Eier in Blase → chronische Entzündung → Hyperregeneration. Bei etwa 5% der Patienten entwickelt sich ein Blasenkarzinom (umstritten, da sehr viele Bilharziaträger).

Kunstharzkrebs

Exp: Jungen Ratten operativ Kunststoffkapsel um die noch kleinen Nieren gelegt. Kompression der wachsenden Niere → viele Tiere zeigten Nierentumoren unter der Kapsel. Kunstharzstaub implantiert → keine Tumoren, somit eher mechanische (Druck) als chemische Ursache dieser Karzinogenese.

Pg: Mutmaßlich der Druck + chemische oder Oberflächenwirkung des Kunststoffs.

Kunstharzimplantate führen möglicherweise auch beim Menschen nach längerer Zeit (Jahrzehnte) zu Tumoren.

Bei: Op. Hüftgelenkersatz: z. B. Stahlkopf in Teflonpfanne: Beide Teile mit dem Knochen „verleimt“ mittels Kunststoffen, die nicht zuviel Wärme beim Polymerisieren freigeben (Palacos). Nur bei alten Menschen vertretbar, weil sie den Zeitpunkt der

Krebsentstehung nicht mehr erleben. Bei jungen Menschen fragwürdig.

Weitere Bei: *Pferde,* die mit Vorgeschirr ziehen → an Druckstellen häufig Karzinom.

Indischer Ochse: An der Wurzel seines Zughornes → Karzinom.

Bleivergiftung bei der Ratte.

Nierenveränderungen → bei längerem Überleben der Versuchstiere → metastasierende Nierentumoren.

mi: Direkter Bleischaden am Tubulusepithel → gestörte und stark vermehrte Regeneration der Epithelien. Rieseneinschlußkörper im Kern. Riesenkerne mit Hyperchromasie. Pb greift in den Kernstoffwechsel ein. Verschiebung der Kern-Plasma-Relation.

Kolloidales Eisen wird in der Therapie verwandt und gewöhnlich intragluteal injiziert. Experimentell durch Injektionen bei Ratten Sarkome erzeugt. Allerdings Riesendosen.

Pg: Fe von Phagozyten aufgenommen, analog dem Hämosiderin gespeichert → Zellen nach kurzer Zeit überspeichert → gehen zugrunde → neue Phagozyten entstehen aus Adventitiaelementen etc. → schließlich Fehlregeneration (s. unten) mit Entgleisung.

Entsprechend den verschiedenen Entwicklungsmöglichkeiten der pluripotenten Adventitiazellen finden sich: Malignes Histiozytom; Fibro- oder Spindelzellsarkom; Myxosarkom; kleinzelliges undifferenziertes Retikulosarkom.

Frage: Fe-Injektionen therapeutisch zu verantworten?

Antwort: Ja, denn:

1. Ratten zeigen an sich leicht Sarkome. Experimentelle Resultate nie unmittelbar auf den Menschen übertragbar!
2. Vergleich mit Menschen aus Autopsiegut: Nie eine Spur von proliferativer Veränderung nach Fe-Injektion gefunden.
3. Bei der Ratte war die Dosis 2000 × höher.

Bei diesen Beispielen fällt stets das Doppelgespann: Zellzerstörung → Zellregeneration auf. Deshalb heute:

Hyperregenerationstheorie

(ersetzt heute die Reiztheorie)

Stellen mit oft wiederholter Gewebezerstörung → sehr starke Regeneration des Gewebes folgt („Hyperregeneration“) → Mitosevermehrung

→ Realisation der Geschwulstentwicklung beschleunigt. Vereinfachte Bezeichnung: *Fehlregeneration*.

Bei: **Leberkarzinom** auf dem Boden der Leberzirrhose = Schrumpfleber (Abb. 139, S. 361).

Pg: Bei Leberzirrhose über Jahre Parenchym zerstört → aus den erhalten gebliebenen Resten neu aufgebaut = Umbau des Parenchyms mit Bindegewebsvermehrung. Das Parenchym befindet sich in Inseln zwischen dem vermehrten Bindegewebe.

mi: (Abb. 139) Erhalten gebliebene Zellen → Hypertrophie → Hyperplasie → Adenom ohne Zentralvene: Kleine Knoten, außen von Bindegewebe umgeben, scharf begrenzt (= Umbau des Parenchyms) → Dysplasie → primäres Leberzellkarzinom: Infiltrativ wachsende, mehrreihige, atypische Leberzellplatten an einer, nicht selten an mehreren Stellen.

> Merke: Primäres Leber-Ca ohne vorausgegangene Leberzirrhose selten. Stadien der Karzinomentwicklung: Regeneration, Hyperplasie, Adenom, beginnendes Ca, infiltratives Ca.

Lupuskarzinom

Df: Krebsige Entartung bei sehr lange bestehender Hauttuberkulose (Lupus [= Wolf-artiges Gesicht] vulgaris).

Pg: Tuberkulöse Herde verkäsen → brechen nach außen durch → Entstehung von Geschwüren → an Ulkusrand und -grund treten neue Tuberkel auf. Später Epithelwucherungen an Ulkusrand → Lupuskarzinom.

Bronchuskarzinom

Mehrzeiliges Zylinderepithel der Bronchien durch *Metaplasie* + Basalzellhyperplasie → vielschichtiges Plattenepithel → Dysplasie → Plattenepithel-Ca.

Ae:
1. Karzinogene Wirkung der Teerprodukte des Tabaks (s. S. 382).
2. Chronische Entzündung der Bronchialschleimhaut mit Epithelverlust (z. B. beim Zigarettenraucher → Reizbronchitis).
3. Selten: radioaktive Strahlung (Schneeberger Lungenkrebs (s. S. 380).

Oft Zusammenspiel mehrerer Faktoren (z. B. 1.+2.)

> Merke: Bronchus-Ca bei Zigarettenraucher (wäre vermeidbar!) = häufigstes Karzinom beim Mann.

Portiokarzinom s. Bd. II.

Chronisches Geschwür des Magens

Am Ulkusrand entdifferenziertes regenerierendes Gewebe: Regeneration bedingt zuerst Entdifferenzierung (S. 138).

mi: Zytoplasma basophil, schmächtig, große Kerne, große Nukleolen, Mitosen vermehrt. (Mit diesen Eigenschaften stehen die entdifferenzierten Zellen der Krebszelle bereits nahe).

Ein nicht abheilendes Magenulkus besteht oft über Jahre → Magen-Ca: In etwa 3% der Magenkarzinome ist beweisbar ein Magenulkus vorangegangen (wird von einzelnen Autoren bestritten).

> Merke: Das akute Ulkus heilt in der Regel ab. Das chronisch-kallöse Magenulkus (= mit starkem Narbenwall einhergehend) → Gefahr des Magenkarzinoms.

Die Empirik zeigt: ein Duodenalulkus führt praktisch *nie* zum Karzinom, blutet und perforiert jedoch häufiger.

Keimversprengungstheorie (Cohnheim)

Karzinome entstehen gelegentlich dort, wo während der Embryonalentwicklung versprengte Keime liegengeblieben und auf einer frühen Entwicklungsstufe stehengeblieben sind. Ein späterer unspezifischer Reiz → Wucherungserscheinungen → Geschwulstkeime. Mikroskopisch spricht die Ähnlichkeit zwischen Tumor- und Embryonalgewebe für diese Theorie, da beide sehr undifferenziert sind; biologisch jedoch wesentliche Unterschiede. Eine Verallgemeinerung dieser Theorie ist falsch. Doch gibt es einige Geschwülste, die eindeutig als *dysontogenetische* Bildungen zu verstehen sind.

Exp: Embryonalbrei → mit Urethan vorbehandelten Mäusen injiziert → Tumoren.

Hamartom

Df: Fehlbildung in loco aus demselben Keimblatt wie übriges Gewebe. Atypisches Differenzierungsprodukt, kein Tumor. Kann evtl. maligne entarten.

Bei: Kavernom der Leber; Angiome; Gallengangsadenom.

Choristom

Df: Aberriertes Gewebe. Wachstum von während der Entwicklung versprengten oder liegengebliebenen Zellkomplexen am falschen Platze.

Bei: Teratome z. B. retroperitonäal. NN-Keime in der Nieren-Rinde.

Teratome (Abb. 142)

Df: Differenzierungsprodukte aller drei Keimblätter in ungeordnetem Nebeneinander.

Lo: Bevorzugter Sitz: Keimdrüsen (Hoden, Ovar), seltener: Radix mesenterii, retroperitonäal.

Ae: Ausgangspunkt = pluripotente Zellen: Geschlechtszellen der Keimdrüsen (Eizellen oder Spermatogonien) oder liegengebliebene Urgeschlechtszellen. – Im Ovar Entwicklungsbeginn durch Parthenogenese? – Das Teratom wird auch als unvollkommenes zweites Individuum = Zwilling gedeutet.

Bei: Zystisches Teratom des Eierstocks
Teratom und Chorionepitheliom des Hodens.

> Merke: Teratome sind weiter einzuteilen in gutartige und bösartige = reife und unreife.

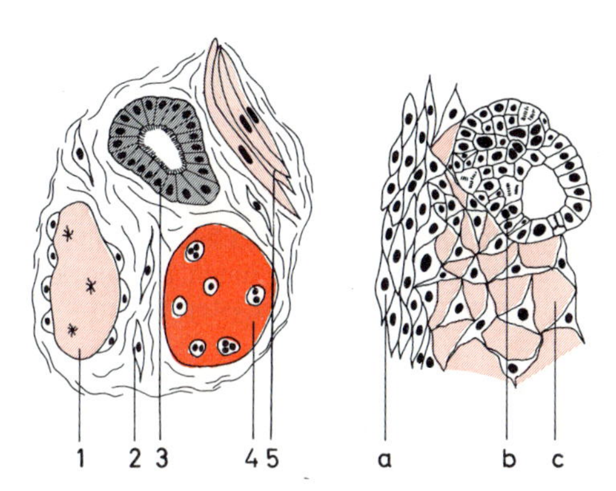

Abb. **142** Links reifes, rechts unreifes Teratom. 1 = Typischer Knochenbalken, 2 = Zellarmes, regelmäßiges Mesenchym. 3 = Regelmäßiges Zylinderepithel, Schlauch mit Flimmerhaaren. 4 = Reifer Knorpel. 5 = Typische glatte Muskulatur. a = Atypisches spindelzelliges Mesenchym. b = Atypischer Drüsenschlauch. c = Unregelmäßiges myxomatöses Mesenchym

Chorionepitheliom beim Mann

Ae: Unterform des Teratoms (bei Frau s. Bd. II)

Pg: Gewebe eines unvollkommen ausgebildeten zweiten Individuums, dessen omnipotentes fetales Gewebe auch Plazentargewebe bzw. Trophoblastepithel zu bilden vermag?

mi: Nicht wie bei Gravidität Plazentarzotten, sondern: Felder von epithelähnlichen Zellen, die den Elementen der Langhans-Zellen und der Synzytiumzellen der Plazentarzotten entsprechen.

Sy: Choriongonadotropin im Harn +++, Gynäkomastie.

Lo: Hoden, retroperitonäal (Ort der primären Anlage der Gonaden).

Kraniopharyngeom (s. auch Bd. II, S. 512, 669)

Tumor im Sellabereich, Pflasterepithel → verkalkt.

Pg: Aus Rathke-Tasche (Nicht eigentliche Keimversprengung, sondern *Persistenz*).

Branchiogene Geschwülste

Ae: Aus Resten der embryonalen Kiemengangsauskleidung.

Bf: Pflasterepithelzysten (medial), Zylinderepithelzysten oder -fisteln in seitlichen Halspartien.

Adamantinom = Ameloblastom

Ae: Liegengebliebene Reste des Schmelzorgans.

Bf: Auftreibungen des Unterkiefers. Epithelausgekleidete Zysten.

mi: Nachahmung des embryonalen Schmelzorgans: Schmelzepithel und Schmelzpulpa. Zellnester mit außen hochzylindrisch angeordnetem Epithel; innen aufgelockerte, sternförmig angeordnete Zellen. Kann Zysten bilden.

Chordom:

Df: Primitives Chordagewebe der Wirbelsäule → Geschwulst im Bereich der Schädelbasis oder des Sakrums (auch als Mißbildung deutbar).

ma: Sehr weiches gallertiges Gebilde.

mi: Chordagewebe: Große vakuolisierte Zellen (pflanzenähnlich) in homogener Zwischensubstanz.

Pr: Echte bösartige Geschwülste aus Chordagewebe selten.

Familiäre Polyposis coli

Lo: Massenhaft „polypöse“ Geschwülste = Adenome der Darmschleimhaut.

Ae: Familiär auftretende, dominant vererbbare fehlerhafte Entwicklung der Darmanlage.

Ve: Auftreten der polypenartigen Adenome vor 10. Jahr; Karzinome 5–20 Jahre später.

DD: Peutz-Jeghers-Syndrom, s. Bd. II.

Neurofibromatose (v. Recklinghausen)

Ae: Dysontogenetisch bedingte Systemerkrankung mit generalisiertem Auftreten neurogener Geschwülste.

ma: Kleinere und größere knollige, scharf abgesetzte Geschwülste.

Lo: Periphere Nerven oder Wurzeln des Rückenmarkes. Häufig mit Knoten in der Haut vergesellschaftet. – Daneben können auch Neurinome, Gliome und Meningeome entstehen.

mi: Neurofibrome = Wucherungen des zarten Nervenbindegewebes (s. Abb. 154c). Daneben auch Neurinome (s. Abb. 154b) usw.

Anhang: Maligne Kindertumoren

Im 1.–15. Jahr häufigste Todesursache: Unfälle, zweithäufigste: Tumoren.

Auf Keimversprengungen, Vererbung oder unbekannten Faktoren beruhend, Kenntnis der Kindertumoren wichtig, weil man sie nicht erwartet. Können angeboren sein.

Im folgenden, aus Gründen der leichteren Einprägung kranial → kaudal aufgezählt (Abb. 143), ❾ Typen:

Häu: Unter allen malignen Kinder-Tu.: Leukämie 40%, Hirntumoren 23%, malignes Lymphom Hodgkin 10%, Neuroblastoma sympathicum 8%, Nephroblastom 7%, Osteosarkom 5%, Rhabdomyosarkom 4%, Retinoblastom 4%, Ewing-Sarkom 4%.

❶ **Medulloblastom**

Undifferenzierte Zellen, erinnern an frühembryonale Gehirnentwicklung (Medulloblasten), besonders Kleinhirnwurm. – Abtropfmetastasen im Wirbelkanal. Häufigster Hirntumor im Kindesalter (s. Bd. II).

Pr: 50% 5-Jahres-Überleben.

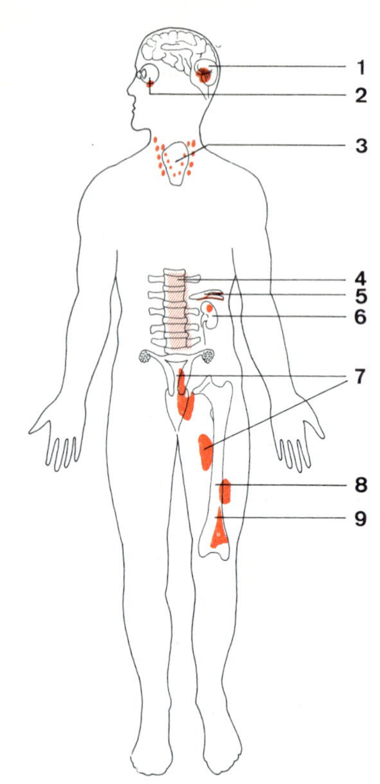

Abb. **143** Häufige, maligne Kindertumoren: Medulloblastom des Kleinhirnwurmes (1), Retinoblastom (2), Lymphoma malignum Hodgkin (3), Leukämie (4), Neuroblastoma sympathicum der Nebenniere etc. (5), Adenomyosarkom der Niere (6), Traubensarkom der Vagina (7), Rhabdomyosarkom der Skeletmuskulatur; Ewing-Sarkom (8), Osteosarkom (9)

❷ Retinoblastom = Glioblastom der Retina

Vo: Kinder in den ersten beiden Lebensjahren, 50% doppelseitig. Dysontogenetisch, autosomal dominant vererbbar. 30% sporadisch vorkommend.

mi: (Abb. 144) Kleine, runde Zellen; Rosetten mit zylindrischen Zellen (Ausdifferenzierung zu Stäbchenzellen?). Oft Nekrosen mit zentraler Verkalkung (Rö).

Pr: Mortalität 10% mit Rosetten, ohne: 40%.

❸ Malignes Lymphom Hodgkin (s. S. 416)

❹ Neuroblastoma sympathicum = Sympathikogoniom (s. S. 407)

❺ Nephroblastom = Wilms-Tumor = Birch-Hirschfeld-Tumor = Adenomyosarkom der Niere (s. Abb. 90, Bd. II)

Vo: 80% vor 5. Lebensjahr, manchmal angeboren.

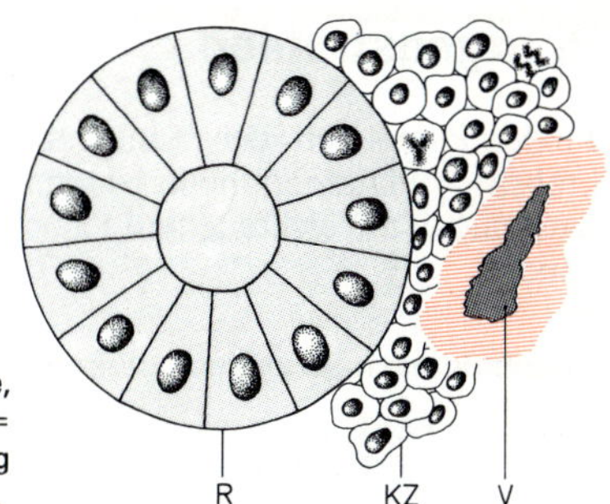

Abb. **144** Retinoblastom. R = Rosette, KZ = kleinzelliger Tumoranteil, N = Tumornekrose mit zentraler Verkalkung (V)

mi: Nester kleiner mesenchymaler Zellen, glatte und quergestreifte Muskelfasern. Drüsenähnliche Räume mit zylindrischem Epithel, auch ganz unreife Elemente mit Malignitätszeichen.

Ve: Die Geschwülste erreichen oft beträchtliche Größe und metastasieren besonders in die Lunge.

Pr: 70% 5-Jahres-Überleben.

❻ **Akute lymphatische Leukämie (Stammzellen) und akute myeloische Leukämie.**

Echte Neoplasie, keine primäre Mißbildung *nachweisbar,* Chromosomenanomalien s. S. 388. Tumorbildung des blutbildenden Knochenmarks. Dauernde Vermehrung pathologischer Stammzellen oder unreifer Zellen der myeloischen Reihe (Myelozyten, Myeloblasten).

Pr: Früher einige Monate, jetzt (Therapie!) 30% 5-Jahres-Überleben und vereinzelt Heilung.

❼ **Rhabdomyosarkom** (s. S. 403) in Vagina = „Traubensarkom“ oder in Skelettmuskulatur (ältere Kinder), oft = alveoläres Rhabdomyosarkom. – Mißbildungstumor bei Kleinkindern. Traubenförmiges Wachstum.

Pr: 40% 5-Jahres-Überleben

❽ **Ewing-Sarkom des Knochens** (s. S. 402).

❾ **Osteosarkom** (s. S. 400).

Strahlentheorie

Mit Strahlen experimentell die verschiedensten Tumoren erzeugbar. Strahlen: α-, β-, γ-, Röntgenstrahlen, Neutronen, Licht (UV, Infrarot).

Röntgenstrahlen

In der Pionierzeit der Röntgenologie entstanden häufig „Röntgenkrebse" = Plattenepithelkarzinome der Epidermis der Hände. Ferner: Sarkome der Weichteile und Knochen, Krebse innerer Organe, Leukämien.

Leukämie nach Strahleneinwirkung

Bei:

1. Leukämien waren früher bei Röntgenärzten 10 × häufiger als bei Kontrollpersonen.
2. Hiroshima, Nagasaki (1945): Bei den Überlebenden der Atombombenkatastrophe 18mal häufiger Leukämien als bei Vergleichsbeobachtungen.
3. Bei Patienten, die wegen Wirbelgelenksarthrosen bestrahlt wurden, gehäuft Leukämien.

Schilddrüsenkarzinom

Junge Patienten beobachtet, wegen „Thymushyperplasie" als Kind bestrahlt → Ca

Merke: Je jünger der Patient, desto strahlensensibler seine Gewebe.

Radioaktive Substanzen

Martland (New Jersey 1928): Gehäuftes Auftreten von Kiefertumoren bei jungen Frauen (27% der Verstorbenen), die Zifferblätter mit radioaktiver Leuchtemulsion bemalten, Pinsel mit den Lippen angespitzt.

Pg: Emulsion bzw. Radium resorbiert → ausgesprochene Knochenavidität → am Calcium des Knochens fixiert → Tumorerzeugung.

Bei: *Schneeberger Lungenkrebs* (Schon Paracelsus bekannt).

Einatmen von Radiumemanation (ein Zerfallsprodukt des Radiums) → Lungenkrebse; Schneeberger Lungenkrebs schon im 17. Jahrhundert als „Bergkrankheit" bekannt. Gruben von Joachimsthal (Böhmen): Ebenfalls Radiumemanation.

Thorotrast:

Kolloidales Thorium (α-Strahler) wurde als Röntgenkontrastmittel verwendet. Experimentell wurde seine krebserzeugende Eigenschaft von Roussy, Oberling u. Guerin schon frühzeitig nachgewiesen und vor der Verwendung ausdrücklich gewarnt. Die Substanz wurde aber weiter verwendet, weil sie die schönsten Bilder ergab (scharf gezeichnete Milz- und Leberschatten, da im RHS gespeichert; Auffinden von arteriellen Verschlüssen; retrograde Pyelographie). Nach Ablauf der Latenzzeit (15–20 Jahre): Stadium der Tumorbildung erreicht: Nierensarkome, Leber- und Milztumoren, Sarkome des KM. Im Fall von paravenösen Injektionen Bildung von „Thorotrastomen“ → Fremdkörpergranulome → Ca, bzw. Sa.

Thorium X = ^{224}Ra

90 Rad genügen, um Knochensarkome hervorzurufen.

Wirkungsweise der krebserregenden Strahlen

a) Veränderungen an den Chromosomen → Teilungsstörungen der Chromosomen, z. B. ungleiche Verteilung des Chromosomenmaterials. Chromosomen können auch vollkommen getrennt werden → Bruchstücke in veränderter Reihenfolge wiedervereinigt. – Direkte Zerstörung von Chromosomenteilen durch Strahlungsenergie. – Oft erst nach mehreren Zellteilungen Manifestwerden von Mutationen.

b) Chemische Veränderungen: Dissoziation des Wassers in äußerst wirksame H^+- und OH^--Ionen, Peroxidbildung, Entstehung von Radikalen → Chemische Veränderungen an einzelnen Genen (Erhöhung der Mutationsrate).

c) Diskutiert: Aktivierung latenter Virusinfekte (s. S. 389) = Derepression vorbestehender onkogener Viren und

d) Störung der lokalen Immunabwehr.

Chemische Theorie

(über 700 kanzerogene Stoffe bekannt)

Vorwiegend lokal wirkende Karzinogene

Polyzyklische aromatische Kohlenwasserstoffe

Krebserregend im Teer und auch in Abgasen von Explosionsmotoren: Abkömmlinge des Anthrazens. Aus Teerdestillaten gewonnen oder synthetisiert: Methylcholanthren, Dibenzanthrazen, Benzpyren usw. werden durch Zellenzyme oxidiert → Epoxid → gebunden an Zellproteine, besonders an Guanin-Reste von RNS und DNS → Mutation.

Bei: **Skrotalkarzinom.** Percival Pott (1775): *Erster* Berufskrebs: In England Kamine von 6- bis 10jährigen climbing boys (chimney sweepers) gereinigt → Skortalkarzinom, aber erst nach 20–30 Jahren = Schornsteinfegerkrebs.

Pg: Lang dauernde Berührung der Skrotalhaut (schlechte Reinigung) mit Ruß, welcher karzinogene Stoffe enthält (Initiation) → spätere z. T. entzündliche, belanglose Hautreizungen = Promotionsfaktoren → Karzinome.

Teerwarze (s. S. 365).

Raucherkarzinom

Lo: Bronchien (vgl. S. 297), Lippe, Mund, Kehlkopf

Pg: Tabakteer wie gewöhnlicher Teer karzinogen. Zigaretten-Kettenraucher 20mal mehr gefährdet als Nichtraucher. Der Anstieg der Tumorhäufigkeit im Bereich der Atemwege geht im Abstand einiger Jahre dem steigenden Zigarettenkonsum parallel. Besonders gefährdet sind Jugendliche.
Pfeifenraucher: schlecht gereinigte Pfeife → Teerkarzinome der Lippen und der Mundschleimhaut.

Exp: Tabakrauch → Mäuse und Kaninchen → Tumoren.

Blasentumoren bei Zigarettenrauchern sehr viel häufiger als bei Nichtrauchern. These: Tabakteer resorbiert → Tryptophanabkömmlinge entstehen → ausgeschieden → erzeugen Blasentumoren.
Teer und seine Produkte also nicht rein lokal wirkend, sondern auch im ganzen Körper (systemisch).

(Formeln vereinfacht)

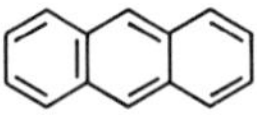

Anthrazen

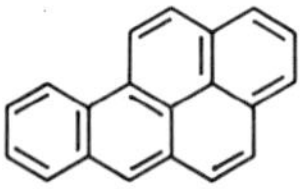

Benzpyren

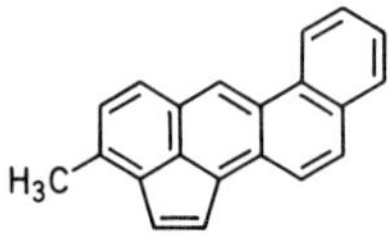

H_3C

3-Methylcholanthren

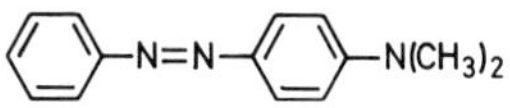

$-N{=}N-$ $-N(CH_3)_2$

Buttergelb

Exp: Lösungen von Karzinogenen → injiziert, aufgepinselt oder in Paraffin gelöst → zu Pillen verarbeitet → implantiert (z. B. Nieren, Hirn). Dosis: Das Wirkungsvermögen der karzinogenen Kohlenwasserstoffe erreicht Grenzwerte, deren Größenordnung sich den bei Hormonwirkung ermittelten Konzentrationen nähert. Versuchstiere zeigen verschiedene Empfindlichkeiten: Maus > Ratte > Meerschweinchen > Kaninchen.

Meistens: Aromatische Kohlenwasserstoffe = *lokale* Karzinogene: Haut, Schleimhäute des Respirationstraktes, etc.

Metallkrebs

Arsen, Kobalt, Chromate, Nickel, Quecksilber, Selen, Blei, Beryllium.

Ae: Nicht genau geklärt. Metalle bleiben nicht immer unverändert im Körper liegen → gehen Verbindungen mit schwefelhaltigen Radikalen und Eiweißkörpern ein. Manche → direkt toxisch, vergiften Enzymsysteme oder depolymerisieren Nukleinsäuren (Beryllium).

Asbest

Signifikant gehäuft hyaline Pleuraplatten sowie Bronchial-Ca und Pleuramesotheliom bei Asbestarbeitern. Chemische Natur der Asbestkarzinogene nicht bekannt.

Resorptiv-systemisch wirkende Karzinogene

Azofarben und aromatische Amine

Rehn 1905: Blasenkrebs bei Anilinarbeitern 30mal häufiger als in übriger Bevölkerung, Latenzzeit 5–30 Jahre, während welcher der Patient Arbeitsplatz schon lange gewechselt haben kann.

Pg: Anilinfarbstoffe resorbiert → Tryptophanmetaboliten entstehen → in Blase kanzerogen (s. oben).

Exp: Anilin verabreicht + künstliches Divertikel durch Abschnürung eines Blasenteils → hier kommt Blasenschleimhaut nicht in Kontakt mit Urin und Tryptophan → kein Karzinom. Katze bildet kein Tryptophan → keine Anilinkarzinome.

Die genannten Stoffe sind also *Präkarzinogene,* welche erst metabolisiert werden müssen → Karzinogene.

Bei: Buttergelb. Wird im Darm resorbiert → kein Karzinom im Darm → Leber → metabolisiert → Lebertumoren. Auch hier wieder Bindung an DNS im Vordergrund.

Aliphatische N-Nitrosaminverbindungen

Methyl- und Aethylgruppen an RNS und DNS abgegeben → Mutation (z. B. Nitrosamin). Organlokalisation des Tumors durch die variablen Seitenketten bedingt. Umwandlung des Präkarzinogens → Karzinogen durch zellspezifische Enzyme der empfindlichen Gewebe.

Nitrosamin durch reduzierende Wirkung des Magensaftes aus Nitriten und Nitraten gebildet (durch Ascorbinsäure gehemmt!), also aus natürlichen Stoffen oder Nahrungsmittelkonservaten sowie Medikamenten (Pyramidon, Chlorpromazin, Methadon usw.).

Mykotoxine

Aflatoxin = Produkt von Aspergillus flavus (ein Schimmelpilz) → Leberzell-Ca (Kenya) bei Genuß ungenügend getrockneter Nüsse.

Actinomycin D ist karzinogen für Tiere.

Vinylchlorid

(Kunststoffindustrie, Haarfärbemittel) → Hämangioendotheliom (Angiosarkom) der Leber.

Transplazentar

Synthetisches Östrogen (besonders Diäthylstilboestrol in USA) zur Abortprophylaxe → weibliche Kinder können in der Jugendzeit Adeno-Ca der Vagina und der Zervix entwickeln.

Phenazetin:

Bei schweren Abusern (= Mißbraucher) 77 × häufiger Nierenbeckenkarzinome, 89 × häufiger Ureterkarzinome und 6 × häufiger Blasenkarzinome als bei Nichtabusern.

Allgemein gilt für chemische Karzinogene:

Dosisabhängig, additiv (Dosis – Wirkung – Beziehung!), irreversibel, auf Tochterzelle vererbbarer DNS-Schaden mit langer Latenzzeit. Die meisten chemischen Karzinogene = Präkarzinogene, die erst durch ihre Stoffwechselprodukte karzinogen wirken: positiv geladene Moleküle, deren elektrophile Reaktoren mit negativ geladenen DNS-Molekülen reagieren → Mutation.

Ko-Karzinogenese (s. S. 369)

Df: Beeinflussung der chemischen Krebserzeugung durch zusätzliche Einwirkung anderer Faktoren chemischer oder physikalischer Natur.

Die karzinogene Wirkung eines Kohlenwasserstoffs (initiating agent) ist z. B. von der Art des Lösungsmittels (promoting agent) abhängig.

Methylcholanthren-gepinseltes Kaninchenohr → Papillome = Präkanzerosen → Krebs. In frühem Stadium der Karzinogenese in das Ohr Löcher gestanzt → Krebs zuerst am Lochrand im Gebiet der stärksten Regeneration (Kofaktor).

Hormontheorie

Hormone sind keine Vollkarzinogene, können jedoch Promotionsfaktoren sein (s. S. 369).

1. Tumoren in endokrinen Drüsen durch vermehrte Sekretion der entsprechenden tropen Hormone:
   a) Weibliche Tiere kastriert + 1 Ovar in Milz transplantiert → Ovarialhormone in Leber abgebaut → Östrogenspiegel sinkt → FSH in Hypophyse vermehrt sezerniert → Ovarialstimulation → Ovarialtumor.
   b) Einbau von Jod in Thyroxin gehemmt durch Jodmangel oder Thiouracil → Thyroxinspiegel sinkt → thyreotropes Hypophysenhormon vermehrt sezerniert → Hypophysenadenom durch dauernde Hypophysenstimulation → Schilddrüse stimuliert → Schilddrüsenadenom.
2. Tumorbildung in endokrin gesteuerten Organen durch entsprechende Hormonwirkung (starke speziesbedingte Unterschiede).
   a) Lacassagne: Häufige Östrogeninjektion bei Mäusen → unterschiedliche Ergebnisse je nach Stämmen: Stämme mit spontanem Brustkrebs → Tiere zeigen häufig und früh Karzinom, nicht nur Weibchen sondern auch Männchen. Stämme ohne spontan bekannten Mammatumor → Follikelhormon erzeugt keine Karzinome. – Testosteron antagonistisch: Stämme mit spontanem Brustkrebs → regelmäßige Injektion von Testosteron → keine Tumoren entstehen.
   b) Myombildung im Uterus durch Dauerstimulation mit Follikulin, experimentell Verhinderung durch Progesteron.
   c) Tubuläre Nierentumoren und Gallengangsadenome der Leber bei Goldhamster durch Östrogen.
3. Proliferationsanregende Hormone als wichtige Kofaktoren (Kokarzinogene): Desoxikortikosteronazetat fördert Proliferation. Nebennierenglukokortikoide hemmen Proliferation (Verhinderung der Eiweißsynthese, Glukoneogenese).

Exp: Hypophysektomie → allgemeine Hemmung des Tumorwachstums.

Hormone und Tumorentstehung beim Menschen

Menopause und entsprechende biologische Phase beim Mann: für Krebsentstehung besonders gefährlicher Zeitabschnitt. – Fibroadenome der Mamma häufig durch ein Zuviel an Östrogen verursacht. – Mamma-Ca zeigt bei Gravidität erhöhtes Wachstum. – Wachstumshemmung des Prostatakarzinoms durch weibliche Hormone; auch das Mamma-Ca ist teilweise therapeutisch mit Hormonen angehbar, allerdings nicht heilbar.

Kontrazeptiva = Antikonzeptiva („Pille") → Leberadenome (nach Absetzen des Medikamentes Rückgang). → Leberkarzinom (= „malignes Adenom").

Merke: Hormone sind oft entscheidende Kofaktoren.

Vererbungstheorie

Familiäre Häufung von Tumoren kommt vor.

Artdisposition

Experimente mit kanzerogenen Kohlenwasserstoffen → nicht alle Tierarten gleich empfindlich. Daher Vorsicht mit Rückschlüssen von tierexperimentell gewonnenen Ergebnissen auf Menschen.

Rassendisposition

Bei den verschiedenen Menschenrassen bestimmte Krebsarten unterschiedlich gehäuft. Rassendisposition oder Exposition gegenüber Umweltfaktoren?

Individualdisposition

Nicht alle Schornsteinfeger → Skrotalkrebs, nicht alle Anilinarbeiter → Blasentumoren. Nicht immer bei den Individuen, welche dem kanzerogenen Agens am längsten ausgesetzt waren.

Altersdisposition

Auftreten von Tumoren nicht gleichmäßig auf alle Lebensalter verteilt. Einige befallen mehr jüngere Lebensjahrzehnte (s. Kindertumoren), andere höhere Lebensalter.

Geschlechts- und Organdisposition

Gewisse Geschwülste bzw. Lokalisationen häufiger bei einem Geschlecht. Der Gesamtprozentsatz an Krebsfällen ist bei beiden Geschlechtern aber fast gleich.

„Krebsvererbung" bedeutet in den meisten Fällen nicht erbliche Übertragung der Krebskrankheit, sondern drückt eine bestimmte Konstitution aus, die sich möglicherweise in vererbter erhöhter Empfindlichkeit der DNS gegenüber kanzerogenen Einflüssen äußert.

Exp: Inzucht → reinerbig gemachte Tierstämme → Krebse regelmäßig bis zu 100%.

Der Mensch ist erbbiologisch schwieriger zu erforschen. Stammbaumforschung sicherte den Erbgang einiger Geschwülste.

Bei: Polyposis intestini (wahrscheinlich dominant, s. S. 377), Akustikustumoren (dominant), Retinoblastom (unregelmäßig dominant).

Eineiige Zwillinge: Erbgleich, entsprechen den durch Inzucht erhaltenen Tieren. Bei Vererbung einer Tumordisposition wäre Konkordanz zu erwarten, Diskordanz wäre umweltbedingt. Serienuntersuchungen bei ein- und zweieiigen Zwillingen: Bei beiden gleiche Diskordanz.

Mutationstheorie

Df: Mutation = Änderung des Erbgutes, die *plötzlich* auftritt, dauernd bestehen bleibt, sich unbegrenzt auf die Nachkommenschaft der Zelle überträgt.

Mechanismus der Mutation: streng lokalisierte Veränderungen eines oder mehrerer Gene. Mutationen treten schon unter normalen Bedingungen ohne erkennbare Ursache auf = *Spontanmutation*, 1 auf etwa 10^5 Teilungen. Bei Mensch pro Tag 10^{11} Teilungen! Werden durch normale immunologische Abwehr ausgeschaltet, da als „fremd" erkannt. Im Alter Abwehr reduziert → maligne Tumoren können sich entwickeln.

Künstliche Mutationen: Gesteigerte Mutationsrate durch strahlende Energie, Viren, verschiedene mechanische und chemische Faktoren (Karzinogene!). Künstliche Mutationen sind nicht qualitativ, nur quantitativ von Spontanmutationen verschieden. In der Chromosomenstruktur scheint es Stellen zu geben, die zu solchen Vorkommnissen prädisponiert sind. *Mutationstheorie* betrachtet Krebs als Mutation somatischer Zellen, die nicht rückgängig gemacht werden kann. Meist = Verlust von Gen-Material.

Argumente für diese Theorie:

1. Bei Krebszellen fast immer Unregelmäßigkeiten der Chromosomenstruktur (Träger der Gene und Ort der Mutationen).
2. Mannigfaltigkeit der ätiologischen Bedingungen, die zum Krebs führen (für viele Krebstheorien ein erschwerender Umstand), findet zwanglose Erklärung.
3. Die weitaus meisten krebserregenden Faktoren verursachen auch Mutationen.
4. Neue Interpretationen der chemischen Karzinogenese deuten auf entscheidende Bedeutung der DNS-Schäden im Sinne einer vererbbaren Mutation hin. Nicht zu erklären: Seltenheit des Dünndarm-Ca trotz sehr hoher Mitoserate.

Bekannte Chromosomenstörungen und Tumoren

Mongoloide (Trisomie 21) → 18mal häufiger Leukämie als normale Kinder. Philadelphia-Chromosom (= Chromosom 22 mit kurzem Schenkel) in 90% bei myeloischer Leukämie gefunden, jedoch nicht im übrigen Gewebe, also nicht primär genetische Störung, ist nicht Ursache, sondern Folge der Leukämie.

Autosomal-rezessiv vererbtes *Xeroderma pigmentosum* → Sonnenlicht → multiple Haut-Ca. Sonnenlicht → Bildung von Dimeren der DNS in Epithelzellen. Bei Xeroderma kann der Schaden enzymatisch nicht behoben werden (Enzymopathie).

Infektionstheorie

Parasiten als Krebserreger

Fibiger erhielt 1913 den Nobelpreis für tierexperimentell erzeugte Magentumoren bei Ratten: Eine Nematode, die in Küchenschabe (von Ratte gefressen) als Zwischenwirt lebt, erzeugte Magentumoren. Ergebnisse sind nicht reproduzierbar: Fibigers Ratten mit Wasser und Weißbrot ernährt (vitaminarme Kost, besonders Vitamin-A-Mangel)

→ Vitamin-A-Mangel ruft eine Pflasterzellmetaplasie hervor → Entstehung von Papillomen → Krebs (also nicht parasitär!). Also: Falsche Interpretation → trotzdem ungemein befruchtende Theorie.

Blasenkarzinom bei Bilharziose (S. 333).

Viren als Krebserreger

Zwischen Mutationstheorie und Virustheorie enge Beziehungen, da ein Virus imstande ist, die Rolle eines mutierten Gens (Addition von Gen-Material durch Virus?) zu spielen. Erstere Theorie bezieht sich auf die Pathogenese der Krankheit, letztere auf die Ätiologie. Virustheorie sieht in den Viren die determinierende Krebsursache. Da die verschiedensten Einwirkungen (z. B. kanzerogene Kohlenwasserstoffe) eine Normalzelle in eine Karzinomzelle umzuwandeln vermögen, setzt diese Theorie hier eine bereits erfolgte, jedoch „schlafende" = *latente* Virusinfektion (reprimierte Viren) voraus:

Latente Virusinfektionen bzw. virusbedingte Genomveränderungen über Jahrzehnte inapparent → durch äußere Einflüsse (z. B. Strahlenenergie, Karzinogene usw.) aktiviert.

Bei: Röntgen → Maus → Leukämie. „Gewecktes" Virus nachgewiesen!

Auftreten des Herpes labialis immer an der gleichen Hautstelle bei Gletscherwanderung (UV-Licht). – Wuchert eine Leukämie in ein Spinalganglion ein → Herpes zoster im betreffenden Segment.

Onkogene DNS-Viren (Papova-Gruppe)

In Wirt-DNS direkt inkorporiert → abnorm strukturierte DNS. Virus vermehrt sich in Zellen nicht, ist nicht nachweisbar; wohl aber Antigene der Viruskapside.

Onkogene RNS-Viren (Leukoviren)

Virusvermehrung in der Zelle; RNS-abhängige Polymerase für DNS („reverse transcriptase") nimmt Virus-RNS als Matrize zum Aufbau der Kern-DNS → DNS abnorm strukturiert.

Tierexperimentell zahlreiche bewiesene virusbedingte Tumoren.

Historisch-klassische Beispiele:

Virussarkom beim Huhn

1910 übertrug Rous zellfrei ein Sarkom aus der Brustmuskulatur eines Huhnes. Ultrafiltrat aus Organbrei enthält Virus (elektronenmikroskopisch nachgewiesen). Tumorentwicklung setzt ohne Latenzzeit sofort ein, nur Huhn empfänglich. RNS-Virus (Myxovirus-Gruppe). Schon 12–48 Stunden nach Infekt reichlich Viren aus Zellen frei → nach 2 Tagen beginnt Sarkomentwicklung.

Normale Zellkultur wächst einschichtig und seitlich, bis das Deckglas voll ist, dann Kontaktinhibition. Rous-Infektion der Kultur: Keine Kontaktinhibition, kleine mehrschichtige Tumorknoten. – Wenn Kultur mit anderem Virus vorher infiziert → Rous-Virus geht nicht an. Rous-Virus kann nicht selbst Proteinhülle bilden, benötigt Rous-verbundenes Virus. Rous-Virus allein in Zelle → sarkomatös → keine Viren mehr nachweisbar, da Proteinhülle fehlt.

Leukämien bei Hühnern

Sehr häufig. Drei Formen: Myeloische Leukämie, lymphatische Leukämie, Erythroleukämie; virusbedingt, durch Transplantation oder Ultrafiltrat übertragbar.

Fibrom des Kaninchens

1932 entdeckte SHOPE im subkutanen Bindegewebe eines wilden Kaninchens fibromatöse Tumoren → durch Transplantation und Ultrafiltrat auf wilde und zahme Kaninchen übertragbar. Fibromvirus gehört zur Gruppe der Poxviren.

Shope-Fibrom zu unterscheiden von *infektiöser Kaninchenmyxomatose (Sanarelli)*. Zwischen Fibrom und infektiösem Myxom enge Beziehungen: Kaninchen, die eine der beiden Krankheiten überstanden haben → gegen beide immun. – Myxomvirus in Australien zur systematischen Vertilgung der wilden Kaninchen angewandt (DNS-Viren der Pockengruppe).

Shope-Papillom des Kaninchens

In Nordamerika verbreitete Kaninchen (cottontail rabbit) → häufig warzige Tumoren. SHOPE isolierte daraus ein Ultrafiltrat → enthält Virus → Übertragung auf zahmes Kaninchen → Karzinom. Nahe verwandt dem Virus, welches Molluscum contagiosum beim Mensch erzeugt (s. Bd. II, Haut).

Mamma-Ca bei der C_3H-Maus

Tumoren mit auffälliger Häufigkeit in gewissen Zuchten, ja sogar Käfigen. Exp: Übertragung durch zellfreie Extrakte versagte. – Es gibt Zuchtstämme von Mäusen, die häufig Brustkrebs zeigen (C_3H-Mausstamm), andere, bei denen dieser überhaupt nicht vorkommt. Bei der Kreuzung von Krebsstämmen mit Nicht-Krebsstämmen sollte es für die

Nachkommenschaft den MENDELschen Gesetzen gemäß gleichgültig sein, ob männliche oder weibliche Elterntiere aus einer Krebszucht stammen. Prozentsatz an Brustkrebs jedoch viel höher, wenn Mutter von Krebsstamm. Klassischer Mechanismus der Genvererbung nicht anwendbar. BITTNER: Milch des Krebsstammes C_3H = Übertragungsweg. Bittner-Milchfaktor = Virus. – Hormone sind hier wichtige Kofaktoren. Menschliche Frauenmilch: Nie Nachweis eines karzinogenen Virus gelungen.

Mäuseleukämien

Virusbedingte Tumoren des lymphatischen Systems (Leukämien) der Maus experimentell wichtig für Untersuchungen von Kanzerostatika.

Virustumoren beim Menschen

Merke: Krebs ist nicht ansteckend.

Verruca juvenilis

Ae: Papilloma-Virus (Papovagruppe), DNS-Virus, mit Preßsaft übertragbar. Teerwarzen und senile Warzen nicht übertragbar, nicht virusbedingt.

Lo: Fußsohle, Handfläche.

ma: Weißlich-erhabene Knötchen.

mi: Massenhaft Einschlußkörper in Kern und Zytoplasma: Schäden am nukleinsäurebildenden Apparat.

Larynxpapillom beim Jugendlichen

Ae: Papova-Virus, wahrscheinlich mit dem Virus der Verruca juvenilis identisch: Preßsaft aus Larynxpapillom → Haut → typische Warzen.

Condylomata acuminata

Spitze Warzen, äußere Genitalien. ♀ ≫ ♂. Oft nach chronischer Gonorrhö. Chronische Entzündung aktiviert Papova-Viren.

Burkitt-Tumor

Malignes Lymphom (s. S. 426).

Portio-Ca

Diskutiert wird die Rolle des Herpes-Virus.

Die Virustheorie hat sich in der Krebsforschung sehr befruchtend ausgewirkt, auch wenn beim Menschen die Virusnatur nur für die oben genannten Formen als bewiesen angesehen werden kann. Immerhin ist bekannt, daß:

1. Bestimmte menschliche Viren → Tier → Tumoren.
2. Tierische Viren → Kultur menschlicher Zellen → Tumor.
3. Kultur menschlicher Zellen → Viren des Menschen → Tumor.

Immunität und Tumorbildung

Unter den zahlreichen Spontanmutanten des menschlichen Körpers (s. S. 387) entstehen vermutlich laufend vitale Krebszellen → vom immunologischen System als „fremd“ erkannt und zerstört. Bei Störungen der Immunität (T-Lymphozyten?) kann „fremd“ von „eigen“ nicht immer unterschieden werden → Krebszellen können sich vermehren.

Bei: Signifikante Zunahme von Tumoren (meist des lymphatischen Apparates) bei organtransplantierten Patienten mit künstlicher Immunsuppression. Ebenso bei kongenitalen Immunstörungen (Agammaglobulinämie *Bruton*: 10% akute lymphatische Leukämie; *Wiskott-Aldrich*-Syndrom: 15% maligne Lymphome) und erworbenen Autoimmunerkrankungen (Thyreoiditis *Hashimoto:* 4mal häufiger perniziöse Anämie, 22mal häufiger maligne Tumoren als Gesamtbevölkerung). Abnahme der Immunabwehr im höheren Alter könnte gleichzeitig Tumorzunahme erklären.

Zusammenfassend wissen wir somit heute schon sehr Vieles und Wesentliches über die Realisation der Geschwulstbildung und Kofaktoren. Der eigentlich grundlegende Vorgang der Kanzerisierung einer Zelle ist jedoch noch keineswegs geklärt.

Spezielle Tumorlehre

Nosologie (Einteilung) der Tumoren

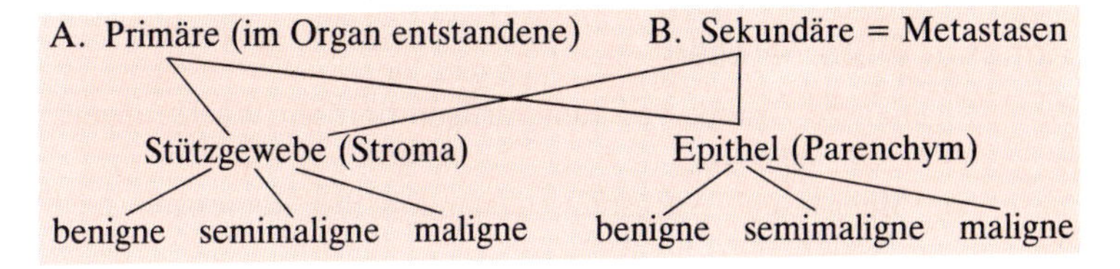

Mesenchymale Gewebe

Geschwülste des Bindegewebes (RHS s. S. 411ff.)

Gutartig

Fibroma durum (viele Fasern, wenig Kerne) (Abb. 145a).

Fibroma molle (viele Kerne, wenig Fasern) (Abb. 145b).

Spezialform (Haut, Unterschenkel): **Fibroma pendulum** (gestielt, pendelnd).

Abb. **145** Fibrome: a = Fibroma durum mit viel Fasern und wenig Kernen, b = Fibroma molle mit reichlich Kernen und zarten Fasern, c = Fibromyxom mit schleimiger Degeneration des Stromas

Xanthofibrom = stark verfettetes (gelbes) Fibrom. Übergang zu Histiozytom und zu xanthomatösen Riesenzelltumoren der Gelenke und Sehnenscheiden (S. 404).

Myxom = Fibrom mit hochgradig verstärkter Neubildung von Mukopolysacchariden = Glykosaminoglykanen (Abb. 145c).

Anhang: Fibromatosen

Df: Eigenartige Gruppe von tumorartigen fibrösen Wucherungen, nicht abgekapselt.

Ve: Nie Metastasen! Wachstumsstillstand, selbst Regression auch nach Rezidiv noch möglich.

Lo: Weichteile, meist unterhalb Epidermis.

mi: Alle etwas infiltrierend und z. T. auch destruierend wachsend.

Noduläre „Fasciitis"

Vo: Selten, meist um 45 Jahre. Unterarm, ♂ = ♀.

ma: Weißlich derbfasrig, Beziehung zu Faszie stets feststellbar, Infiltration von Fettgewebe und/oder Muskulatur.

mi: Mäßige Zell- und Faserdichte, starke Vaskularisation, oft myxoide Bezirke, gelegentlich Riesenzellen und sekundäre Entzündung. Mitosen ziemlich häufig, keine pathologischen Formen.

Pr: Gutartig.

Ae: Echter Tumor? Reaktive Proliferation?

Generalisierte kongenitale Fibromatose

Vo: Häufig familiär, Subkutis, Körperhöhlen, Knochen. Spontane Rückbildung möglich.

Juvenile aponeurotische Fibromatose

mi: Oft Knorpel- und Knochenbildung durch proliferierende undifferenzierte Zellen.

Vo: Unterarme, Hände, Füße, oft Rezidive.

Weitere Fibromatosen: Morbus Dupuytren, Keloid.

Dermatofibroma (-fibrosarcoma) protuberans

Lo: Haut, seltener tiefere Gewebe, oft multizentrisch.

ma: Über Hautniveau vorragend (protuberans) bis über faustgroß, derb, weißlich.

mi: Sehr zellreiches Fibrom mit wirbelartiger Zellanordnung, stark infiltrativ-destruktiv wachsend.

Pg: Fibroblasten, aus Histiozyten hervorgegangen?

Pr: Semimaligne, stark rezidivierend, wenn nicht weit im Gesunden exzidiert. Ganz vereinzelt maligne.

Fibromatosis colli = Torticollis congenita

Lo: M. sternocleidomastoideus. Weißlich derbe unscharf begrenzte fasrige Knotenbildung.

Ae: Geburtstrauma? Ischämie?

Semimaligne

Dermatofibroma protuberans s. oben

Desmoid

Vo: Bauchdecken junger Frauen; wächst während der Schwangerschaft oder Auftreten nach Schwangerschaft (Tumor z. T. hormonabhängig); Oberarm-; Rückenfaszien, Schultergürtel.

mi: (Abb. 146) Viele Fasern (z. T. Wirbelbildung). Herdförmig viele Kerne verschiedener Form (Polymorphie). Kerne oft groß, mit großem Nukleolus. Mitosen ±.

Ve: Strahlenresistent, da hochdifferenziert. Nie Metastasen.

Pr: Tumor tötet durch Infiltration und Destruktion, falls nicht entfernt.

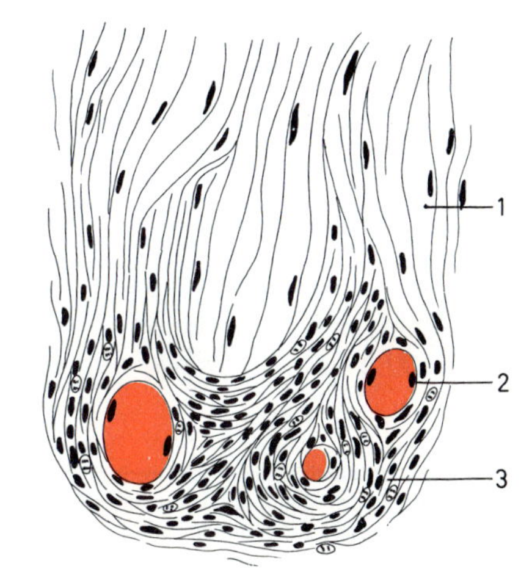

Abb. **146** Histologischer Aufbau eines Desmoides. 1 = Reifes Bindegewebe. 2 = Von unreifem, zellreichem und zum Teil mitosehaltigem Tumorgewebe (3) umscheidete und voneinander getrennte quergestreifte Muskelfasern

Basalfibroid = Nasopharyngealfibrom

Vo: Jünglinge von 12–16; Epipharynx.

mi: Ähnlich dem Desmoid, nur gefäß- und faserreicher.

Ve: Wächst in Schädelbasis ein → tötet den Patienten, wenn nicht radikal entfernt. Nach Pubertät oft spontaner Wachstumsstillstand mit Sklerosierung.

Bösartig = Sarkome (sarkos = Fleisch)

Vo: im Gegensatz zum Karzinom häufig schon in der Jugend.

ma: Weißlich, fleischähnlich.

mi: Alle Malignitätszeichen.

Fibrosarkom = hochdifferenziertes Sarkom

mi: Geschwulstzellen gleichen Bindegewebezellen, bilden reichlich kollagene Fasern (Abb. 147a).

Vo: selten.

Sonderform: *Myxosarkom:* Aufbau wie Myxom (Abb. 145c) jedoch Polymorphie usw. Spinnenförmige Zellen liegen in gallertiger Grundsubstanz: cave Verwechslung mit myxoidem Liposarkom! – Weitere differenzierte Sarkome s. betr. Gewebe.

Spindelzellsarkom = weniger differenziertes Sarkom

mi: Verschieden lange spindelige Zellen, keine Faserbildung (Abb. 147b).

Undifferenzierte Sarkome:

Polymorphzelliges Sarkom

mi: Zellform teils mehr spindelig, teils mehr rundlich (Abb. 147c).

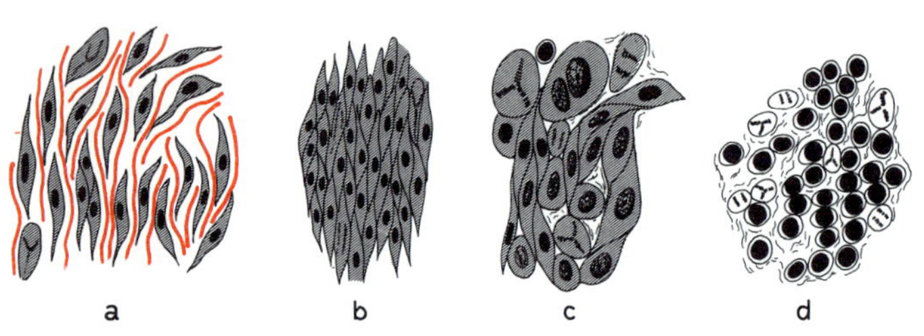

Abb. **147** Unterschiedlicher Differenzierungsgrad von Sarkomen des Bindegewebes: Fibrosarkom (a) mit noch deutlicher Kollagenbildung, Spindelzellsarkom (b) mit noch einigermaßen erhaltener Zellform, Polymorphzellsarkom (c), Rundzellsarkom (d)

Rundzellsarkom:

mi: Ganz runde undifferenzierte Zellen, mäßig protoplasmareich. Weiche markige Konsistenz, rasches Wachstum (Abb. 147d). Selten. Meist mit Lymphosarkom verwechselt (s. unten).

Geschwülste des Fettgewebes

Gutartig

Lipom

Lo: Häufig solitär in Subkutis, machen wenig Beschwerden. Es gibt symmetrische Lipome der Subkutis, die schmerzen = Lipoma dolorosum.

ma: Lappenförmiger, zuweilen traubenförmiger Bau. Lipome haben das Aussehen normalen Fettgewebes, oft weniger gelb. Durch kompaktere Beschaffenheit und scharfe Begrenzung von umgebendem Fettgewebe unterscheidbar. Leicht ausschälbar. Größe sehr unterschiedlich.

mi: (Abb. 148a) Zerfallen in Felder, die durch Bindegewebe mit Gefäßen getrennt sind. Fettzellen meist größer als normal. Zellzerfall → Fett tritt aus → Ölzysten + lipophages Granulom (S. 294). Harte Lipome = Fibrolipome: Viel Zwischengewebe.

Bösartig

Liposarkom (selten)

Lo: Mesenterium, Nierenkapsel usw. Häufig Lokalrezidive, oft erst spät Metastasen.

mi: (Abb. 148b) Fetale (entdifferenzierte) Fettzellen (Maulbeerzellen). Oft myxomatöses Zwischengewebe.

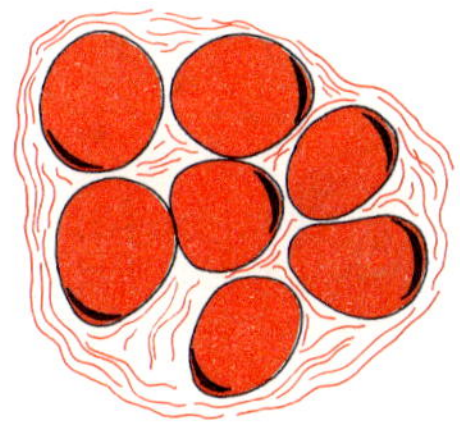

a

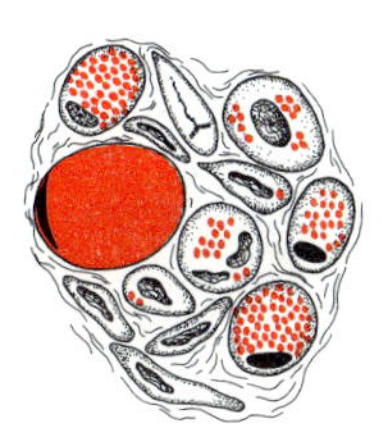

b

Abb. **148** Typisches Lipom (a) und Liposarkom (b), letzteres zeigt neben typischen Fettzellen maulbeerförmige, an fetale Fettzellen erinnernde Zellelemente und völlig fettfreie Zellen

Fett des Lipoms und Liposarkoms wird selbst bei extremem Hungerzustand vom Körper nicht angetastet → Lipom wächst weiter (Autonomie des Tumorstoffwechsels).

Geschwülste des Knorpelgewebes (Abb. 149)

Gutartig

Chondrom (extraossär), Enchondrom (ossär)

Df: Geschwulst aus hyalinem Knorpel, von Knorpel oder Knochen ausgehend.

ma: Knollig oder lappig gebaut. Schnittfläche felderförmig. Von Kapsel umgeben. Gewebe bläulich-glasig.

mi: (Abb. 149) Typische Knorpelzellen + hyaline Knorpelgrundsubstanz. Zellen liegen in Höhlen, *nicht* in dichten Gruppen, Wucherung an der Randschicht, die Perichondrium entspricht.

Ve: meist gutartig. Wirkt durch Verdrängung nachteilig.

> Merke: Beckenchondrome und Enchondrome der langen Röhrenknochen von fraglicher Dignität, d. h. nicht eindeutig festzulegen (S. 367). Deshalb möglichst ausgedehnte operative Tumorentfernung (nicht strahlensensibel) und histologische Randkontrolle.

Sy: Oft Ursache für Spontanfraktur eines Fingers. Chondrome unterliegen häufig regressiven Veränderungen: Erweichungen → täuschen schleimige Umwandlung vor (Chondroma cysticum), Kalzifikation, Verknöcherung.

Rö: Aufhellung z. B. in Phalanx.

Chordom s. S. 376.

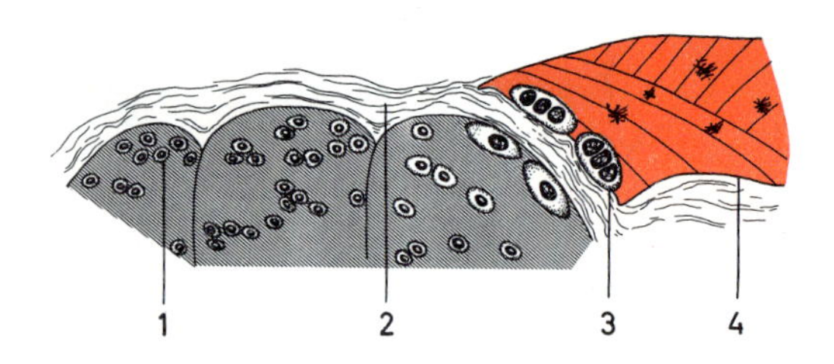

Abb. **149** Chondrom. 1 = Proliferation von Chondrozyten in der Peripherie, 2 = bindegewebiges Perichondrium, 3 = Osteoklasten aktiviert durch Druck des Chondroms → Abbau eines Knochenbalkens (4)

Osteochondrom = Kartilaginäre Exostose

Df: Hamartomartige Fehlbildung vom Periost ausgehend.

ma: Knöcherner Stiel, pilzförmig. Oberfläche von hyalinem Knorpel bedeckt.

Chondroblastom (Codman)

Lo: Häufig Humerus: Epiphyse!

mi: Chondroblasten, Riesenzellen, Verkalkung, täuschend ähnlich einem undifferenzierten Chondrosarkom, aber nicht maligne.

Chondromyxoidfibrom

Lo: Meist Metaphyse langer Röhrenknochen.

mi: Ähnlich Myxom + reifer Knorpel + Riesenzellen.

Fo: Durchbruch durch Kortikalis; keine Weichteilinfiltration.

Bösartig

Chondrosarkom

Df: Geschwulst aus Knorpelgewebe, dessen Zellen und Grundsubstanz nicht die Reife und Regelmäßigkeit des Chondroms, erst recht nicht des normalen Knorpels erreichen. Oft auch Verknöcherung.

Ae: Oft aus vorher bestehendem Chondrom hervorgegangen = sekundäres Chondrosarkom (deshalb größere Chondrome entfernen).

ma: Begrenzung unscharf. Expansives → infiltratives Wachstum.

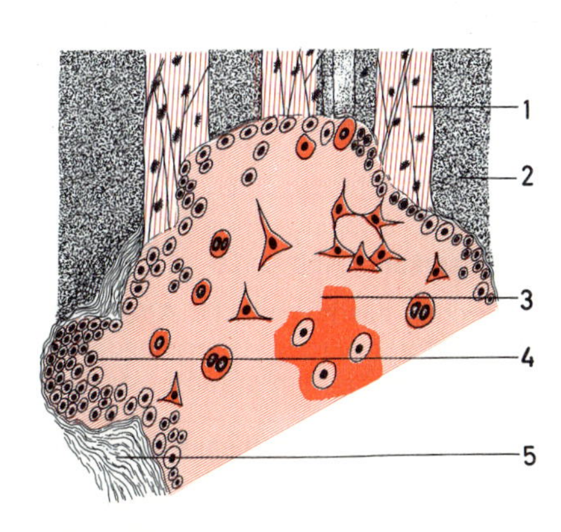

Abb. **150** Chondrosarkom. 1 = Knochenbalken, durch Wachstumsdruck osteoklastisch resorbiert, 2 = Knochenmark, 3 = zentrale Verknöcherung, 4 = periphere atypische Chondrozytenwucherung, 5 = Bindegewebsreaktion

mi: (Abb. 150) Zellreicher als Chondrom. An der Peripherie (Wachstumstellen) *Zellnester*. Zellen von ungleicher Größe, teils geschwänzt wie Chondrozyten. Malignitätssymptome. Im Zentrum hyaline Grundsubstanz. Ganz verschiedene Differenzierungsgrade.

Ve: Zystenbildung und Verschleimung oder enchondrale Verknöcherung. Spontanfraktur möglich, bei deren Abheilung Kallusbildung → Diagnose besonders schwierig.

Rö: Häufig Periostverdickung (Reaktion auf Tumor); leicht mit Kallusbildung zu verwechseln.

Geschwülste des Knochengewebes

Gutartig

Osteoma spongiosum → In Frühphase lokalisierte Spongiosaverdichtung → steinhartes **Osteoma eburneum**.

ma: Steinharte Vorwölbung von Kompakta ausgehend.

Lo: Schädeldach, Kiefer.

Knochengewebe der Geschwulst entwickelt sich wie normaler Knochen auf bindegewebiger oder knorpeliger Grundlage.

Osteoid-Osteom und Osteoblastom (s. Bd. II, S. 592)

Osteoklastom = „benigner" Riesenzelltumor des Knochens

mi: Viele (!) Osteoklasten; Spindelzellen, wenig Fasern, oft Hämosiderin.

Vo: 18–35 Jahre, Lokalisation und Dignität s. Bd. II.

DD: Reaktive Riesenzellgranulome: Weniger Riesenzellen, mehr Kollagenfasern. *Epulis:* Kieferaußenseite, „Enulis“: Innenseite. Analoge Bildungen bei Hyperparathyreoidismus.

Bösartig

Osteosarkom (Abb. 151b–d) (Einzelheiten s. Bd. II)

Bevorzugt das jugendliche Alter und zeigt verschiedene Gewebereife und Differenzierung. Übergänge von Tumoren aus undifferenziertem Mesenchym bis zum grundsubstanzreichen osteoplastischen Sarkom.

> Merke: Primäre Knochensarkome sind viel seltener als Knochenmetastasen.

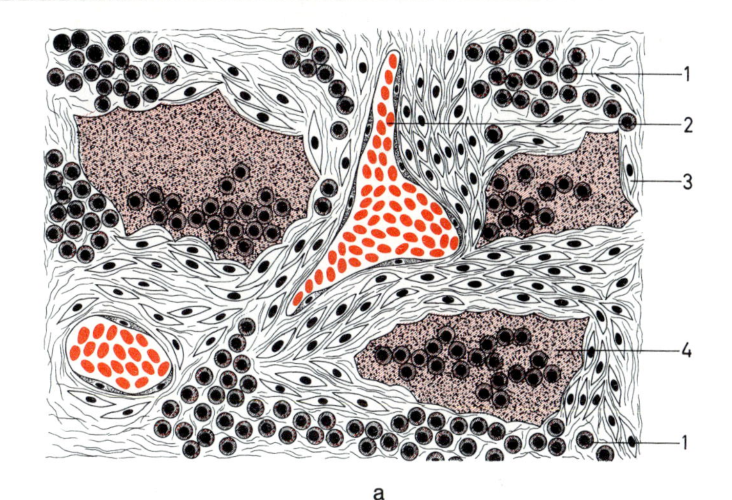

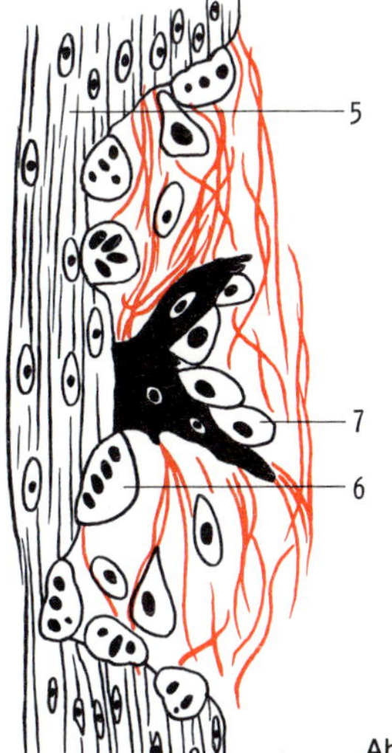

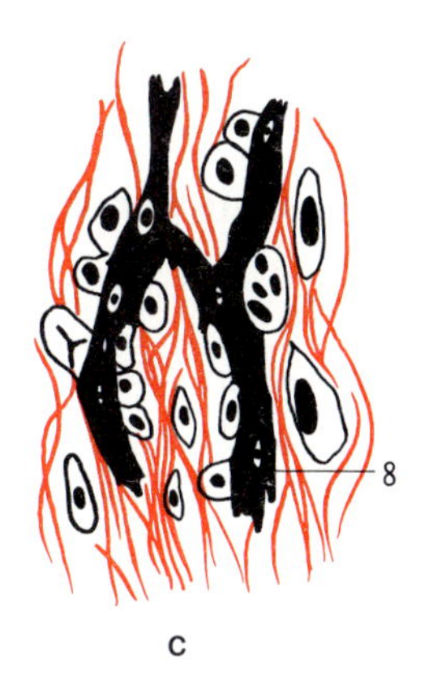

Abb. **151** a = Riesenzell-Tumor (Osteoklastom): 1 = Zahlreiche mit Hämosiderin beladene Phagocyten. 2 = Großer Gefäßreichtum. 3 = Regelmäßige spindelige mesenchymale Zellen. 4 = Vielkernige Osteoklasten.

b und c = Osteosarkom: b = Zerstörung des autochthonen Lamellenknochens (5) durch Tumor-Osteoklasten (6) wowie Anbau von Faserknochenbälkchen durch Tumor-Osteoblasten (7) = *osteoblastische* Faserknochenbildung. c = *metaplastische* Faserknochenbildung im Tumorstroma (8) mit sekundärem osteoblastischem Anbau durch Tumor-Osteoblasten

Df: Geschwulst mit Fähigkeit, Osteoid mit wechselnder Verkalkung zu bilden (Abb. 151 b, c).

Lo: Prädilektionsstelle: 50% um Kniegelenk.

Retikulumzellsarkom (Vermutlich malignes Lymphom, s. S. 424)

mi: Fast runde undifferenzierte Zellen mit riesigen Kernen, dazwischen versilberbare Fasern!

Lo: Metaphyse der langen Röhrenknochen.

Pr: Bis 60% Heilung.

Ewing-Sarkom

Pg: Medullogener Tumor, aus praktischen Gründen meist unter den osteogenen Tumoren aufgeführt.

Vo: 1. und 2. Dekade. Diaphyse der langen Röhrenknochen.

mi: Kleine, runde, zytoplasmaarme Zellen, enthalten oft *Glykogen!* Keine Silberfasern!

Pr: Schlecht.

Geschwülste der Muskulatur (Abb. 152)

Gutartig

Rhabdomyom

Df: Geschwulst aus quergestreifter Muskulatur (Rhabdos, griech. = Streifen). Extreme Seltenheit. – „Myoblastenmyom“ s. Bd. II.

Leiomyom

ma: Weiß, derb, wirbelig, scharf begrenzt, nicht selten blaurote bzw. bläulich-grünliche Verfärbung durch Blutung.

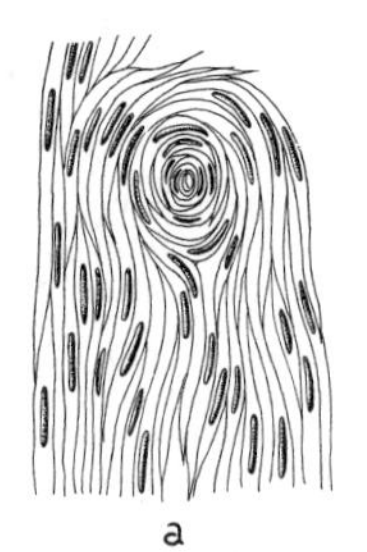

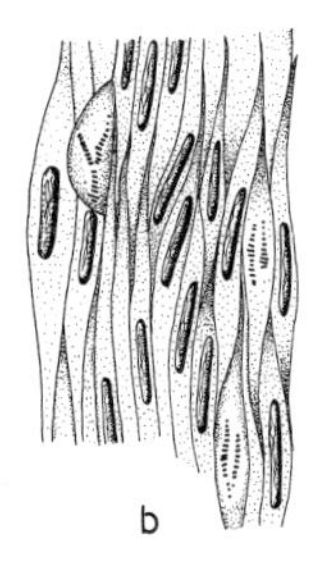

Abb. **152** a = Leiomyom: „Brotlaibkerne“.
b = Leiomyosarkom mit vergrößerten und leicht polymorphen Kernen sowie Mitosen, Verschiebung der Kern-Plasma-Relation zugunsten der Kerne

mi: (Abb. 152a) Zwischen glatten Muskelbündeln in verschiedener Menge Bindegewebe: Myom, Fibromyom.

Ko: Sekundäre hämorrhagische Veränderungen: Stieldrehung des pendelnden Myoms oder Gefäßkompression durch wachsenden Tumor → Nekrose durch Venenabklemmung → Einfließen von Blut aus anoxisch geschädigten Gefäßen. Frisch: blaurot → älter: bläulich-grünlich (Blut + Bilirubin + Hämosiderin + Fett = blau + gelb → grün)

Lo: Uterus. Ferner: Dünndarm, Ösophagus, Magen, Haut (Angioleiomyom).

Pr: Relativ selten sarkomatöse Entartung: markig-weißlich.

Bösartig

Tumoren, bei denen die Geschwulstzellen Myofibrillen bilden, sich also wie Myoblasten verhalten.

Leiomyosarkome

(Uterus, Magen, Darm, Venen, Abb. 152b),

Rhabdomyosarkome

❸ Formen:

❶ *Embryonales Rhabdomyosarkom*

Vo: Kleinkinder; Kopf, Hals, Urogenitalregion, Perineum.

mi: Spindelige, teils kaulquappenartige Zellen, gelegentlich Querstreifung, myxoides Grundgewebe. – In Höhle mit Schleimhaut → polyoides „Traubensarkom“ = Sarcoma botryoides: Vagina > Harnblase > Nasopharynx.

❷ *Alveoläres Rhabdomyosarkom*

Vo: Ältere Kinder, junge Erwachsene; Extremitäten, Kopf, Hals, Rumpf.

mi: Wie ❶, jedoch: undifferenzierte kleine Zellen bilden drüsenschlauchähnliche Alveolen, mehrkernige Tumorriesenzellen.

❸ *Adultes, pleomorphes Rhabdomyosarkom*

Vo: Erwachsene. Extremitäten, Rumpf > Harnblase, Ösophagus.

mi: Polymorphzellig, vereinzelt Querstreifung.

Pr: Alle Formen sehr schlecht.

Geschwülste der Synovialis

(Synovia = Flüssigkeit; Synovialis = desmales Epithel, aus Bindegewebe entstanden).

Gutartig

Xanthomatöser Riesenzelltumor (Xanthofibrom)

ma: Derb, gelb.

mi: Spindelige Zellen in Bündeln, wirr angeordnet. Dazwischen zackig begrenzte Riesenzellen. Ein Teil speichert Fett = xanthomatös (s. Abb. 153a).

Lo: Häufig am Finger (volar), ausgehend von Sehnenscheiden; Kniegelenk. Hier DD gegen xanthomatöse Granulome umstritten.

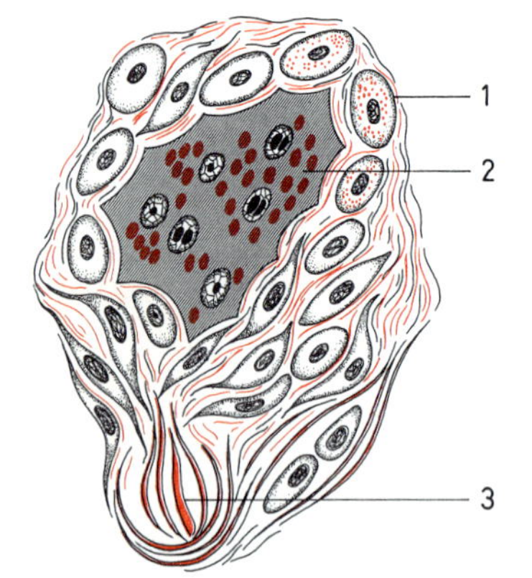

Abb. **153** a = Xanthomatöser Riesenzelltumor einer Sehnenscheide. 1 = Spindelige bis ovaläre Zellen mit Lipoidtropfen. 2 = Lipoidbeladene Riesenzelle. 3 = Hyaline Bindegewebefasern

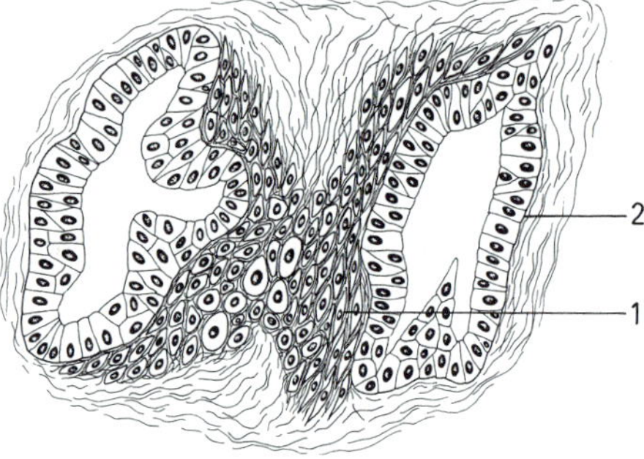

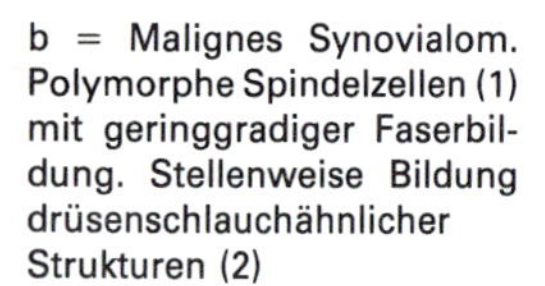

b = Malignes Synovialom. Polymorphe Spindelzellen (1) mit geringgradiger Faserbildung. Stellenweise Bildung drüsenschlauchähnlicher Strukturen (2)

Bösartig

Malignes Synovialom

Maligne Form des xanthomatösen Riesenzelltumors

mi: (Abb. 153b) Stränge aus spindelförmigen Zellen. Teils drüsenschlauchartige Bildungen aus Zylinderepithel (= Reproduktion des desmalen Epithels) mit allen Malignitätszeichen. Zwischen den Zellsträngen Bindegewebe. Keine wesentliche Lipidspeicherung.

Ve: Metastasiert früh (in Lunge oft Solitärmetastasen).

Lo: Gelenke, Sehnenscheiden, Bursae.

Geschwülste des Nervengewebes (Hirn-Tumoren s. Bd. II).

Gutartig

Ganglioneurom (Abb. 154a)

Df: Dichtgelagerte typische Ganglienzellen. Tigroidschollen noch sichtbar.

Lo: Grenzstrang, NN-Mark, sympathische Ganglien, Hirn.

Rankenneurom

Verlängerung → Schlängelung des Nervens + Bindegewebewucherung.

Lo: Gesicht und Schläfe.

ma: Geschlängelte Auftreibungen der Haut. Nerven mit verschieden großen Tumoren durch Bindegewebe zu Konvolut vereinigt.

mi: Am Aufbau der Geschwulst sind Achsenzylinder, Nervenbindegewebe und Schwann-Zellen beteiligt.

Neurofibrom (s. auch S. 377).

Vo: Markhaltige Nerven. Ausgang von Endoneurium.

ma: Rundliche, spindelige oder zylindrische Auftreibungen der Nerven.

mi: (Abb. 154, c) Feinfaseriges lockeres Kollagengewebe.

Neurinom = Schwannom

Df: Typische Geschwulst der Nerven, von Schwann-Zellen ausgehend.

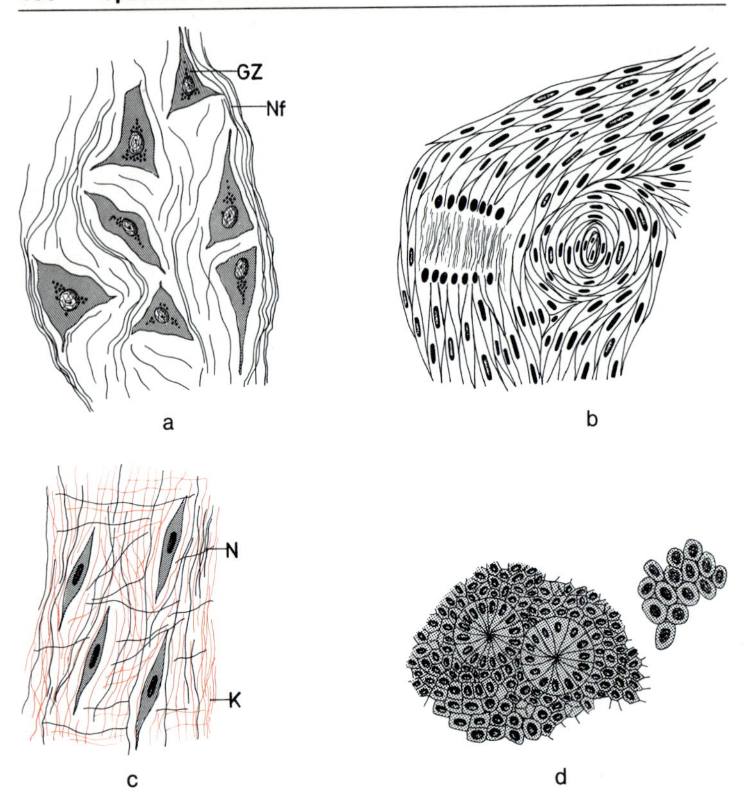

Abb. **154** a: Benignes Ganglioneurom. GZ = Ganglienzellen.
Nf = Nervenfasern.

b: Neurinom = Schwannom. Schlanke regelmäßige Spindelzellen, welche gelegentlich Kernpalistetaden (links) bilden, an anderen Stellen Wirbelbildung oder Nester aus rundlichen Zellen (rechts)

c: Neurofibrom mit spärlich Spindelzellen und einem ganz feinen, kollagenen Fasernetz (K). Dazwischen nur vereinzelte Nervenfasern (N).

d: Malignes Neuroblastoma sympathicum. Sehr protoplasmaarme rundkernige kleine Zellen, vereinzelt Rosettenbildung

Lo: Hirnnerven (Akustikus), Wurzelnerven des Rückenmarkes, periphere Nerven.

ma: Von Kapsel umgebene Geschwulst, in der Nervenscheide gelegen. Schnittfläche derb, weiß, evtl. gelblich gesprenkelt. Oft auch gallertig degeneriert → zystisch.

mi: (Abb. 154, b) Typische Strukturen: Regelmäßig in Reihen angeordnete Kerne (Palistetaden), durch parallel angeordnete feine Gliafasern verbunden.

Pr: Gutartig.

Parasympathische Glomustumoren und Hirntumoren s. Bd. II.

Bösartig

Neuroblastoma sympathicum (s. a. Tab. 32)

Df: Geschwulst der Ganglienzellreihe, viel weniger differenziert als Ganglioneurom. Auch Sympathogoniom genannt.

Vo: Ausgesprochener Kindertumor: 70% aller Fälle in ersten 4 Lebensjahren, 8% der malignen Kindertumoren.

Lo: Grenzstrang und NN-Mark.

mi: (Abb. 154, d) Neuroblasten, praktisch nur aus Kernen bestehend, dazwischen feinste Faserlücken. Kerne groß, rund, unreif, chromatinreich (lymphozytenähnlich). Viele Mitosen. DD: Bei Leukämie weniger Chromatin im Kern.

Ve: Schnelles Wachstum und Metastasenbildung. Klinisch sehr bösartig. Metastasierungstypen:

1. Typus **H**utchinson = **h**ämatogen (Schädelmetastasen)
2. Typus Pepper = lymphogen.

Pr: Heute 30% 5-Jahres-Überleben.

Dg: In ca. 80% Katecholaminproduktion nachweisbar (Urin).

Neurogenes Sarkom:

Maligne Variante des Neurinoms und Neurofibroms

Neuroendokrine Zellen (APUD-Zellen) (Tab. 32)

APUD: Amine **P**recursor **U**ptake and **D**ecarboxylation. Aufnahme von Vorläufern *biogener Amine* (5-Hydroxytryptophan bzw. Dopamin) → Dekarboxylierung → biogene Amine (Serotonin bzw. Katecholamine) ist vielen Reihen neuroendokriner Zellen gemeinsam. Diese APUD-Zellen produzieren auch *Peptide.* Viele Peptide in identischer oder sehr ähnlicher molekularer Form in neuralen und endokrinen, meist ektodermalen Zellen.

Merke: APUD-Zellen produzieren biogene Amine + Peptide.

Tabelle 32 **Neuroendokrine Zellen und Tumoren (APUDome)** (modifiziert nach *Baylin*)

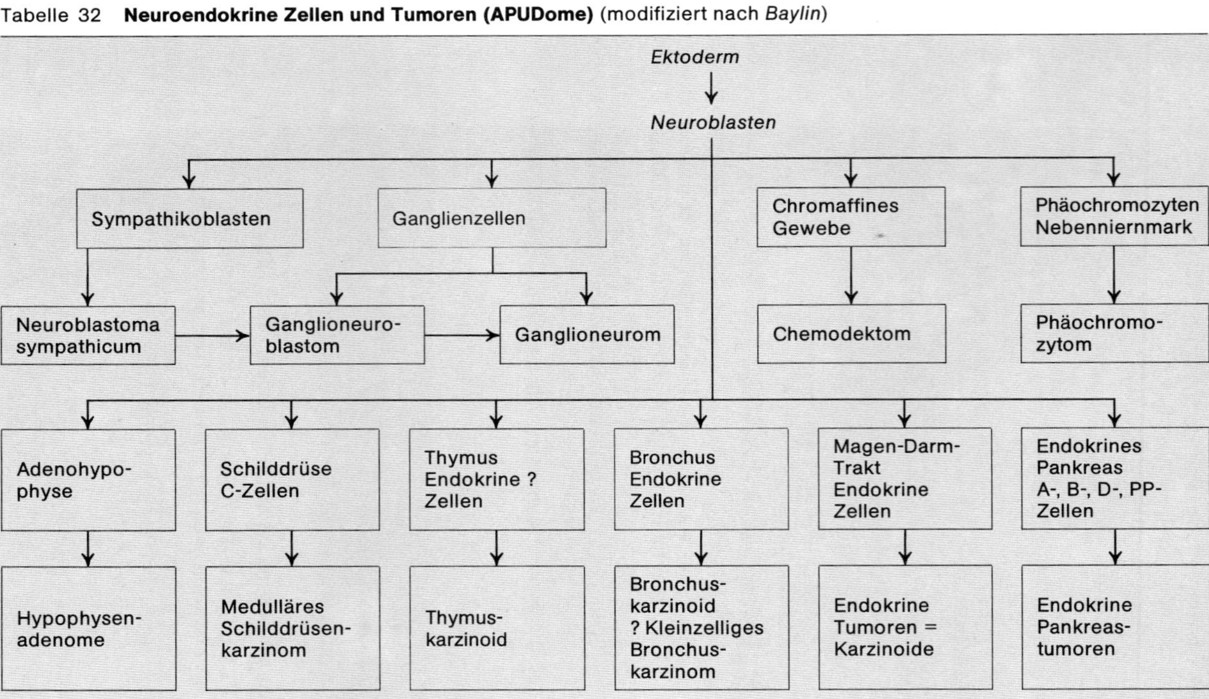

Geschwülste der Gefäße (Angiome)

Gutartig

Haemangioma racemosum

Lo: Hirn, Meningen, Gesicht.

mi: (Abb. 155a) Geschlängelte Bildung von muskelstarken Gefäßen.

Haemangioma capillare

Vo: Kongenital → wachsend. In graviditate: Mundschleimhaut.

Lo: Haut und angrenzende Schleimhäute.

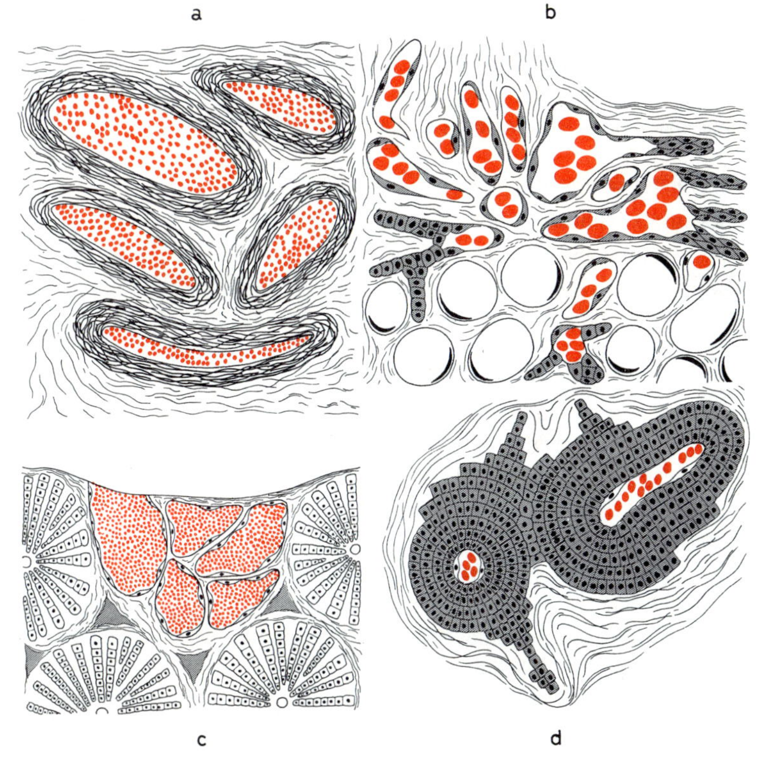

Abb. **155** Hämangiomformen: Haemangioma racemosum (a); capillare (b) wächst in Fettgewebe ein und zeigt z. T. solide Kapillarsprosse; cavernosum (c) in der Leber; vaskulärer Glomustumor (d). Malignes Hämangioendotheliom s. Bd. II

ma: Beetartige rot-blaurote Bezirke (Naevus flammeus, hat nichts mit Nävus [S. 90] zu tun). Gelegentlich exophytisch wachsend → exulzeriert.

mi: Abb. 155b. Aus bluthaltigen Kapillaren bestehend. Benigne, zeigt aber infiltratives Wachstum, z. B. zwischen Muskelfasern. Kann auch solide sprossen. *Nicht* destruktiv, Fasern werden nur auseinandergedrängt.

Haemangioma cavernosum

Lo: *Leber* (besonders bei alten Leuten), Milz, Niere u. a.

ma: Keilförmige blaurote Einziehung der Leberoberfläche. Schnitt: Scharfe Begrenzung. Umgebung besteht aus normalem Lebergewebe.

mi: Zusammenhängende, mit Endothel ausgekleidete blutgefüllte Höhlen (Abb. 155c).

Sklerosierendes Hämangiom (Wolbach) s. S. 412.

Vaskulärer Glomustumor

Gegensatz: Neuraler Glomustumor s. Bd. II.

Sy: Schmerzhaft.

Lo: Finger (oft unter dem Nagel), Ohren, Gesicht. Von Shunt (= Glomus) zwischen Arterien und Venen ausgehend.

Vo: Meist bei jungen Frauen.

mi: (Abb. 155d) Tumoren aus myoepithelialen Zellen mit reichlicher Nervenversorgung. Große epithelähnliche Zellen, kubisch, scharf begrenzt, ziegelsteinartig um ein Gefäß angeordnet. Kleine Kerne. Zentral *kleines* Gefäßlumen.

Lymphangiom

Lo: Haut und Schleimhäute, tiefe Weichteile (Hals), selten innere Organe.

mi: Große, mit Endothel ausgekleidete Räume. In der Regel kavernös. Glatte Muskulatur zirkulär.

Dg: Wenn Lymphgefäße entleert, Diagnose nur möglich bei Nachweis von Muskelfasern in Lymphgefäßwand und kleinen Lymphfollikeln in Umgebung. Falls es in die Lymphräume blutet → DD gegenüber Hämangiom nicht möglich.

Pr: Gutartig, selten maligne → Wucherung der glatten Muskulatur.

Bösartig

Malignes Hämangioendotheliom = Angiosarkom

Lo: Seltene maligne Schilddrüsengeschwulst in Kropfgebiet. Jod-Mangel-Struma → häufig benigne kapilläre Wucherungen → gehen zugrunde → regenerieren. Hyperregeneration → maligne Entartung. – Selten: Leber, Milz usw.

mi: (vgl. auch Bd. II) Endothelausgekleidete Räume, weiter als Kapillaren, aber noch nicht kavernös, unregelmäßig. Am Rande pathologisches Endothel mit allen Eigenschaften des malignen Tumors + Erythrozytophagie (wichtig für Diagnose). Absprossung von Zellen durch die Basalmembran in die Tiefe.

Morbus Kaposi s. Bd. II, S. 73

Lymphangiosarkom: selten; gehäuft nach Mammaamputation + Rö-Therapie in entsprechendem Arm (Stewart-Treves-Syndrom).

Anhang: Mesotheliom (äußerst selten)

Lo: Pleura, Bauchhöhle, Perikard.

mi: Epithelähnliche Geschwulst, „Drüsenschläuche" und solide Stränge.

Ae: In Pleura meist bei Asbestexposition.

Geschwülste des lympho-retikulo-histiozytären Systems

Gutartige Lymphome und tumorähnliche Veränderungen

Benignes Lymphom (Castleman)

= „Angiofollikuläre Lymphknotenhyperplasie".

Vo: Extrem selten. Meist solitärer mediastinaler Knoten (DD: Thymom).

mi: Wie Lymphknoten mit follikulärer Hyperplasie, aber ohne Sinus.

Pg: Hamartom? Echter Tumor?

Pulpom der Milz

Vo: Selten.

ma: Gelblich-bräunlich, scharf begrenzt, markig.

mi: Pulpazellen = relativ große Phagozyten (Fettstoffe + Hämosiderin), kleine runde Kerne (Abb. 156, a), seltener aus lymphoiden Anteilen der weißen Pulpa aufgebaut.

Pg: Hamartom der roten und/oder der weißen Pulpa.

Histiozytom = sklerosierendes Hämangiom Wolbach

ma+mi: (Abb. 156b) Unscharf begrenzter Tumor aus großen Phagozyten, gelblich (Fettspeicherung) oder bräunlich (Hämosiderineinlagerung), Wirbelbildung der oft spindeligen Zellen, im Zentrum der Wirbel Endothel einer Kapillare erkennbar, Neigung zu Bindegewebebildung, deshalb: sklerosierendes Hämangiom.

Vo: Haut, vor allem der Unterschenkel.

Pr: Gutartig.

Pseudo-Lymphom des Magens

ma: Tumorartige, z. T. exulzerierte und/oder stenosierende Infiltration der Magenwand, meist des Antrums. Klinisch, röntgenologisch und gastroskopisch nicht von Magen-Ca oder Sa zu unterscheiden.

mi: DD gegenüber echtem malignem Lymphom schwierig. Dichte Infiltration der Schleimhaut oder sogar aller Wandschichten mit

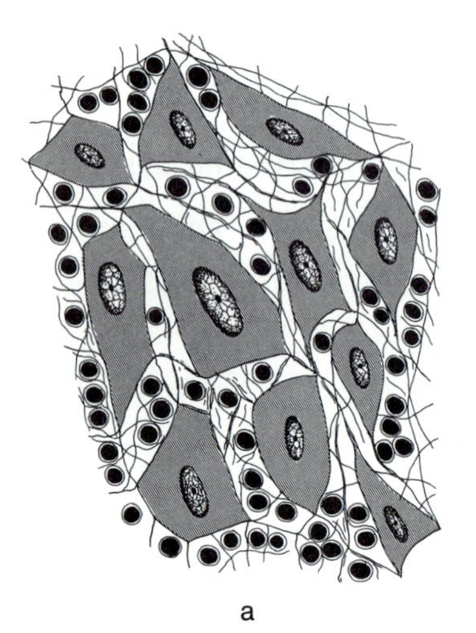

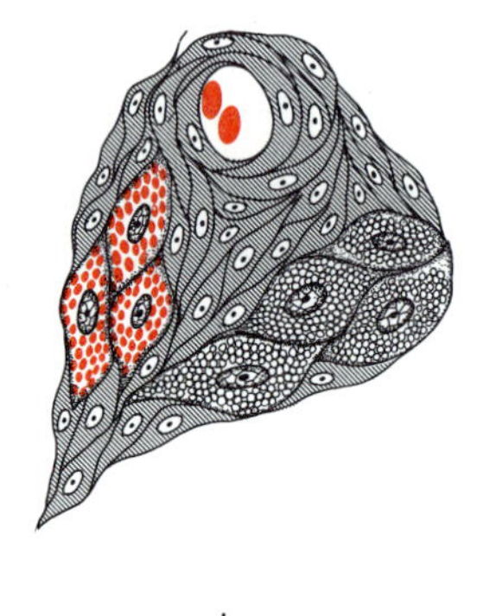

Abb. **156** Tumoren des RHS: Pulpom der Milz (a) = benigner Retikulumzelltumor; Histiozytom (sklerosierendes Hämangiom) der Haut (b) mit Speicherung von Fett und Hämosiderin

vorwiegend reifen Lymphozyten. Daneben aber auch andere Entzündungszellen (z. B. Plasmazellen), reaktive Keimzentren. Kein Lymphknotenbefall.

Pg: Reaktive Entzündung unbekannter Ätiologie.

Pr: Gut. Keine Tumortherapie!

Lympho-proliferative Erkrankungen mit fraglicher Dignität

Angio-immunoblastäre Lymphadenopathie

Df: Generalisierte, polyklonale Hyperplasie des B-Lymphozytensystems mit Lymphknotenvergrößerung, Spleno- und Hepatomegalie.

Ae: Unklar, vereinzelt durch Medikamente (z. B. Penizillin, Sulphonamide, Hydantoin) ausgelöst.

Vo: Ältere Erwachsene ♂ = ♀.

mi: Umbau der Lymphknotenstruktur durch Trias von:

1. Proliferation von verästelten postkapillären Venen.
2. Proliferation von Immunoblasten (s. S. 243/4), Lymphozyten, Plasmoblasten und Plasmazellen, Histiozyten und Eosinophilen wie bei Lymphoma malignum Hodgkin, aber ohne Sternberg-Zellen.
3. Ablagerung von PAS-positiver interstitieller Substanz. – Bei Übergang in immunoblastäres *Lymphom*: Homogener Rasen von atypischen Immunoblasten, klinisch Auftreten einer monoklonalen Hypergammaglobulinämie.

Sy: Polyklonale Hypergammaglobulinämie, autoimmun-hämolytische Anämie, Leukopenie, Eosinophilie, Fieber und Neigung zu Infekten.

Ve+Pr: 35% Übergang in immunoblastäres malignes Lymphom → Lebenserwartung 6 Monate. Ohne Übergang in Lymphom mittlere Überlebenszeit 35 Monate. Nur teilweise Ansprechen auf Chemotherapie.

Lymphadenosis benigna cutis Bäfverstedt

Vo: Knoten in Haut und Subkutis: Gesicht, Ohrläppchen, Brustwarzen, Skrotum.

mi: Massenhaft reife Lymphozyten, einige Retikulumzellen, keine Destruktion.

Pr: Verschwindet spontan, sehr strahlensensibel, vor allem, wenn solitär vorkommend. Disseminierte Form verhält sich oft wie ein malignes Lymphom.

Maligne Lymphome (Tab. 33)

Df: Neoplastische Proliferation der Zellen des lymphoretikulären Gewebes (meist Lymphozyten, seltener Histiozyten).

Häu: 2–4 Fälle/100 000 Einwohner/Jahr. Als Todesursache allgemein etwa an 12. Stelle.

Ko:
1. Organschäden je nach Befall (z. B. Niereninsuffizienz, Leberkoma, Ileus, Einflußstauung usw.).
2. Sekundäre Immuninsuffizienz und Abwehrschwäche: Prädisposition für bakterielle, virale und mykotische Erkrankungen.
3. Schäden durch Therapie: Strahlentherapie → Strahlenfibrose; Chemotherapie → Knochenmarksaplasie, Zweittumoren.

ma: s. Abb. 157.

Prädisponierende Faktoren

Genetik: Beim Tier Zusammenhang zwischen Histokompatibilitätskomplex und virusinduzierten Lymphomen bewiesen, beim Mensch noch ausstehend.

Immundefekte: Gehäufte Assoziation mit Wiskott-Aldrich-Syndrom, Louis-Barr-Syndrom, immunsuppressiver Therapie.

Tabelle 33 **Orientierende Übersicht über die malignen Lymphome**

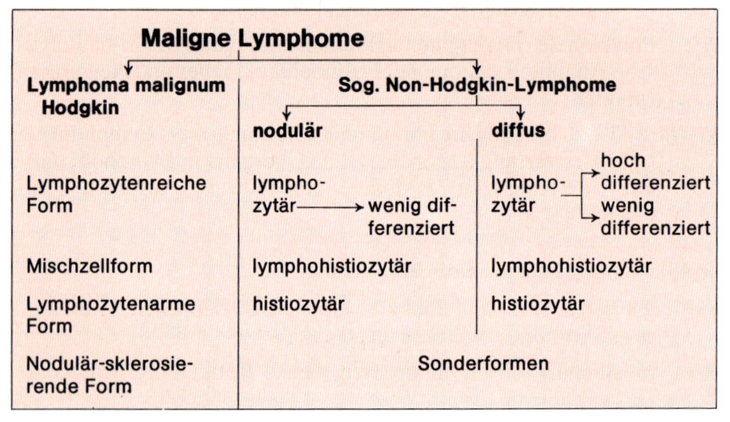

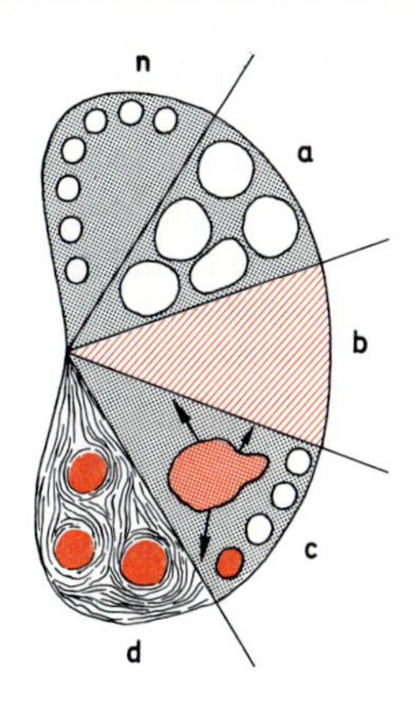

Abb. **157** Tumorerkrankungen der Lymphknoten (histologische Lupenvergrößerung): n = Normalbild mit subkapsulären Primär- und Sekundärfollikeln, a = Noduläres Non-Hodgkin-Lymphom (früher: Großfollikuläres Lymphoblastom Brill-Symmers), b = Diffuses Non-Hodgkin-Lymphom; Lymphoma malignum Hodgkin, lymphozytenreiche Form, c = Lymphoma malignum Hodgkin, Ausgangspunkt von parakortikaler Zone, d = Lymphoma malignum Hodgkin, nodulär-sklerosierende Form

Auto-Immunität: Gehäuftes Auftreten mit Autoimmunerkrankungen, wie Lupus erythematodes, Sjögren-Syndrom.

Alter: Hodgkin-Lymphome im Kindesalter und in 2.–3. Dekade. Non-Hodgkin-Lymphome gehäuft jenseits 4. Dekade.

Klinische Stadieneinteilung

Gültig für alle Lymphome unabhängig von histologischem Typ. Wichtig für Therapie (lokal oder systemisch) und Prognose (die zusätzlich durch histologischen Typ mitbestimmt wird):

I: Eine Lymphknotengruppe oder nur Milz.

II: Mehrere Lymphknotengruppen, nur auf einer Seite des Zwerchfells.

III. Mehrere Lymphknotengruppen beidseits des Zwerchfells oder Milzbefall.

IV: Zusätzlich Leber (Leberbiopsie!), Knochenmark (KM-Biopsie!), Lunge, Darm, Haut usw.

Klassifikation maligner Lymphome

Verschiedene Nomenklaturen (s. Tab. 35, S. 423), die z. T. auf rein morphologischen Kriterien (Rappaport 1966), z. T. auf zusätzlichen funktionellen Kriterien beruhen (Lennert 1974, Lukes u. Collins 1974 u. a.). Der Student sollte als grundsätzliche Richtlinie entsprechend der Übersicht in Tab. 33 wissen:

1. Allgemein anerkannte Grob-Einteilung in **Lymphoma malignum Hodgkin** mit 4 Untertypen und **sog. Non-Hodgkin-Lymphome.**

2. Non-Hodgkin-Lymphome: weitgehend anerkannte Unterteilung in **noduläre** (relativ gute Prognose = Germinoblastom, früher: *Brill-Symmers*) und **diffuse** Lymphome (relativ schlechte Prognose).
3. In Einzelheiten umstrittene zytologische Fein-Einteilung in **lymphozytäre** Lymphome (früher: Lympho-Sarkom), **lympho-histiozytäre** Lymphome (früher: Lymphoretikuläres Sarkom) und **histiozytäre** (früher: Retikulumzellensarkom).

   „Histiozytär" an und für sich überholt. Meistens transformierte blastoide Lymphozyten, extrem selten echte Histiozytenabkömmlinge.

   Wichtige Sonderformen: Burkitt-Lymphom (s. S. 426), Mycosis fungoides (s. Bd. II, S. 282).

Lymphoma malignum Hodgkin (Morbus Hodgkin)

Df: Maligner, progredienter Tumor des lympho-retikulären Gewebes, charakterisiert durch:

1. große, basophile Blasten mit nierenförmigen Kernen und einschlußkörperartigen, riesigen eosinophilen Nukleolen = Hodgkin-Zellen (noch nicht beweisend für Morbus Hodgkin).
2. Zwei- bzw. mehrkernige Riesenzellen, meist mit spiegelbildlicher Anordnung und Überlappung der Kerne = Sternberg-Reed-Paltauf-Riesenzellen (entstehen aus Hodgkin-Zellen, sind beweisend für Morbus Hodgkin).
3. Reaktive Infiltration von Lymphozyten, Histiozyten, Plasmazellen, eosinophilen Granulozyten, Fibroblasten und Fibrozyten.

> Merke: Das Verhältnis zwischen Tumoraggression und Tumorabwehr (reaktive Zellen, insbesondere Lymphozyten) drückt sich im histologischen Typ und klinischem Ausbreitungsstadium aus.

Vo: Kindesalter: (häufigster maligner Tumor, 10–20% aller Hodgkin-Fälle) und frühes Erwachsenenalter, kommt auch später vor. ♂ > ♀.

Lo: Beginn als:

a) Zervikothorakale Form: Retroaurikulär, okzipital, zervikal oder tonsillär, später lymphogene Ausbreitung im Thoraxraum.

b) Mediastinale Form.

c) Abdominelle Form: Mesenteriale, portale Lymphknoten, Milz.

Zur definitiven Abklärung der Ausbreitung siehe klinische Stadieneinteilung (S. 415).

ma: Lymphknoten groß, grauweiß, später derb.

Milz: Splenomegalie, massenhaft weiße bis graue Herde auf Schnitt → Bauernwurst- oder Porphyrmilz (Abb. 140i, Bd. II).

Leber: oft diffus befallen.

Knochen: einzelne Herde.

Sy: Lymphknotenschwellung: Hals, Nacken Mediastinum (evtl. Atemwegsbehinderung, Einflußstauung), Retroperitonäum. Juckreiz, Eosinophilie, Pel-Ebstein-Fieber (= intermittierendes, periodisches Fieber), Alkoholschmerz.

Histologische Formen: ± parallel dem klinischen Ausbreitungsstadium.

Lymphozytenreiche Form:

mi: Knotig (Abb. 158 a) oder diffus umgebauter Lymphknoten. Einzelne Hodgkin-Zellen, vereinzelt Sternberg-Zellen. Viele Lymphozyten, unterschiedliche Zahl von Histiozyten.

– Plasmazellen, Eosinophile und Fibrose fehlen!

Pr: Sehr gut bis gut; mittlere Überlebenszeit 7 Jahre.

Mischzell-Form (Abb. 158 b):

mi: Vermehrt Hodgkin-Zellen, Sternberg-Zellen + Granulom: Kapillaren, Plasmazellen, viele eosinophile Leukozyten, Fibroblasten, einzelne Neutrophile. ± Fibrose möglich.

Pr: Mäßig, abhängig vom klinischen Stadium. Mittlere Überlebenszeit 20 Monate.

Lymphozytenarme Form = Hodgkin-Sarkom (Abb. 158 c)

mi: Wenig Lymphozyten, Plasmazellen und Histiozyten. Überwiegen von Hodgkin-Zellen und polymorphen Sternberg-Zellen, oft herdförmige oder diffuse Fibrose.

Pr: Schlecht; als Endform bei Sektion häufig gefunden. Mittlere Überlebenszeit 10 Monate.

Noduläre Sklerose (Abb. 158 d)

mi: Umbau des Lymphknotens: Tumorknoten umgeben von massiven Kollagenfaserbündeln.

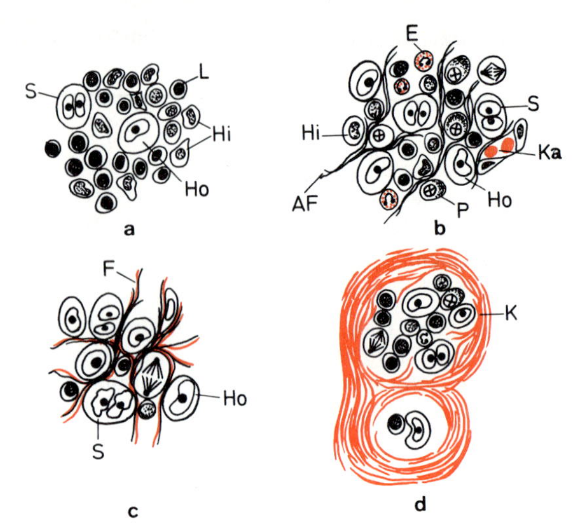

Abb. **158** Typen des Lymphoma malignum Hodgkin: a = lymphozytenreicher, b = Mischzell-, c = lymphozytenarmer Typ, d = noduläre Sklerose. S = Sternberg-Riesenzelle, Ho = Hodgkinzelle, L = Lymphozyt, Hi = Histiozyt, E = eosinophiler Leukozyt, AF = argyrophile Fasern, P = Plasmazelle, F = Fibrose, K = Kollagen, Ka = Kapillare

Lo: Bevorzugt Mediastinum → kontinuierliche Ausbreitung.

Pr: Meist eher günstig, jedoch auch rasch verlaufende Fälle. Mittlere Überlebenszeit 2,5 Jahre.

Ve: Übergang von lymphozytenreicher Form über Mischzelltyp, von nodulärer Sklerose in das Endstadium der lymphozytenarmen Form. Parallel dazu Ausbreitung von klinischem Stadium I → IV und Abnahme der Lebenserwartung.

Pg: Früher: Entzündliche Erkrankung (Granulomatose).

Heute: Spezielles Sarkom, ausgehend vom lymphatischen Gewebe im weiten Sinn, wahrscheinlich von den Retikulumzellen oder transformierten Lymphozyten → Hodgkin-Zellen, Sternberg-Zellen.

Eine Hypothese: Virusinfekt (Epstein-Barr-Virus? Andere lymphotrope Viren?) → Transformation von Lymphozyten → Erscheinen von viralen Neo-Antigenen auf Lymphozytenoberfläche (wirken wie fremde Transplantatzellen) → Verwerfung durch T-Zellsystem → normalerweise Heilung (Bei: Infektiöse Mononukleose!).

Bei Persistenz der Virusinfektion → dauernde Stimulierung des T-Zellsystems (Hodgkin-Zelle = transformierter Lymphozyt, lymphozytenreiche Form, klinisches Stadium I–II) → Insuffizienzsteigerung des T-Zellsystems bei maximaler Stimulierung (→ Mischzelltyp, Granulom durch T-Zellfaktoren?, klinisches Stadium II–III) → komplette T-Zellinsuffizienz → Progredienz des Tumors (lymphozytenarme Form, klinisches Stadium III–IV).

Non-Hodgkin-Lymphome

Df: Noduläre und/oder diffuse maligne Proliferation der Lymphozyten- oder Histiozytenreihe, die nicht in eine der 4 Untergruppen des Lymphoma malignum Hodgkin fällt (Kriterium: Fehlen von Sternberg-Zellen).

Ve: Beginn in Lymphknoten oder extranodalem lympho-retikulärem Gewebe (Verdauungstrakt, Lunge, Gehirn, Haut usw.), aleukämisch → Metastasen (früher: „Lymphosarkomatose“): Milz, Leber, Knochenmark, Niere, Lunge, Meningen usw. Gelegentlich Ausschwemmung von Lymphomzellen in das Blut = leukämische Phase (ganz schlechte Prognose).

Allgemeine Klassifizierungskriterien

Lichtmikroskopie

Bestimmung der Wachstumsform

Regulärer, zonal gegliederter Lymphknotenaufbau zerstört durch relativ gleichförmige, große und über die gesamte Schnittfläche verteilte Pseudofollikel (= nodulär) oder diffuser Rasen atypischer lymphoider Zellen (= diffus). Entwicklung von nodulär → nodulär/diffus → diffus oder diffus von Anfang an.

Zytologie s. Abb. 159.

Zell- und Kerngröße

Bezugspunkt sind reaktive Histiozyten und Endothelien: kleiner = reife und unreife Lymphozyten bzw. kleine Keimzentrumszellen (Zentrozyten); gleich oder größer = transformierte Lymphozyten, entsprechend großen Keimzentrumszellen (Zentroblasten), Immunoblasten, Plasmoblasten oder (extrem selten!) Histiozyten.

Kernkonfiguration

Rund = typisch für kleine reife oder große unreife Blasten. Gekerbt. typisch für unreife Lymphozyten, insbesondere für Keimzentrumslym-

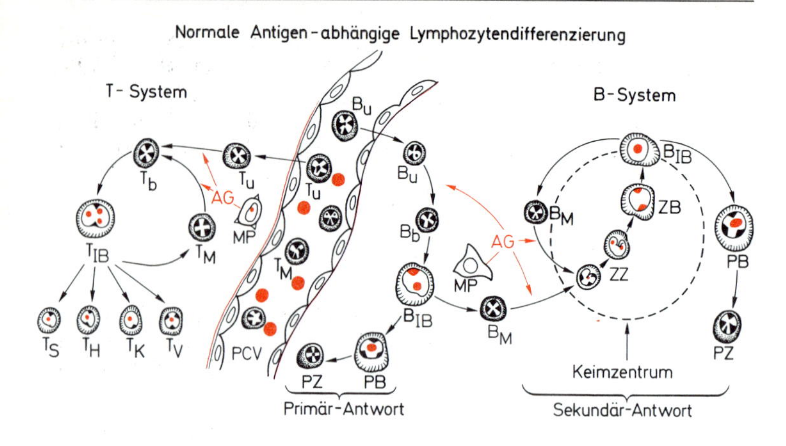

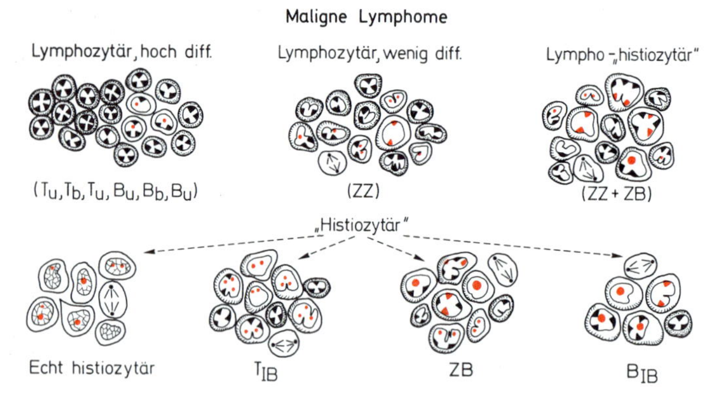

Abb. **159** Zytologie der malignen Lymphome (nach *Rappaport*) im Vergleich zur normalen Lymphozytendifferenzierung (ohne Sonderformen)

Antigen-abhängige Lymphozytendifferenzierung und maligne zytologische Korrelate

T_u, B_u	„unbeschriebener" reifer peripherer T-, bez. B-Lymphozyt
T_b, B_b	„beschriebener" T-, bez. B-Lymphozyt
T_{IB}, B_{IB}	T-, bez. B-Immunoblast
T_M, B_M	T-, bez. B-Memory-Lymphozyt
T_S	T-Suppressor-Lymphozyt
T_H	T-Helper-Lymphozyt
T_K	T-Killer-Lymphozyt
T_V	T-Lymphozyt der verzögerten Immunität
PB	Plasmoblast
PZ	Plasmazelle
MP	Makrophag
ZZ	Zentrozyt
ZB	Zentroblast
PCV	Postkapilläre Venule

phome. Gewunden = zerebriforme Kerneinfaltungen, typisch für unreife T-Lymphome.

Nukleolen

Große sind typisch für unreife Lymphomzellen, vor allem der immunglobulinbildenden B-Lymphome, am größten bei Immunoblasten und Plasmoblasten.

Zytoplasma

Schmal in hochdifferenzierten, kleinen Lymphozyten; breit und pyroninophil in ribosomenreichen Blasten (hoher RNS-Gehalt).

Besonderheiten

PAS-positive globuläre Einschlüsse in Kern und Zytoplasma = typisch für immunglobulinproduzierende B-Lymphome.

Sternhimmelbild (Blasten untermischt mit Kerntrümmer phagozytierenden Makrophagen) = Burkitt-Lymphom.

Immunologie

Hochspezifisch, aber technisch heikel und sehr spezialisiert. Erlaubt Differenzierung in B-Lymphome (vor allem durch Nachweis von intrazellulärem und/oder zellmembrangebundenem Immunglobulin) und in T-Lymphome (vor allem Rosettenbildung mit Schaferythrozyten; Tab. 34).

Histochemie

Unspezifische saure Phosphatase und Esterase positiv für T-Lymphozyten (punktförmig) und Histiozyten (diffus). Muraminidase (Lysozym) lysosomales Leitenzym für Histiozyten.

Tabelle 34 **Immunologisch charakterisierte Non-Hodgkin-Lymphome**

B-Lymphome	T-Lymphome
Akute lymphatische Lymphome (selten)	Akute lymphatische Lymphome (ca. 25%)
Hochdifferenzierte lymphozytäre Lymphome, einschl. chron. lymphatische Lymphome	Chron. lymphatische Lymphome (ca. 2%)
Morbus Waldenström	Lymphoblastäres Lymphom vom sauren Phosphatasetyp
Alle nodulären Lymphome (= Keimzentrumslymphome) früher Morbus Brill-Symmers	Mycosis fungoides der Haut
Burkitt-Lymphom	

Klassifizierung der Non-Hodgkin-Lymphome nach Rappaport

Berücksichtigt ausschließlich morphologische Kriterien: Wachstumsform (nodulär oder diffus) und Zytologie (vor allem Zellgröße und Kerngröße, bzw. -konfiguration) und ist gut reproduzierbar sowie gut korrelierbar mit klinischem Verlauf. Vergleich mit der morphologisch-funktionell orientierten Einteilung von Lennert, mit älteren Begriffen und mit der normalen Lymphozytendifferenzierung s. Tab. 35. *Rappaport:* umfaßt 4 zytologische Grundtypen und 4 Sonderformen.

Lymphoma malignum: lymphozytär, hoch differenziert

Wachstumsform: Praktisch immer diffus, aber oft mit „Pseudofollikeln“ aus proliferierenden Lymphoblasten = sog. Proliferationszentren (nicht zu verwechseln mit expansiv wachsenden Knoten der nodulären Lymphome).

Zytologie: Zellen entsprechen kleinen reifen Lymphozyten: Kerne rund, kleiner als die von Histiozyten oder Endothelien. Chromatin grob, basophil, unscheinbare Nukleolen. Zytoplasma schmal („nacktkernig“). Zellbild monoton.

Korrelationen: Meist im Rahmen einer chronischen lymphatischen Leukämie. Praktisch nie im Kindesalter, eher im höheren Alter. Kann mit IgM-Paraproteinämie einhergehen (= Morbus Waldenström), dann meist als morphologische Untergruppe erkennbar: Hoch differenziert, lymphozytär mit plasmozytoider Ausdifferenzierung.

Zytogenetisch: Überwiegend B-Lymphomzellen mit monoklonalem Oberflächen-Immunglobulin (IgM oder D). Hoch differenzierte T-Lymphozyten-Lymphome sehr selten.

Pr: Beste Prognose der Non-Hodgkin-Lymphome. Progredienz ungefähr parallel mit Anteil an Lymphoblasten.

Lymphoma malignum: lymphozytär, wenig differenziert

Wachstumsform: Nodulär und/oder diffus.

Zytologie: Kerne kleiner als die von Histiozyten oder Endothelien, aber irregulär und eingekerbt, Chromatin locker, kleine Nukleolen. Schmales Zytoplasma. Zellbild sehr monoton. Neigung zu Fibrose und Sklerose.

Korrelationen: Entspricht den kleinen Keimzentrumslymphozyten = B-Lymphozyt der Sekundärantwort; Zentrozyt nach Lennert.

Tabelle 35 **Die Rappaport-Non-Hodgkin-Lymphom-Einteilung im Quervergleich**

Rappaport	Kieler Einteilung (Lennert)	Synonyme	Physiologische Korrelate
nodulär			
1. lymphozytär, wenig diff.	zentrozytär	Grossfollikuläres Lymphom Brill-Symmers	Keimzentrumszellen = AG-stimulierte B-Lymphozyten der Sekundärantwort
2. lymphohistiozytär	zentroblastär/ zentrozytär		
3. histiozytär	zentroblastär[4]		
diffus			
1. lymphozytär, hoch diff.	lymphozytär (T oder B)[2]	Lymphosarkom, chronische lymphatische Leukämie	Kleiner immunkompetenter Lymphozyt (B oder T)
lymphozytär mit plasmozytoider Differenzierumg	immunozytär[3]	Morbus Waldenström (IgM-Paraproteinämie)	B-Lymphozyt der Primär(IgM)- oder Sekundärantwort
2. lymphozytär, wenig diff.[1]	zentrozytär	lymphoretikuläres Sarkom	Keimzentrumszellen (B)
3. lympho-histiozytär[1]	zentroblastär/ zentrozytär		
4. histiozytär[1]	zentroblastär[4]	Retikulumzellsarkom	
	immunoblastär (T oder B)[4]		Immunoblast (T oder B)
	Retikulosarkom		Histiozyt
5. Sonderformen:			
lymphoblastär, mit/ohne[1] gewundene Kerne	lymphoblastär, mit/ohne[4] gewundene Kerne (T)	akute lymphatische Leukämie Stammzell-Leukämie u. ä.	T-Lymphoblast
undifferenziert, Non-Burkitt-Typ[1]	lymphoblastär (B oder nicht klassifizierbar)[4]		lymphoide Stammzelle
undifferenziert, Burkitt-Typ[1]	lymphoblastär, Burkitt-Typ[4]		EB Virus-transformierter(?) B-Lymphoblast
Mycosis fungoides	Mycosis fungoides		T-Helfer-Lymphozyt, Haut
immunoblastär (s. Text)			

1 = Maligne Lymphome im Kindes- und Adoleszentenalter
2 = Untergruppen: Chron. lymphatische Leukämie (s. S. 422), Haarzellen-Leukämie (s. S. 241 Bd. II), Mycosis fungoides (s. S. 421), sog. T-Zell-Lymphom
3 = Untergruppen: lymphoplasmozytär, lymphoplasmozytoid, polymorphzellig
4 = Lymphome mit hohem Malignitätsgrad (nach *Lennert*)

Monoklonales Oberflächen-Immunglobulin nachweisbar (IgM oder D).

Pr: 5-Jahres-Überleben 70% (nodulär), bzw. 35% (diffus).

Lymphoma malignum: lympho-histiozytär

Wachstumsform: Nodulär und/oder diffus.

Zytologie: Mischung aus Zellen, deren Kerne teils kleiner, teils gleich oder größer sind als die von Histiozyten oder Endothelien. In den großen Zellen mittelgroße, meist kernmembranständige Nukleolen. Zytoplasma der Blasten basophil. Neigung zu Fibrose und bandförmiger Sklerose.

Korrelationen: Malignes Korrelat der antigenstimulierten Keimzentrumslymphozyten (= transformierte B-Lymphozyten der Sekundärantwort; Zentrozyten bzw. Zentroblasten nach Lennert).
Monoklonales Oberflächen-Immunglobulin nachweisbar.

Pr: 5-Jahres-Überleben 60–70% (nodulär), bzw. 30% (diffus).

Lymphoma malignum: histiozytär

Wachstumsform: Nodulär und/oder diffus.

Zytologie: Blastoide Zellen mit Kernen, die größer sind als die von Histiozyten oder Endothelien. Nukleolen meistens prominent. Basophiles, z. T. auch pyroninophiles Zytoplasma. Mitosen häufig.

Korrelationen: Vieldeutigste Gruppe, da zytogenetisch unterschiedliche Herkunft. Durch zusätzliche immunologische und histochemische Untersuchungen können unter dem historischen Begriff „histiozytär“ folgende funktionell definierbare Lymphomzellen unterschieden werden (Abb. 159):

a) *Große Follikelzellen* (Zentroblasten nach Lennert): Lymphomzellen entsprechen dem großzelligen Anteil des lymphohistiozytären Typs. Monoklonales Oberflächen-Immunglobulin positiv. Nur dieser Typ nodulär.

b) *B-Immunoblasten* mit oder ohne plasmozytoider Ausdifferenzierung: Große, mittelständige Nukleolen, evtl. PAS-positive-Immunglobulin-Einschlüsse in Kern und Zytoplasma. Tief basophiles und pyroninophiles Zytoplasma. Monoklonales Immunglobulin in und auf Lymphomzellen.

c) *T-Immunoblasten:* Nie mit plasmozytoider Ausdifferenzierung. Relativ blasse Kerne mit relativ kleinen, aber multiplen

Nukleolen. Helles Zytoplasma. Immunglobulin negativ, Rosettenbildung mit Schaferythrozyten.

d) *Echte Histiozyten:* Positiv für Muraminidase (Lysozym), unspezifische Esterase und saure Phosphatase (diffus). Extrem selten!

Pr: Schlecht. Mittlere Überlebenszeit: ≅ 4 Jahre (nodulär) bzw. 1 Jahr (diffus). Bei Aufschlüsselung nach Subtypen scheinen Follikelzell-Lymphome etwas günstiger zu sein als immunoblastäre.

Sonderformen

Lymphoma malignum: lymphoblastär

Als Sonderform aus der Gruppe der wenig differenzierten lymphozytären Lymphome herausgenommen.

Wachstumsform: immer diffus.

Zytologie: Mittelgroße, undifferenzierte Lymphozyten (entsprechend Prolymphozyten oder Lymphoblasten der akuten lymphatischen Leukämie). Runde bis ovale Kerne mit fein-dispersem Chromatin ohne auffällige Nukleolen. Typisch, aber nicht obligatorisch: Kernwindungen → gyrierte oder zerebriforme Kernanschnitte („Convoluted nuclei"). Auffallend viele Mitosen.

Korrelationen: Vorkommen vor allem bei Kindern und Adoleszenten. Meist leukämisch (dann wie akute lymphatische Leukämie), Knochenmarksbefall und mediastinales Lymphom. Lymphomzellen positiv für T-Marker: saure Phosphatase, Rosettenbildung mit Schaferythrozyten.

Daneben kommen auch lymphoblastische Lymphome, bzw. Leukämien mit B-Markern oder ohne B- und T-Marker vor.

Pr: Sehr schlecht. Mittlere Überlebenszeit: ca. 8 Monate.

Lymphoma malignum: immunoblastär

Kann aus der Gruppe der histiozytären Lymphome herausgenommen werden, wenn 1. zytologisch plasmozytoide Ausdifferenzierung der großen Blasten nachweisbar ist, 2. wenn präexistente lymphoproliferative Erkrankung (angioimmunoblastische Lymphadenopathie, s. S. 413, Sjögren-Syndrom, S. Bd. II, S. 370, Morbus Waldenström, s. Bd. II, S. 244) oder Immunsuppression vorausgegangen ist.

Mycosis fungoides der Haut, bzw. Sezary-Syndrom

s. Bd. II, S. 282.

Burkitt-Lymphom

Lo: Bevorzugt extranodal: Kiefer, Retroperitoneum, Gonaden.

Wachstumsform: diffus.

Zytologie: Mittelgroße, basophile lymphoblastoide Zellen mit zentralen Nukleolen und dazwischen (nicht-neoplastische) Kerntrümmermakrophagen → „Sternenhimmelbild".

Korrelationen: Lymphoblasten entsprechen den kleinen, nicht eingekerbten Keimzentrumszellen = B-Lymphoblasten der Sekundärantwort. Früher als Lymphoma malignum, undifferenziert bezeichnet.

Ae: Sog. afrikanisches Burkitt-Lymphom: Praktisch immer Epstein-Barr-Virus (DNS-Viren). Sog. „weißer Burkitt" histologisch identisch, aber EB-Virus-negativ.

Vo: 3.–7. Jahr. Endemisch in Zentralafrika (Bereich des Malariagürtels).

Histiozytose X

Df: Spezielle Formen der tumorartigen Proliferation des RES.

Morbus Hand-Schüller-Christian s. S. 70

Eosinophiles Knochengranulom

Df: Granulom aus histioretikulären Zellen und diffuser oder herdförmiger Durchsetzung mit eosinophilen Leukozyten. Durchlaufen werden nur die Phasen 1 und 2 der Cholesterinretikulose.

Rö: Knochendefekte in Rippen, Schädeldach.

Morbus Abt-Letterer-Siwe (s. a. Bd. II)

Df: Mischung von Proliferation von histioretikulären Zellen mit Entzündung und Sklerosierung.

Ve: Krankheitsdauer: Meist 1–3 Monate, gelegentlich Jahre.

Sy: Erste Symptome (außer Infekten): Hauteffloreszenzen > Hautblutungen > Lymphknotenvergrößerung > Anämie > Schwellung über Knochen > Abdominalschwellung.

ma: Organbeteiligung: Haut, Milz, Leber, Lymphknoten, Knochenmark, Darm, Lymphgewebe, Thymus, Lunge.
Übergänge bzw. Nachbarschaft zu: Hand-Schüller-Christian und retikulärer Reaktion.

mi: Retikulumzellen, Histiozyten zeigen oft vergrößerte Nukleolen und verstärkt basophiles Protoplasma = „Drohnen"zellen, die sich vermehren wollen, nicht aber arbeiten. Pathologische Mitosen z. B. Triaster. Dazu: Lymphozyten, Plasmazellen; sekundär selten Einlagerung von Lipoidstoffen.

Geschwülste des blutbildenden Systems (s. Bd. II)

Epitheliale Tumoren

Grundstörung: Wachstumshemmung der postmitotischen Tochterzellen (vgl. Abb. 52, S. 134) fällt weg → hemmungsloses Wachstum, d. h. einschichtiges Epithel (Oberfläche, Drüsen usw.) → vielschichtig. Normal schon vielschichtiges Epithel, z. B. Epidermis → Schichttyp verloren, d. h. keine postmitotische Ausreifung, zusätzlich: Verdikkung.

Benigne

Meist Adenome, können auch solid sein.

Adenome (Abb. 160)

Vo: Innersekretorische Organe; Leber, Gallengänge, Darm, Schweißdrüsen, Talgdrüsen usw.

Typen:

1. alveolär,
2. tubulär,
3. trabekulär,
4. solid,
5. papillär: Zellen haben keinen Platz → wachsen fingerförmig in das Lumen → ziehen sekundär Stroma nach.

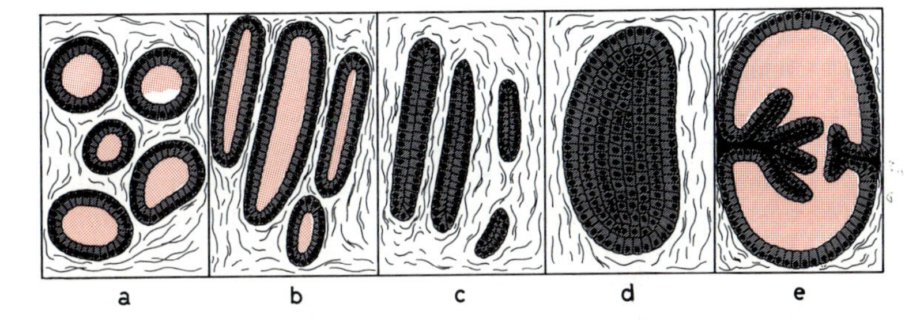

Abb. **160** Adenomformen: alveolär (a), tubulär (b), trabekulär (c), solid-medullär (d), papillär (e)

Semimaligne (s. a. S. 362)

Basaliom: (Abb. 161 a)

Vo: Alte Leute. Vor allem im Gesicht: 90% aller Lidtumoren (neben je 5% Plattenepithel- und Adeno-Ca [Meibom-Drüsen]). Häufig.

Ae: Starke Sonnenbestrahlung (Seeleute, Bauern besonders befallen).

Pg: Normale Haut regeneriert aus Stratum basale (Indifferenzzone). Diese Zellen sind den fetalen ähnlich: basophil, relativ große Kerne, große Nukleolen, Mitosen. Hier: Hyperplasie dieser Zellen.

ma: Wucherung mit zentralem, ulzerierendem Zerfall und leicht gewulstetem, hartem Rand. Oft durch Borkenbildung überdeckt: Patienten kratzen → Blutungen → Borke.

mi: Feinstes Geflechtwerk epithelial angeordneter, stark basophiler Zellstränge (filigranähnlich). Strangperipherie: Zellen palisadenartig, Strangzentrum: fischzugartig angeordnet. Selten Verhornung. Undifferenziertes Gewebe: Keine Interzellularbrükken, kleine regelmäßige Zellen. Kerne relativ groß, basophil, großer Nukleolus. K/Pl-Relation: Wenig Zytoplasma. Viele Mitosen.

> Merke: Basaliom = klassischer semimaligner Tumor: Metastasiert nie, wächst infiltrativ + destruktiv, rezidiviert, wenn Reste bei Exzision zurückgelassen.

Karzinoide (s. a. neuroendokrine Tumoren S. 407)

Df: Karzinoide = Epitheliale Tumoren, ähnlich Karzinomen gebaut, ausgehend von endokrinen, vor allem argentaffinen (= chromaffinen) Zellen.

Vo: Appendix, Magen, Dick- und Dünndarm, Bronchien. Unbedingt **semimaligne nur in Appendix** (gelegentlich in Bronchien).

Vo: Oft Zufallsbefund bei jüngeren Frauen.

mi: (Abb. 161 b) Lumen durch Tumormassen verschlossen, die alle Schichten durchbrechen. Tumor hochgradig verfettet. Besteht aus Zellsträngen. Zellen protoplasmaarm, wenig polymorph, spärlich Mitosen. Sieht hochmaligne aus, da infiltrativ und destruktiv. **Metastasiert nie.**

Inkretorisch lokal aktiv → Symptome einer chron. Appendizitis.

Dünndarmkarzinoid, oft multipel, biologisch ganz anders (s. S. 432).

Abb. **161** Semimaligne Tumoren: a: Basaliom der Haut mit fischzugartigen Strängen kleiner, protoplasmaarmer Zellen. In der Strangperipherie sind die Zellen palisadenartig aufgereiht. Oberflächlich ist das Gebilde exulzeriert

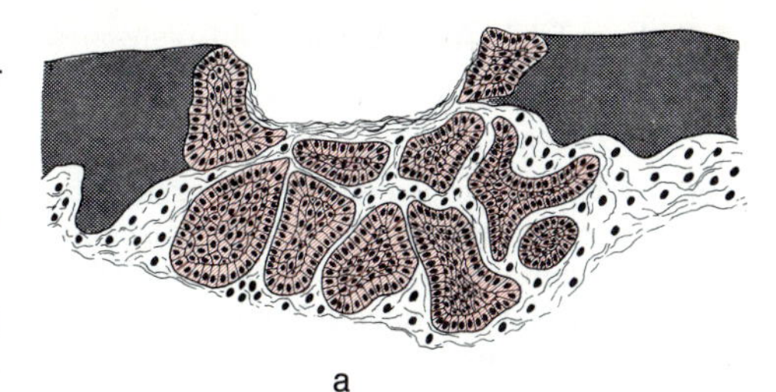

a

b: Karzinoid der Appendix. Die Wand durch die stark verfetteten Zellstränge, z. T. mit Lumina, zerstört und infiltriert. Auch das Mesenteriolum (Me) enthält Tumorstränge und Drüsenschläuche, welche von Entzündungszellen umgeben sind. Glatte Muskulatur (Mu) ebenfalls von Tumorzellsträngen durchsetzt

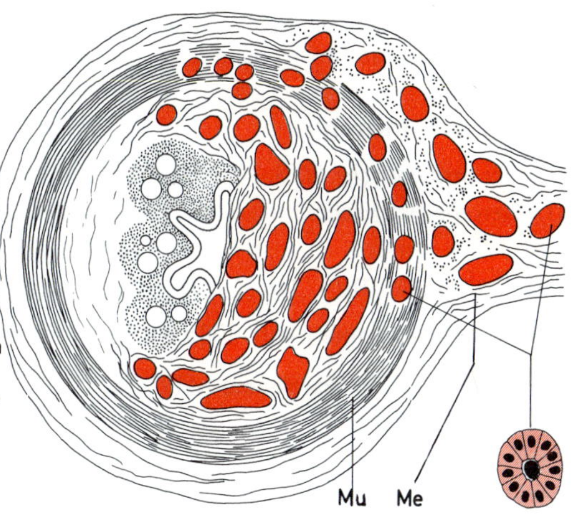

b

c: Zylindrom: Breite epitheliale Stränge aus kleinen, protoplasmaarmen Zellen mit uniformen Kernen. In den Strängen multiple Drüsenschlauchlumina-ähnliche Aussparungen, gefüllt mit geronnenen Sekretmassen (wie Harnzylinder)

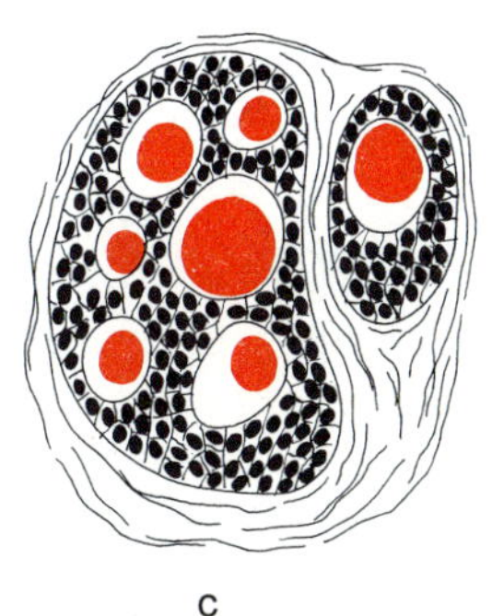

c

Zylindrom (viele Autoren: adenoid-zystisches Karzinom)

Lo: Schleimdrüsen der oberen Luftwege, der Mundhöhle usw., „Turban-Tumor“ der Kopfhaut.

mi: (Abb. 161 c) Breite, netzig verzweigte Epithelstränge, die immer wieder Lumina bilden. Epithelzellen sondern schleimig-hyaline Eiweißmassen ab → stark eingedickt → langgestreckte Zylinder (wie Harnzylinder in Niere). Aufbau des Epithels im allgemeinen regelmäßig.

Pr: Semimaligne, jedoch nach unvollständiger Entfernung und sehr langer Zeit (10–20 Jahre) nicht selten Metastasierung. Dignität somit nicht genau festlegbar = *semimaligne mit fraglicher Dignität.* Vielleicht liegt dies daran, daß wir semimaligne und maligne Zylindrome (noch) nicht unterscheiden können.

Maligne Tumoren

I. *Organspezifische* (s. S. 368 und Bd. II).

II. *Gewebespezifische:*

Adenokarzinome

Zylinderzellkarzinome (Abb. 138 a + b, 162 a)

Kubozelluläre Adenokarzinome (Abb. 162 c)

ohne oder mit Schleimbildung → Siegelringzellen (S) (Abb. 162 b)

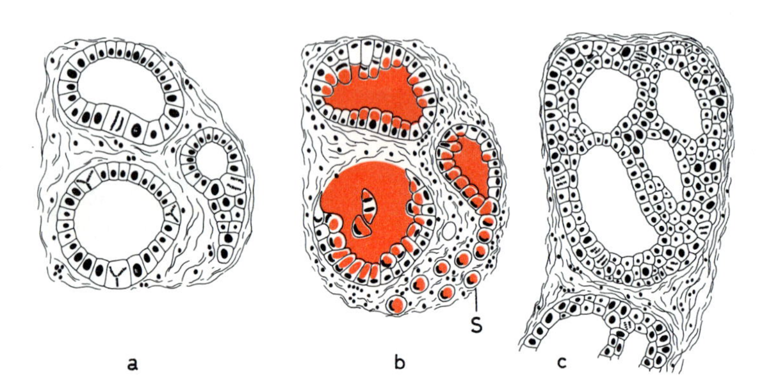

Abb. **162** Adenomatöse Karzinomformen: Adenokarzinom (a), schleimbildendes Karzinom (b) mit Siegelringzellen (S), Carcinoma cribrosum (Mamma) bzw. adenomatoides (Dickdarm) (c)

Carcinoma cribrosum (Prostata, Mamma):

Große solide Epithelstränge mit zentraler, durch Nekrose bedingter Höhlenbildung → nekrotische Massen makroskopisch auspreßbar = Comedo-Typ des Karzinoms.

Carcinoma adenomatoides:

Große Epithelstränge mit zahlreichen Drüsenlumina in jedem Strang (Dickdarm, schlechte Prognose) (Abb. 162, c).

Adenoakanthome:

Pflasterzellmetaplasie in Adenokarzinom: Besonders häufig in Korpuskarzinom des Uterus. Umgekehrter Fall s. unten.

Plattenepithelkarzinome (Abb. 163)

Haut-Typ

Schleimhaut-Typ (ohne Verhornung)

Wenig oder undifferenziertes Plattenepithelkarzinom

Keine Interzellularbrücken, keine Hornperlen, Schichtung noch einigermaßen erkennbar.

Anhang: Kleinzelliges Bronchuskarzinom: Keine Plattenepithelstruktur mehr erkennbar, Zellgrenzen verwischt, sehr wenig Protoplasma, sehr **quetschempfindliche** ovaläre, hyperchromatische Kerne, massenhaft Mitosen, Nekrosen. Wird heute auch als entodermales Stammzell-Ca angesehen.

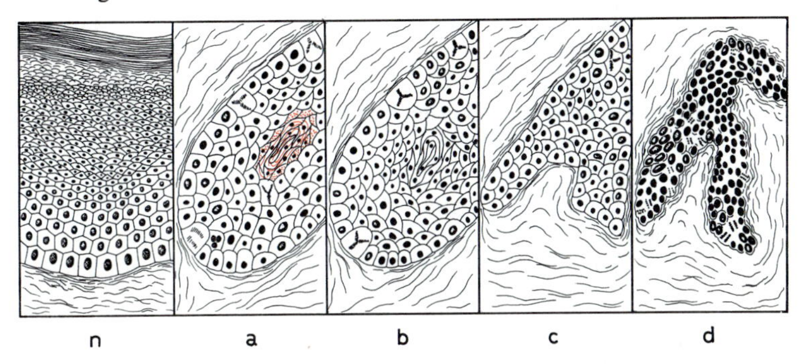

Abb. **163** Karzinomtypen des Plattenepithels: n = normale Epidermis zum Vergleich. Verhornendes Plattenepithelkarzinom (a), unverhornendes, aber hochdifferenziertes Plattenepithelkarzinom mit erhaltener Schichtung (b), undifferenziertes Plattenepithelkarzinom (c), kleinzelliges Karzinom (d) im Bronchus

Lymphoepitheliales Karzinom (Schmincke-Regaud)

Df: Tumor aus wenig differenziertem Plattenepithel in lymphoepithelialem Organ. Plattenepithel dicht von Lymphozyten durchsetzt.

Lo: Tonsillen, Epi-, Hypopharynx, relativ junge Patienten.

Pr: Sehr bösartig.

Th: Sehr strahlensensibel. Schmilzt innerhalb von Stunden „wie Butter auf heißer Kartoffel".

Adenoakanthom

= Plattenepithelkarzinom mit adenomatöser Metaplasie: Bronchien, Harnblase.

Karzinoide (s. a. neuroendokrine Tumoren, S. 407)

Vo: Appendix (semimaligne, s. S. 428) ≫ terminales Ileum ≫ Rektum > Kolon > Magen > Duodenum (s. Bd. II).

Karzinoid des Dünndarmes

a) Metastasiert
b) Primär oft multipel } Gegensatz zum Appendixkarzinoid

ma: Knotiger, gelber Tumor, submukös, flach oder gestielt, Infiltration der Muscularis propria.

mi: Wie Appendixkarzinoid.

Sy: Bei Vorhandensein von Lebermetastasen oft Karzinoidsyndrom: Flush (rot-blaue Hautverfärbung) beim Aufsitzen des Patienten oder Palpation der Lebermetastasen. Hedinger-Syndrom: Trikuspidalis weißlich, fleischig verdickt, Verkürzung der Sehnenfäden → Trikuspidalinsuffizienz. Ebenso verändert: Parietales Endokard in rechtem Vorhof und Kammer, Endothel der V. hepatica. – Bronchospasmus. Im Urin: 5-Hydroxyindol-Essigsäure nachweisbar.

Pg: Tumor-Kallikrein + Kininogen (Blut) → Bradykinin → Vasodilatation.

Tumor-Serotonin → Bronchospasmus + Durchfälle. Vielleicht auch → Endokardfibrose.

Geweblich unspezifische Karzinome

Df: Histogenese aus histologischem Bild nicht erkennbar.

Unterteilung: Viele Autoren bezeichnen je nach Bindegewebegehalt.

Entscheidend scheint aber doch die Breite der soliden Zellstränge zu sein (Abb. 164):

Carcinoma solidum medullare

Zellstränge des Karzinoms sehr breit (10 und mehr Zellen), wenig Bindegewebe.

Carcinoma solidum simplex

Zellstränge nicht ganz breit und nicht ganz schmal, etwa 5 Zellen breit, mäßig viel Bindegewebe.

Carcinoma solidum scirrhosum

Zellstränge höchstens 1–5 Zellen breit, dazwischen sehr viel Bindegewebe, Tumor also ausgesprochen hart und schrumpfend (Bindegewebeschrumpfung).

Carcinoma solidum scirrhosum dissolutum

Zellstränge in Einzelzellen aufgelöst, Tumorzellen leicht mit Entzündungszellen zu verwechseln, Gewebebild wie eine Phlegmone aussehend.

Vo: „Linitis plastica" = Carcinoma solidum scirrhosum dissolutum ventriculi. – Auch andere, meist von Drüsen ausgehende Tumoren.

Anaplastisches Karzinom

Sieht zuerst wie Spindel- oder Polymorphzell-Sarkom aus, hat aber immer einige epitheliale Inseln (z. B. Schilddrüse, hellzelliges Nierenkarzinom).

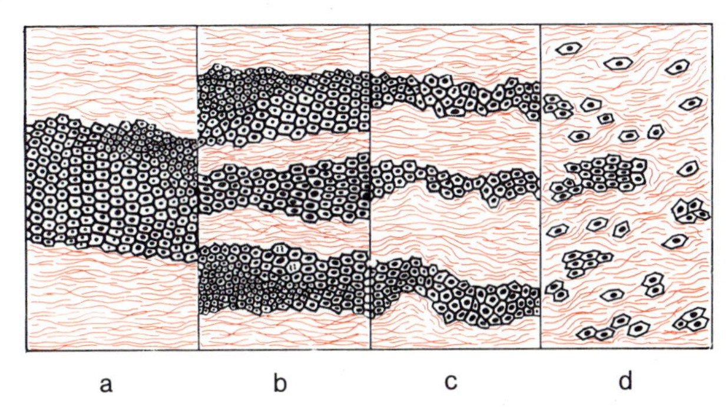

Abb. **164** Klassifizierung der soliden undifferenzierten Karzinome: Carcinoma solidum medullare (a), Carcinoma solidum simplex (b), Carcinoma solidum scirrhosum (c), Carcinoma solidum dissolutum (d)

Mischtumoren

Df: Sowohl epitheliale wie mesenchymale Anteile vorhanden, siehe auch Teratome (S. 375).

Unterscheide: ❹ Formen:

❶ Kollisionstumor

Zwei voneinander unabhängige Tumoren treffen zufällig an derselben Stelle zusammen.

Bei: Chondro-Sa des Beckens und Adeno-Ca des Ovars.

❷ Kompositionstumoren

Sowohl das Parenchym wie das Stroma zeigen gleichzeitige Tumorbildung. Hierher gehören auch die Teratome (s. S. 375) und der Wilms-Tumor der Niere (s. S. 378).

Bei: Karzinosarkom des Endometriums (Abb. 165c), Ösophagus usw.

Fibroadenom der Mamma

Vo: Junge Frauen, häufig!

ma: Ganz scharf begrenzter Tumor, auf Schnitt blättrig gebaut.

mi: Leicht myxomatöses, zirkulär um Drüsenschläuche angeordnetes Bindegewebe. Drüsenschläuche in der Gesamtform ganz unregelmäßig, z. T. zapfenartig in das Lumen eingestülpte Wandungen, Epithel zweischichtig, regelmäßig (Abb. 165b).

Pr: Gut; äußerst selten → *Sarcoma phylloides* = Riesentumor der beschriebenen Art mit Atypie der Bindegewebszellen → sehr selten Metastasen.

Adenolymphom (Warthin)

Mischung von lymphatischem Gewebe und großen regelmäßigen Drüsenschläuchen bestehend aus eosinophil gekörnten *Onkozyten* (Riesenmitochondrien).

Vo: Hals (Kiemengänge), Parotis.

Pr: gut.

❸ Kombinationstumoren

Verschiedene Zelltypen entwickeln sich aus einer Stammzelle.

Bei: **Angiolipoleiomyom** der Nierenrinde: Hamartom, bestehend aus Kapillaren, Fettzellen und glatter Muskulatur.

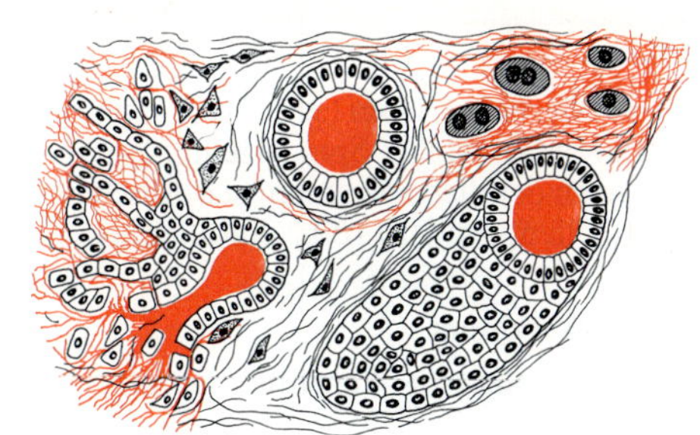

Abb. **165** a = Pleomorphes Parotisadenom = Sog. Parotismischtumor: Teils tubuläres, teils trabekuläres Adenom → Sekretausschüttung in das Stroma

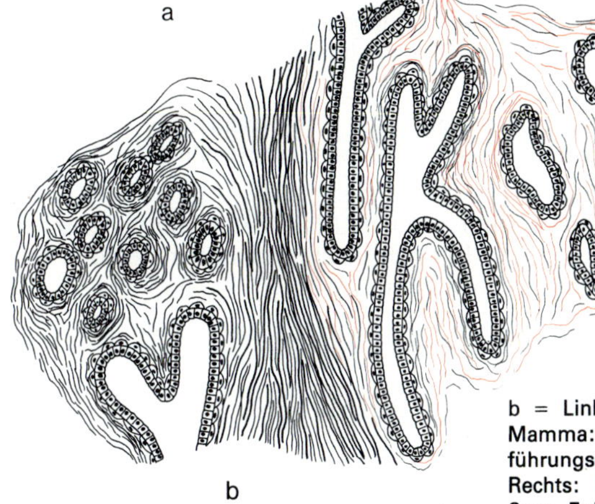

b = Links: Fibroadenom der Mamma: Proliferation von Ausführungsgängen und Stroma. Rechts: Mammagewebe. Äußere Epithelschicht = Korbzellen

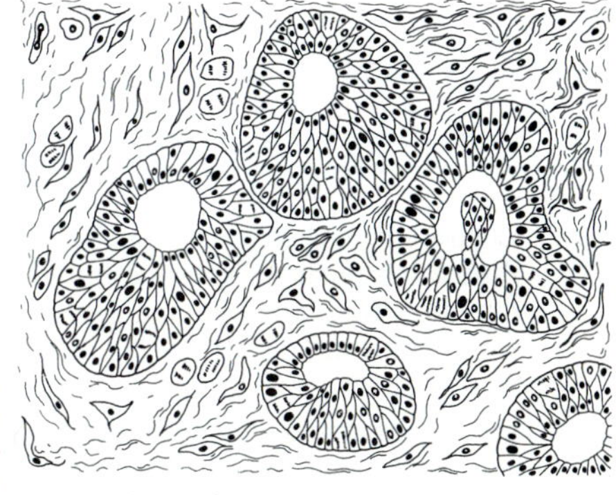

c = Karzinosarkom z. B. des Endometriums: Sowohl das Epithel der Drüsenschläuche als auch das Stroma mit Zell- und Kernpolymorphie und zahlreichen, z. T. pathologischen Mitosen

❹ Pseudomischtumoren

Bei: **Anaplastisches hellzelliges Nierenkarzinom** (sog. hypernephroides Karzinom) → entdifferenziert völlig: Spindelzellig, „sarkomatös" aussehend neben noch deutlich adenomatösen Abschnitten. Keine sarkomatösen Zellen, sondern völlig entdifferenziertes Epithel!

Anaplastisches Schilddrüsenkarzinom

Pleomorphes Adenom der Parotis (sog. Parotismischtumor).

Vo: ♀ > ♂, um 45–50 Jahre.

ma: Nicht ganz scharf begrenzter knorpelharter, weißlich-bläulicher, zuerst scharf begrenzter Tumor, hebt Ohrläppchen ab, langsam wachsend.

mi: Regelmäßig gebaute kleinzellige Drüsenschläuche und solide Stränge, übergehend in myxomatöses, knorpelähnliches Gewebe (Abb. 165 a).

Pg: **Kein echter Mischtumor**, sondern: Myxomatös-knorpelige Interzellularsubstanz unter Einfluß des adenomatösen Gebildes entstanden, also epitheliales Sekret.

Grundlagen der Krebsbekämpfung

Prophylaxe

> Merke: Ganz allgemein in der Medizin ist die Prophylaxe, also die Verhinderung der Entwicklung von Krankheiten, eine der wichtigsten Aufgaben. Dazu muß die wissenschaftliche Forschung zuerst die Grundlagen der Ätiologie und Pathogenese sauber abklären.

Bei: Zigarettenrauchen → Bronchuskarzinom: Kampagne gegen Zigarettenrauchen. Nahrungsmittelzusätze: Buttergelb → experimentell Karzinombildung. Durch Gesetze Zusätze beschränken. Röntgenstrahlen → Hautkarzinome bei Röntgenärzten: Strahlenschutzvorschriften.

Karzinomentwicklung nach therapeutischer Bestrahlung im frühen Kindesalter: Vor kritikloser Kinderbestrahlung warnen.

Präkanzerosen: Entfernen.

Früherkennung

Zahlreiche maligne Tumoren heute heilbar, wenn in frühem Stadium erfaßt. Beispiel: Portio, Mamma, Hautkarzinom, Melanom usw. (Abb. 166).

Verbesserung der Früherfassung durch:

a) Bessere Ausbildung und Weiterbildung der Ärzte,
b) Laienaufklärung → periodische Untersuchungen,
c) wissenschaftliche Erfassung der Frühveränderungen oder Vorstadien maligner Tumoren (Präkanzerosen usw.).

Grundsätzliches über Therapie

Chirurgische Entfernung des Tumors

Frühstadien + Entfernbarkeit der betreffenden Organe bzw. Organpartien Voraussetzung; besonders bei Karzinomen werden in der Regel auch die ersten Lymphknotenstationen prophylaktisch entfernt, enthalten oft nicht palpable Mikrometastasen.

Strahlentherapie

Bei besonders strahlenempfindlichen Geschwulsttypen als Primärtherapie. Sonst: Röntgennachbestrahlung (z. T. auch Vorbestrahlung)

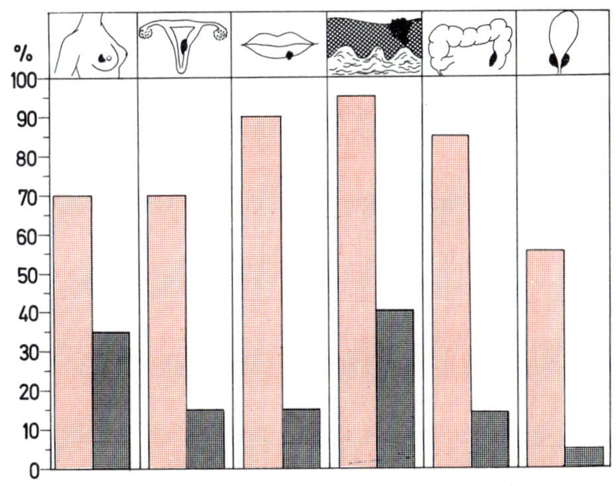

Abb. **166** Heilungsziffern einiger typischer Karzinomformen (Mamma, Uterus, Lippen, Haut, Dickdarm, Prostata) bei Frühdiagnose (rot) und bei Spätdiagnose (schwarz)

nach Operation zur Rezidivverhinderung, Bestrahlung nicht entfernbarer Lymphknotenstationen.

Hauptdomäne: Operativ nicht entfernbare maligne Tumoren.

Wirkungsweise: Nicht direkte kanzerozide Wirkung (direkte Abtötung der Tumorzellen), sondern → Hemmung der Teilungsfähigkeit der Zellen auf weite Sicht + Röntgenverödung der ernährenden Gefäße + Sklerose des bindegewebigen Tumorbettes.

Ionisierende Strahlen können von außen (apparativ) oder von innen (injizierte Isotope) an den Tumor herangebracht werden. Bei Isotopen Voraussetzung: Hohe Konzentrierung der injizierten Stoffe im Tumorbereich.

Bei: Maligne Struma, welche noch Jod verarbeitet: Injektion von radioaktivem Jod.

Chemotherapie

Hauptdomäne: Generalisierte Tumoren.

Alkylierende Substanzen (H^+ durch Alkyl-Radikal ersetzt, reagieren nicht mit DNS):
N-Lost, Endoxan, Leukeran, Myleran usw.

Äthylenamine: Trenimon, Triamelin usw.

Halogenierte Pyrimidine: 5-Jod-Desoxyuridin → in DNS eingebaut → Zellstörung.

Aktinomyzine: Stören DNS-Schablone für RNS.

Folsäureantagonisten: Aminopterin, Methotrexat.

Purinantagonisten: Merkaptopurin → Enzym und damit Proteinsynthese gehemmt (→ auch Immunsuppression).

Neuerdings direkte Behandlung oberflächlich liegender Tumoren mit Antimetaboliten (z. B. Fluor-uracil → Thymidineinbau in DNS behindert).

Gefährliche Nebeneffekte der medikamentösen Therapie: Stark proliferative Wechselgewebe (Knochenmark, Haut, Haarbälge, Dünndarm, Gonaden) werden ebenfalls geschädigt = radiomimetische Wirkung.

Hormontherapie

Maligne Tumoren unterliegen, zumindest teilweise der Steuerung durch Hormone. Gegensinnig wirkende Hormone → können Tumorwachstum hemmen.

Bei: Prostatakarzinom: Behandlung durch weibliche Hormone → wenn Hormonrezeptoren vorhanden: jahre- und jahrzehntelang völlig stumm. Kortison (oder Stimulation der Kortisonausschüttung durch ACTH) → allgemeine Proliferationshemmung durch Förderung der Glukoneogenese.

PS: Die Bildung von Hormonen, welche den Tumor stimulieren, muß gelegentlich operativ unterdrückt werden: Oophorektomie und Hypophysektomie beim Mammakarzinom mit Knochenmetastasen.

Stimulation der Immunabwehr

= neueste Therapiebemühungen.

Allgemeine Ätiologie

Chemische Schäden

> Merke: Praktisch jeder Stoff toxisch, wenn genügend hoch dosiert und lange verabreicht wird!

Mb = Medikament bei . . .

Arzneimittel

Die heute verfügbaren, z. T. hochwirksamen Medikamente haben fast alle auch Nebenwirkungen. Der Arzt muß

1. diese kennen,
2. bei atypischen Symptomen einer behandelten Krankheit an mögliche Medikamentenschäden denken und
3. das Krankheitsrisiko gegen das Risiko des Medikamentenschadens abwägen.

Medikamentenschäden durch:

a) Überdosierung,
b) Idiosynkrasie (s. S. 235),
c) Allergie,
d) Medikamenten-Nebenwirkungen; werden in Kauf genommen wegen guter Wirkung auf Grundkrankheit (s. Punkt 3, oben).

Chinoline

Mb: Chronischer Gelenkrheumatismus, Lupus erythematodes.

mi: Myoneurale Degenerationen (reversibel), Korneatrübung (reversibel), Retinopathie (irreversibel).

Pg: Proteinstoffwechselhemmung; SH-Gruppen-Inhibition.

Phenylbutazon (u. a. Pyrazolonderivate)

Mb: Rheumatismus, Entzündung.

ma+mi: Erosive oder ulzeröse Gastritis.

Pg: Mukopolysaccharidstoffwechsel verlangsamt + Kumarin → massive hämorrhagische Diathese möglich.

Salizylsäure

Mb: Rheumatismus, Entzündung, Fieber, Thromboseneigung.

ma+mi: Erosive oder ulzeröse Gastritis, Schleimhautblutungen

Pg: Mukopolysaccharidstoffwechsel reduziert, Thrombozytenaggregation vermindert, Glukokortikoidausschüttung verstärkt.

Suizidal (20–30 g):

Fo: Ketonämie, Erbrechen, Hyperpnoe, Exsikkose (Schwitzen und Diarrhö), hämorrhagische Diathese (Hypoprothrombinämie). Beim Kind durch Salizylsäuresalben auf großen Hautflächen u. U. tödliche Vergiftung.

Abusus: Nierenschaden, ähnlich demjenigen durch Phenazetin (v. a. Australien).

Glukokortikoide

Mb: Rheumatismus, chronische Polyarthritis, Kollagenkrankheiten, schwere allergische Reaktionen.

ma: Penetrierende Magen- und Duodenalulzera (!), Tbc- und Pyelonephritis-Rezidiv, Osteoporose, Oberschenkelkopfnekrose (selten), Infektabwehr reduziert!

Phenazetin (und andere Para-aminophenolderivate)

Mb: Kopfschmerzen, andere Schmerzen, Fieber. Oft Süchtigkeit!

Sy: Graue Hautpigmentierung, Methämoglobinämie, Anämie, Kopfschmerzen, rezidivierende Harnweginfekte, Urämie (Endstadium).

ma: Papillennekrosen der Nieren, Pyelonephritis, Braunpigmentierung von Leber, Haut, Harnwegen und Knorpel. Tumoren der Harnwege.
Weiteres s. Bd. II, S. 126.

Antibiotika

Mb: Bakterielle Infektionen.

Ko: *Penizillin* → Anaphylaxie mit Schocksymptomen, Larynxödem (selten).

Streptomyzin → Zerstörung der Hörzellen im Corti-Organ (Pg: Hoher Streptomyzinspiegel in Endolymphe: sehr langsamer Turnover); Vestibularisschäden.

Chloramphenicol → Schädigung des blutbildenden Systems (Agranulozytose, aplastische Anämie, thrombopenische Purpura).

Tetrazyklin + andere Breitbandantibiotika → Mykose: Aspergillus, Soor (kann bei allen Antibiotika auftreten), Photosensibilisierung, komplexe Bindung an Kalzium: Gelbfärbung des Zahnschmelzes (bei Kindern < 12 Jahren), Markierung neugebildeten Knochens (fluoreszenzmikroskopisch erkennbar); Kolitis: Störung der Darmflora und Hemmung von Pankreasfermenten; Resorptionsstörung und erhöhter Bedarf an Nikotinsäureamid → sekundäre Pellagra. Störung der Darmbakterienflora → Vitamin-K- und Folsäuremangel.

Penicillamin: Kann Glomerulonephritis erzeugen (s. B. II, S. 117).

Pg: Antimetabolische Effekte.

Hämatologische Zytostatika

Mb: Leukämie.

ma: Hauterythem, Hautpigmentierung, Lungenfibrose.

Pg: unbekannt.

Phenothiazine (Chlorpromazin usw.)

Mb: Psychiatrische Erkrankungen: Schizophrenie, Psychosen.

mi: Intrahepatische Cholostase. – Ferner: Kornea- und Linsentrübung, Retinopathie.

Pg: Kompetitive Hemmung von Flavinnukleotiden.

Anti-Asthmatika (Sympathikomimetika)

Mb: Bronchialasthma.

Fo: Bei Überdosierung (Selbstapplikation): akuter Herztod.

Pg: Energetische Stoffwechselinsuffizienz durch Überstimulierung der oxidativen Phosphorylierung.

Heparin

Mb: Herzinfarktprophylaxe, Verbrauchskoagulopathie (z. B. hämolytisch-urämisches Syndrom) usw.

Fo: Hämorrhagien. Chronisch: Osteoporose, Knochenmarkfibrose mit Zeichen der Osteodystrophia fibrosa (Kinder!):

Pg: Parathormonausschüttung erhöht.

Dikumarol

Mb: Thromboseprophylaxe.

ma: Massenblutungen im Gehirn, in die Pleura, in den Magen-Darm-Trakt, Entzündungsherde disponieren zu Blutungen. Gesteigerte Blutungsdisposition, besonders jenseits des 55. Lebensjahres.

Pg: Senkung des Prothrombinspiegels (Wechselwirkungen mit Phenylbutazon und Salizylaten möglich).

Genußgifte

Äthylalkohol: Akut, über 4–5‰ im Blut: Hirntod, keine typischen Befunde.

Chronisch → Gastritis, grobtropfige Leberverfettung, Mallory-Körper, Leberzirrhose, Polyneuritis, Nierenhypertrophie, Infektabwehr reduziert.

Nikotin: Akut → Überleitungsstörungen im EKG, Darmbeschleunigung, tonisch-klonische Krämpfe, Atemlähmung.

Chronisch → Bradykardie, Gefäßschäden.

Teerprodukte beim Rauchen: → Lippenkarzinom (Pfeifenraucher), Karzinome der Mundhöhle sowie des Laryngopharynx, Bronchuskarzinom!

I. Organotropie der Giftstoffe

(auch einiger Nichtgewebegifte)

Erythrozyten:	CO, Met-Hb-Bildner (Nitrite)
Gastrointestinaltrakt:	Schwermetalle, Phosphor, Arsen
Respirationstrakt:	Phosgen, Ozon, Paraquat, Zytostatika
Zentralnervensystem:	*Lösungsmittel.* Äthyl- und Methylalkohol
Leber:	Barbiturate, Blei, Arsen Tetrachlorkohlenstoff, Phosphor, Chloroform, Alkohol, Phalloidin
Nieren:	Quecksilber, Äthylenglykol
Knochenmark:	Chlorate, Nitrate, Benzol, Blei, Fluor
Herz:	Zytostatika (Daunomyzin usw.)

II. Systemisch angreifende Gifte

Pilzvergiftungen: Knollenblätterpilz (Amanita phalloides, giftigster Pilz) sowie Fliegenpilz (Amanita muscaria) → Leberdystrophie, Nierentubulusnekrosen (Niereninsuffizienz), toxische Verfettung des Herzmuskels. Enteritis → Dehydratation.

Methylalkohol:

Vo: Brennspiritus, zur Denaturierung von Äthylalkohol verwendet.

Sy: Reizung der Schleimhäute, Erbrechen, Sehstörungen, Hirntod.

ma: Blutungen in Magen-Darm-Schleimhaut sowie Lunge.

mi: Nekrotischer Zerfall der Sehzellen.

Pg: Methylalkohol im Organismus → Formaldehyd → Ameisensäure = starke Zellgifte.

CO:

Vo: Leuchtgas (wenn nicht entgiftet!), Auspuffgase, Ofengase.

Pg: Oft keine Selbstrettung wegen Beinlähmung; Summation wichtig, da Ausscheidung sehr langsam.

CO: 200–300mal größere Affinität zu Hämoglobin als O_2 → Bildung von CO-Monoxydhämoglobin.

ma: Hellrote Totenflecken, hellrotes flüssiges Blut, Hyperämie der Organe, evtl. Purpura cerebri, Pallidumnekrose bei längerem Überleben, anoxische feintropfige Organverfettung. Organe in Formalin eingelegt → *entfärben sich nicht.*

Benzol: Ganz unterschiedliche individuelle Empfindlichkeit.

Vo: Gummi-, Leder-, Farben- und Lackindustrie, Reinigungsmittel. Aufnahme als Flüssigkeit oder als Gase.

Sy: Akut: Delirium und Koma.
Chronisch: Knochenmarkschaden: Thrombopenie, Anämie, selten Polyzythämie, Panmyelophthise, Leukopenie → chronische Regeneration → myeloische Leukämie.

Tetrachlorkohlenstoff:

Vo: Farben- und Gummiindustrie, Entfettung, Fleckenwasser. Meist Inhalation, selten oral.

Sy: Narkotische Phase (1–2 Tage) → hepatorenale Phase.

Fo: Membranschaden von Zellen und Zellorganellen: Leber-, Niereninsuffizienz (akute Tubulonekrose).

Zyan: Meist Zyankali. Schädigung der Respirationsenzyme.

ma: Rote Organe, flüssiges Blut, punktförmige Blutungen, Mandelgeruch.

Glykol: s. S. 29.

Blei:

Vo: Flachmaler (Mennige u. a. Bleifarben), Kinder, welche an bleiweißgestrichenen Möbeln nagen. Schriftsetzer, Akkumulatorenarbeiter. Heute wichtig: Bleitetraäthyl = Antiklopfmittel im Benzin. Bleidämpfe: Viel gefährlicher, da nicht wie bei enteraler Aufnahme primär durch Leber entgiftet. Speicherung im Knochen, therapeutisch mobilisierbar. Langsam durch Niere und Darm ausgeschieden.

Sy: Akut: Bleikolik. Basophil punktierte Erythrozyten.

Chronische Vergiftung: Bleisaum an Gingiva = Bleisulfid (ähnlich Quecksilber und Wismut). Bleilähmungen: Extensoren der Hände und der Finger, Hypertonie, toxische Porphyrie.

mi: Einschlußkörper in Kernen von Nieren- und Leberzellen (Kinder; analoger Befund: Wismut). Bleienzephalopathie, Myelindegeneration in Nerven → Bleilähmung. Periphere Vasokonstriktion → Hypertonie → Nierenschädigung. – Bleitumoren exp. s. S. 372.

Thallium:

Vo: Rattengift (Celio): Suizid, Unfall oder Mord.

Sy: Diarrhö, Haarausfall (!): Mitosegift.

Quecksilber:

a) $HgCl_2$ = Sublimat.

Vo: Suizid, Verwechslungen usw.

> Merke: Ungeeignet für Blasenspülung, da bei Zystitis usw. vermehrt resorbiert.

ma: Ulzeröse Entzündung von Magen, Duodenum, Harnblase.

mi: Proteingebundene Sulfhydrylgruppen der Enzyme blockiert → Hauptstücknekrose (Niere) → dystrophische Verkalkung.

Sy: Akute Anurie → Urämie.

b) Quecksilberdiuretika und Kalomel → eine Form der Lipoidnephrose durch toxische Membranläsion der Glomerulaschlingen (Bd. II).

c) Metallisches Quecksilber weniger gefährlich, wurde früher von Ileus-Patienten getrunken zur Ileusbehebung.

Arsen:

Vo: a) Anorganisch in Rattengift (Mordmittel), früher auch Winzer, Farbindustrie.
Ausgeschieden: Fäzes und Urin (wichtiger Nachweis).
b) Organisch: Medikamente, früher zur Syphilisbehandlung und Anämiebehandlung; Allergie bekannt.

Sy: Akut: Gefäßkollaps, Koma.
Subakut: Erbrechen und Diarrhö → Gefäßkollaps, oft auch Hautpetechien.
Chronisch: Kleine Darmulzera, verstärkte Hautpigmentierung, Hyperkeratose an Vola und Planta → Karzinom; Paralysen und Durchfälle; allgemeine Schwäche. Gehäuft: Maligne Hämangioendotheliome der Leber.

ma: Perakut: ZNS-Tod ohne morphologisches Korrelat.
akut: Kapillarnekrosen → Purpura: Magen, Hirn.

mi: Schwere Myelindegeneration der peripheren Nerven, Zerstörung der Achsenzylinder.

Phosphor: Heute nicht mehr wichtig (Streichhölzer). Verfettung von Leber, Niere, Myokard und Achsenzylinder im ZNS, Lebernekrosen: intermediär im Läppchen, Knochennekrosen.

Beryllium

a) Dämpfe in Leuchtröhrenfabrikation: Herdförmige Lungenfibrose, knotig, im Zentrum fibrinoides oder granuläres Material, viele Fremdkörperriesenzellen.
b) lokale Berylliumwirkung (Stichverletzung) → tuberkuloides Granulom.

III. Lokal angreifende Gifte

Basen: → Kolliquationsnekrose.

Ammoniak → gelb gefärbte Nekrosen.

Kali- und Natronlauge → graubraun gefärbte Nekrosen.

Säuren: → Koagulationsnekrose.

Essigsäure: Rotbraune bis schwarze Verfärbung (= Chromoproteinniere bei Vergiftung).

Salzsäure: Grauweiße Verfärbung.

Salpetersäure: Gelbe Verfärbung (→ Xanthoproteine).

Nitrose-Gase: → Alveolarzell- und Kapillarläsionen → hyaline Membranen → Sekundärinfektion → Bronchopneumonie.

Anhang:

Schäden durch Vitaminstörungen

Vitamin A

a) *Mangel:* Leukoplakie (Keratose) in Vagina, Uterus. Haut: Follikuläre Hyperkeratose, trocken, glanzlos. Störung der Dunkeladaptation = Hemeralopie = Nachtblindheit (Störung der Sehpurpurbildung). Xanthophthalmie = Gelbsehen, Keratomalazie (Hornhautnekrose), Stillstand der enchondralen Ossifikation.

Exp: Fetal → Mißbildungen.

Mensch: Kongenitale Xerophthalmie (Austrocknung des Auges) + Hasenscharte.

b) *Überdosierung:* Säuglinge und Kleinkinder: Nach 24 Stunden → Hydrozephalie mit Vorwölbung der Stirnfontanelle, Liquordruck erhöht: Überproduktion von Liquor. Blässe, Benommenheit und Erbrechen.

Erwachsene: Dasselbe nach Genuß von reichlich Eisbärenleber beobachtet (Eskimo).

Chronisch: Rhagadenbildung der Lippen, Haarausfall, Brüchigkeit der Fingernägel, Nasenbluten, Hypoprothrombinämie, periostale Knochenneubildung → Knochenschmerzen.

Vitamin B_1 (Thiamin = Aneurin)

Mangel = Beri Beri = singhalesisch für: Kann nicht = Muskelschwäche durch Nervenschäden.

Ae: In Europa und USA meist durch Alkoholismus, Tropen: Polierter Reis. Reiskorn besteht aus Korn, Keimanlage und Spelze. Spelze und Keimanlage (B_1-Depot) bei Polierung entfernt.

Sy: Polyneuritis, ZNS-Symptome, Muskelschwäche, Ödeme.
Beri-Beri-Herz: Im Herzmuskel gebildetes Pyruvat nicht genügend abgebaut → hochgradige Herzdilatation → Hypertrophie.

mi: Diffuse Herzmuskelfibrose = Hypertrophie.
Polioencephalitis haemorrhagica superior (Wernicke): Symmetrische herdförmige Vasodilatation, Gefäßproliferation, Blutun-

gen: Äußere Augenmuskelkerne, Thalamus, Hypothalamus. Typisch, aber nicht spezifisch für Alkoholiker; keine echte Entzündung.

Pg: KH-Abbau herabgesetzt + keine Pyruvat/Laktat-Verwertung.

Vitamin B_2 (Riboflavin = Laktoflavin)

Mangel: Mundwinkelrhagaden, Zungenatrophie.

Vitamin B_{12} = extrinsic factor

Fördert Reifung der Erythrozyten.

Mangel: Ursache: Malabsorption; Mangel an Belegzellen → intrinsic factor herabgesetzt.

Fo: f8Perniziöse Anämie: Glossitis, Stomatitis, funikuläre Myelose.

Pg: Chron. atrophische Gastritis → Belegzellmangel (+ Zusatzfaktor: AK gegen Belegzellen oder gegen intrinsic factor?) → B_{12} (= extrinsic factor) ungenügend resorbiert → funikuläre Myelose. – *Pachymeningosis haemorrhagica interna* (s. Bd. II) durch Vitamin-B_{12}-Mangel bedingt.

Folsäure

Notwendig für Erythrozytenreifung und allgemeine Proliferation der Zellen.

Mangel: Kann durch den Folsäureantagonisten Aminopterin (Zytostatikum) erzeugt werden; Malabsorption, Durchfall, Reduktion der Mitosen in Lieberkühn-Krypten des Darmes, oberflächliche Nekrosen des Darmepithels.

Vitamin C (Askorbinsäure)

Kann vom Menschen und Meerschweinchen nicht selbst synthetisiert werden (wohl aber von Ratte, Kaninchen usw.), deshalb Zufuhr von außen nötig. Fördert Einbau von *Sulfat, Prolin, Hydroxyprolin und Glyzin* in Glukosaminoglykane bzw. Kollagen des Bindegewebes.

Mangel: Keine Kollagenbildung bei erhaltener Zellproliferation und Retikulinbildung → Reißfestigkeit bei Wundheilung hochgradig reduziert. Starke Blutungsneigung: Ungenügender Einbau von Mukopolysacchariden in Basalmembran der Kapillaren → Kapillarpermeabilität erhöht → Blutungen.

Skorbut = Erwachsenenform des Mangels.

Sy: Blutungen: Mundschleimhaut, Haut, Muskeln, Gelenke; Knochenläsionen, Anämie, schlechte Wundheilung.

Möller-Barlow = infantiler Skorbut: Vor allem subperiostale Blutungen → Verkalkung. Gelenkblutungen. Knochen brüchig.

Enchondrale Ossifikation: Abnahme der sauren Mukopolysaccharide → Knorpelproliferation nimmt ab → präparatorische Verkalkungszone breit, Knorpelkalkspieße bleiben nackt, keine Osteoidbildung → keine neue primäre Spongiosa → Frakturneigung + Epiphysenlösung. Markräume: Lockeres, fibrillenfreies Markgewebe (Gerüstmark) → hämorrhagische Diathese; Gelenkblutungen.

Fo: Frakturen und Infraktionen (Frakturen ohne Periostrisse), periostale Hyperostose.

Vitamin D

Bei Hautbelichtung aus Ergosterin und Cholesterin gebildet; als fettlöslicher Stoff aus Darm aufgenommen. Umbau in 1,25-Dihydroxycholecalciferol = wirksames Vitamin durch Hydroxylierung in Stellung 25 dosisabhängig in der Leber, danach in Stellung 1 in der Niere, hier durch negative Rückkopplung (Serumkalzium) gesteuert. Kalziumresorption im Darm und Kalzifizierung des Knochens verstärkt. Die Wirkung des Parathormons am Knochen ist von der Gegenwart des Vitamin-D-Hormons abhängig.

a) *Mangel:* Zufuhr verringert, Malabsorption, Sonneneinwirkung reduziert, Niereninsuffizienz → Bildung von 1,25-Dihydroxycalciferol herabgesetzt.

Erwachsener: Osteomalazie (z. B. in Gravidität) in Becken und Wirbelsäule.

Kinder: Rachitis.

Sy: Weiche Knochen, Kraniotabes, Kartenherzbecken, Verkrümmung der Tibia, Kyphoskoliose, Rosenkranz: Auftreibung der Knorpelknochengrenzen der Rippen.

Pg: Mangelhafte Verkalkung des Epiphysenknorpels (Kinder) und der Knochenbälkchen + Ca^{++}-Resorption im Darm reduziert.

Vitamin D-resistente Rachitis:

α) Renale Ausscheidungsstörungen → Ca × P – Produkt unter 30 gesenkt,

β) Angeborene Stoffwechselstörung mit erhöhter Phosphatausscheidung (Phosphatdiabetes).

b) *Überdosierung:* Außerordentlich gefährlich: Arzt nicht im Bilde oder Eltern nicht richtig instruiert, kennen Gefahr nicht → Dosierung viel zu hoch, keine Pausen → Niereninsuffizienz.

mi: Kalksalze in Herzmuskel, Arterien, Lungen abgelagert. Kalkmetastasen in Nieren: Verkalkte Mukoproteingranula und ganze Hauptstückzellen in Tubuluslumina abgestoßen + Verkalkung der Basalmembranen der Glomerula und der Gefäße.

Idiopathische Hyperkalzämie: durch Vitamin D-Zusätze zu Konservenmilch bedingt oder besonders Vitamin-D-empfindliche Kinder.

Nikotinsäureamid

Mangel: Pellagra

Pelle agra = rauhe Haut (17. Jahrh. Norditalien)

1915: 10 000 Todesfälle in den USA. Heute viel seltener.

Sy: **D**ermatitis, **D**iarrhö, **D**emenz (3 D)

Erythem mit Bräunung (nur belichtete Haut), Ulzera über Gelenken in Gesicht und Mund, rote Zunge, Gastroenterokolitis, Delirium, trophische Störungen.

Pg:
1. Primäre Form: Maisesser: Im Mais metabolischer Antagonist gegen Nikotinsäureamid. Praktisch nur im Frühling und Frühsommer: Vitamininsuffizienz während des Winters akkumuliert.
2. Sekundäre Form: Chronische Resorptionsstörungen (Enteritis, Alkohol), langfristig Antibiotika oder Vitamin B_1 oder B_2 hochdosiert.

mi: Herdförmige Degeneration der motorischen Hirnrindenzellen. Rückenmark: Demyelinisation der dorsalen und lateralen Säulen; hypertrophische Gingivitis, Kolon: Zystisch erweiterte Krypten mit Schleimzelldetritus und Entzündungszellen, Ulzera.

Vitamin K (Koagulationsvitamin)

Kofaktor der Prothrombinsynthese.
Normalerweise durch Kolibakterienflora des Darmes gebildet.

K-Hypovitaminose

Ae:
1. Verschlußikterus → Fehlen der Gallensäure.
2. Sprue → Resorptionsstörung für Fette (Vitamin K = lipoidlöslich).
3. Verzögerte Bakterienbesiedlung des Säuglingsdarmes.
4. Darmsterilisierung durch Breitbandantibiotika.

Sy: Hämorrhagische Diathese, Epistaxis.

Pg: Störung der Prothrombinbildung in Leber.

Schäden durch Staub

Df: *Pneumokoniose* = durch mineralischen oder metallischen Staub verursachte Lungenveränderung.
Mischstaubpneumokoniose = morphologisches Mischbild nach gleichzeitiger Einwirkung von zwei oder mehr Staubarten.

Gewebsreaktionen

Staubspeicherung

In Makrophagen ohne Bindegewebsvermehrung (nur bei inerten Staubsorten).

Bei: Anthrakose, Siderose (Einatmung von Eisenoxid): Elektroschweißerlunge.

Eisenhaltige Körperchen („ferruginous bodies")

Bilden sich nach Exposition gegen verschiedene faserige Staubarten: Asbest = Bergflachs: 10–50 μm lange oder längere fadenförmige Silikatkristalle → perlschnurartig ferritinhaltiges Eiweiß angelagert (durch Makrophagen?) = „Asbestkörperchen". Seltener Bildung von eisenhaltigen Körperchen durch Glaswolle, Talkum, Glimmer oder Graphit induziert.

Granulombildung

Silikose, Berylliose, Talk, Stärke, Pflanzenstaub.

Lungenfibrose

Asbestose, selten: Hartmetallstaub, seltene Erden, Bauxit.

Destruktives Emphysem (Bd. II, S. 307)

Perifokal- oder Traktionsemphysem: Silikose, Anthrakose. Zentroazinäres Emphysem möglicherweise durch Kadmium, das in Zigarettenrauch enthalten ist.

Asthma bronchiale

Organischer Staub → asthmatische Reaktion abhängig von individueller Disposition: Reaginbildner (s. S. 256).

„Montagsfieber" der Baumwollarbeiter = Byssinose

Sy: Atemnot und Fieber nach expositionsfreiem Wochenende.

Pg: Unklar. Kombination verschiedener immunologischer Reaktionen.

Unspezifisches respiratorisches Syndrom

Akute oder chronische Bronchitis, ausgelöst durch verschiedene Staubarten.

Exogene allergische Alveolitis

Immunologische Reaktion vom verzögerten Typ, gelegentlich kombiniert mit Reaktion vom Soforttyp (Typ I und Typ IV nach Coombs, s. S. 255).

mi: Interstitielle lymphozytäre Pneumonie mit epitheloidzelligen Granulomen.

Bei: Farmer's lung (ausgelöst durch thermophile Aktinomyceten in feuchtem Heu), Vogelzüchterlunge (Eiweiße aus Vogelkot), Käsewäscherlunge (Pilze), Bäckerasthma (Kot des Mehlkäfers) und viele andere.

Maligne Tumoren

Joachimsthaler Lungenkrebs (s. S. 380).

Asbest-, Arsen- (S. 383) und Chromatkrebs: Staub = Kokarzinogen zu Zigarettenrauch?

Pleuramesotheliom: Asbest.

Zusatzfaktoren

Die Entwicklung der Staubschäden (insbesondere der Pneumokoniosen) hängt von folgenden ❹ Zusatzfaktoren ab:

❶ Staubqualität

Anorganisch/organisch, Kristallstruktur, chemische Eigenschaften, Korngröße:

Bei: a) Partikel < 10 μm werden phagozytiert und durch Lymphstrom und Mukoziliarapparat des Bronchialsystems abtransportiert.

b) Partikel von 10–150 μm bleiben da liegen, wohin sie aspiriert wurden.

c) Partikel > 150 μm gelangen nicht in die Alveolen (Filterfunktion der Bronchien und Bronchiolen!)

❷ Staubdichte und Dauer der Exposition

Kurzzeitige Exposition bei hoher Staubdichte = langfristige Exposition bei geringer Staubdichte.

❸ Sedimentationsgeschwindigkeit

a) Größe, Form und Gewicht der Partikel.

b) Meteorologische Verhältnisse: Herbstliche Hochdruckwetterlage → Inversion der Luftschichten = Lufttemperatur am Boden tiefer als in der Höhe (normal: umgekehrt) → thermisch bedingte Luftzirkulation stoppt → Luft steht still → Luftverschmutzung durch Ruß, Staub, Reizgase. Besonders in dicht besiedelten Industriegebieten → „Smog" = **sm**oke + **fog** → Massensterben: Akute Exazerbation chronischer Bronchitiden und Atemweginfekte.

❹ Lungenventilation

Belüftung in Unterlappen > Oberlappen → höhere Staubbelastung der Unterlappen, normalerweise durch bessere Clearance kompensiert → Pneumokoniose in Oberlappen ausgeprägter als in Unterlappen. Zu starke Staubbelastung → Lymphbahnen in Unterlappen dekompensiert oder, wenn Partikel zu groß (Asbestose) → Pneumokoniose vorwiegend in Unterlappen.

❺ Lungenclearance

a) Mukoziliarapparat

Normale Zilienbewegung des Flimmerepithels beseitigt Schleim-, Staubpartikel und Bakterien mit einer Geschwindigkeit von 2,5–35 mm/Min. Lähmung der Zilien durch: Trockene Luft (Tracheostoma), Zigarettenrauch, Alkohol, Atropin, Kokain, chronische Bronchitis: flimmerhaarlose Becherzellen vermehrt, Pflasterepithelmetaplasie.

Fo: Infektneigung → chronische Bronchitis → chronische Atemwegsobstruktion. – Kanzerogene Stoffe bleiben länger im Bronchialsystem an Aufzweigungen von Lappen- und Segmentbronchien liegen: Transport hier durch Wirbelbildungen im Schleimfluß gestört → überwiegend zentrale Bronchuskarzinome (s. Bd. II, S. 344).

b) Lymphgefäßsystem

Nur entscheidend bei Staubkorngröße bis 10 μm. Lymphbahnen beginnen in Azinuszentren der Lunge: Flüssigkeit aus Alveolen und Fremdstoffe → perivaskuläre und peribronchioläre Lymphgefäße → hiläre Lymphknoten und Pleura. Lymphstrom im gut belüfteten und durchbluteten Unterlappen wirksamer als im Oberlappen. Daher Entstehung von Silikose, Tuberkulose und Karzinom in Oberlappen begünstigt. – Störungen des Lymphstroms durch ❹ Faktoren:

❶ Flüssigkeitsüberlastung: Stauung → Lymphangiektasie → alveoläres Ödem.

❷ Staubüberlastung → Staubablagerungen an den Sammelstellen der Lymphe: Silikotische Veränderungen in Lymphknoten und Pleura. – Zentripetaler lymphogener Staubtransport hört nie auf → im Alter: staubarme Lungen + Hiluslymphknotensilikose.

❸ Lymphbahnblockade durch vorbestehende Narben, Tuberkulose usw. → Staubablagerungen mit Bildung silikotischer Knötchen. Narben, Pleurastränge, Tuberkulose = Realisationsfaktoren der Silikose.

Umgekehrt: Silikose → Lymphbahnblockade → Liegenbleiben von Tuberkelbakterien → Silikotuberkulose.

Vermutlich auch Liegenbleiben von kanzerogenen Stoffen in den Narben → Narbenkarzinom (selten).

❹ Kleinere Partikel (z. B. Quarz) rascher abtransportiert als größere. Asbestnadeln *nicht* transportiert → Asbestose daher vorwiegend in Unterlappen lokalisiert.

Thermische Schäden

Hitzeschäden

Verbrennung, Verbrühung

Lokale Wirkung

Wichtige Faktoren: Intensität, Aggregatzustand (gasförmig, flüssig, fest), Dauer.

Bei 50° beginnt Koagulation → Nekrose.

I. Grad (Abb. 167 a): Erythem = entzündliche aktive Hyperämie.

II. Grad (Abb. 167 b): Blasenbildung = seröse und zelluläre Exsudation + Hyperämie = Vollbild der Entzündung.

III. Grad (Abb. 167 c): Brandschorf (fehlt bei Verbrühung), völlige Koagulation der Eiweißkörper, Zerstörung der Enzyme → keine Autolyse.

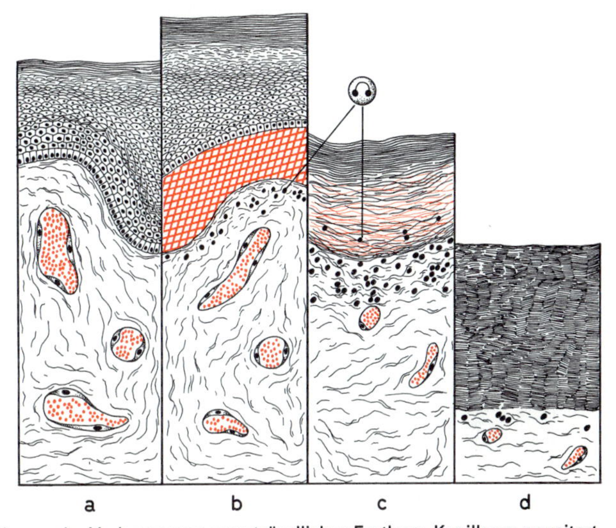

Abb. **167** Phasen der Verbrennung: a: entzündliches Erythem, Kapillaren erweitert, Ödem der Kutis. b: Blasenbildung durch Abhebung der Epidermis, c: Brandschorf = Hitzenekrose mit entzündlicher Reaktion, d: tief reichende Verkohlung

IV. Grad (Abb. 167 d): Verkohlung.

Heilung: Demarkation des nekrotischen Gewebes durch Entzündung wie bei Infarkt usw. → Narbe. Eigenartig ist bei Verbrennung häufiger Übergang in Keloid (s. Bd. II), evtl. noch nach 15–30 Jahren → Hautkarzinom.

Allgemeine Wirkung

Ein Fünftel der Körperoberfläche beim Erwachsenen kritisch, beim Kind und vor allem beim Säugling sehr viel kleinere Oberfläche.

Berechnung der verbrannten Oberfläche nach Neunerregel (Abb. 168):

> Merke: Oberflächenausdehnung ist wichtiger als Grad der Verbrennung.

a) *Frühtod:* Stunden, Hirntod mit Verwirrtheit, schwerstem Schock, oft Hämolyse, Wasserverlust durch Darm und Hautblasen → Bluteindickung.

b) *Spättod:*

1. Urämie 6.–10. Tag. Doppelschädigung der Niere: a) Primärer Schock, b) Überangebot an Eiweißabbauprodukten.
2. Toxisch: Exp: Parabiotischer nicht verbrannter Partner → schwerste Intoxikationserscheinungen, ebenso beim verbrannten

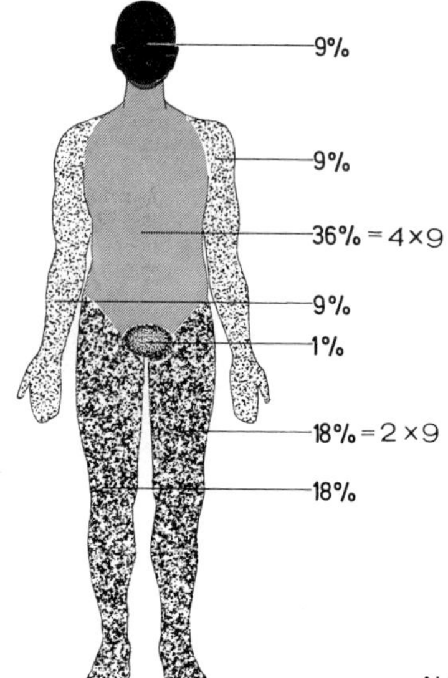

Abb. **168** Neunerregel bei Hautverbrennung

Menschen. Verbrennungstoxin = Lipid-Protein-Komplex, nur bei Verkohlung nachgewiesen.

3. Infektion: Riesige Wundfläche, reduzierte Abwehr.
4. Selten: Duodenalulzera = Folge des Kreislaufkollapses und der Histaminwirkung.

Sonnenstich = Insolation

Früher von Hitzschlag getrennt, auf direkte Sonnenstrahleneinwirkung zurückgeführt. Heute beide: Überforderung des Wärmeregulationszentrums bei heißer und feuchter = schwüler Witterung. Besonders bei Schiffsheizern, Soldaten mit schwerer Uniform.

Pg: Zunahme der inneren Temperatur des Körpers → Gefäßerweiterung → Schwitzen → Temperaturentzug durch Verdampfen.

Hier: Feuchte Wärme → kein Verdampfen → Versagen dieser Regulation → Anstieg der inneren Temperatur auf über 40° → sekundäre Hirnläsion.

Sy: Plötzliche Bewußtlosigkeit, Krämpfe, Tachykardie, hochrotes Gesicht.

Autopsie: Rektaltemperatur unmittelbar nach Tod wesentlich über 40°, frühe Totenstarre, bedingt durch ATP-Ausfall → Kräfte zwischen Aktin und Myosin (s. Bd. II) kommen hier verstärkt zur Geltung. Erstickungszeichen (zerebrale Erstikkung), rasche Fäulnis und Hämolyse. Leberzellnekrosen (bioptisch verifiziert).

Kälteschäden

Mechanismen der Temperaturregulationen (peripher und zentral) s. Lehrb. Pathophysiologie.

Lokale Wirkung

Aggregatzustand wichtig: Feuchte Kälte viel gefährlicher als trockene, kalter Wind gefährlicher als stehende Luft. Schwere Kälteschäden auch bei Temperaturen über Null Grad möglich.

Kälte macht unempfindlich: Bergsteiger beobachten sich gegenseitig → weiße, gefühllose Ohren = Vorstadium der Erfrierung.

Pg: 1. Kälte → langsames Gefrieren der Interzellulärsubstanz = Eiskristalle → Verhältnis Salzmenge : Restwasser erhöht →

Interstitium hyperosmolar → Zellwasser abgezogen → schwere Zellschrumpfung.

2. Kälte → Vasokonstriktion → Ischämie + Störung der Nervenleitung (therapeutisch benützt: Lokale Gewebeeinfrierung zur schmerzlosen Inzision). Kryochirurgie.

Dauerischämie → Endothelschaden → Thrombosegefahr → Gewebenekrose.

Akute Gewebeschäden = akute Erfrierung

I. Grad: = Gefäßlähmung → Erythem.

II. Grad: Gefäßpermeabilität vermehrt → Blasenbildung, teigiges Ödem.

III. Grad: Gefäßwandschaden morphologisch erfaßbar, irreversibel → Frostnekrose.

Frostbeulen = Perniones: Reaktive Hyperämie und schwere Entzündung; individuelle Disposition wichtig.

Spätfolgen nach Erfrierung

„Endarteriitis obliterans" (entzündliche Arterienveränderung mit Lumeneinengung) = Folge der Gefäßischämie und der Thrombenbildung (keine echte primäre Entzündung, sondern entzündliche Reaktion auf Thrombose) + Gefäßwandnekrose = Folge langdauernder Permeabilitätsstörung → Plasmainsudation.

Nervenschädigung → sekundäre Muskelatrophie.

Gefäßveränderung und Nervenläsion → Knochenatrophie, Atrophie der Epidermis.

Kälteschäden des Gesamtkörpers

Akklimatisationsmöglichkeit: Eskimo erträgt niedrigere Temperaturen als Neger. Untrainierte Skiläufer und Berggänger viel gefährdeter als akklimatisierte. Psychisch (!) und physisch Erschöpfte sowie Alkoholisierte hochgradig gefährdet: Indolenz, Schläfrigkeit, Vasodilatation → starker Temperaturverlust. Tod bei ca. 25° C Eigentemperatur. – Oft entscheidend wichtig beim Ertrinken guter Schwimmer! Überlebenszeit im Wasser:

0°:	12 Minuten,	10°:	2½ Stunden,
5°:	1 Stunde,	15°:	6 Stunden.

Bf: Hellrote Totenflecken, Glykogen in Muskel, Herz und Leber reduziert, Thyreoidea aktiviert ähnlich Basedow, da Thyroxinbedarf erhöht, Oxydationshemmung allgemein → feintropfige Parenchymverfettung.

Elektrischer Strom

Blitz

Enorme Voltmenge, kurze Dauer = Kondensatorenentladung.

ma: Rote Zacklinien in Haut = Blitzfiguren, daneben Verbrennungen und Hautblutungen: ZNS-Tod, Herz arbeitet lange weiter.

Künstlicher elektrischer Strom

Typisches Beispiel für wirkungsvolle Prophylaxe: Strenge gesetzliche Vorschriften → Zahl der Elektrounfälle trotz Zunahme des Verbrauches stark gesunken (Schweiz, Deutschland).

Ampère wichtiger als Volt, über 0,1 Amp. gefährlich.

120–500 Volt besonders gefährlich (abgesehen von Starkstrom s. unten). Stromstärke $A = \frac{V}{\Omega}$, also: Je kleiner Widerstand (nasse Füße bei Arbeit im Stall, Badezimmer, Waschmaschine usw.) desto gefährlicher.

Stromweg: Durch Herz oder Hirn besonders gefährlich.

Strommarke

ma: (Abb. 169 a) Meist nur wenige Millimeter groß, vor allem an Handvola und Fußsohle zu suchen, oft unter Arbeitsschmutz versteckt. Grauweiße Delle mit wallartigem Rand, keine Rötung.

mi: (Abb. 169 b) Blase in Epidermis → oft zusammengeschnurrt. Radiär gestellte, fein ausgezogene Kerne → Garbenbildung = Hitzeeinwirkung. Kerne der glatten Muskelfasern (Abb. 169c) in den Arterien ebenfalls ausgezogen und gewellt, oft Thrombosen. – Dasselbe Bild: Chirurgische Elektroexzision.

Pg: Joule-Wärme → spezifische Form der Verbrennung bzw. Verkochung.

Herzwirkung: Kammerflimmern = spezifisch elektrische Wirkung (75–4000 mA). Zwischen 25 und 75 mA und bei Stromstärken über 4 A → Herzstillstand.

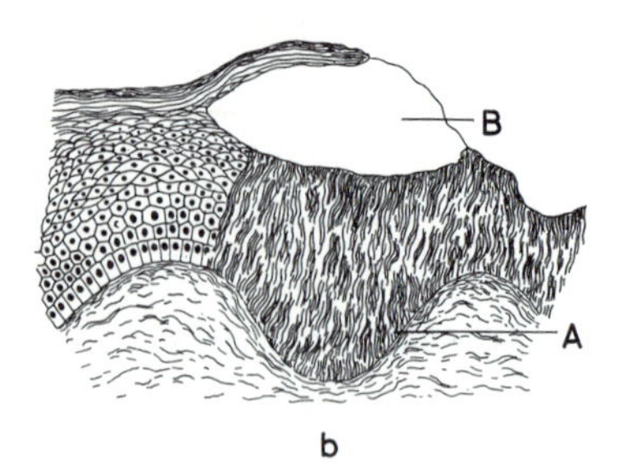

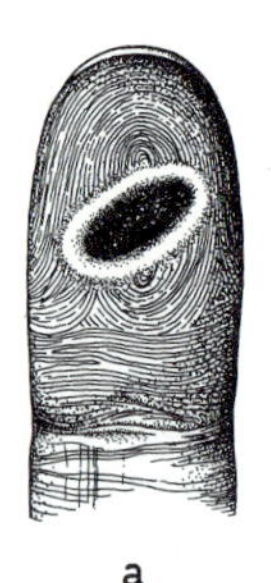

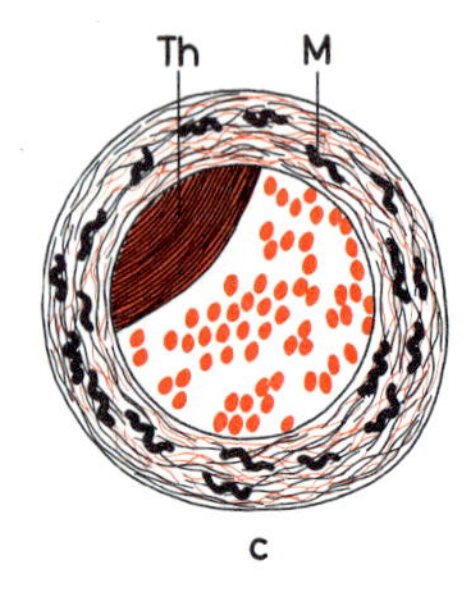

Abb. **169** Elektrische Gewebeschäden: a: Strommarke mit verkohltem Zentrum und wallartigem Rand an Fingervola. b: histologisches Bild zu a: A = büschelförmig ausgezogene Kerne der Epidermis, B = Blase in der Epidermis. c: kleine Arterie nach Durchfluß von elektrischem Strom, in der Media korkzieherartig geschlängelte, pyknotische Kerne der glatten Muskulatur (M), im Lumen Bildung eines Thrombus (Th) zufolge Hitzeschädigung des Endothels

Starkstrom

1. Hitzewirkung durch Flammenbogen (ca. 3000°C).
2. Verkochung durch Joule-Wärme in Muskulatur → Nekrosen → Myo- und Hämoglobin im Urin = Chromoproteinurie.
3. Hirn durchlaufen vom Strom → akuter Hirntod.

Strahlenwirkungen

Lichtstrahlen

Infrarot → Glasbläserstar

Ultraviolett 250–320 nm

Haut: Aktive Hyperämie → Entzündung = Sonnenbrand = Verbrennung I. Grad.

Auge: Konjunktivitis, Uveitis = Schneeblindheit.

Chronisch → Pigmentvermehrung, Hyperkeratose (= Schutzmaßnahme), allgemeine Hyperplasie der Epidermis = Seemannshaut, Landmannshaut.

Sensibilisation gegen Sonnenlicht:

Exp: Fluoreszierende Stoffe Mäusen injiziert → überempfindlich gegen UV-Licht.

Mensch: Hämatoporphyrin im Blut erhöht durch Störung des Hämoglobinaufbaues → Haut gegen UV überempfindlich → Hidroa vacciniformis vernalis (= im Frühling auftretend) → Blasenbildung → später Hautkarzinome.

Analoge Sensibilisierung bei Pellagra (S. 452); Buchweizenvergiftung (Fagopyrismus) und Medikamenten (Phenothiazin, Tetrazyklin, Sulfonamide usw.).

Xeroderma pigmentosum s. Bd. II, S. 280.

Ionisierende Strahlen

Einheiten:	1 Gy (Gray)	=	1 J (Joule/kg)
	1 rd (Rad)	=	0,01 J
	1 rem	=	0,01 J

Elektromagnetische:

Röntgenstrahlen: 13–50 nm = weiche = wenig tief eindringende, aber lokal stark wirkende; 0,05–1 nm = harte = stark eindringende Strahlen. 0,002–1 nm = Gammastrahlen.

Korpuskuläre:

Alphastrahlen = Heliumkerne.

Betastrahlen = Elektronen.

Produktion von *Ionenpaaren* pro durchdrungene Volumeneinheit: Alpha > Beta > Röntgen > Gamma.

Penetrationstiefe: umgekehrt.

Grundsätze der Strahlenpathologie

1. Bergonié und Tribondeau 1906: *Differenzierungsgrad* eines Gewebes ist der Strahlensensibilität umgekehrt proportional. Lymphozyten sehr strahlenempfindlich, obschon sie differenziert erscheinen: Vorläufer undifferenziert → schwerer Schaden → kein Nachschub → Lymphopenie im Blut. Leberzellen: großer Mitochondriengehalt → unempfindlich.
2. *Konditionelle Faktoren:* Je stoffwechselaktiver das Gewebe im Moment der Bestrahlung (hormonale Stimulation, entzündliche Hyperämie, Überwärmung) desto stärker die Schädigung.
3. *Überwässerte* Gewebe strahlenempfindlicher als trockene.
4. Zellen in *Mitose* oder in diese eintretend → besonders strahlenempfindlich = *Primäreffekt:* Mitosen sofort vermindert (Abb. 170) oder völlig verschwunden; Verkleben von Chromosomen und Chromatiden, Fragmentation und Verklumpung der Chromosomen. – Für sofortigen Zelltod enorme Dosen benötigt.
5. *G_2-Phase* (S. 133) sehr sensibel, ^{3}H-Thymidin-Einbau stundenlang gestört = *Sekundäreffekt:* Nach Mitosestop auftretende Mitosen sind pathologisch, zeigen oft heredozelluläre Schädigung, Mutationen, Chromosomenbrüche, Fragmentation und Rekombination der Fragmentstücke.
6. *Störung der Mitosevollendung* → Polyploidie → Zellriesen.
7. *Membranen* der Zellen und Zellorganellen (Ergastoplasma, Kern, Lysosomen, Golgi, Mitochondrien usw.) ausgesprochen strahlenempfindlich → Frühschäden, EM: Zystische Erweiterung dieser Gebilde (Ionengradienten können nicht aufrechterhalten werden).

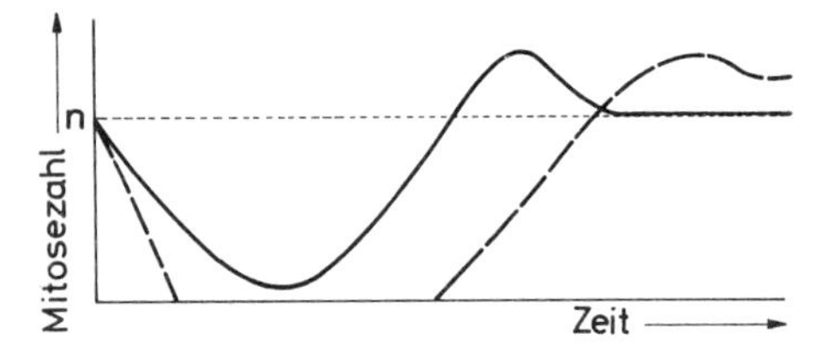

Abb. **171** Röntgen-Primäreffekt bei mäßiger (ausgezogene Linie) und hoher (gestrichelte Linie) Dosis. n = Normalzahl der Mitosen

a) *Mitochondrien* → Schwellung + Verlust der enzymtragenden *Cristae* → Energieverlust der Zelle.

b) Störung der *Lysosomenmembran* → hydrolytische Enzyme frei → bauen Zelle ab.

8. *Nukleolenvergrößerung* als Ausdruck der Verhinderung von RNS-Abgabe.

9. *Latenzzeit des Sekundäreffektes* in engster Verbindung mit *Generationszeit* (S. 133) des betreffenden Gewebes. Bestrahlte Leber (sehr lange Generationszeit) → 1 Jahr später Resektion → Röntgenschäden sichtbar unter Regenerationsreiz.

10. *Strahlenvaskulopathie:* (Abb. 171) Membranschaden → Permeabilitätsvermehrung → Plasma dringt in Wand ein: In Spätphase fibrosiert → locker (Abb. 171). Für Rö-Spätveränderungen besonders wichtig → Ischämie der Gewebe. Ferner: Gefäßschaden → Teleangiektasie (Haut, Darm usw.).

11. *Membranstörung der Kapillaren* → ödematöse Bindegewebedurchtränkung + Teilungsverminderung der Fibroblasten → Bindegewebesklerose; zum Teil auch Ersatzwucherung für zugrundegegangenes Parenchym.

12. *Spätveränderungen:* (Abb. 172: Beispiel Haut). Ungenügende Regenerationserholung der Epithelien + Sklerose des ödematösen Fettgewebes + Strahlenvaskulopathie → Nekrose- und Ulkusbildung, Infekte, Blutungen + Tumorbildung (s. S. 380).

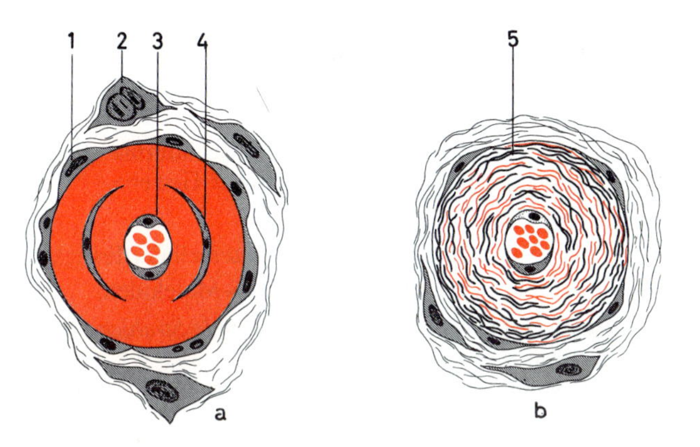

Abb. **171** Strahlenvaskulopathie: a) Frühschaden mit Plasmainsudation der Wand, 1 = vergrößerte Adventitiazellen, 2 = aktivierte Bindegewebezellen, 3 = geschwollenes Endothel, 4 = vereinzelte Mediazellen im Insudat,

b) Spätschaden mit schwerer Fibrose (5) im Bereich des früheren Insudates

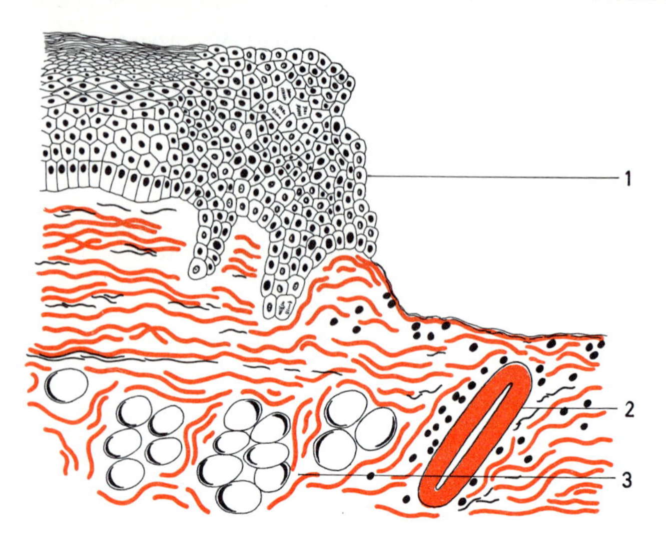

Abb. **172** Chronisches Strahlenulkus der Haut, 1 = karzinomatöse Umwandlung des Randepithels, 2 = Strahlenvaskulopathie, 3 = hochgradige Sklerose des Bindegewebes mit Fettgewebeatrophie

13. a) *Radiosensible Gewebe:* Undifferenzierte Gewebe mit kurzem Generationszyklus (s. Punkt 1, 2 u. 9). Extrem: Fetale Gewebe.
    Lymphoretikuläres u. hämatopoetisches Gewebe, Dünndarmepithel, Gonadenzellen, Fibroblasten.
    b) *Radioreagierende Gewebe:* Epidermis, Endothel der Blutgefäße, Magen, Dickdarm, Speicheldrüsen, wachsender Knorpel und Knochen, Linse, Nieren.
    c) *Radioresistente Gewebe:* Leber, Schilddrüse, Pankreas, reifer Knochen, Kollagen und elastisches Gewebe.
14. *Pathogenese der Schäden:*
    a) Peroxidbildung in bestrahlter Interzellularflüssigkeit.
    b) Direkter Trefferschaden an DNS-Molekülen.
15. *Organveränderungen durch ionisierende Strahlen*
    a) *Darm*
    Besonders nach Bestrahlung der Beckenorgane.
    Dünndarm (Tab. 36): Zottenepithel in der Basis der Lieberkühn-Krypten regeneriert → in 48 Stunden bis Zottenspitze gewandert → abgestoßen. Bestrahlung: Nachschub hört auf → Zotten werden „nackt“ → Ulkusbildung → schlechte Heilung wegen Bindegewebesklerose, Strahlenvaskulopathie und Strah-

Tabelle 36 **Strahlenschäden des Dünndarms und ihre Folgen**

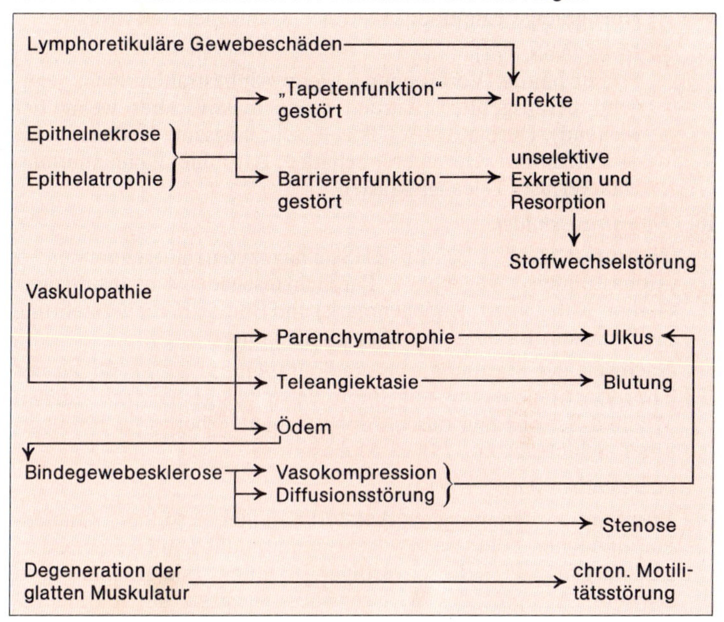

lenschaden des Epithels. – Häufig im Rektum, da hohe Beckendosen (Uterus-Ca usw.) (s. a. Bd. II).

b) *Lymphknoten, Thymus*
Am schnellsten und stärksten reagierend → peripherer Lymphozytenmangel = erstes objektives Zeichen für Gesamtkörperbestrahlung. Später: Störung der Immunreaktionen.

c) *Knochenmark*
Granulopoese empfindlicher als Erythropoese und Megakaryozytopoese → Agranulozytose, Anämie, Blutungsneigung.

d) *Lungen*
Interstitielle Strahlenfibrose und Vaskulopathie nach sehr massiver Bestrahlung.

e) *Nieren*
Strahlenvaskulopathie in Glomerulumschlingen (= eine Form der Glomerulonephrose) und im Interstitium + Tubulusatrophie → interstitielle Sklerose → Schrumpfniere mit Urämie, Hypertonie.

f) *Gonaden*
Hochgradige Empfindlichkeit der Keimzellen → Atrophie.

g) *Haut* (Abb. 172)
Früher häufig: Verbrennung, wenn Alphastrahlen nicht genügend herausgefiltert wurden (ganz massiv, aber wenig tief wirkend). Dermatitis → Ulkus → sehr langsame Heilung, u. U. → Karzinom. – Geringerer Schaden: Atrophie, Pigmentierung, Haarverlust, Teleangiektasien.

16. *Thorotrastschäden*

Thorotrast (Abb. 173) von RHS (Phagozyten) aufgenommen → Alphastrahlen abgegeben → Parenchymschäden und Insuffizienz (Leber, Milz, Niere, Knochenmark) und Bindegewebevermehrung → Tumoren, Latenzzeit größer als 12 Jahre.

Nachweis der Strahlung: Autoradiographie (s. S. 31): Organ mit Thorotrastspeicherung auf Photoplatte gelegt → nach einigen Wochen Schwärzung durch Alphastrahlen. Ebenso im histologischen Schnitt (Abb. 173) → Alphaspuren.

17. *Strahlentherapie*

Proliferationshemmung → Aussterben einer besonders strahlenempfindlichen Zellrasse in relativ unempfindlichem Gewebe oder: „Tumorgenozid" (Rassenvertilgung) unter Inkaufnahme von schwerer Atrophie des Wirtsgewebes → Ersatz durch Bindegewebe. *Gefahren:* Übermäßige Schädigung des Normalgewebes

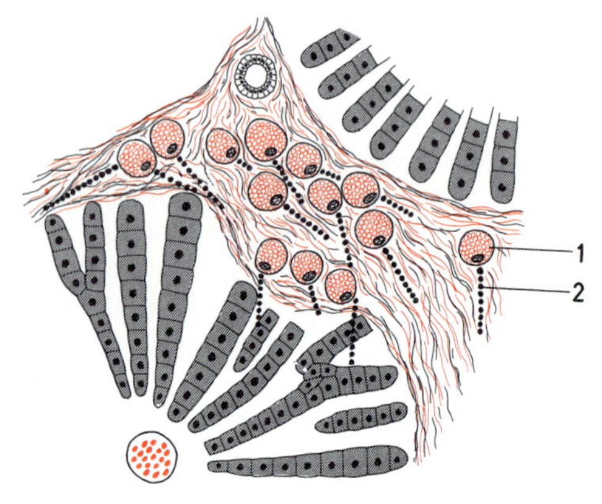

Abb. **173** Thorotrastspeicherung in der Leber, Autoradiogramm. Bindegewebe der Glisson-Scheide hochgradig verbreitert, darin zahlreiche mit Thorotrastgranula beladene Phagozyten (1), von denen Alphabahnspuren (2) ausgehen, die sich in Silberkornschwärzung in der über dem histologischen Schnitt liegenden Fotoemulsion äußern

Diagnose: Analyse = Elemente sammeln

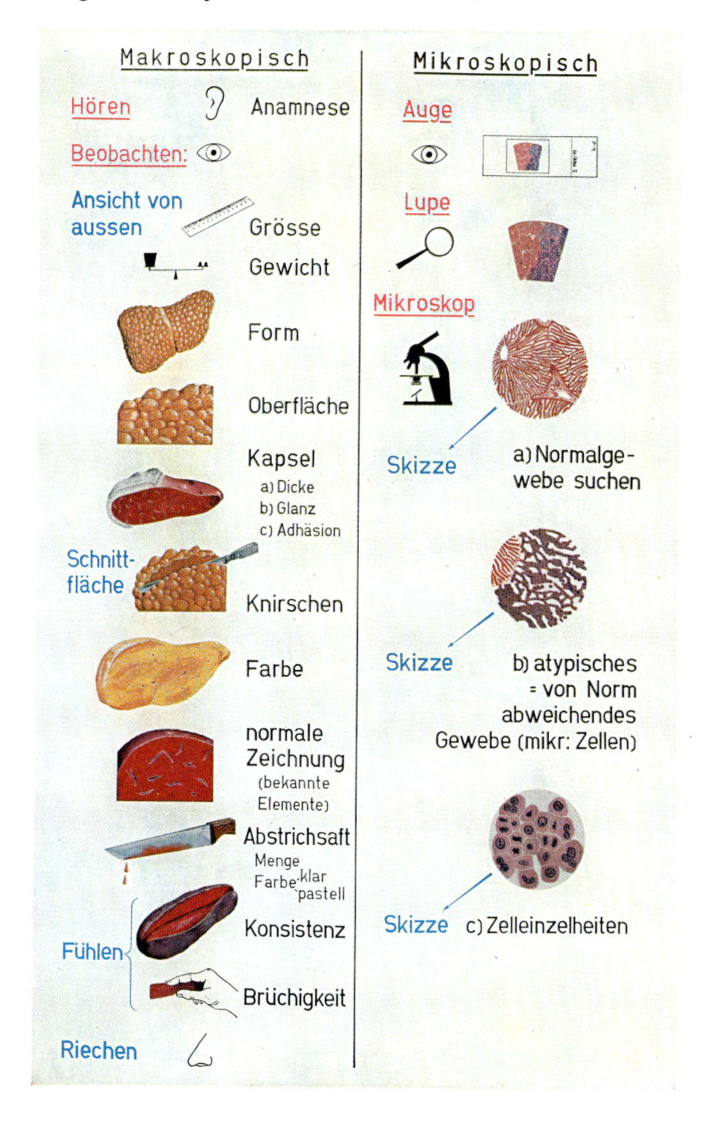

TAFEL II

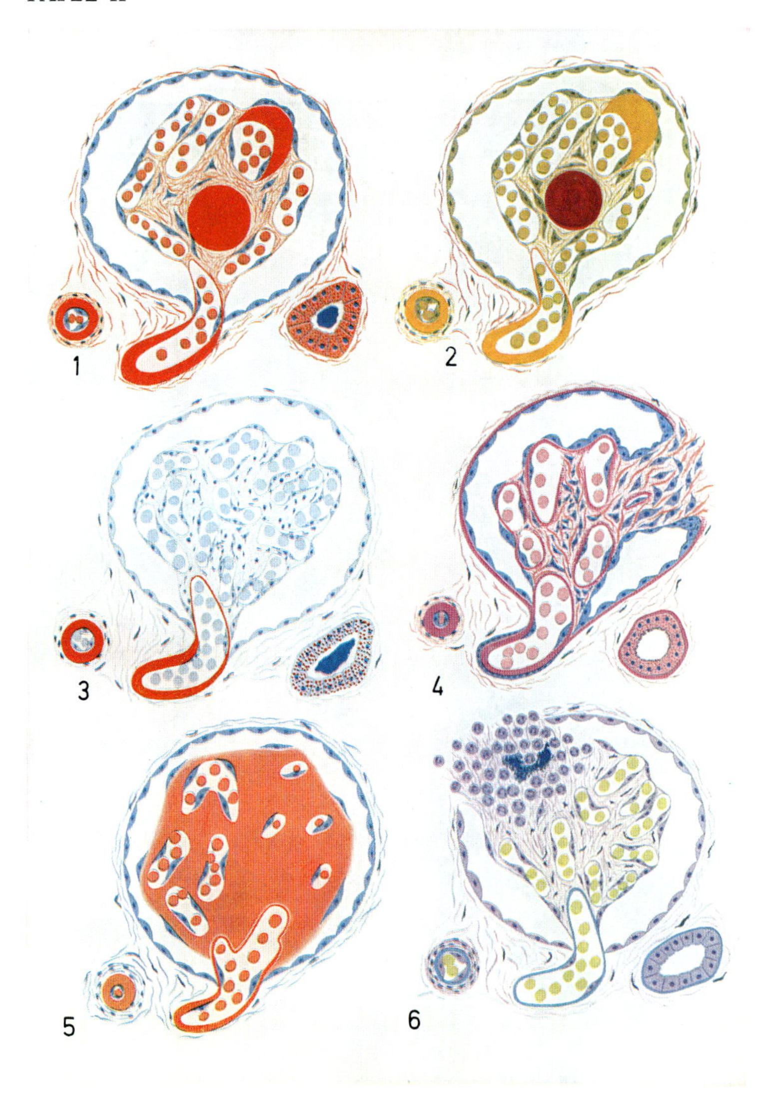

1	Kimmelstiel-Wilson	**Häm.-Eosin**
2	Kimmelstiel-Wilson	**van Gieson**
3	Arteriolosklerose, Tubulusepithelverfettung	**Sudanrot**
4	chron. Herdglomerulitis, segmental hyalintropf. Tubulusdegeneration	**PAS**
5	Amyloidnephrose	**Kongorot**
6	eitrige embolische Herdnephritis	**Kresylechtviolett**

(Knochenmark usw.); Tumorzerfall → Perforation (Darm, Ösophagus).

Zellen nur unvollkommen im Teilungsrhythmus gehemmt → Rezidiv.

Besonders gefährdet: Feten und Kleinkinder, sekundär entdifferenziertes (Wundheilung) oder entzündlich stimuliertes Gewebe (Ureter bei Portio-Ca).

Kanzerogene Wirkung s. S. 380, genetische Wirkung s. Lehrbücher der Genetik.

Anhang

Schäden durch Atombomben (Tab. 37, 38)

> Merke: Je besser verbreitet die Kenntnisse über die Atombombenschäden sind, desto kleiner ist die politische Wahrscheinlichkeit der Anwendung der Atombombe, und desto größer sind die Überlebenchancen.

Temperaturstrahlung

a) primäre = Flash = Lichtblitz: Bruchteile einer Sek.; eigentliche Hitzewelle etwa 3 Sek. (Ultrarot).

b) sekundäre: durch sich entwickelnde Feuersbrünste.

Tabelle 37 **Folgen der Ganzkörperbestrahlung**

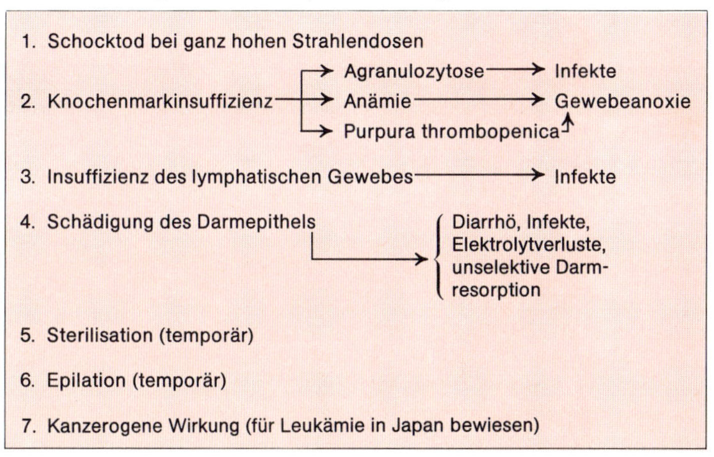

Tabelle 38 **Klinisches Bild der Ganzkörperbestrahlung** (Beginn der Symptome in Tagen)

Symptome	ganz schwer	schwer	mäßig schwer	leicht
Erbrechen	1. Tag	1. Tag	evtl. 1. Tag	–
Fieber	2.–7.	14.–28.	–	–
Lymphopenie	fast unmittelbar	ab 1.	ab 2.–3.	ab 3.
Leukopenie	2.–7.	7.–28.	7.–28.	20.
Diarrhö	2.–7.	4.–21.	14.–35.	19.–60.
Purpura	2.–7.	14.–28.	–	20.–40.
Epilation	–	7.–28.	14.–35.	20.–60.
Schleimhautulzera	–	14.–28.	14.–28.	evtl.
Anämie	–	7.–28.	10.–35.	28.
Tod	4.–10. evtl. sofort	10.–42.	30.–90.	∅

Druckwelle

Quantitativ vermutlich weitaus am wichtigsten.

a) In zentraler Zone tödlich durch Lungenblutung, Darmrisse, Schock, dazu Trommelfellrisse.

b) Sekundärgeschosse: wegfliegende Steine usw.

c) Einsturz von Häusern und Unterständen.

Ionisierende Strahlen

a) Neutronen $^1/_{1000}$ Sek., äußerst penetrant.

b) Gammastrahlen: 1 Minute dauernd.

c) Alpha- und Betastrahlen: Oberflächenwirkung: Haut, Atemwege (Schutz durch Maske).

Sekundär: Fall-out = radioaktive Wolke mit Kontamination von Luft, Speisen und Wasser. Verbreitung abhängig von Windrichtung!

Veränderungen des Luftdruckes

Beziehungen zwischen starken barometrischen Schwankungen und Thrombosehäufigkeit mehrheitlich bejaht, besonders: Föhnfront → Thrombosehäufigkeit steigt stark.

Äußerer Druck (Höhe über Meer) für O_2-Sättigung entscheidend: 1000 m: 100%, 2000 m: 96%, 3000 m: 80%.

Verminderung des Luftdruckes

Bergkrankheit

Pg: Sauerstoffverminderung → Azidose und allgemeine Hypoxie, zusätzliche Kälte und körperliche Erschöpfung potenzieren. Druckanstieg im kleinen Kreislauf! Vegetativ Labile prädisponiert.

Sy: Tachykardie, Schwindel, Schlafsucht. Erbrechen, Ohrensausen. Schweres Lungenödem (Höhenödem).

Höhenflug ohne O_2-Zufuhr

In 4000 m Höhe schwere Schreibfehler. 6000 m: Schrift unleserlich. Andenbewohner leben in 4000 m ohne Störungen, zeigen Polyglobulie = Anpassung.

Erhöhung des Luftdruckes

Caisson-Arbeiter (Taucherglocke): Druck innerhalb der Glocke gleich der Wassersäule, 20–70 m Wassertiefe $\cong 2-7 \times 10^5$ Pa (Pascal) (früher: 2–7 Atü) Überdruck.

Einschleusen → N im Blut gebunden → an Fettgewebe abgegeben, beim plötzlichen Ausschleusen → N frei als Gasbläschen im Blut (= geöffnete Mineralwasserflasche) → Embolien in Gelenken (Synovialis), Rückenmark, Hirn, Koronararterien, Lungen: Kapillarverstopfung → Rechtsbelastung. Dazu noch Fettembolie (s. S. 204).

Prophylaxe: Pro 10^5 Pa etwa 20 Minuten Ausschleusen.

Th: Sofortiges Wiedereinschleusen.

Plötzlicher Überdruck

Schockwellen (Explosion) und nachfolgender Sog → Alveolarblutungen. Ekchymosen, Milzrupturen, dasselbe im Darm bei Schwimmern: Explosion von Wasserbomben.

Anhang

Methode der Präparatbeschreibung

(s. Tafel I)

Grundsätzlich nach diesem Schema vorgehen, sich nicht durch pathologische Befunde massiver Art davon abbringen lassen!

ma:

1. **Außenbetrachung:** Größe, Gewicht, Form, Oberfläche, Kapsel.
2. **Schnittfläche:** Zeichnung mit Normalbild vergleichen (z. B. Milz: Trabekel, Follikel, rote Pulpa), Farbe (Vorsicht bei älteren Präparaten: Oberfläche oxydiert → hellrot), Abstrichsaft (Lunge, Milz): Menge trüb oder klar, Flüssigkeitsgrad, Beimengungen, Farbe.
3. Auffällige *Abweichungen:* Knoten, Zysten usw.
4. **Konsistenz** = Turgor, d. h. liegt das Organ schlaff auf dem Tisch oder „steht" es.
5. **Brüchigkeit.**
6. **Bruchsaft** (Lunge, Milz).
7. Besonderheiten bei Herz: Kammern und Vorhöfe: Weite, Abrundung; Trabekelbreite, Trabekelabflachung, Myokarddicke; Klappen; Koronargefäße.

mi:

1. Präparat mit Lupe oder umgekehrtem Okular betrachten. **Skizze** dieses Lupenbefundes: Unterschiedlich gefärbte Gebiete hervorheben → bei stärkerer Vergrößerung vergleichen.
2. Gewebearten beschreiben und einzelne **skizzieren.**
3. Versuch einer Organdiagnose.
4. Gegenseitiges Verhalten der verschiedenen Gewebe.
5. Versuch einer vorläufigen histologischen „Anhiebs"-Diagnose.
6. **Erhärtung oder Widerlegung der Anhiebsdiagnose,** indem die Charakteristika der betreffenden Krankheit systematisch gesucht werden.
   Dazu gehören zytologische Einzelheiten.
7. Wenn keine Anhiebsdiagnose möglich ist: Systematische Diagnose, d. h. fragen, gehört die Veränderung zu: Mißbildungen, Stoffwechselstörungen, progressiven Störungen, Kreislaufstörungen, Entzündungen, Tumorbildung.

> Merke: Ohne einfache Skizze der schwachen und der mittleren Vergrößerung ist eine saubere histologische Diagnose kaum möglich.

Nachträge

ad S. 1

Mittlere Lebenserwartung = aufgrund der Sterbetafeln statistisch noch zu erwartende Lebensjahre.

Perinatale Sterblichkeit = Tod von Lebendgeborenen bis zum 7. Tag.

ad S. 14

Polydaktylie = Überzählige Finger (Zehen)

ad S. 22

Schwere Inanitionsatrophie = **Kachexie** = **Marasmus;** auch bei psychischen oder mechanischen Störungen der Nahrungsaufnahme und der Verdauung: Tumoren (toxische Zerfallsprodukte), Stenosen des Verdauungskanals, chronische Intoxikationen (z. B. Alkoholismus, Drogen), chronische Infekte (z. B. Tuberkulose).

ad S. 38

Anhang:

Fibrose = Vermehrung des kollagenen Bindegewebes pro Volumeneinheit → Gewebe wird derber (Induration). Größere Bezirke = *Schwielen:* Endstadien von Infarkten (S. 180), proliferativen zerstörenden Entzündungen (S. 276), Verletzungen (S. 142) oder anderen Nekrosen (S. 126).
Sklerose = Fibrose, bedingt durch Faserverbreiterung (z. B. bei Stauung).

ad. S. 81

Anhang:

Einzelne Speicherkrankheiten (Gangliosidosen, Mukopolysaccharidosen, M. Gaucher usw.) sind schon pränatal aus Amnionflüssigkeit und Amnionzellen (Punktion der Amnionhöhle durch Bauchdecken = Amniozentese) biochemisch, z. T. auch licht- oder elektronenmikroskopisch diagnostizierbar.

ad. S. 131

Skelettmuskelhypertrophie durch langzeitige vermehrte Beanspruchung.

mi: Verbreiterung der Muskelfasern, leichte Kernvergrößerung. Unterscheide davon:

ma: *Pseudohypertrophie* (Bd. II, S. 623).

ad S. 157

mi: der foetalen Atelektase *(Atemnotsyndrom des Neugeborenen):* Nichtentfaltung der Alveolen, meist hyaline Aleveolarmembranen (s. S. 210).

ad. S. 175

Klinisch-diagnostisch besonders wichtige *Blutungen:*

- Hämaturie: prärenal (hämorrhagische Diathese), renal (Tumor, Tbc, Nephritis, Steine), postrenal (Harnwegstumoren, Steine, Zystitis).
- Blutungen aus Digestionstrakt: Tumoren, Ösophagusvarizen, Magenulzera, hämorrhagische Magenerosionen, Darminfarkt.

ad. S. 176

Anämie

(s. Bd. II, S. 216)

Fo: Hypoxämische Verfettung von Leber (s. S. 60), Myokard und Nieren (S. 62), kompensatorische Hyperplasie des Knochenmarks: In Röhrenknochen statt Fettmark rotes blutbildendes Mark.
Entwicklung von Blutbildungsherden („myeloische Metaplasie“) in Milz, Leber (s. Bd. II S. 445) und Lymphknoten.
Selten: Erythroblasten → peripheres Blut = Erythroblastämie.
Bei hämolytischer Anämie Milzschwellung (Splenomegalie) mit starker Erythrophagozytose; Ikterus (s. S. 106) und Hämosiderose (S. 196).

ad. S. 177

Intravasale Gerinnung bei Schock → Mikrothromben + Verbrauch der Gerinnungsfaktoren = *Verbrauchskoagulopathie* → hämorrhagische Diathese.

ad. S. 183

Toleranzzeit

Wichtig bei absoluter, aber *temporärer* Ischaemie: Blutleere nach Esmarch, Embolektomie bei Lungenembolie, Crush-Syndrom (Arterienquetschung bei Verschüttung), sehr häufig im Hirn: Schwere Arteriosklerose → knapp genügende Durchblutung → Blutdruckabfall → Durchblutungsinsuffizienz → unterschiedlich große Nekrosefelder im Hirn (s. a. S. 187).

ad. S. 204

Embolie durch abgelöste Thromben **(Thromboembolie)** auch im großen Kreislauf häufig (sog. arterielle Thromboembolie).
Emboliequelle: Vorhof- oder Herzohrthromben, Parietalthromben über Herzinfarkten, Endokarditis, selten: gekreuzte Embolie (s. S. 200).
Lokalisation der Emboli (s. S. 184): Milz, Nieren, Beinarterien (S. 186), Hirn (S. 155), Mesenterialarterien (S. 186).

Fo: Infarkt (S. 180).

ad S. 223

Sideringehalt des RES
Das Siderin stammt aus der Phagozytose von Erythrozyten und anderen Fe-haltigen Makromolekülen. Das Siderin dient als Eisenreserve für den physiologischen Fe-Einbau in Erythroblasten und andere Zellen und steht in Gleichgewicht mit dem leichter mobilisierbaren Ferritin in den RES-Zellen und mit dem Transferrin im Serum.

ad. S. 253

Beim kongenitalen immundefizitären Syndrom entstehen nach Infekten oft ausgesprochen *nekrotisierende Entzündungen.*

ad. S. 274

Demarkation:

Granulationsgewebe demarkiert (grenzt ab) und
organisiert auch Nekrosen, Thromben, Hämatome. Kleidet Fisteln aus, bildet den Grund von Geschwüren (Schutz-„Membran“ gegen gesundes Gewebe).

ad S. 278

Wenn alterative Komponente im Vordergrund: **Nekrotisierende Entzündung** (z. B. nekrotisierende Angina).

Pg: allgemein: Zu wenig oder insuffiziente Leukozyten (= areaktive Nekrosen), Immuninsuffizienz; gleichzeitige Arterien- oder Venenthrombose (→ hämorrhagisch-nekrotisierende Entzündung); besonders massive Gewebeschäden (toxisch, bakteriell etc.).

ad S. 285

Eitriger Katarrh:

Seröse Schleimhautentzündung (z. B. Schnupfen) → zusätzlicher bakterieller Infekt → eitrig-schleimige Entzündung.

ad. S. 286

Anhang: Lymphangitis

Df: Entzündung der Lymphgefäße im Versorungsgebiet eines Infektionsherdes.

ma: Oft als roter „Strang" erkennbar.

mi: Dilatierte Lymphgefäße, gefüllt mit Exsudat, Bakterien, gelapptkernigen Leukozyten und Zelltrümmern (= eitrige Lymphangitis).

Tbk: Lymphgefäße meist unverändert. Gelegentlich tuberkulöse Granulome in ihrem Verlauf (z. B. Darm; Niere: bei kavernöser Nierentuberkulose mit Stromumkehr der Lymphe → perlschnurartige Granulome vom Mark zur Rinde).
Bei fibrinreichem Exsudat gelegentlich Lymphgefäßthromben = Thrombolymphangitis oder Thromboide.

Ae: Angeblich gehäuft bei Staphylokokkeninfekten.

ad S. 288

Ausgang und Folgen der exsudativen Entzündungsformen:

❶ *Restitutio ad integrum* (= ohne Residuen): Zerstörung der Bakterien, Zerfall von Leukozyten und Erythrozyten → Reste phagozytiert; Exsudat lymphogen entfernt; Regeneration des Parenchyms (wenn Grundgerüst erhalten).
Wenn Bakterien unvollständig zerstört → lymphogener Abtransport u. U. →

❷ *Lymphangitis* (= roter Streifen auf Haut) und *Lymphadenitis* (geschwollene, schmerzhafte Lymphknoten) → auch hier Restitutio ad integrum möglich.
❸ Lokale Zerstörung der Bakterien gelingt nicht oder/und größere Gewebedefekte → *Granulationsgewebe* (s. S. 274) → *Narbe* (s. S. 275) = Defektheilung.
❹ Virulente Bakterien in großen Mengen → Ductus thoracicus → Blut → *Sepsis, Pyämie* (s. S. 214).

ad S. 299

BCG-Impfung

Nach tuberkulösem Erstinfekt auftretende teilweise Immunität (= günstige Reaktionslage) kann künstlich durch Impfung mit abgeschwächten bovinen Tuberkelbakterien (Bacillus Calmette-Guérin) erzeugt werden (s. jedoch S. 253). Die injizierten Bakterien werden zerstört und die meist nur lymphozytäre, nekrosefreie lokale Hautentzündung heilt. Ausgedehnte Verkäsung und u. U. Ausbreitung der Infektion bei immundefizitärem Syndrom oder anderen Formen der Abwehrschwäche (s. S. 253).

Tuberkulinreaktionen: Überempfindlichkeit vom verzögerten Typ (T-Zellen) auf Proteine der Tuberkelbakterien. Positive Reaktion beweist, daß Erstkontakt mit Tbb. stattgefunden hat (oder BCG-Impfung) und relative Immunität gegen Tbb. besteht: Reaktion nicht diffus und exsudativ, sondern granulomatös-abgrenzend.

ad. S. 320

Jacob-Creutzfeldt-Erkrankung

Sy: Relativ rasch progrediente Demenz. Tod nach Monaten bis Jahren.

mi: Geringe lymphozytäre Infiltrate, Ganglienzellverlust, starker *Status spongiosus:* Lichtoptisch massenhaft Vakualen in der Hirnsubstanz, EM Schwellung der Astrozytenfortsätze (Status spongiosus wird auch nach hypoxischer Schädigung und Hirnödem zwischen den durch Fasergliose bedingten Narbenherdchen beobachtet).

Ae: Slow-acting Virus unbekannten Typs. Sichere Übertragung durch Elektroden und Transplantation bekannt. Infektionsgefahr bei Autopsie möglich, aber nicht bewiesen.

ad S. 337

Bei cP oft auch extraartikuläre Knoten subkutan über Bursae und Sehnenscheiden = *Rheumatismus nodosus.*

mi: Multiple konfluierende rheumaartige Granulome mit großen fibrinoiden Nekrosen.

ad S. 340

Chronisch-progressive *Dermatomyositis* gelegentlich im Rahmen des paraneoplastischen Syndroms (s. S. 358).

ad S. 340

Häufig kleine *Aneurysmata* bei Periarteriitis nodosa: Arterielle Ausweitungen aufgrund von Wandschwäche, bedingt durch Nekrose.

ad S. 357f

Frührezidiv: Wochen bis Monate nach Operation bzw. Bestrahlung usw. Erneutes Tumorwachstum von zurückgelassenen bzw. nicht letal geschädigten Tumorzellen ausgehend.

Spätrezidiv: Nach Jahren bis Jahrzehnten auftretend.
Von sog. „schlafenden" Tumorzellen ausgehend.

Tumornekrose: Es werden auch Nekrosen nach Therapie (Strahlen, Zytostatika) beobachtet.
Sie können resorbiert werden → Verkleinerung oder palpatorisches Verschwinden des Tumors *(Regression)* → meist später erneute Bildung eines Tumors aus überlebenden Randzellen *(Rezidiv).*

ad S. 385

Hormonal erzeugte **dysplasiogene Tumoren** (noduläre Hyperplasie) beim Menschen: Nach bilateraler Adrenalektomie bei M. Cushing → Hypophysenadenome (s. S. 527). Ebenso nach bilateraler Gonadenentfernung. Nach einiger Zeit: Adenome → autonom. Analog, jedoch hypokalzämisch, nicht hormonal bedingt in Parathyreoidea (s. Bd. II S. 551).

ad S. 446

Gift des **Knollenblätterpilzes:** α-*Amanitin* (neben Phalloidin).

Pg: des Leberschadens: Peroxidation der zellulären Membranlipide → Mitochondrien geschädigt → ATP-Mangel → Zellverfettung + hydropische Veränderung von Mitochondrien und ganzen Zellen; endoplasmatisches Retikulum zerstört → Eiweißsynthese gestört; Lysosomenmembran geschädigt → lysosomale Enzyme frei (s. S. 129) → Selbstauflösung der Zelle; RNS-Polymerase des Kerns verändert → aktives Chromatin inaktiviert.

Hinweisregister auf Gegenstandskatalog GK 2: Pathologie

Links von den Stichworten die Registernummern von GK 2: Pathologie; rechts die entsprechenden Seitenhinweise (jeweils nur 1. Seite eines längeren Abschnittes) im Taschenbuch Allgemeine Pathologie (Bd. I). Hinweise auf Bd. II sind „II" bezeichnet.

1. Allgemeine Ätiologie und Pathogenese von Krankheiten

1.1.	**Krankheit: Definition**	1
1.1.1.	Krankheitsursachen: Endogene und exogene	1
1.1.2.	Pathogenese, kausale und formale	1
	Völlige Wiederherstellung	2
	Defektheilung	2
1.2.	**Resistenz**	217, 265
1.3.	**Disposition**	
1.3.1.	Definition	1
1.3.2.	Begünstigende Faktoren: Genetisch, Alter, Geschlecht	1
	Herabgesetzte Resistenz	265
1.4.	**Tod**	2
1.4.1.	Definition	2
	Mittlere Lebenserwartung	473
	Morbidität	1
	Letalität Mortalität	2
	Sterblichkeit, perinatale	473
1.4.2.	Todeszeichen: Totenflecken, Leichenstarre, Autolyse	2
1.4.3.	Vita reducta, klinischer Tod	2
1.4.4.	Hirntod	2
	Hirnveränderungen dabei	II/643
1.5.	**Obduktion**	3
1.5.1.	Aufgaben der klinischen Obduktion	3
1.6.	**Intravitale Diagnostik von Krankheiten mit morphologischen Methoden**	
1.6.1.	Histologische Untersuchung von Biopsien	3
1.6.2.	Punktionszytologie	3
1.6.3.	Exfoliativ-Zytologie	358
1.6.4.	Medizinische Bedeutung: Vorsorgeuntersuchungen und Frühdiagnosen bösartiger Geschwülste	346, 358

	Operationsmaterial, morphologische Untersuchung	346
2.	**Zell- und Gewebeschäden**	
2.1.	**Morphologische Veränderungen bei angeborenen Stoffwechselkrankheiten**	
2.1.1.	Angeborene genetisch bedingte Enzymdefekte	10
2.1.2.	Speicherkrankheiten:	
	Glykogenose	80
	Metachromatische Leukodystrophie	72
	Prä- und postnatale histologische und histochemische Diagnostik	473
2.2.	**Sauerstoffmangel**	
2.2.1.	Definition der Hypoxidose	60
2.2.2.	Gliederung der Hypoxidosen:	
	Hypoxämische, hypoglykämische, ischämische und histotoxische	160
2.2.3.	Entstehung der Hypoxidosen durch Hypoxämie	160
	Hypoxämie durch Verminderung des Sauerstoffpartialdruckes in Außenluft, Ventilationsstörungen und Störungen des Sauerstofftransportes durch Erythrozyten	659
	Ischämische Hypoxidose durch ungenügendes Blutangebot	160
	Ursachen absoluter und relativer Durchblutungsstörungen	180
2.2.4.	Morphologie und Entstehungsmechanismen hypoxidotischer Strukturschäden	184
2.2.5.	Grad der hypoxidotischen Strukturschäden in Abhängigkeit von Dauer und Stärke sowie Qualität der Hypoxidose und von unterschiedlicher Vulnerabilität der betroffenen Zellen, Gewebe und Organe	182
2.3.	**Veränderungen durch Giftwirkung**	442
2.3.1.	Morphologische Veränderungen an Zellen (Ultrastruktur) und Organen (Leber und Nieren) durch α-Amanitin	446, 479
2.4.	**Veränderung durch Hitze**	457
2.4.1.	Pathogenetische Bedingungen lokaler und allgemeiner Schäden (Verbrennung, Verbrühung)	457
2.4.2.	Morphologie der Schweregrade der Hitzeschädigung (speziell Haut), Folgezustände und Komplikationen	457

2.5. **Veränderungen durch Einwirkung von Strahlen** 463
2.5.1. Strahlenempfindlichkeit verschiedener Zellen und Gewebe 416
2.5.2. Morphologie des akuten Strahlenschadens an der Zelle, Störungen des Zellzyklus 462
2.5.3. Morphologie und Pathogenese der Strahlenschäden: Blutbildendes System, Magen-Darm-Trakt, Haut, Keimdrüsen, Lunge, ZNS, Nieren, Knochen 466
Strahlenbedingte Vaskulopathie 465
2.5.4. Induktion maligner Tumoren 379
2.5.5. Strahlenschäden nach Inkorporation von Thorotrast und Radium 226, 468, 380
2.5.6. Morphologie der Strahlenwirkung auf bösartige Geschwülste:
Nekrobiose 127
Nekrose 437, 478

2.6. **Veränderungen durch Einwirkung von Mikroorganismen und Parasiten**
2.6.1. Sichtbare Veränderungen an Wirtszellen und -geweben:
Einschlußkörperchen 47
Riesenzellbildung 226
Zelltod, Nekrose 267
Phagozytose 219
Entzündung 211

2.7. **Arten von Zell- und Gewebeschäden**
2.7.1. Hydropische Zellschwellung, Zellödem 28
2.7.2. Verfettung: Definition 56
Pathogenese und Morphologie der Verfettung
der Leber, 56, 58
des Herzmuskels, 62
der Nieren II/100
Verfettung durch Phagozytose 62
2.7.3. Nekrose: Definition 123
Ätiologie 126
Formale Pathogenese, Manifestationszeit, Morphologie 124
Merkmale der Koagulations- und Kolliquationsnekrose 125
Anämische Nekrose 180, 183
Hämorrhagische Nekrose 183, 186
Mikroskopische Merkmale der Nekrose 124

	Reparation von Partialnekrosen durch Regeneration	138, 140
	Organisation der Nekrose durch Granulationsgewebe	126, 141, 203
	Abhängigkeit der Organisation von der Zeit	184
	Narbenbildung	142
	Formen von Nekrosen:	
	Infarkt	126
	Fibrinoide Nekrose	39
	Abszeß	285
	Tuberkulöse Verkäsung	125
	Gumma	306
	Gangrän	286
2.7.4.	Atrophie: Definition	18
	Ursächliche Faktoren:	
	Altersatrophie	18
	Involutionsatrophie	19
	Senile Atrophie	18
	Hungeratrophie	22
	Ischämische Atrophie	22
	Atrophie, Marasmus und Kachexie bei chronischen Infektionskrankheiten, Intoxikationen, malignen Geschwülsten	473
	Inaktivitätsatrophie	21
	Druckatrophie	20
	Pathogenese der Atrophie	18
	Vikariierende Hyperplasie von Fett- und Bindegewebe	18
	Pathogenese und Morphologie der Atrophie von	
	Herz,	II/16
	Leber,	II/20
	Knochen,	II/564
	Knochenmark	II/228
2.7.5.	Hypertrophie:	131
	Numerische Hypertrophie = Hyperplasie	132
	Pathogenese und Morphologie der Skelettmuskelhypertrophie	474
	der Herzmuskelhypertrophie	131
	Knochenmarkshyperplasie	II/230
	Nebenschilddrüsenhyperplasie bei chronischen Nierenkrankheiten	II/551
2.7.6.	Ödem: Definition, Formen, Pathogenese	206
	Lungenödem	207

2.7.7. Fibrose, Sklerose, Schwiele, Induration: Definition 473
Pathogenese und Morphologie 142, 276
Fasergliose 18
2.7.8. Fibrinoid: Definition 38
Pathogenese und Morphologie, besonders bei Bindegewebskrankheiten (Kollagenkrankheiten)
Rheumatisches Fieber 335
Rheumatoide Arthritis 337
Gefäßschädigung: Panarteriitis II/68
2.7.9. Hyalin: Formen 35
2.7.10. Amyloid 40
Formen: generalisiert, lokal 40
Folgeveränderungen 45

3. **Störungen der Differenzierung und des Wachstums**

3.1. **Störungen des Entwicklungswachstums** 4
3.1.1. Gametopathien 6
3.1.2. Blastopathien: Schädigungszeitraum, Doppelmißbildungen 8, 12
3.1.3. Embryopathien: Schädigungszeitraum bezüglich Lokalisation und Art 8
Definition: Teratogene Determinationsperiode 5
3.1.4. Morphologie wichtiger Einzelmißbildungen
Dysraphie 13
Meningo- und Myelozele und Rachischisis II/629
Morphologie und adaptive Formveränderungen bei kongenitalen Herzfehlern und Herzmißbildungen, II/15
Vorhof- und Ventrikel/Septumdefekte II/13
Fallotsche Tetralogie II/11
Isthmusstenose II/14
Offener Ductus arteriosus II/12
Transposition der großen Arterien II/11
Definition von Agenesie, Aplasie, Dysplasie, Stenose und Atresie 13
Verschmelzung von Extremitäten 13
Organverdoppelungen 14
Polydaktylie 473
Zystenbildungen 150
3.1.5. Ätiologie der Blasto- und Embryopathien: Sauerstoffmangel, Virusinfekte, Strahlenschäden, Pharmaka 10

3.1.6. Fetopathien: Zeitraum ihrer Entstehung und wichtigste Ursachen 15
Toxoplasmose-Enzephalitis 327, II/663
Morbus hämolyticus neonatorum 96

3.2. **Zellenersatz und Regeneration**
3.2.1. Definition: Wechselgewebe 133
Stabile Gewebe, Dauergewebe 134
3.2.2. Prinzipien des Zellersatzes 133
3.2.3. Prinzipien der reparativen Regeneration nach irreversibler Schädigung labiler und stabiler Gewebe 138
Oberflächliche Epitheldefekte 135
Regeneration stabiler Gewebe ad integrum 140
Ersatz durch Granulationsgewebe, Defektheilung 139
3.2.4. Prinzipien der Reparation nach irreversibler Schädigung von Dauergeweben: Ersatz durch Granulationsgewebe, Defektheilung als Narbe 139
3.2.5. Hautwunden und Frakturheilung: Ablauf und Morphologie bei der Heilung von Hautwunden, 141
von Knochenfrakturen II/574
Wichtigste Störungen 137, 145
3.2.6. Vernarbungsvorgänge im Gehirn: Ablauf und Morphologie II/645
3.2.7. De- und Regenerationsvorgänge an peripheren Nerven 139
Pathogenese und Morphologie traumatischer Neurome II/677

3.3. **Metaplasie**
3.3.1. Definition 147
3.3.2. Pathogenese und Morphologie:
Plattenepithelmetaplasie von Zylinderepithel der Bronchialschleimhaut 140, II/348
Zervixschleimhaut II/195
Intestinale Metaplasie der Magenschleimhaut 147, II/385
Knochenmetaplasie in Bindegewebe 147, II/625

4. **Tumoren**

4.1. **Definition des Tumorbegriffes** 344
Gutartige und bösartige Tumoren 347

4.3. **Metastasierung, Metastasierungswege** 350

4.4. **Tumorrezidiv und Regression von Tumoren**
4.4.1. Definition der Begriffe:
Früh- und Spätrezidiv 357, 478
Mehrjahres-Überlebensrate 360
Spontane und therapeutisch induzierte Tumorregression 478

4.5. **Kanzerogenese**
4.5.1. Familiäre Disposition 386
Bedeutung familiärer Vorerkrankungen mit hohem Tumorerwartungsrisiko: Familiäre Polyposis intestini 387
Xeroderma pigmentosum II/280
4.5.2. Wichtige chemische Karzinogene 381
4.5.3. Tumorentstehung nach Strahleneinwirkung und nach Inkorporation von Radionukleiden 379
4.5.4. Karzinogenese: Mehrstufenablauf:
Initiierung, Latenzperiode, Realisation 369
4.5.5. Kokarzinogene Faktoren:
Wirkung auf Latenzzeit 370
4.5.6. Tumorentstehung durch Einwirkung onkogener Viren im Experiment und bei menschlichen Tumoren 389
Burkitt-Tumor 426
4.5.7. Hormonwirkung 385
Hyperplasiogene Tumoren, nach langdauernder Einwirkung Entstehung autonomer Adenome 478
Hormonabhängigkeit bestimmter Tumoren 386
4.5.8. Erhöhtes Tumorentstehungsrisiko bei immunologischen Defektzuständen, z. B. nach immundepressiver Therapie 392

4.6. Lokale und allgemeine Wirkung des Tumors auf den Organismus
4.6.1. Lokale Folgeveränderungen durch Tumorwachstum, Tumorzerfall, Gefäßarrosion, Wirkung auf die Früh- und Spätsymptomatik des Tumorleidens 356
4.6.2. Auswirkungen des fortgeschrittenen Tumorstadiums auf den Stoffwechsel des Wirtsorganismus: Kataboler Stoffwechsel, Kachexie 358
4.6.3. Wichtige paraneoplatische Syndrome, z. B. endokrine und enzephaloneuromuskuläre Syndrome 358

4.7. **Mögliche Abwehrmechanismen des Organismus gegen Tumorzellen** 392

4.8. **Geschwulstsystematik** 393
4.8.1. Mesenchymale Tumoren: Morphologie, biologisches Verhalten und häufigste Lokalisation von
Myomen 402
Fibromen 393
Lipomen 397
Chondromen 398
Myosarkomen 403
Fibrosarkomen 396
Liposarkomen 397
Chrondrosarkomen 399
Grundkenntnisse über die Einteilungsprinzipien maligner Lymphome 411
4.8.2. Epitheliale Tumoren:
Morphologie gutartiger epithelialer Tumoren des Plattenepithels:
Papilloma basocellulare (Verruca seborrhoica) II/279
Gaumenpapillom 364
Harnblasenpapillom 364, II/150
Morphologie gutartiger epithelialer Tumoren des Drüsenepithels: 427
Fibroadenom der Mamma 434
Adenomatöse Polypen der Dickdarmschleimhaut II/416
Gliederung der Karzinome nach Herkunft und Differenzierungsgrad:
Plattenepithelkarzinome, 431
Adenokarzinome 430
adenomatöse und solide Karzinome 432
Gliederung der Karzinome nach ihrem Bindegewebsgehalt in medulläre und szirrhöse Karzinome 433
Morphologie und biologische Wertigkeit des Basalioms als semimaligner Geschwulsttyp 428
Tumoren des Nervensystems 405, II/667, 677
4.8.3. Sonderformen von Tumoren:
Embryonale Tumoren 374
Morphologie und biologische Wertigkeit des Nephroblastoms (Wilms-Tumore) 378, 407,
Neuroblastom II/141
Formale Pathogenese, Morphologie und biologische Wertigkeit der Teratome 375

Morphologie und biologische Wertigkeit tumorähnlicher Neubildungen:
Nävuszell-Nävi, Abgrenzung vom Melanoblastom 90, 109
Angiome II/282

4.9. **Grundlagen der zytologischen und histologischen Methoden zum Nachweis eines Tumors** 358
4.9.1. Vorsorgeuntersuchung 358, 437, II/198
4.9.2. Diagnosesicherung durch zytologische und/oder histologische Untersuchung von bioptisch gewonnenem Material 3, 346, 358

4.10. **Wichtige maligne Tumoren**
4.10.1. Bronchialkarzinom II/344
4.10.2. Magenkarzinom II/390
Definition des Frühkarzinoms (early cancer) II/391
4.10.3. Dickdarmkarzinom II/420
Erkrankungen des Dickdarms mit erhöhtem Entartungsrisiko (Polypen, besonders die erbliche Polyposis, Colitis ulcerosa) II/416, II/410
4.10.4. Mammakarzinom II/212
4.10.5. Prostatakarzinom II/174
4.10.6. Portiokarzinom II/419
4.10.7. Leukosen II/233, 240
Bedeutung histologischer (Biopsie) und zytologischer Untersuchungsverfahren einschließlich histochemischer Methoden für die Diagnose und Klassifizierung der Leukämien II/234
4.10.8. Lymphogranulomatose 416

5. **Entzündung**

5.1. **Definition und Phänomenologie: Kardinalsymptome der Entzündung** 211

5.2. **Einteilung der Entzündungen**
5.2.1. Zeitlicher Ablauf, Verlaufsformen 276
5.2.2. Morphologisches Erscheinungsbild 268, 278
5.2.3. Kausale Faktoren der Entzündung: Belebte Erreger, thermische und aktinische Noxen, chemische Noxen (z. B. Säuren und Laugen, Reizgase) 211

Antigen-Antikörper-Reaktion mit Komplementbildung 234, 258
Ischämie, Trauma 287

5.3. **Ausbreitung der Entzündung**
5.3.1. Ausbreitung per continuitatem, kanalikulär oder lymphogen 290
5.3.2. Fördernde Faktoren:
Hyaluronidase, Kollagenase, Fibrolysin, Streptokinase 213
5.3.3. Hemmende Faktoren:
Fibrin, Koagulase 299, 243

5.4. **Biochemie der Entzündung**
5.4.1. Mediatoren der Entzündung:
Biogene Amine (Histamin und Serotonin, Kinine, Anaphylatoxin) 229
Auswirkung auf der Gefäße der terminalen Strombahn 270

5.5. **Teilkomponenten der entzündlichen Reaktion**
5.5.1. Entzündliche Kreislaufstörung:
Initiale Ischämie, aktive Hyperämie, Stase 268
5.5.2. Entzündliche Permeabilitätsstörung:
Bedeutung der lokalen Azidose und der Mediatoren für die Entstehung der Permeabilitätsstörung 269
5.5.3. Entzündliche Exsudation:
Formen des Exsudates 269
Entzündliche Emigration von Blutzellen (Granulozyten, Lymphozyten, Monozyten) aus dem Blut in das Entzündungsfeld 224
Mobilisation von Makrophagen in der Spätphase 226
Einfluß chemotaktischer Substanzen des Wirtsorganismus und pathogener Mikroorganismen auf die Exsudation 229

5.6. **Exsudative entzündliche Reaktionen, unterteilt nach den Formen des Exsudates**
5.6.1. Seröse Entzündung:
Pathogenese und Morphologie 279
Urtikaria II/271
Seröse Entzündung der Schleimhäute und der serösen Höhlen 280
5.6.2. Serös-schleimige Entzündung:
Pathogenese und Morphologie des serös-schlei-

	migen Katarrhs der Schleimhäute am Beispiel des Schnupfens	280
5.6.3.	Fibrinöse Entzündung:	
	Pathogenese und Morphologie	281
	Pseudomembranöse Entzündung: Diphtherie, Ätiologie, Pathogenese und Komplikationen	279, 283, II/293
	Fibrinöse, bzw. serofibrinöse Perikarditis und Peritonitis und ihre möglichen Folgen (Kompression, Obliteration, Schwartenbildung)	381
5.6.4.	Eitrige phlegmonöse Entzündung:	
	Pathogenese und Morphologie, Weichteilphlegmone	285
5.6.5.	Eitrige abszedierende Entzündung:	
	Pathogenese und Morphologie, Beschreibung der Merkmale am Beispiel des Furunkels, Ätiologie und Pathogenese des Furunkels	285, 286, II/271
5.6.6.	Empyem:	
	Pathogenese und Morphologie, Beschreibung der Merkmale am Beispiel des Pleuraempyems	286
5.6.7.	Eitriger Katarrh:	
	Pathogenese und Morphologie	476
5.6.8.	Nekrotisierende Entzündung:	
	Pathogenese und Morphologie, Beschreibung ihrer Merkmale am Beispiel der areaktiven Nekrosen der Mundhöhlen- und Rachenschleimhaut	278
5.6.9.	Gangräeneszierende Entzündung:	
	Pathogenese und Morphologie, Beschreibung ihrer Merkmale am Beispiel der Lungengangrän	286, II/325
5.6.10.	Hämorrhagische Entzündung:	
	Pathogenese und Morphologie, Beschreibung ihrer Merkmale am Beispiel der Grippe	286, 320
5.7.	**Folgen der exsudativen entzündlichen Reaktionen und ihre Heilung**	
5.7.1.	Heilung mit Restitutio ad integrum: Resorption des Exsudates über die Lymphgefäße, bei heftigen Entzündungen (besonders durch Kokken verursachte Entzündungen) Entstehung einer regionalen Lymphangitis und Lymphadenitis, nach Wiederherstellung der anabolen Stoffwechsellage,	

nach Wiedereinsetzung der aktiven Hyperämie und nach Resorption des Exsudates Heilung mit Restitutio ad integrum 218, 476
5.7.2. Defektheilung oder chronische Entzündung: Nach stärkerer Schädigung des Gewebes Ersatz der irreversiblen Strukturschäden durch Zellproliferation oder Übergang in eine chronisch ganulierende oder granulomatöse Entzündung 275, 288, 477

5.8. **Granulationsgewebe**:
Pathogenese und Morphologie 274
Demarkation und Organisation von Nekrosen, Thromben und Hämatomen durch Granulationsgewebe, Entstehung der Narben bzw. Schwielen 276, 475
Demarkation und Organisation infizierter Nekrosen durch Granulationsgewebe 475
Beschreibung der Abszeßmembran 286
Demarkierende granulierende Entzündung am Rand von Fistelkanälen 475
Demarkierende granulierende Entzündung im Grund von Geschwüren 475

5.9. **Granulomatöse Reaktion**
5.9.1. Granulome vom Sarkoidosetyp:
Pathogenese und Morphologie am Beispiel der Sarkoidose 298
5.9.2. Granulome vom Tuberkulosetyp:
Pathogenese und Morphologie 295, 298
5.9.3. Granulome vom Typ des rheumatischen Fiebers:
Pathogenese und Morphologie am Beispiel der Myocarditis rheumatica 335
5.9.4. Granulome vom Typ der rheumatoiden Arthritis:
Pathogenese und Morphologie 337
5.9.5. Granulome vom Fremdkörpertyp:
Pathogenese und Morphologie 295

5.10. **Grippe (Grippevirus)**:
Ätiologie und Pathogenese 320
Morphologie der Rhinitis, Laryngitis, Tracheitis und Bronchitis bei Grippe II/298
Morphologie der Viruspneumonie (peribronchioläre interstitielle Pneumonie) bei Grippe 321
Ursache und Morphologie der bakteriellen Superinfektion als häufige Komplikation 321

5.11.	**Hepatitis**: Ätiologie, Formen der akuten Hepatitis (akute Hepatitis, rezidivierende Hepatitis, akute Hepatitis mit cholostatischem Einschlag, fulminante bzw. maligne Hepatitis), ihre Pathogenese und ihr morphologisches Erscheinungsbild	II/446
	Formen der chronischen Hepatitis (chronisch persistierende und chronisch aggressive Hepatitis), ihre Pathogenese und ihr morphologisches Erscheinungsbild	II/456
5.12.	**Appendizitis**: Ätiologie, Pathogenese und Morphologie, Pathogenese und Morphologie der möglichen Komplikationen	II/411
5.13.	**Colitis ulcerosa**: Pathogenese und Morphologie, Folgeerkrankungen und Komplikationen	II/409
5.14.	**Streptokokken-Angina**: Ätiologie, Pathogenese und Morphologie, Pathogenese und Morphologie möglicher Komplikationen: Phlegmone, Abszeß, lymphogene und/oder hämatogene Streuherde (Thrombophlebitis), Sepsis, Zweitkrankheiten, z. B. Glomerulonephritis (Poststreptokokkennephritis) und akutes rheumatisches Fieber	II/366
5.15.	**Lobärpneumonie**: Stadien; mögliche Komplikationen, z. B. Abszeß, Gangrän, Pleuraempyem, chronische Pneumonie	383, II/315
5.16.	**Bronchopneumonie**: mögliche Komplikationen (z. B. Abszeß, Pleuraempyem, hämatogene Streuherde)	II/318
5.17.	**Leptomeningitis**: mögliche Komplikationen (z. B. Brückenvenen- und Sinusthrombosen)	II/656
5.18.	**Tuberkulose**	
5.18.1.	Ätiologie und Pathogenese:	
	Erreger, Infektionswege	295
	Bedeutung der Allergie und der unspezifischen Resistenz	299, 302
5.18.2.	Reaktionsweise des Gewebes: Exsudativ-käsige tuberkulöse Entzündung: Ausbreitung oder Demarkation	296
	Verflüssigung (kalter Abszeß), Kaverne oder	300
	Eindickung und Verkalkung	299

	Proliferativ-produktive tuberkulöse Entzündung: Morphologie des zur Heilung führenden Prozesses	298
5.18.3.	Tuberkulöse Infektion	299
	B.C.G.-Impfung als künstlich ausgelöste Primärinfektion	477
5.18.4.	Progressive Verlaufsformen der tuberkulösen Primärinfektionsperiode: Pathogenese und Morphologie der Primärherdphthise, Frühkaverne, bronchogen-kanalikuläre Ausbreitung	300
	Pathogenese und Morphologie der progressiven Lymphknotentuberkulose	301
	Pathogenese und Morphologie der hämatogenen Frühgeneralisation: Akute Miliartuberkulose, Sepsis tuberculosa gravissima	302
	Pathogenese, Morphologie und mögliche Folgen der Meningitis tuberculosa (z. B. sekundäre Durchblutungsstörung)	II/661
5.18.5.	Postprimärinfektions-Tuberkulose	302
5.18.6.	Chronische Lungentuberkulose	303
	Pleuritis tuberculosa	299, II/331, 333
5.18.7.	Chronische Urogenitaltuberkulose: Pathogenese und Morphologie der Tuberkulose der Nieren, des Nierenbeckens, des Ureters, der Harnblase und des Nebenhodens	II/132, 165, 189
5.18.8.	Hämatogene Spätgeneralisation der Postprimärinfektionsperiode: Pathogenese und Morphologie der Streuherde bei Miliartuberkulose	303
5.19.	**Bakterielle Sepsis**	
5.19.1.	Definition der Begriffe:	
	Sepsisherd, Bakteriämie, Sepsis	214
	Sepsis lenta	II/44
5.19.2.	Pathogenese: Entstehung der die Sepsis begünstigenden Faktoren	214, 265
	Vom Sepsisherd ausgehende lymphogene Ausbreitung von Bakterien (eitrige Lymphangitis → Lymphadenitits → Ductus thoracicus → Blut) als Quelle einer Sepsis	218, 477
	Vom Sepsisherd ausgehende infizierte Venenthrombose als Ausgangspunkt einer Sepsis	196
	Entstehung multipler metastatischer Streuherde	214
	Entstehung einer Endocaridits lenta im Gefolge	

einer sog. „endogenen Infektion“, meist durch vergrünende Streptokokken der Mundhöhle II/44
5.19.3. Morphologie: Septische Splenomegalie 221
Metastatische Streuherde, meist septische Infarkte, bakterielle Endokarditis 214, II/42

5.20. **Rheumatisches Fieber** 335
5.20.1. Pathogenese 335, II/60
5.20.2. Myocarditis rheumatica: Morphologie und mögliche Folgen 336, II/36
5.20.3. Endocarditis rheumatica 336, II/46
5.20.4. Pericarditis rheumatica II/7

6. Immunpathologie

6.1. **Überempfindlichkeitsreaktionen**
6.1.1. Definition des Begriffs: Allergie als spezifische Überempfindlichkeitsreaktion (Hyperergie, hypersensitivity) gegenüber Antigenen 234
6.1.2. Überempfindlichkeitsreaktionen des zellulären T-Zellen-Imunsystems, Reaktionen vom verzögerten Typ (Spätreaktionen) II/60
Pathogenese am Beispiel der Tuberkulinreaktion, Morphologie 477
Bedeutung der erworbenen zellulären Überempfindlichkeit gegenüber Tuberkuloproteinen für den Verlauf der Tuberkulose 477
Transplantationsallergie (auch Transplantationsimmunität genannt): Pathogenese, Morphologie und zeitlicher Ablauf der akuten Abstoßungsreaktion allogener Nierentransplantate 149
6.1.3. Überempfindlichkeitsreaktionen des humoralen B-Zellen-Immunsystems, Reaktionen vom Sofort-Typ: Anaphylaktischer Typ (I) der Überempfindlichkeitsreaktion, Anaphylaxie, Atopie 256
Pathogenese und Morphologie der lokalen anaphylaktischen Reaktion und des generalisierten anaphylaktischen Schocks bzw. seiner Schockfragmente 256
Pathogenese und Morphologie der atopischen anaphylaktischen Reaktion (Urtikaria) II/271
Rhinitis vasomotorica II/80
Asthma bronchiale II/302
Zytotoxischer Typ (Typ II) der Überempfindlichkeitsreaktionen 248, 257

Transfusionsreaktion bei Blutgruppeninkompatibilität 257
Zytotoxische Antikörper als Ursache der Anti-G.B.M. (Glomerulus-Basal-Membran)-Nephritis II/211
Bedeutung der humoralen Antikörper bei der Abstoßung allogener Nierentransplantate 149
Immunkomplex-Typ (Typ III) der Überempfindlichkeitsreaktionen 258
Pathogenese und Morphologie der akuten und chronischen Serumkrankheit 260
Pathogenese und Immunfluoreszenzmikroskopie der akuten exsudativproliferativen Glomerulonephritis (Poststreptokokken-Nephritis) als Beispiel einer Immunkomplexreaktion vom Typ der akuten Serumkrankheit bekannter Ätiologie 260, II/112
Pathogenese und Immunfluoreszenzmikroskopie der membranösen (epimembranösen) Glomerulonephritis am Beispiel einer Immunkomplexnephritis vom Typ der chronischen Serumkrankheit II/116

6.1.4. Autoaggressionskrankheiten (Autoimmunkrankheiten):
Pathogenetische Grundlagen der Autoaggressionskrankheiten 261
Pathogenese und Morphologie der chronischen Thyreoiditis (Hashimoto) 263, II/537

6.1.5. Immundefekte:
Morphologische Grundlagen angeborener Immundefekte 253
Formen der angeborenen und erworbenen Immundefekte (z. B. Nekrosen) 392, 475

6.1.6. Plasmozytom als Beispiel einer monoklonalen malignen Geschwulst des Immunsystems:
Pathogenese und Morphologie des Plasmozytoms und seiner möglichen Folgen, z. B. Ablagerung von Amyloid in verschiedenen Organen 34, II/242

7. Wichtige Erkrankungen der Kreislauforgane

7.1. Atherosklerose

7.1.1. Begriffsdefinition, Verlauf:
WHO-Definition der Atherosklerose II/681
Beschreibung ihres Verlaufs als chronische,

	häufig rezidivierende, nicht selten schon in früher Jugend beginnende Erkrankung, vorwiegend der Intima	II/55
	Abgrenzung von der Arteriosklerose vom Typ Mönckeberg als einer ausschließlich altersabhängigen degenerativen Erkrankung der Tunica media, überwiegend der Extremitätenarterien	II/59, 682
7.1.2.	Kausale Pathogenese:	
	Bedeutung der Risikofaktoren	68
7.1.3.	Morphologie und formale Pathogenese:	
	Beschreibung der markoskopischen und mikroskopischen Veränderungen, Pathogenese, Stadien und unterschiedliche Schweregrade, Bedeutung der Lipidose der Intima als mögliche Frühphase der Atherosklerose, Einfluß muraler Thromben auf die formale Pathogenese der Atherosklerose	II/55
7.1.4.	Prädilektionsstellen der Atherosklerose in den verschiedenen Stromgebieten	II/56, 58, 681
7.1.5.	Mögliche Folgen und Komplikationen, z. B. Stenose, Verschluß, Aneurysmen	II/70
7.2.	**Arteriolosklerose, bzw. Arteriolohyalinose**	
7.2.1.	Definition, Pathogenese und Morphologie: Entstehung vorwiegend im Verlauf einer Systemhypertonie	39, II/60
	Seltener, z. B. bei Diabetes mellitus	77
7.2.2.	Prädilektionsstellen, z. B. Nieren, Gehirn	II/60
7.2.3.	Mögliche Folgen und Komplikationen	II/60
7.3.	**Aneurysma**	
7.3.1.	Definition, Pathogenese, allgemeine Strukturmerkmale	II/69
7.3.2.	Ätiologie und Typen:	
	Kongenitale Aneurysmen der Hirnbasisarterien	II/650
	Atherosklerotische Aneurysmen	II/58, 69
	Syphilitische Aneurysmen	308, II/64
	Aneurysma dissecans	II/63
	Aneurysmen bei Panarteriitis nodosa	478
7.4.	**Relative Koronarinsuffizienz**	
7.4.1.	Definition: Relative, temporär akute oder chronische Ischämie des Herzmuskels, hervorgerufen durch ein Mißverhältnis zwischen Blutangebot und Blutbedarf des Herzens	475, II/27

7.4.2. Formale Pathogenese, ursächlich für ein vermindertes Blutangebot meist eine in den Stämmen der Koronararterien lokalisierte stenosierende Arteriosklerose, ferner z. B. Aortenklappenfehler oder Blutdruckabfall infolge Herzmuskelinsuffizienz oder Schock;
ursächlich für vermehrten Blutbedarf vermehrte Volumen- oder Druckarbeit des Herzens, Herzhypertrophie — II/27, 16

7.4.3. Morphologie: Infolge der Ischämie Entstehung einer diffusen interstitiellen Fibrose mit nachfolgender Gefügedilatation des Myokards, ferner disseminierte kleine Nekrosen mit nachfolgender Organisation und Schwielenbildung — II/31

7.5. **Herzinfarkt**

7.5.1. Definition: Umfangreiche kompakte Nekrose im Versorgungsbereich eines der drei Hauptstämme der Koronararterien infolge unzureichender Koronarblutversorgung — II/26

7.5.2. Pathogenese, vorrangige Bedeutung der Koronarsklerose, Bedeutung der Risikofaktoren und der Kollateralen, Adaptationsmöglichkeiten — II/27

7.5.3. Morphologie des Infarktes in Abhängigkeit von der Zeit (Manifestationszeit)
Pericarditis epistenocardiaca
Organisation → Schwielenbildung — 126, II/31
Postinfarkthypertrophie — II/32

7.5.4. Lokalisation des Infarktes:
Unterschiedliche Häufigkeit der Vorder-, Hinter- und Seitenwandinfarkte der linken Herzkammer, Zuordnung zum Versorgungsbereich jeweils eines der drei Hauptstämme der Kranzarterien — II/32

7.5.5. Unterschiedliche Größe der Herzmuskelinfarkte, transmuraler Infarkt, Innenschichtinfarkt — II/32

7.5.6. Mögliche Komplikationen, Todesursachen, Gefahr von Reinfarkten — II/28, 32

7.6. **Endokarditis, erworbene Klappenfehler**

7.6.1. Endocarditis verrucosa rheumatica als häufigste Ursache eines erworbenen Herzklappenfehlers:
Pathogenese und Morphologie, Entstehung der Herzklappenfehler — II/46
Unterschiedliche Häufigkeit, mit der die Herzklappen verändert werden — II/42, 46

7.6.2. Akute Endocarditis ulcerosa II/42
7.6.3. Endocarditis lenta II/44
7.6.4. Relative Herzklappeninsuffizienz II/50
7.6.5. Adaptive Formveränderungen im Herzen:
Pathogenese und Morphologie bei den verschiedenen erworbenen Klappenfehlern, Komplikationen II/48

7.7. **Herzhypertrophie**
7.7.1. Pathogenese: Ursache, Entstehung und Formen der Herzhypertrophie in Abhängigkeit von der Art der geleisteten Mehrarbeit (Druck- oder Volumenarbeit 165, II/16
Nach Überschreitung des „kritischen Herzgewichts“ zunehmende Gefahr der Herzmuskelinsuffizienz II/19
7.7.2. Dekompensation: Insuffizienz des hypertrophierten Herzmuskels, ihre Ursachen und ihre morphologischen Merkmale II/20

7.8. **Herzinsuffizienz**
7.8.1. Ursachen der akuten und chronischen Herzmuskelinsuffizienz:
Akute und chronische Überlastung (Herzhypertrophie), Koronarinsuffizienz, toxische Myokardiopathien (z. B. Diphtherie), Myokarditis II/20
7.8.2. Merkmale der akuten und chronischen Herzmuskelinsuffizienz:
Verminderung des Herz-Zeit-Volumens 166
Akute (Überdehnung) und chronische (Gefügedilatation) myogene Dilatation, ihre Pathogenese und Morphologie II/19
Einflußstauung bei akuter und chronischer Herzmuskelinsuffizienz II/20
Morphologisch nachweisbare Folgeveränderungen bei Links- und/oder Rechtsherzinsuffizienz und ihre Pathogenese 168, 170

7.9. **Hypertonie**
7.9.1. Essentielle und symptomatische Hypertonien des großen Kreislaufes, sekundäre Hypertonien im kleinen Kreislauf 172, II/58, 75
7.9.2. Adaptative kardiovaskuläre Hypertrophie:
Pathogenese und Morphologie II/16

7.9.3. Insuffizienz der hypertrophierten linken oder rechten Herzkammer:
Pathogenese und Morphologie II/19
7.9.4. Folgen einer Hypertonie an Arteriolen und Arterien:
Entstehung einer Arteriolosklerose bzw. Arteriolohyalinose im Gefolge der Systemhypertonie, Morphologie, Lokalisation und Auswirkung auf die Perfusion der betroffenen Organe II/60, 78
Folgen der Durchblutungsstörung, z. B. an den Nieren, Auswirkung auf die Nierenfunktion II/134
Prädisposition des Hypertonikers zu Atherosklerose im großen Kreislauf unter Einschluß auch der peripheren Arterien II/78
Massenblutung in das Gehirn nach Ruptur kleiner Arterien und Arteriolen II/649
Bevorzugte Entstehung der Pulmonalsklerose bei Hypertonie im kleinen Kreislauf 172, II/58
7.9.5. Komplikationen und Todesursachen:
Koronarsklerose → Koronarinsuffizienz → Koronarinfarkt II/28
Dekompensation der hypertrophierten linken und/oder rechten Herzkammer II/78
Atherosklerose der Hirnarterien, Hirninfarkt, Hyalinose kleiner Hirnarterien und -arteriolen, Massenblutung in das Gehirn II/649
Athero-/Arteriolosklerose der Nieren, Niereninsuffizienz (selten) II/133

7.10. **Schock und Schockorgane**
7.10.1. Gliederung des Schocks nach seiner Pathogenese 177
7.10.2. Schockorgane:
Mikrozirkulationsstörung mit nachfolgender Ischämie, morphologische Äquivalente 177
Morphologische Äquivalente der Hyperkoagulabilität (Verbrauchskoagulopathie) 192, 474
Pathogenese und Morphologie der Schockorgane (Schocknieren, Schockleber, Schockmagen, Schockdarm, Schocklunge) sowie der schockbedingten Veränderungen von Herz und Gehirn 179

7.11. **Thrombose**
7.11.1. Definition: Intravasale und intravitale Blutgerinnung 187

7.11.2. Morphologie und Pathogenese:
Abscheidungs- und Gerinnungsthrombus, gemischter Thrombus, hyaliner Mikrothrombus 190
7.11.3. Ursachen der Thrombusbildung:
Virchowsche Trias 193
7.11.4. Kardiale Thrombose 194
7.11.5. Arterielle Thrombose 200
7.11.6. Phlebothrombose 194
Thrombose der tiefen Bein- und Beckenvenen,
Thrombose der oberflächlichen Beinvenen 201
Thrombose der Hirnsinus II/647
7.11.7. Thrombenbildung begünstigende Faktoren:
Entstehung, Lokalisation 193
7.11.8. Postthrombotisches Syndrom:
Pathogenese und Morphologie 197
7.11.9. Organisation von Thromben:
Zeitlicher Ablauf, Rekanalisation 196

7.12. **Thromboembolie**
7.12.1. Definition der Embolie und im speziellen der Thromboembolie 198, 475
7.12.2. Venöse Thromboembolie, Lungenembolie 202
Faktoren, die die Entstehung der Lungenembolie begünstigen 193
7.12.3. Arterielle Thromboembolie: Bevorzugte Ausgangspunkte der arteriellen Thromboembolie 200
Bevorzugte Lokalisation der arteriellen Thromboembolie und ihre Folgeveränderungen 475
7.12.4. Fettembolie:
Pathogenese der venösen und arteriellen Fettembolie
Morphologie der Fettembolie der Lungen und des Gehirns 204

7.13. **Periphere arterille Durchblutungsstörungen**
7.13.1. Absolute Ischämie:
Ätiologie der arterillen Verschlußsyndrome. Morphologie der Folgeveränderungen (Infarkte). Allgemeine, die Entstehung eines Infarktes beeinflussende Faktoren: Auswirkung der Kollateralen auf Entstehung und Größe der Infarkte, strukturelle Adaptation (Arterialisierung) und Dekompensation (Atherosklerose) der Kollateralen bei anhaltender funktioneller Belastung 180

7.13.2. Infarkte:
Ätiologie, Morphologie, Organisation und Folgeveränderungen der Nieren-, Milz-, Darm- und Extremitäteninfarkte 180
des Herzinfarktes 126, II/26
des Hirninfarktes 185, II/644

7.13.3. Absolute temporäre Ischämie:
Ätiologie und morphologische Äquivalente: Thrombembolektomie, Esmarchsche Blutleere, Kompression (Crush) 183, 475

7.13.4. Relative chronische Ischämie (Oligämie):
Ätiologie und morphologische Äquivalente, Entstehung von Subinfarkten, z. B. nach Stenose von Arterien und Arteriolen der Nieren 185, II/94 u. II/Abb. 14, S. 27

7.13.5. Relative temporär akute Ischämie (Oligämie):
Ätiologie, Pathogenese und morphologische Äquivalente: Bei Angina pectoris, Angina abdominalis und Claudicatio intermittens 187

8. Blutungen

8.1. **Blutungstypen (nach Art und Lokalisation)**

8.1.1. Rhexis- und Diapedeseblutungen:
Pathogenese und Morphologie 174

8.1.2. Hämorrhagische Diathese:
Definition als erhöhte Blutungsbereitschaft, z. B. wegen Mangels an Thrombozyten oder Gerinnungsfaktoren II/246

8.1.3. Intrazerebrale Massenblutung:
Pathogenese, Morphologie und Differentialdiagnose: bei hypertoner Gefäßwanderkrankung, Aneurysmaruptur, Angiomen, Geschwülsten II/649

8.1.4. Herzbeuteltamponade:
Pathogenese und Folgen II/3

8.1.5. Blutungen aus dem Digestionstrakt:
Pathogenese, Morphologie und Folgen 474

8.1.6. Organisation von Hämatomen 175

9. Anämien

9.1.1. Entstehungsmechanismen 176, II/216

9.1.2. Folgeveränderungen:
Hypoxämische Verfettung der Herzmuskelfasern 62
Leberepithelien 60
Nierenepithelien 62
Kompensatorische Hyperplasie des Knochenmarks 474, II/218
Myeloische Metaplasie und Erythroblastämie 474, II/445
Splenomegalie bei hämolytischen Anämien infolge gesteigerter Hämolyse, verstärkte Erythrophagozytose 474, II/218, 263
Ikterus und wechselnd starke Hämosiderose (Leber, Milz) bei gesteigerter Hämolyse 96, 474
Reduktion der Eisendepots bei Eisenmangelanämie II/227

10. **Erkrankungen der Atemwege**

10.1. **Chronische Bronchitis**
Ätiologie und Pathogenese, Morphologie, Folgeerkrankungen: Bronchiektasen, Lungenemphysem, Bronchopneumonien, Cor pulmonale, Rechtsherzinsuffizienz II/299

10.2. **Lungenemphysem**
Ätiologie und Pathogenese II/306
10.2.1. Formen: Primäres seniles Lungenemphysem, sekundäre Emphyseme, Narbenemphysem, akutes Emphysem:
Pathogenese und Morphologie der verschiedenen Emphysemformen II/306
10.2.2. Folgeveränderungen: Chronisch obstruktive Lungenerkrankungen, cor pulmonale, Rechtsherzinsuffizienz II/310

10.3. **Atelektase**: Definition 156
10.3.1. Atemnotsyndrom des Neugeborenen:
Pathogenetische Faktoren, Morphologie und Folgen 156, 474
10.3.2. Sekundäre Atelektasen: Entspannungsatelektase (z. B. bei Pneumothorax), Kompressionsatelektase (z. B. bei Pleuraerguß, Tumoren), Obstruktions- bzw. Resorptionsatelektase, Formen und Ursachen 157

11. Erkrankungen der Verdauungsorgane

11.1. **Gastritis**: Definition II/384

11.1.1. Morphologie der chronischen Oberflächengastritis und der chronischen atrophischen Gastritis, der intestinalen Metaplasie der Magenschleimhautdrüsen II/384

11.2. **Ulcus pepticum ventriculi et duodeni**: Pathogenese und Morphologie, Pathogenese und Morphologie der möglichen Komplikationen II/386

11.3. **Leberzirrhose**: Definition II/472
Formen der Leberzirrhose II/473
Ätiologie II/483
Pathogenese II/477
Morphologie II/473
der postnekrotischen und biliären Leberzirrhose II/470, 477, 483
der Fettzirrhose und der Pigmentzirrhose (Hämochromatose) 85
Auswirkungen und Komplikationen II/486

11.4. **Fettleber**: Definition 59
Ätiologie, Pathogenese und Morphologie 56
Stadieneinteilung 60

11.5. **Akute Pankreatitis**: Pathogenese und Morphologie, Komplikationen 64, II/428

12. Erkrankungen der Niere, der ableitenden Harnwege und der Prostata

12.1. **Glomerulonephritis** II/108

12.1.1. Immunmechanismen der Glomerulonephritis:
Immunkomplex- oder anti-Glomerulus-Basalmembran (G.M.B.)-Nephritis; Immunfluoreszenzmikroskopie II/111

12.1.2. Formen der Glomerulonephritis:
Pathogenese und Morphologie der exsudativproliferativen Glomerulonephritis II/112
Pathogenese und Morphologie der rapid progredienten intra- und extrakapillären proliferativen Glomerulonephritis (sog. Halbmondglomerulonephritis) II/118
Pathogenese und Morphologie der peri-, bzw. epimembranösen Glomerulonephritis II/116
Pathogenese und Morphologie der genuinen

	Lipoidnephrose (minimal changes) des Kindes- und (selten) Erwachsenenalters	II/105
	Pathogenese und Morphologie der sekundären Schrumpfniere (chronische sklerosierende Glomerulonephritis) als Endstadium der Glomerulonephritis und ihre Folgeveränderungen, insbesondere am Herz- und Kreislaufsystem	II/123
12.1.3.	Folgen der chronischen globalen Niereninsuffizienz:	
	Pathogenese und Morphologie der Urämie	II/88
12.2.	**Pyelonephritis**: Ätiologie, Pathogenese und Morphologie der akuten und chronischen Pyelonephritis, mögliche Folgen	II/126
12.3.	**Nephrotisches Syndrom**	
12.3.1.	Definition: Nephrotisches Syndrom als klinischer Symptomenkomplex	II/96
12.3.2.	Morphologie der Nierenveränderungen	II/104
12.3.3.	Wichtigste Ursachen, verschiedene Typen der Glomerulonephritis,	II/112
	Amyloidnephrose,	45
	Diabetische Glomerulosklerose	II/107
12.4.	**Noduläre Hyperplasie der Prostata**: Morphologie, Folgen der Harnwegsobstruktion	II/174
13.	**Morphologische Veränderungen bei Stoffwechselkrankheiten**	
13.1.	**Diabetes mellitus**	73
13.1.1.	Juveniler Diabetes: Morphologische Veränderungen an den Langerhansschen Inseln	74, 76
13.1.2.	Altersdiabetes: Morphologische Veränderungen an den Inseln, ihr Stellenwert in der Pathogenese	76
	Auslösende Faktoren des Altersdiabetes	75
13.1.3.	Folgekrankheiten: Morphologie der Makro- und Mikroangiopathie und der Glomerulosklerose Kimmelstiel-Wilson	77
	Fettleber	56
	Diabetes und Schwangerschaft (diabetische Embryo- und Fetopathie)	78
	Neigung zu bakteriellen Infekten, z. B. Pyelonephritis	78
13.2.	**Gicht**	120
13.2.1.	Arthritis urica und periartikuläre Gichttophi: Pathogenese und Morphologie	120, II/611

13.2.2. Extraartikuläre Organveränderungen: Tophi, Gicht-Nephropathie, Morphologie 120

13.3. **Hämochromatose:** Pathogenese und Morphologie (Leber, Pankreas, Herz und Haut) 95

14. **Morphologische Grundlagen bei Funktionsstörungen endokriner Organe**

14.1. **Überfunktionssyndrome**
14.1.1. Überfunktion durch Störung von Regelkreisen: Hypothalamisch-hypophysäres Cushing-Syndrom mit bilateraler Nebennierenhyperplasie II/526
14.1.2. Überfunktion endokriner Drüsen durch autonome Geschwülste: Funktionell aktive Nebennierenrindentumoren mit Aldosteron-Cortisol- oder Androgen-Überproduktion II/523
Hyperthyreose durch autonomes Adenom der Schilddrüse II/547
Hyperinsulinismus durch Inselzelladenom (B-Zelltumor) II/532
Epithelkörperchenadenom mit primärem Hyperparathyreoidismus II/550

14.2. **Anpassungshyperplasien**
14.2.1. Euthyreote (Iodmangel-) Struma: Pathogenese und Morphologie II/540
14.2.2. Nebennierenrindenhyperplasie beim Adaptionssyndrom (Streß): Pathogenese und Morphologie 264

14.3. **Unterfunktionssyndrome**
14.3.1. Ausfall der hypophysären Stimulation: Ursachen, Morphologie und Folgen des Panhypopituitarismus: Sheehan-Syndrom II/512
14.3.2. Genetische Enzymdefekte: Pathogenese und Morphologie des kongenitalen adrenogenitalen Syndroms II/527
14.3.3. Angeborener Mangel des hormonbildenden Gewebes: Aplasie und Hypoplasie (z. B. Athyreose) II/519, 534
14.3.4. Erworbene Destruktion des hormonbildenden Gewebes: Pathogenese und Morphologie der Autoimmunthyreoiditis (Hashimoto) und der Autoimmunadrenalitis (M. Addison). Nebennierentuberkulose II/524, 519
14.3.5. Endorganresistenz: Testikuläre Feminisierung II/159

15. Erkrankungen des Bewegungsapparates

15.1. Rheumatoide Arthritis (primär chronische Polyarthritis oder chronische Polyarthritis)

15.1.1. Ätiologie und Pathogenese: Verlauf und Stadieneinteilung 337, II/608

15.1.2. Morphologie: während der verschiedenen Stadien an den Gelenken nachweisbare, zur Ankylosierung führende proliferative-entzündliche Veränderungen 337, II/608

Morphologie der „Rheumaknoten“ des sog. Rheumatismus nodosus II/276, 477

15.2. Grundmuster einiger Muskelerkrankungen

15.2.1. Progressive Muskeldystrophie: Morphologie II/622

15.2.2. Neurogene Muskelatrophie: Pathogenese und Morphologie II/623

15.2.3. Myositis: Pathogenese und Morphologie II/626

16. Pathologie des Nervensystems

16.1. Charakteristische Reaktionsformen des zentralen und peripheren Nervengewebes

16.1.1. Besonderheiten des Nervengewebes: Schrankenfunktionen, synaptische Verbindungen, Axonfluß

16.1.2. Störungen der Blut-Hirnschranken, Hirnödem: Pathogenese, Typen, Status spongiosus II/641, 689

16.1.3. Zellreaktionen auf Hypoxie: Elektive Parenchymnekrose, ischämische Nervenzellschädigung, Gliareaktionen, Nekrosetyp II/631

16.1.4. Degenerationsformen und Regenerationsmöglichkeiten: Wallersche Degeneration, segmentale Entmarkung, Regeneration an peripheren Nerven, Neurombildung 139

16.1.5. Atrophie, Alterung, Systemdegenerationen: Einfache Atrophie, Lipofuszin, Fibrillenveränderung, Altersveränderungen, Degenerationen am extrapyramidalen (z. B. M. Parkinson) und pyramidalen (z. B. amyotrophische Lateralsklerose) System II/632

16.1.6. Reaktionsweisen des kindlichen Hirngewebes: Porenzephalie, Morphologie des Little-Syndroms II/643

16.1.7. Neuro-axonale Schädigungen II/690
16.1.8. Speicherungsdystrophien: Lysosomale Nervenzell- und Markscheidenschäden (z. B. metachromatische Leukodystrophie) II/640
16.1.9. Pathologie der Liquorräume, Hydrocephalus occlusus und e vacuo II/641
Liquorzelldiagnostik II/689
16.1.10. Hirndruck, Massenverschiebungen II/642, 650

16.2. **Kreislaufstörungen des ZNS**
16.2.1. Hirninfarkte: Ätiologie, Pathogenese, Lokalisation, ischämische und hämorrhagische Infarkte, Kolliquations- und Koagulationsnekrose, Manifestationszeiten, Gefäßgebiete, Grenzgebietschäden II/642, 647
16.2.2. Blutungen: Hypertensive Angiopathie, Differentialdiagnose der Massenblutung II/649
16.2.3. Thrombosen der Längsblutleiter und der inneren Hirnvenen II/647
16.2.4. Embolien: Fett- und bakterielle Embolien II/644, 649, 658

16.3. **Traumatische Schädigungen des Nervensystems**
16.3.1. Primäre traumatische Schäden: Gedeckte Hirnverletzungen: Dura-Hämatome, oberflächliche Rindenherde (sog. Rindenprellungsherde), Schäden im Hirninnern, primäre Hirnstammblutungen II/651
Offene Hirnverletzungen II/653
Gedeckte Rückenmarksverletzungen II/655
16.3.2. Sekundäre traumatische Schäden: Massenverschiebungen, Schockfolgen, Hirnstammblutungen II/653
16.3.3. Sonstige traumatisch bedingte Schäden:
Fettembolie 204
Thrombose 193
Posttraumatische Epilepsie II/652

16.4. **Entzündliche Erkrankungen**
16.4.1. Verteilungstypen der Enzephalitiden: Polio- (z. B. Polyomyelitis), Leuko- (z. B. postinfektiöse und postvakzinale Enzephalitis) und Panenzephalitis II/659, 664, 689
16.4.2. Meningitiden: Eitrige, lymphozytäre und tuberkulöse Meningitis bzw. Meningoenzephalitis II/656
16.4.3. Slow-Virus-Krankheiten: Pathogenese und Morphologie am Beispiel der Jacob-Creutzfeldtschen Krankheit 477

16.4.4.	Hirnabszeß und -phlegmone	II/658, 689
16.5.	**Tumoren des Nervensystems**	
16.5.1.	Gliome, Glioblastom, Medulloblastom: Grundzüge der Morphologie und biologischen Wertigkeit, unterschiedliche Altersprädilektion dieser Tumoren	II/671
16.5.2.	Neurinom, Neurofibrom, Meningeom: Grundzüge der Morphologie und biologischen Wertigkeit	405, II/667, 678
16.5.3.	Metastatische Hirntumoren: Karzinom, Leukosen	II/675

Sachverzeichnis

A

Aberration 8, 146
Abflußhindernis 277
Abgase 381
Abklatschmetastase 353
Abnützungspigment 18, 23, **92**
AB0-System 148
Abort, krimineller 206
Abscheidungsthrombus 190
Abszeß 213, **285**
- pylephlebitischer 290
Abt-Letterer-Siwe, Morbus 426
Abtropfmetastase 377
Abusus → Phenazetin; Alkohol; Salizylate
Abwehr, Elemente, unspezifische 217
- biochemische 228
- humorale 247
- immunologische 143, 345
Abwehrmechanismus 212, **217**
Abwehrschwäche 300, 414, 459
Acanthosis nigricans 359
Achlorhydrie 217
ACTH 11, 22, 75, 265, 359, 384, 438
Actinomycin D 384
Adamantinom 363, 376
Adaptation 212, 265
Adaptationssyndrom 264f
Addison, Morbus 79, 90, 111, 263
Adenoakanthom 431f
Adenohypophyse 75
Adenokarzinom 430f
- kubozelluläres 430
Adenolyphom Warthin 434
Adenom 373, **427ff**
- Darm 377
- pleomorphes 363, 436
- villöses 112, 364
Adenomyosarkom, Niere 378
Adenovirus 47
ADH 27, 80, 208, 359
Adiponecrosis subcutanea infantum 66
Adipositas 23, 58, 75
- cordis 64
Adiuretin 111
ADP 190
Adrenalin 190
Adventitiazelle 228, 372
Adynamia episodica hereditaria 111
AEO 41
Afibrinogenämie 189
Aflatoxin 384
AG, Ag (Antigen) **234ff**, 241
Agammaglobulinämie, autosomal rezessiv vererbte 253
- Bruton 254, 392
- infantile, geschlechtsgebundene 254
- Schweizer Typ 253
Aganglionose 27
Agenesie 13
Agglomerin 268
Agglutination 190f, 247
Aggressionsfaktor 212f
Agranulozytose 279, 284, 444, 467
- → Panmyelopathie
AHG 188
AIO 41
Air trapping 156
AK → Antikörper
Akklimatisation 460
Akromegalie 75, 136
Aktin 459
Aktinomykose 325
Aktinomyzin 438
Akustikustumor 21, 387, 406
Alarmphase 265
Albino 91
Albumin/GlobulinQuotient 35
Albuminurie → Proteinurie
Aldosteron 27, 111, 308
Aleppobeule 330
Alkalose, allgemeine 116
- hypokaliämische 112
- metabolische 112
Alkaptonurie 91
Alkoholismus 10, 60, 64, 65, 265, 283, 302, 303, 449, 450, 455, 460, 473
Alkoholschmerz 417
Allergen 256
Allergie 228, 237, 280, 236, 442
- mykogene 322
- Soforttyp 149
Allergie
- Tuberkulintyp 149
- → Überempfindlichkeitsreaktion
Allgemeininfektion → Sepsis, Pyämie
Allo-graft 251
Alphastrahlen 464, 468, 470
- → Strahlen, ionisierende
Alter, hohes 137, 144
- - Amyloid 41
- - Tumordisposition 345, 361
Alteration 268
Altersatrophie 18
Altersdisposition 387
Altersemphysem 20
Altersveränderung 23
Alveolarbelüftung 154
Alveolarblutung 471
Alveolarmakrophag 228
Alveolarmembran, hyaline 38, 210, 449
Alveolitis, exogene allergische 454
- fibrosierende 179
Alzheimer-Neurofibrillenveränderungen 41
α-Amanitin 479
Ameisensäure 120
Ameloblastom 363, 376
Amine, aromatische 383
- biogene 407
- vasoaktive 232
Aminoazidurie 80
Aminopterin 450
Aminosäure **49**, 37, 57
Ammoniak 448
Ammoniumurat 119
Amnionstrang 15
Amniozentese 473
Amöbenruhr 290
Amoebiasis 326
Ampère 461
Amyloid 40
- Gefäße 42
- Haut 44
- hereditäres 44
- Herz 44, 46
- Leber 46
- lokalisiertes 44
- Magen-Darm-Trakt 47
- Milz 46
- Niere 45
- Pankreasinseln 41

Amyloid
- perikollagenes 43
- periretikuläres 42f
- primäres 44
- sekundäres 44
- seniles 44
Amyloidtumor 45
Anaerobier 186, 204, 286
Anaemia neonatorum 97
Anämie 56, 63, 176, 334, 467
- aplastische 444
- hämolytische 474
- immunhämolytische 257, 263, 413
- mikroangiopathische 193
- perniziöse 98, 217, 263, 392, 450
- sideroachrestische 97
Anaphylatoxin 226, 230f, 233
Anaphylaxie 256, 443
Anaplasie → Atypie
Anastomose 182, 186
- venovenöse 169
Androgen 114
Anenzephalie 13
Anergie 278
Aneuploidie 6
Aneurin 449
Aneurysma 194f, 478
- syphilitisches 308
- Thrombose 308
Angina 287, 235
- abdominalis 187
- pectoris 181, 187
Angio → Hämangio, Lyphangio
Anhiebsdiagnose 472
Anilinfarbstoff 383
Anitschkow-Zellen 337
Ankylostoma duodenale 334
Anopheles 328
Anoxämie 60
Anoxie 183, 329
Anpassung 471
Anschoppung 283
Anthrakose 88, 453
Anthrazen 381
Anti-Asthmatika 444
Antibiotikum 137, 216, 218, 282, 323, 341, 443, 452
Antigen **234ff**, 241
- Antikörper-Reaktion 149, 209, 233, **335f**, 358
- drift 320
- karzino-embryonales 358, 369
Antigen
- Komplex 232
- Persistenz 252
- Rezeptor 239
- shift 320
Antihistaminika 233
Antikoagulantien 147, 185, 189, 193f, 197f
Antikonzeptiva 386
Antikörper 148, 222, 234, 247, 263
- atopischer 256
- humoraler 149
- sensibilisierender 326
- spezifischer 213
- vorbestehender 149
- zytophiler 248
Antilymphozytenserum 149, 345
Antimetabolit 6, 438
Antithrombin 187
Anurie 447
Aortenaneurysma 20
Aorteninsuffizienz 166
Aortenstenose 165, 187
Aplasie 13
Apoferritin 97f
Apoprotein 52
Appendix, Karzinoid 428
- Mukozele 85
Appendizitis 290
APUD-Zellen 407f
Arbeitshypertrophie → Hypertrophie
Arcus corneae 67
Areal, knochenmarksabhängiges 239
Argentaffinom 363
Argyrose 89
Armanni-Ebstein-Zelle 77
Arsen 383, 448
Arsenmelanose 90
Arsenwasserstoff 97
Artdisposition 386
Arteria bronchialis 182
- cerebri media 185
- mesenterica superior 186
Arterialisation 202, 207
Arterien, Thrombose 200
- Verkalkung, idiopathische 118
- Verschluß 126, 180f
Arteriitis 181, 260, 337
- destruktive 341
Arteriole, Kontraktion 177, 269
Arteriolonekrose 40
Arteriolosklerose 39, 77
Arteriosklerose 67f, 77, 181
Arteriosklerose
- sekundäre 308
Arthritis 260
- juvenile rheumatische 263
- rheumatoide 44, 260, 337
Arthrose 24, 91
Arthus-Reaktion 259
Arylsulfatase 72
Arzneimittel 42
- → Gerinnungshemmer; Medikamente; Ovulationshemmer; Zytostatikum
Asbest 383, 411, 453
Asbestkörperchen 294, 453
Asbestose 294
Ascaris lumbricoides 334
Aschoff-Zelle 337
Askorbinsäure 450
Aspergillus 444
- flavus 384
- fumigatus 324
Asphyxie 161, 210
- intrauterine 157
Asphyxieblutung 174
Assimilation 53
Asteroid bodies 304
Asthma bronchiale 227f, 256, 444, 453
Astrozytenproliferation 142
Aszites 206
- blutiger 187
Ataxia-teleangiectasia 254
Atelektase 156
Atemluft, O_2-Gehalt 154
Atemmechanik 155
Atemnotsyndrom, Neugeborene 474
Atemweginfekte 455
Atherom 148
Atheromatose 67
Atherosklerose → Arteriosklerose
Äthionin 60
Äthylalkohol 445
- → Alkoholismus
Ätiologie, allgemeine 441ff
- Entzündung 291ff
Atmung 153
- Störung, restriktive 154
Atmungsfermente 92, 94
Atmungskette, Blockierung 160
Atombombe 380, **469**
Atopie 246, 256
ATP 28, 60, 114, 124f, 180, 190, 459

Atresie 13
Atrophie 18
- einfache 18
- Hoden 20
- hormonal bedingte 21
- Inaktivitätsatrophie 21
- numerische 18
Atypie 355
Augen 67
Augenlid 69
AUO 41
Auspuffgas 446
Aussatz 310
Australia-Antigen 340
Auswurf, blutiger 203
Autoaggressionskrankheit 337
- → Autoimmunität
Autoantigen 261, 277
Autoantikörper 24, 260
- → Autoimmunität
Autodigestion 65
Autograft 251
„Autoimmun-Hepatitis“ 263
Autoimmunität 74, 238, 246, **260ff**, 289, 338, 415
Autointoxikation 28
Autolyse 2, 124
Autophagievakuole 36, 129
Autoradiographie **31**, 84, 134f, 468
Autosom 9
AV-Block 167
Avidität 259
Avitaminose 10
- → Vitamine
Axialstrom 271f
Azetyl-Co A 74
Azidose 121, 178, 210, 225
- intrazelluläre 112
- metabolische 177
- renale 121
Azinös-nodös, Herde 303
Azofarbe 383

B

B-Immunoblast 243, 424
B-Lymphoblast 426
B-Lymphom 421, 422
- immunglobulinproduzierendes 421
B-Lymphozyt 237, 422
- Defekt, reiner 254
- transformierter 424
B-Memorylymphozyt 252
B-Zelle, Pankreas 74, 76
Badetod 161
Bakteriämie 214, 310
Bakterien, Coli 193
- Enzym 213
- gramnegatives 180, 193, 213, 235
- grampositives 213
Bakterizidie 217
Ballonierung 28
Ballungsfaktor 268
Bandwurm 330ff
Bang, Morbus 313
Barr-Körperchen 8
Barriere, epitheliale 217
Basalfibroid 363, 396
Basaliom 363, **428**
Basalmembran 77, 83, 150, 158, 260, 263
- epitheliale 263
- Verkalkung 452
Basalzelle, Epidermis 132, 134, 138, 144
- Hyperplasie 373
Basedow, Morbus 263
Base 448
Basophilie 355, 374
Bauernwurstmilz 417
Baumwollarbeiter 454
BCG-Impfung 253, 295f, 477
Beatmung, künstliche 157, 179
Becherzelle 147
Bechterew, Morbus 147
Beckenchondrom 367, 398
Beckenniere 14
Begleitpleuritis 281
Beinarterienverschluß 186
Beingangrän
Belag, weißer 323
Belastung, psychische 264
Belegzellen, Magenmukosa 74, 263
- Mangel 450
Bence-Jones-Eiweißkörper 34
Benzol 174, 446
Benzpyren 137, 381
van den Bergh-Diazo-Reaktion 101
Bergkrankheit 471
Beri-Beri 449
Berlinerblaufärbung 94
Berufskrebs 382
Berylliumgranulom 294, 383, 448
Bestrahlung → Strahlen, ionisierende, Röntgenstrahlen
Beta-Lysin 229
Betastrahlen 470, 464
Betastrahlen
- → Strahlen, ionisierende
Bettruhe 194
Bewegung, amöboide 273
Bienenstich 155, 326
Bilharziose 206, 333, 271
Bilirubin 96, 98
- direktes 107
- → Ikterus, Galle
- indirektes 101, 106
- Konjugation 101
Bilirubinkristall 185
Bilirubinreduktase 101
Bilirubinurie 107
Biliverdin 101
Billroth II 54
Bindegewebe → Kollagen, Silberfasern
- mukoides (myxoides) 118
- normales 37
Bindegewebefaser, hyaline 276
Bindegewebesklerose → Sklerose
Biopsie 3, 346
- Bronchialschleimhaut 305
- Leber 330, 305
- Milz 330
- Skalenus 305
Birch-Hirschfeld-Tumor 378
Bittner-Milchfaktor 391
Blählunge 20
Blase → Harnblase
Blasenbildung 457, 460
Blast 416
Blastomykose 325
Blastopathie 8, 12
Bleienzephalopathie 447
Bleikolik 447
Bleilähmung 447
Bleisaum 89, 447
Bleitetraäthyl 447
Bleivergiftung 47, 89, 181, 372, 383, 447
Blitz 461
Blutbildungsherd 78, 96, 290, 308, 474
Blutdruck → Hypertonie
Blutdurchfluß 269
Bluteindickung 265
Bluteosinophilie → Eosinophilie, Leukozyten, eosinophile
Blutgefäß → Arterie etc., Gefäß
Blutgerinnsel 190
- → Thrombus

Blutgerinnung → Thrombose, Gerinnung, intravasale, disseminierte
- vitale, intravasale 187
Blutgerinnungssystem **187**, 235, 270
Bluthusten 201
Blutkörperchensenkungsgeschwindigkeit 34, 268
Blutmauserung 223
Blutplättchen → Thrombozyt
Blutsenkung 34, 268
Blutstillstand 186
Bluttransfusion 97, 252
- → Transfusion
Blutung 173
- klinisch wichtige 474
- per Diapedesin 174
- per Rhexin 174
Blutungsneigung 450, 467
- → Diathese, hämorrhagische
Blutungsschock 177
Blutversorgung, doppelte 182
Blutvolumen 177
Blutzucker 72f
- → Hyper- und Hypoglykämie
BM → Basalmembran
Boeck, Morbus 115, 304
Bolustod 155
Bösartigkeit, Tumor 347
Bowen, Morbus 365
Bradykardie 167
Bradykinin 230, 359, 432
Brand, feuchter 186
- trockener 186
Brandschorf 457
Braunpigmentierung 443
- → Lipotuszin, Zeroid, Hämochromatose
Breitbandantibiotikum 444, 452
Brennspiritus 446
Brill-Symmers-Lymphom 416, 423
Bronchialasthma 227f, 256, 444, 453
Bronchialkarzinom → Bronchuskarzinom
Bronchialvenenplexus 169
Bronchialwiderstand 156
Bronchiektase 44, 85, 157
Bronchitis, chronische 455
Bronchospasmus 156
Bronchus 156
Bronchusadenom 359, 363, 367
Bronchuskarzinom 373, 383, 455
- kleinzelliges 359, 431
Bronzediabetes 96
Brucella abortus 313
Brüchigkeit 472
Bruchsaft 472
Brutkapsel 333
Bruton-Agammaglobulinämie 254
Bruzellose 313
BSG 34, 268
Bubo 306
Bünger-Band 139
Burdach-Strang 308
Burkitt-Tumor 391, 421, **426**
Burnett-Syndrom 116
Bursitis hyperplastica haemorrhagica villosa 95
Buttergelb 382f, 436
Bypass-Operation 54
Byssinose 454

C

C'1-Esterase-Hemmer 255
C'1-C'9 → Komplement 248
Ca → Carcinoma, Kalzium, Karzinom, Verkalkung
Caisson-Krankheit 206, 471
Calcinosis interstitialis universalis 119
- localisata 119
Calcium → Kalk, Kalzium, Verkalkung
Calciumoxalat 120f
Calor 211, 269
Canalicus (Leber) 101f
Cancer → Karzinom
Candida albicans 237, **323**, 444
Carcinoembryonic Antigen 358f, 369
Carcinoma adenomatoides 431
- cribrosum 431
- in situ 350, **365**
- solidum, Einteilung 433
- → Karzinom
CCl_4 60, 446
Ceroid, 56, 97
Cervix-Ca 349
Chagas-Krankheit 329
Chagom 330
Chalazion 294
Chalon 136, 144
Changri-Krebs 370
Charcot-Leyden-Kristalle 227
Chediak-Higashi-Syndrom 225
Chemodektom 408
Chemotaxis 78, 272, **273f**
Chemotherapie 438
Chinolin 442
Chlamydiaerkrankung 314f
Chloramphenikol 137, 444
Chloroform 60
Chlorpromazin 110, 384, 444
Cholangiole 103
Cholangitis purulenta 290
Choledocholithiasis 64
Cholelithiasis 64, 121
Cholera 177, 280
Cholesteatom 69, 147
Cholesterin 49, **66**, 451
Cholesteringranulom 292
Cholesterinretikulose 70
Cholesterinstein 68
Cholestyramin 54
Cholostase 68, 103, **108**
- intrahepatische 444
- mechanische intrahepatische 109
- mechanische extrahepatische 109
- toxisch-metabolische intrahepatische 109
Chondroblastom (Codman) 367, 399
Chondrom 398
Chondroma cysticum 398
Chondromyxoidfibrom 367, 399
Chondrosarkom 399
Chordom 376
Chorea minor 335
Chorionepitheliom 376
Choriongonadotropin 376
Chorioretinitis pigmentosa 327
Choristie 13
Choristom 12, **375**
Christmas disease 189
- -Faktor 189
Chromat 383
Chromatkrebs 454
Chromoblastomykose 325
Chromomer 6
Chromonema 6
Chromoprotein 93
Chromoproteinniere 448
Chromoproteinurie 462
Chromosom 22, 388

Chromosom
- → Trisomie
Chromosomen, Aberration 348
- Brüche 8
- Krankheit 6
- polare 355
- Schaden 464
- Veränderung 381
- Versprengung 355
Chylomikron 50ff, 204
Claudicatio intermittens 187
Clearing 157, 221, 225
- factor 51
Clostridium perfringens 213
CO → Kohlenmonoxid
CO_2 → Kohlensäure
Co-Karzinogenese 384f
Codman-Tumor, 399
Colchizin 137, 355
Colica mucosa 84
Colitis pseudomembranacea 282
- ulcerosa 44, 112, 371
Colon → Kolon
Coma diabeticum 78, 111
Comedo-Typ 431
„Common cold"-Viren 321
Concretio pericardii 167
Condylomata acuminata 391
Contrecoup 95
Coombs 255
Cor pulmonale 154, 156, 202, 294, 305, 340
- villosum 281
Core 316
Corpora amylacea 47, 117
Corticotropin releasing factor 265
Cortison → Kortison
Councilman-Körper 36
Coup 95
Courvoisier-Zeichen 109
Cri du chat-Syndrom 9
Crigler-Najjar-Syndrom 107
Crista, Mitochondrium 28, 465
Crohn, Morbus 111, 298
Cruor 187
Crush 177
Cushing, Morbus 61, 75, 111, 114
Cushing-Syndrom 359
Cysticercus cellulosae 330

D

D-Zelle 76
Darmbilharziose 333
Darmblutung 313
Darmflora, „normale" 218
Darmgeschwür 312, 327
Darmparalyse 187
Darmriß 470
Darmschleimhaut, Nekrose, hämorrhagische 179
Darmulkus 448, 466
Darmverschluß 157
Darmzeroidose 56
Dauerausscheider 313
Defektheilung 477
Degeneration, gallertige 22
- hyaline 201
- hydropische 76
- myoneurale 442
- myxoide = mukoide 167
- netzartige 103
- vakuoläre 29
- perifokale 184
- schleimige 167
- → Schleim
Degranulierung 268
Dehiszenz 145
Dehydratation 111
Demarkation 127, 475
Demarkationsgewebe 275
Demenz 452, 477
Depigmentierung 91
Derepression 147, 369, 381
Dermatansulfat 87
Dermatitis 452
- „atopische" 256
Dermatofibroma protuberans 394
Dermatomyositis **340**, 359, 478
Dermoidzyste 12
Desmoid 363, 395
Desoxikortikosteronazetat 385
Desoxiribonukleinsäure → DNS
Destruktion 349f
Determinationsperiode, teratogenetische 5
Determinationspunkt, teratogenetischer 5
DHCK 113, 115f, 451
Dhoti-Krebs 371
Diabetes inspidius 71, 80, 111
- mellitus 11, 52, 61, 66, 68, **73,** 95, 265, 302
- - endokrine Erkrankung 75
Diabetes inspidius
- - Glomerulosklerose 78
- - insulinabhängiger (juveniler) 74f
- - insulinunabhängiger 74f
- - juveniler 263
- - latenter 79
- - mütterlicher 79
- - sekundärer pankreatischer
- renalis 79
- salinus 79
Diapedese 273
Diarrhö 112, 452, 470
Diastase 83
Diathese, hämorrhagische 56, 193, 442, 452, 474
Diäthylnitrosamin 369
Diatomeen 161
Diazo-Reaktion 101
Dibenzanthrazen 381
DIC → Gerinnung, intravasale, disseminierte
Dickdarm, Flora, normale 282
- → Kolon
- Pseudomelanose 91
Differenzierungsgrad 347, 349, 360, 464
Diffusionsstörung 158
Diffusionsstrecke 158, 169
Dignität, fragliche 347, 360ff, 413, 430
1,25-Dihydroxycholekalziferol (DHCK) 113, 115f, 451
Dikumarol 445
Dinitro-chloro-benzen 261
Diphtherie 279, 287
Disposition 1
Disse-Raum 207
Disulfidbrücke 247
DNS 6, 18, 24, 31f, 124, 134, 147, 316, 338, 369, 381, 383f, 387f, 438
- -Synthese-Phase 133
- -Virus 318, 369, 391, 426
- - onkogenes 389
DOCA 385
Döhle-Einschluß 268
Dolor 211, 270
Donovan-Körperchen 315
Dopamin 407
Doppelbrechung 40, 49, 68, 121, 195
Doppelmißbildung 12
Doppelversorgung, Gefäße 290
Dosisabhängigkeit 384

Down-Syndrom 9, 370, 388
Drogenabhängiger 206, 473
„Drohnen"zelle 426
Druck, kolloid-osmotischer 207, 209
– onkotischer 208, 280
Druckatrophie 20
Druckwelle 470
Druse, Actinomyces 325
Drüse, endokrine, Tumor 385
Dubin-Johnson-Syndrom 91, 107
Dubois-„Abszeß" 308
Dubreuilh-Melanose 365
Ductus Botalli 20
– thoracicus 301, 350, 477
– thyreoglossus 20
Duktulus, Leber 102
Dunkelfeld 306
Dünndarm, Karzinoid 359, **432**
– Schleimhautatrophie 54
– Strahlenschaden 466f
Duodenalulkus 374, 459
Duodenum, Regeneration, physiologische 135
Dupuytren, Morbus 394
Durchfall 111
Dürck-Granulom 329
Dye-Test 327
Dysgenesie 4, 253
Dyskeratose 48
Dysontogenese 4, 374, 377
Dysplasie 48, 365, 373
– Plattenepithel 365
Dyspnoe 169
Dysproteinämie 35
Dysraphie 13
Dystelektase 157, 179, 210
Dystrophia adiposogenitalis (Froehlich) 61

E

Echinokokkus 332
Edwards-Syndrom 9
Effekt, zytopathischer 318
Effektormechanismus 236, **247**
Ehlers-Danlos-Syndrom 87
Eigentoleranz 261
Einfluß, kanzerogener 387
Einflußstauung 414, 417
Einschluß, PAS-positiver 421
Einschlußkörper 47, 316f, 322, 372, 391, 447
Einteilung, Tumoren 360, 393ff
Einzelmißbildung 13
Einzelzellnekrose, hyaline 36
Eisbärenleber 449
Eisen 92, 223
– kolloidales 372
– -Pigment **94,** 185, 203, 307
– -Speicherkrankheit 75, **95**
Eisenfärbung 92
Eisenoxidhydrat 94
Eisensulfid 93
Eisenverlust 334
Eiskristalle 459
Eiterkörperchen 284
Eiterung, chronisch abszedierende 326
Eiweiß, Abbauprodukte 458
Eiweiß, Bruchstück 280
– Koagulation 185, 457
– Mangel 59, 137, 144
– Stoffwechsel 30
– Synthese 385
– Verlust 33, 327
– Zerfall 111
Ekchymose 173
EKG 111, 112, 181
Eklampsie 193
Ektotoxine → Exotoxin
Elastinfärbung 298
Elastinfaser 306
Elastoid 23
Elastosis cutis senilis 23
Elazin 23
Elektrizität 461ff
Elektroexzision 461
Elektrolytverlust 327
Elektron 464
Elektronenmikroskop 84, 105, 124, 125
Elektrophorese 52
Elektroschweißerlunge 453
Elementarfibrille 38
Elementarkörperchen 315
Elephantiasis 209, 334
EM 84, 105, 124, 125
Embolie 185f, 195, **198**, 475
– Aneurysma 308
– gekreuzte 199f
– septische 201
– „venöse" 200
Embolus, Arten 201
– blander 201
– Cholesterin 68
– infizierter 196, 201
Embryonalgewebe 374
Embryopathia diabetica 78
Embryopathie 8, 13
Emphysem 294, 453
Empyem 286
Enanthem 269
Enchondrom 398
Endarterie 182
Endarteriitis 306
– obliterans 460
– proliferans 306
Endocarditis polyposa 359
– ulcerosa 214
– verrucosa 335
Endokard, parietales 432
Endokarditis 165f, 274
– atypische 338
Endometriose 148, 350
Endometrium, Hyperplasie, adenomatöse 365
Endostzelle 113
Endotheldefekt 190
Endothelläsion 157
Endothellücken 270
Endothelschaden 460
Endothelsprosse 142, 274
Endothelzelle 219
Endotoxin 180, 193, 213, 235, 287
Endotoxinschock 157, **180**, 205
Endozytose 128
Energie, strahlende 388
Energiemangel 25
Enkelmetastase 352
Enophthalmus 172
Entamoeba histolytica 326
Entartung, sarkomatöse 403
Entdifferenzierung 138f, 374
Enteroanastomose 54
Enteropathie, diabetische 56
Entmarkung 308
Entzündung 211ff
– alterative 278
– Ausbreitung 290ff
– chronische 370
– diphtherische 283
– diphtheroide 282
– Einteilung, ätiologische 291ff
– – pathogenetische 290ff
– eitrige 284
– exsudative 279ff, 476
– fetale 289
– fibrinöse 281f
– hämorrhagische 286
– – nekrotisierende 476
– Heilung 221
– lymphoplasmozytäre 287

Entzündung
- nekrotisierende 475, 476
- Nosologie 278ff
- parenchymatöse 278
- perifokale 203, 285, 356
- proliferative 274, **288**
- Reaktionsgruppen (Phasen) 211
- reaktive 126, 185
- retikulär-abszedierende 295, 322
- rheumatische 335
- seröse 279f
Ursachen der Chronizität 277
Entzündungsmediatoren **229f,** 247
Entzündungszeichen, klinische 267ff
Enulis 400
Enveloppe 316
Enzephalitis 280, 307
- Toxoplasmose 327
Enzephalomalazie 103, 185f
- rote 186
- weiße 185
Enzephalorrhagie 198, 445
Enzymdefekt 225
- → Enzymopathie
Enzym 222, 383, 457
- hydrolytisches 465
- lysosomales 277
- proteolytisches 232
Enzymhemmung 124
Enzymhistochemie 26
Enzymmangel 91
Enzymmuster 347
Enzymopathie 10, 49, 80, 85, 87, 95, 120, 122, 225
Eosinopenie 228, 264
Eosinophilie 228, 256, 413, 417
- → Leukozyten, eosinophile
Ependymitis granularis 307
Epidermis 134
- Basalzellen → Basalzellen
- Blase 461
- Hyperplasie 463
Epilation 469
Epiphysenlösung 451
Epispadie 13
Epistaxis 173
Epithel, desmales 145
- Untergang 282
Epithelkörperchen 113
- → Hyperparathyereoidismus
Epithelkörperchen
- Hyperplasie 132
Epitheloidzelle 252, 294, 297, 306, 315, 327, 337
Epitheloidzellgranulom 252
Epithelzyste, traumatische 148, 350
Epizoonose 326
Epoxid 381
Epstein-Barr-Virus 426
Epulis 400
ER → Retikulum, endoplasmatisches
Erbkrankheit 67, 71, 74f, 80ff, 87, 91, 95, 107, 111, 114, 119f, 122, 189, 253f, 263, 265, 377f, 386f, 394
Erblindung 315
Erbrechen 111f
Erdbeergallenblase 68
Erfrierung 177
- akute 460
- Spätfolgen 460
Ergastoplasma, rauhes → RER; Retikulum
Ergosterin 451
Ergotismus 181, 322
Erguß (Ödem) 206
Erkältung 321
Erkrankung, glomeruläre 33
Ernährung, fettreiche 370
Erosion, hämorrhagische 179, 189
Erreger, Aggressionsfaktor 212
- nicht-zytopathogener 237
- Zahl 214
Erröten 172
Ersatznarbe 276, 286, 465
Erschöpfungsphase 265
Erstherdpleuritis 299
Erstickung, zerebrale 459
Erstinfektion 298
Erstkontakt 251
Ertrinkungstod 161
Erweichung → Enzephalomalazie
- puriforme 195
Erysipel 285
Erythem 452, 460
Erythroblast 96, 119, 290
Erythroblastämie 474
Erythroblastosis fetalis 96, 103, 106, 257
Erythroplasie 365
Erythrozyt 263, 450
- Abbau 223
Erythrozyt
- basophil punktierter 447
- Verklumpung 180
Erythrozytophagie 223, 411, 474
Essigsäure 448
Esterase 421
- unspezifische 425
Euchromatin 24
Evans-Blue 89
Ewing-Sarkom 402
Exanthem 269, 313
Exophthalmus 71
Exostose, kartilaginäre 399
Exotoxine 213, 314, 323
Exozytose 129
Explosion 471
„Expreßstraße" 269
Exsikkose 195, 313
Exsudat 209
Exsudation, Blutplasma 270f
- Blutzellen 271f
- Entzündung 141, **270ff**

F

Factor, intrinsic 450
- - extrinsic → Vitamin B_{12}
Fadengranulom 145, 292
Fadenpilz 323
Fagopyrismus 463
Faktor, chemotaktischer 232
- fibrinstabilisierender 189
- gerinnungshemmender 187
- neuraler 269
- prädisponierender, Lymphom 414
Fall-out 470
Farbe, blaue (Kohlepigment) 89
Färbemethoden 26
Färbung, Alzianblau 83
- Berliner-Blau 94
- Eisen 94
- Elastin 298
- Fibrin 38
- Giemsa 315
- van Gieson 37ff, 336
- Markscheiden 308
- PAS **83,** 323
- Silber 315, 336
- Sudan 292
- Ziehl-Neelsen 98, 297
Fasciitis, noduläre 394
Faser, argentophile 223, 275, 336,

Faser
- kollagene 38, 142, 169, 490
- retikuläre 223, 275, 336
Faserbildung 274
Fasergliose 18, 477
Fasersynthese 274
Fe → Eisen
Fehlregeneration **372ff**
Ferment, Anstieg, Serum 185
- → Enzym
- hydrolytisches 127
- lysosomales 143
- proteolytisches 203
Ferritin 97
Ferruginous bodies 294, 453
Fet 469
α_1-Fetoglobulin 359
Fetopathia diabetica 78
Fetopathie 8, **15,** 327
Fetoproteine 358
Fettangebot, vermindertes 53
Fettaufnahme 53
Fettembolie 174, **204,** 206f, 471
Fettgewebe, braunes 50
- Bildung, pathologische 64
- gelbes 50
- Nekrose **64,** 294
- Tumor 397
Fettinfarkt 64
Fettkörnchenzelle 62, 95, 186
Fettleber 56, 59, 78
Fettsäure 57
- ungesättigte 92, 98
Fettseifenbildung 117
Fettspeicherung 412
Fettstoffwechsel **49,** 74
Fibrin 38, 126, 188, 191, 213, 270, 281, 283f, 321
- Organisation 284
Fibrinauflagerung 185
Fibrinausschwitzung 229
Fibrinbarriere 229
Fibrinogen 191, 268, 270
Fibrinoid **38,** 78, 336
Fibrinolyse 38, 193, 195, 213, 232, 247, 287, 350
Fibrinolysin 188
Fibrinolytika 186
Fibrinopeptid 232
Fibroadenom, Mamma 386, 434
Fibroblast 142, 228
- Stimulation 169
Fibrolipom 397
Fibrom, Kaninchen 390
- Kiefer 367
Fibroma durum 393
- molle 393
- pendulum 393
Fibromatose 394f
Fibromatosis colli 395
Fibromvirus 390
Fibrosarkom 396
Fibrose 473
- perivaskuläre 337
- Ovar 20
Fibrozyt 228
Fieber 267
- akutes, rheumatisches 335
Filariasis 209, 334
Filarien 334
Filterorgan 218
Fingergangrän 181
Fingernagel 449
Finne 330ff
Fixation 25
Flagellat 329
Flammenbogen 462
Flash 469
Fleckfieber 314
Flemming-Zentren 241, 251, 321
Floh 314, 326
Fluorescein 209
Fluoreszenz 40, 125
Fluoreszenzmikroskopie 26
Fluorochrom 27
Flush 432
Flüssigkeit, extravasale 176
Flüssigkeitsverlust 177
Föhnfront 471
Follikelzelle, große 424
Follikulin → Östrogen
Folsäure 56, 450
Folsäureantagonist 438
Folsäuremangel 444
Foramen ovale, offenes 200, 205
Formalinpigment 93
Frakturneigung 451
Frei-Test 315
Fremderkennung **234**
- → Immunabwehr, spezifische
Fremdkörpergranulom 66, **292,** 326
Fremdkörperriesenzellen 34, 120f, 292, 448
Fremdserum 260
Freund-Adjuvans 297
Froehlich, Dystrophie 61
Frostbeule 460
Frostnekrose 460
Fruchtwasserembolie 205
Frühdiagnose 346, 361
Früherkennung, Karzinom 437
Frühgeborener 288
- → Kinder
Frühgeneralisation 301
Frühschaden, Strahlen 464
Frühschwangerschaft 322
FSH 385
Fuchsinophile 92, 98, 310
Functio laesa 211, 270
Furunkel 78, 213, 286
Fußnekrose 77

G

G-Phase 24
G_1-G_2-Phase 133
Galaktosämie 82
Galle → Ikterus; Bilirubin
Galleextravasat 105
Galleinfarkt 105
Gallenblase, Erregerreservoir 313
Gallenfarbstoff → Bilirubin
Gallengangadenom 374
Gallengangatresie 109
Gallensäure, konjugierte 53f
Gallenweg, Verschluß 109
Gallepfropf 104
Gallepigment, intrazelluläres 103
Gallesee 104
Gallesekretionsapparat 102
Gallethrombus 103
Gallezylinder 104
Gallertkarzinom 85
Gammastrahlen 463, 470
- → Strahlen, ionisierende
Gametogonie 328
Gametopathie 6, 8
Gandy-Gamna-Knötchen 185
Ganglienzelle 139
Ganglienzellnekrose 320
Ganglion 86
Ganglioneurom 405
Gangliosid 71
Gangliosidose 72
Gangrän 186, **286**
Ganzkörperbestrahlung 148, 469f
Gap 270
Gargoylismus 87

Gasbläschen 471
Gastritis 442f, 450
Gastroenteritis, akute katarrhalische 280
Gastromalacia acida 3
Gaucher, Morbus 71
Geburtstrauma 66, 395
Gedächtnis, immunologisches 236
Gedächtniszelle 241, 252, 420
Gefäß, Tumor 409ff
- Kompression 181
- Röntgenverödung 438
- Wandveränderung 181
Gefäßaffektion, allergisch-hyperergische 340
Gefäßarchitektur 182
Gefäßkollaps 448
Gefäßpermeabilität 232, 270, 279
Gefäßproliferation 142, 274
Gefäßschaden 445
Gefäßversorgung, doppelte 202
Gefäßwandnekrose 460
Gefriermethode 25
Gelenk 67
Gelenkblutung 451
Gelenkdeformation 337
Gelenkschaden, trophischer 308
Gelenkschmerz 335
Gen 6
Generationszeit **133,** 465
Generationszyklus 466
Genomschaden 369
Genußgift 445
Di George-Syndrom 254
GER → Retikulum, glattes, endoplasmatisches
Gerinnsel, postmortales 187
Gerinnung → Blutgerinnung
- generalisierte intravasale 149, 174, 177, 179, 189, **192**, 235, 287, 444, 474
Gerinnungsfaktor 187
Gerinnungshemmer, medikamentöser 197
Gerinnungssystem **187**, 235
Gerinnungsthrombus 192
Germinoblastom 416
Geröllzyste 151
Gerstenkorn 294
Geschlechtschromosom 9
Geschlechtsdisposition 387
Geschwulst → Tumor; Karzinom; Sarkom usw.
- branchiogene 376
Geschwulstembolie 206
Geschwür → Ulkus, Magenulkus usw.
Gesundheit 1
Gewebe, aberriertes 375
- chromaffines 408
- Empfindlichkeit 182
- entdifferenziertes 469
- lymphatisches 238ff
- nekrotisches 117
- radioreagierendes 466
- radioresistentes 466
- radiosensibles 466
- retikulo-endotheliales (histiozytäres) → RHS
- stimuliertes 469
- stoffwechselaktives 464
- überwässertes 464
- undifferenziertes 466
- Vorzustand 182
Gewebeeisen 94
Gewebelezithin 65
Gewebeschädigung → Alteration
Gewebszerfall → Nekrose
Gewicht, spezifisches 279
Gicht 120
v. Gierke, Glykogenose 80
Gilbert-Meulengracht-Ikterus 106
Gingivitis, hypertrophische 452
Gitterfaser 223
- → Silberfaser
Gitterzelle 62, 310
Glasbläserstar 463
Gliadin 54
Gliaknötchen 314, 328f
Glianarbe 320
Gliazelle, hämosiderinspeichernde 95
Glioblastom, Retina 378
Gliom 377
Globulin, antihämophiles 188
Globus pallidus 159
Glomerulonephritis 444
- akute hämorrhagische 287
- epimembranöse 358
- extrakapillär betonte 279, 289
- fokalsegmentale 338
- hepatitis-assoziierte 260
- Immunkomplex 260
- malariaassoziierte 260
- Masugi-Typ 257
Glomerulonephritis
- Penicillamin und Gold 260
- Post-Streptokokken 260
Glomerulopathie 150
Glomerulosklerose Kimmelstiel-Wilson 78
Glomerulum, hyalines 37
- verödetes 185
Glomerulus (li) → Glomerulum (la)
Glomustumor, vaskulärer 410
Glossitis 56
Glukagon 73, 76
Glukokortikoid → Kortison, Kortisol
Glukoneogenese 73, 304, 385
Glukose 51, 57
- -B-Phosphatdehydrogenasemangel 10
- -6-Phosphatase 80
Glukosetoleranz 73
α-Glukosidase 81
Glukosurie 73
Glukozerebrosid 71
Glukuronyltransferase 107
Gluten 54
Glykogen 77, 402, 460
Glykogenablagerung 79
Glykogenolyse 73
Glykogenose, lokale 81
Glykogenspeicherkrankheit 80
Glykogensynthese 72
Glykokoll 120
Glykolipid 87
Glykolvergiftung 121
Glykoprotein 82
Glykosaminoglykan 38, 77, **82,** 94, 114, 142f, 394, 442f
Glykosphingolipid 82
Glyxoxylsäure 120
Glyzin 37
GM_1 72
GM_2 71
Golgi-Apparat 33, 84
- -Vesikel 129
Goll-Strang 308
Gonade, Strahlenschaden 468
Gonosom 9
Goodpasture-Syndrom 257, 263
Graft-versus-host-Reaktion 252f
Granulum, azurophiles 224, 226
- basophiles 226

Granulum
- neutrophiles 224
- toxisches 267
- vergröbertes 267
Granulationsgewebe 142, **274f,** 288
- → s. die betreffenden Krankheiten
Granulom, histiozytäres 330
- lipophages 66, 145, **297f,** 294, 397
- rheumatisches 337
- silikotisches 293
- tuberkuloides 145, 225, 292, **298,** 310, 333, 341, 448
Granuloma anulare 337
- inguinale 315
- venereum 315
Granulombildung 252
Granulomatose, progressive, septische 225, 314
Granulosazelltumor 367
Granulozyt → Leukozyt 227
Granulozytopenie 279
Gravidität 132, 149, 235, 395, 451
Gray 463
Grenzstrang 407
Grippe 174, 287, 320
Grippepneumonie 216, 321
Grubenwurm 334
Grundsubstanz 213
Grundsubstanzbildung 274
Guanin-Rest 381
Guarnieri-Körperchen 47, 319
Gumma 306
Gürtelrose **318,** 389
Gutartigkeit, Tumoren 347
Guthrie-Test 49
Gynäkomastie 9, 376

H

^{3}H-Glukose 84
^{3}H-Leucin 31, 84
^{3}H-Thymidin 31, 134
^{3}H-Zytidin 32
Haarausfall 447, 449, 468
Haarbalg 286
Hagelkorn 294
Hageman-Faktor 189, 232
Hakenwurm 334
Halbmondbildung 274
HLA-Antigen **15,** 74, 148, 245, 251, 263
Häm, Haem 98
Hämagglutinin 320
Hämangioendotheliom, malignes 389, 411, 448
Hämangiolipoleiomyom 434
Hämangiom Wolbach, sklerosierendes 412
Haemangioma capillare 409
- cavernosum 410
- racemosum 409
Hamartoblastom 12
Hamartom 12, 374, 412, 434
Hämatemesis 173
Hämatin 93
Hämatoidin 98, 185, 203
Hämatokrit 176f
Hämatom 70, 101, 145, 173
Hämatoporphyrin 463
Hämatoperikard 167
Hämaturie 173, 185
Hämochromatose 75, **95**
Hämofuszin → Ceroid
Hämoglobin 93, 223
Hämoglobinaufbau, Störung 463
Hämoglobinurie 93
Hämokonzentration 176, 207
Hämolyse 10, **96,** 106, 111, 161, 193, 213, 280, 458f
Hämophilie A 189
- B 189
Hämosiderin **94,** 185, 203, 307, 475
Hämosiderose, generalisierte 95, 453
Hämoxygenase, mikrosomale 101
Hand-Schüller-Christian, Morbus 70, 426
Hapten **234,** 261, 340
Harnblase 403
- Bilharziose 333
- Karzinom 382, 384
Harnsäure„infarkt" 119
Harnstoff 178
Harnweg, ableitender 198, 218
- Stein 49, 121
- Tumor 443
Harnzylinder, grünlichscholliger 105
Hasenscharte 449
Hashimoto-Thyreoiditis 261, 263
Hassal-Körperchen 254
Hauptstück, erweitertes 179
Hauptstückepithel 81, 117
Haut → Epidermis
- Strahlenschaden 468
Hautatrophie 197
Hautblutung, flohstichartige 286
Hauteffloreszenz 426
Hautkarzinom 448, 458, 463
Hautmykose 322
Hautpigmentierung 96, 448, 468
Hautreaktion, allergische 323
Hauttransplantation 251
Hauttuberkulose 373
Hautulkus 465
HDL 52
Hedinger-Syndrom 432
Heerfordt-Syndrom 304
Heilung 2, 275
- Tumor, 5-Jahresheilung 360
- per primam intentionem 141
- per secundam intentionem 141
Heliumkern 464
Helper-Lymphozyt 246, 420
Hemeralopie 449
Hemmstoff 136, 138
Heparansulfat 87
Heparin 83, 143, 194, 197, 226, 444
Hepatikusbifurkation 109
Hepatisation 283
Hepatitis, unspezifische reaktive 288
Hepatomegalie 95
Hepatosplenomegalie 87
Herdglomerulitis 341
Herdnephritis, proliferative 337
Hering-Kanälchen 104
Hermaphrodit 9
Herpes labialis 319
- progenitalis 319
- simplex 47, **319**
- Virus 392
- zoster **318,** 389
Herz, Adipositas 64
- Beri-Beri 449
- Dilatation 165f
- Hypertrophie 330
- - idiopathische
- - konzentrische
- Insuffizienz 207, 330
- Linkshypertrophie 131

Herz
- Linksinsuffizienz 168f, 172, 201, 207
- Rechtshypertrophie 131
- - → Cor pulmonale
- Rechtsinsuffizienz 168ff, 170, 202, 207
Herzfehler, Klappen 165f
Herzfehlerzellen 169
Herzfrequenz 167
Herzgewicht, kritisches 132
Herzinfarkt 67, 165f, 308
Herzklappe, mukoide = myxoide Degeneration
Herzklappenfehler 165f
Herzmuskelfibrose 449
Herzohr 194
Herzstillstand 461
Herztamponade 167
Heteroplasie 146
Heterotopie 146
v. Heubner-Endarteriitis proliferans 306
Heufieber 228
HCl → Quecksilber; Sublimat
Hidroa vacciniformis vernalis 463
High density lipoprotein 52
Hinterhorn 320
Hirn 205
- Basalkerne, gelbe 96
Hypoxie 176
- Oligämie 176
- Rindenmalazie, rote 196
- Sklerose 142
- Tumor 209
Hirnatrophie 19
Hirnblutung 198, 445
Hirngefäße, Verkalkung 114
Hirnhautentzündung, eitrige 284
Hirninfarkt 103
- roter 186
- weißer 185f
Hirnläsion 459
Hirnmalazie 103, 185f
Hirnödem 477
- perifokales 209
- traumatisches 209
Hirnpurpura 206, 329
Hirnrindenzelle, motorische 452
Hirnsinus 195
Hirntod 2, 446, 461f
Histamin 143, 209, 226, **232,** 256, 269, 459
Histaminliberator 233
Histiozyten 101, 226, 421
- → Makrophagen
Histiozytom 412
Histiozytosis X 70, **426**
Histochemie 25
Histokompatibilität 15, 245, 251, 414
Histolytikaform 326
Histon 18
Histoplasmose 325
Hitzeschaden **457ff,** 461f
Hitzewelle 469
Hochdruck, Blut- → Hypertonie
Hochspannungsunfall 93
Hoden 375
- Hypoplasie 9
Hodgkin, Lymphom 416f
- -Sarkom 417
- -Zelle 416
Höhenödem 207, 471
Holzphlegmone 285
Homogentisinsäure 91
Hordeolum 294
Hormon 41, 61, 136, 172, 180, 391
- adiuretisches 80
- melanozyten-stimulierendes 90
Hormonbildung, ektopische 359
Hormonrezeptor 438
Hormontherapie **385f,** 438
Hornbildungsstörung 48
Horner-Syndrom 172
Hornhauttrübung 308
Hörzelle 443
Host-versus-graft-Reaktion 251
Hundebandwurm 332
Hunger 53
Hungeratrophie 22
Hungerödem 208
Hutchinson, Metastasierungstyp 407
Hyalin **35,** 144
- hämatogenes **38,** 196
Hyaluronidase 83, 213, 285, 350
Hydatide 332
Hydrocephalus 20, 307
Hydrohepatose 109
Hydronephrose 21
Hydrops 96
Hydroxycholekalziferol 113, 115f, 451
5-Hydroxyindol-Essigsäure 432
Hydroxylapatit 113
Hydroxyprolin 37
5-Hydroxytryptamin 233
5-Hydroxytryptamin
- → Serotonin
5-Hydroxytryptophan 407
Hydrozephalie 449
Hyperämie 126, **172**
- aktive 172, 269, 457
- reaktive 184
- passive 173
- venöse 173
Hyperbilirubinämie 102ff
Hypercholesterinämie 68
Hyperchromasie 355
Hyperergie 310
Hypergammaglobulinämie 304
- polyklonale 413
Hyperglykämie 73, 79
Hyperinsulinismus 79
Hyperkaliämie 111
Hyperkalkurie 115
Hyperkalzämie 115, 304, 359
- idiopathische 115, 452
Hyperkapnie 169
Hyperkeratose 48, 448, 463
- follikuläre 338, 449
Hyperkortisolismus 75
- → Cushing
Hyperlipidämie **66f**
Hypernatriämie 111
Hypernephrom 436
Hyperparathyreoidismus 64, 115f, 400
Hyperphosphatämie 114
Hyperplasie **132,** 373
- präkanzeröse 137
Hyperplasiogen 132, 370
Hyperploidie 355, 369, 464
Hyperproteinämie 34
Hyperregeneration 371, **372ff**
Hypersensitivität 234, 237
- → Allergie
- granulomatöse 252
Hypertension 165, 173, 341, 447, 467
Hyperthyreose 56, 75, 257, 263
Hypertonie 165, 173, 341, 447, 467
- onkotische 270
- portale 173
- pulmonale 154, 172
Hypertrophie **131,** 373
- kompensatorische 131
Hypoaldosteronismus 79
Hypoglykämie 79f, 359
Hypokaliämie 111
Hypokalzämie 114, 132

Hyponatriämie 111
Hypoparathyreoidismus 56, 114
Hypophyse, Adenom 385, 408, 478
– – eosinophiles 136
– Hyperplasie 132, 478
Hypophysektomie 361, 385
Hypophysenhormon, thyreotropes 385
Hypoplasie 13
Hypoproteinämie **33,** 180, 208
Hypoprothrombinämie, idiopathische 189
Hypopyon 286
Hypothalamus 80
– Hypophysen-Nebennierenachse 264
Hypothyreose 11, 68
Hypovolämie 176ff
Hypoxämie 60, 202
Hypoxidose 28, 187
Hypoxie 10, 169, 180, 207

I

Icterus gravis neonatorum 96, 103, 106, 257
– juvenilis intermittens Gilbert-Meulengracht 106
Idiopathic respiratory distress syndrome 210
Idiosynkrasie **235,** 442
Idiotie 71
Idiotyp 247
IDS 253ff
α-Iduronidase 87
IgA-Defizienz 56, **254**
IgD, monoklonales 422f
IgE 233, 256
IgM 259, 290
– monoklonales 422f
– Paraproteinämie 422
Ikterus 53, 82, **102**
– → Icterus
– hämolytischer 106
Ileitis terminalis (regionalis) 298
Ileus 414
– paralytischer 187
Imbibition 3
Immunabwehr **217,** 323, 362, 381, 439
– spezifische 234
– zellgebundene 250
Immunadhärenz 232
Immunantwort 76, 242
Immundefizienz 237, 252, 414
– → Immunstörungen
Immundepot 38, 338
Immunglobulin 34, 247
– → IgA usw.
– monoklonales 422f
Immunhistochemie 26
Immunität **234,** 237
– Tumorbildung 392
Immunkomplex 258f, 260
– Erkrankung 338
– Glomerulonephritis 260
Immunleukopenie 257, 263
Immunoblast 149, 243, 413, 419f
Immunoblastom 425
Immunologie 454
– B- und T-Lymphome 421
Immunparalyse 148
Immunpathologie 253
Immunreaktion 74
– humorale 237
– Störung 467
– zelluläre 238
Immunstörung, kongenitale 392
Immunsuppression 149, 266, 322, 392, 414
– → Immundefizienz
Immunsystem 24, **236**
Immunthrombopenie 257, 263
Immuntoleranz **238,** 261
Inaktivitätsatrophie 118
Inanition 33
– → Hunger
Inanitionsatrophie 22
Indifferenzzone 135, 428
Individualdisposition 386
Induration 168
Infarkt 62, 126, 180, 183, 204
Infarktkaverne 204
Infarktpneumonie 203
Infarzierung 183
Infekt, aerogener 296
– alimentärer 296
– chronischer 44, 61
– intrauteriner 314
– Luftwegsinfekt 81
– rezidivierender 225, 254f
Infektabwehr 443, 445
– → Abwehr
– phagozytotische 219
Infekte, vermehrte 78, 81, 294
Infektionstheorie (Tumoren) **388f**
Infektneigung 455
Infiltration, Tumor 349f, 410
Influenza 320
– → Grippe
Information, reprimierte 358
Infrarot 463
Initiation **369,** 382, 384
Inkarzeration 173
Insektenstich 280
Insel, Pankreas 76
Inselfibrose 76
Inselhyalinose 76
Inselzelltumor, gastrinsezernierender 54
Insertion 8
Insolation 459
Insudation 39
– seröse 336
Insuffizienz, chronische venöse 197
– → Herz-, Mitral-, Nieren- usw. Insuffizienz
Insulin 41, 51, 72f
Insulinom 41
Insulitits 76
Interferon 318
Intermediärthrombose 191
Intimaproliferation 340
Intoxikation, allgemeine 313
– → Vergiftung, einzelne Stoffe
Intrinsic factor 263
Invagination 173
Invasion 350, 365, 410
Inversion, Luftschichten 455
Involution 24
Involutionsatrophie 20
Ionenpaar 464
Ionenpumpe 280
Ir-Gen 245
IRDS 210
Irritationstheorie 370ff
Ischämie **180,** 460, 475
Iso-graft 251
Isotop 438

J

Jacob-Creutzfeldt-Erkrankung 477
Jodmangel 385
– Struma 411
Joule-Wärme 461f
Juckreiz 417
Jüngling-Ostitis 304

K

Kachexie 358
Kala-Azar 330
Kalilauge 448
Kalium 56, **111**
Kaliumchlorat 97
Kalk → Calcium; Kalzium; Verkalkung
Kalkgicht 119
Kalkinfarkt 118
Kalkmetastase 118, 452
Kalknephrose 118
Kallidin 230
Kallikrein **230,** 432
Kallikreinogen 230
Kälteschäden 459f
– Gesamtkörper 460
Kalzitonin 41, 114
Kalzium 56, **112**
– → Kalk; Verkalkung
Kalzium × Phosphat-Produkt 451
Kalziumbilirubinatstein 106
Kalziumpumpe 114
Kalziumresorption 451
Kammerflimmern 461
Kammerthrombus 200
Kanalikulus, Leber 102
Kaninchenmyxomatose 390
Kanzerogen 369, 373, 388, 469
Kanzerostatikum → Zytostatikum
Kapillare, Membranstörung 465
– Endothel 143
Kapillarläsion, anoxische 207
Kapillarsproß 142, 274
Kaposi, Morbus 411
Kapsid 316
Karbunkel 213, 286
Kardiomegalie 46, 81
Karnifikation 284
Karotinoid 89
Kartenherzbecken 451
Kartoffeltuberkulose 301
Karyolyse 125
Karyorhexis 125
Karzinogen 369, 373, 388, 469
– resorptiv-systemisch wirkendes 383
– lokal wirkendes 381
Karzinogenese (Tumortheorien) 369ff
Karzinoid 363, 408, **428ff**
– Bronchus 408
Karzinoid
– Dünndarm 432
Karzinoidsyndrom 359, 432
Karzinom, adenoid-zystisches 363, 367, 430
– anaplastisches 433
– Bildung 333
– → Carcinoma, Krebs
– Definition 344
– geweblich unspezifisches 432
– Heilung 346
– hypernephroides 436
– lymphoepitheliales 432
Karzinosarkom, Endometrium 434
Käsemasse 117, 125, 296f
Katarakt 78, 82, 463
Katarrh, eitriger 476
Katecholamin 73, 108, 179, 265, 407
Katzenkratzkrankheit 295, 322
Kautschukhyalin **38,** 196
Kavatyp, Metastasen 352
Kaverne, Infarkt 204
– Tbk 303
Kavernom, Leber 374
Keimblätter 375
Keim, hochvirulenter 214
– versprengter 374
Keimpersistenz 376
Keimschicht 333
Keimversprengungstheorie 374ff
Keimzentrum 241, 252, 321
– Fehlen 254
Keloid 145, 394, 458
Keratansulfat 72
Keratitis 308
Keratoakanthom 367
Keratomalazie 449
Kern, ausgezogener 461
Kernikterus 103, 106
Kernödem 131
Kern/Plasma-Relation 355, 372
Kerzenspritzer 64, 117
Ketoazidose 73, 81
Keton 74
Kette, leichte; schwere 246f
– Immunglobulin 42
Kiefertumor 380
Kiemengang 376
Killer-Lymphozyt 420
Kimmelstiel-Wilson, diabetische Glomerulosklerose 78
Kinder 74, 78, 110, 115, 121, 139, 155f, 175, 183, 225, 252ff, 265, 310, 313, 319, 322, 333, 335, 364, 380, 384, 403, 416, 425, 436, 443f, 447, 449, 451f, 458, 469
– → Neugeborener; Säugling
Kindertumor, maligner 377f
Kinin 120, 230f
Kininogen 230, 432
Kittsubstanz, epitheliale 263
Klappenfehler, Herz 165f
Klasmatozyt → Makrophag
Klebsiella pneumoniae 283
Kleesalzvergiftung 121
Kleinkind 330
Kleinwuchs 80, 87, 114
Klinefelter-Syndrom 9
Klon 34, 149, 238, 243
Klumpfuß 15
Knochen, Tumor 400f
Knochenatrophie 116, 460
Knochengranulom eosinophiles 426
Knochemark 238, 474
– Tumor 379
– → Leukämie, Plasmozytom usw.
Knochenmarkhemmung 72
Knochenmarkinsuffizienz 469
Knochenmarkaplasie 252, 414
Knochenmarkschädigung 265, 323, 446
Knochenmarktransplantation 252
Knochenmetastase 354
– osteoklastische 116
Knochensarkom 400
Knochenschmerz 361
Knochenzerstörung 34
Knollenblätter-Pilz 60, 479
Knorpel 91
Knorpelgewebe, Tumor 398f
Koagulase 213
Koagulationsnekrose **125,** 448
Koagulopathie 287
Kobalt 383
Kofaktor 385, 391
Kohäsion 350
Kohlehydrat 72ff
Kohlenmonoxid-Vergiftung 63, 159, 446

Kohlensäurevermehrung 172
Kohlenwasserstoff, kanzerogener 137
- polyzyklischer, aromatischer 381
Kohlepigment 88, 293
Kokarde 126
- entzündliche 284
- Metastase 354
- Silikose 293
Kokarzinogen 370
Kokarzinogenese 384f
Kokzidioidosis 325
Kolibakterium 452
Kollagenase 213, 224, 268
Kollagenbildung 450
Kollagenfaser 38, 142, 169, 490
Kollagenisierung 169
Kollagenkrankheit 338ff
Kollaps → Schock
Kollaterale 173, 183
Kolliquationsnekrose **125,** 127, 186, 448
Kollisionstumor 434
Kolon, Aganglionose 27
- → Colon; Dickdarm
- Karzinom 370
- Ulkus 452
Kombinationstumor 434
Komplement 230, **248**
Komplementaktivierung 232
- alternative 250
- klassische 249
Komplementdefekt 255
Komplementfragment 222
Komplementsystem 270
Komplex, versprengter 146
Kompositionstumor 434
Kompressionsatelektase 157
Kongorot 40
Konjugationsstörung 107
Konjunktivitis 320, 463
Konkrement → Stein; Lithiasis usw.
Konsistenz 472
Kontaktdermatitis 252, 261
Kontaktinfektion 296
Kontaktinhibition 144, 390
Kontraktionsstörung 167
Kontrazeptivum 186, 386
Korallenstockthrombus 191
Kornea 315
Korneatrübung 442
Koronarsklerose 77
Koronartod 202
Körperchen, eisenhaltiges 453
Kortisol 73, 114, 265
Kortison 22, 137, 144, 149f, 302, 304, 322f, 341, 438, 443
- Wirkung 264
Korynebakterium 55
Kossa-Reaktion 116
Krampf 459
Kraniopharyngeom 376
Kraniotabes 451
Krankheit 1
Krätze-Milbe 326
Kraurosis vulvae 365
Kreuzantigenität 335
Kreuzprobe 148
Kreuzreaktion 264
Krebs → Carcinoma, Karzinom; Sarkom; Tumor
- familiärer 370
Krebsbekämpfung 436f
Krebskachexie 61
Krebsnabel 357
Krebsvererbung 387
Kreislaufkollaps → Schock
Kreislaufstörung 163
- blutbedingte 176
- Entzündung **269f,** 279
- kardiale 165
- lymphbedingte 176
- vaskuläre 172
Kristall 34, 49, 98, 120, 145, 227
- Cholesterin 292
Krukenberg-Tumor 353
Krupp 155
Kryoglobulinämie 260
Kryostatschnitt 357
Kryptokokkose 325
Kuchenniere 14
Kugel, hyaline 78
Kugelthrombus 194
Kumarin 197
Kunstharzkrebs 371
Kupfer 122
Kupffer-Sternzelle 98, 219
Kurzschluß 167, 172
Kutikula 332
Kveim-Test 304
Kwashiorkor 59
Kyphoskoliose 451

L

L-Kette 34
Laktasemangel 55
Laktat 178
Laktoflavin 450
Landmannshaut 463
Landouzy, Tuberculosepsis 253, 278, 302
„Landstraße" 269
Langhans-Riesenzelle 295, 297, 304, 376
Lappentransplantation 148
Larve 330, 335
Larynxdiphtherie 155
Larynxödem 155, 280
Larynxpapillom 391
- Kind 364
Larynxphlegmone 155, 285
Latenzphase 369
Latenzzeit 381, 383f
- Sekundäreffekt 465
Latextest 260
LATS 263
Laugenverätzung 125
Laus 314, 326
Laxantienabusus 91, 112
Lazy leucocyte syndrome 225
LDL 52
LE-Zelle 338
Lebenserwartung, mittlere 473
Leber, Gallengangadenom 385
- Hämangioendotheliom 384
- Hämangiom 410
- Ikterus 68, 103, **108f,** 444
- Karzinom 353, 359, 361, 373, 384, 386
- Nekrose 60
- Schädigung 35, 208, **479**
- Typhus 313
- Umbau 373
- Verfettung 56, 59, 78
- Zweidrittelresektion 138
Leberabszeß 29, 327
Leberadenom 386
Leberdystrophie 446
- → Lebernekrose
Leberfibrose 97
Leberkoma 414
Lebernekrose 446, 448, 459
- miliare 314
- zentroazinäre 170
Leberstauung 170
Lebertumor 383
Lebertyp, Metastasen 352
Leberzirrhose 21, 82, 85, 95, 97f, 373
- alkoholische 21
- biliäre 68
Leichenfäulnis 3, 94

Leichenöffnung 3
Leichenstarre 2
Leichentuberkel 296
Leiomyom 402
Leiomyosarkom 403
Leishmania 330
Lennert, Klassifikation, Non-Hodgkin-Lymphome 422f
Lepra, lepromatöse 310
- neurale 310
- tuberkuloide 310
Leprabazillus 310
Leprazelle 310
Lepromin-Test 310
Leptomeninxfibrose 307
Letalität 2
Leuchtgas 446
Leuchtröhre 294
Leukämie 120, 279, 303, 380
- Hühner 390
- lymphatische, akute 379, 425
- - chronische 422f
- Mäuse 391
- myeloische 370, 388, 446
Leukodystrophie, metachromatische 72
Leukoenzephalitis, hämorrhagische 321
Leukopenie 213, 225, 446, 470
Leukoplakie 48, 143, **365**, 449
Leukotaxin 183, 203, 272
Leukovirus 389
Leukozidin 213, 223
Leukozyt, basophiler 225
- Dysfunktion 225
- Emigration 271
- eosinophiler 71, 79, 227, 313, 333, 340, 413, 426
- → Eosinophilie
- Granula 129
- polynukleärer neutrophiler 120, 143, 220, **224,** 271, 279, 284
- stabkerniger 267
- Wanderungsgeschwindigkeit 272
Leukozyteneinwanderung 183
Leukozytose 185, 267
Libman-Sacks-Endokarditis 338
Lichtblitz 469
Lichtstrahlen 463
Lidtumor 428
Lieberkühn-Krypten 466
Linitis plastica 433
Linksinsuffizienz → Herz, Linksinsuffizienz
Linksverschiebung 267
Linsentrübung 444
Lipase 51
Lipid → Fett
Lipidose 66
Lipidspeicherung 223
Lipidurie 205
Lipo-Phanerose 62
Lipodystrophia localisata 64
- progressiva 64
Lipofuszin 18, 23, **92**
Lipoid → Lipid, Cholesterin
Lipoidgicht 69
Lipolyse 51, 54, 73
Lipom 397
Lipoma dolorosum 397
Lipomatosis 64
Lipopolysaccharid-Proteinkomplex 213
Lipoprotein 52
Liposarkom 86, 397
Liposom 61
Lipozyt 50
Lippenkarzinom 445
Listeriose 313
Lithiasis 64, 121, 371
Lithopädion 117
Lobärpneumonie 283
Lobulär-käsiger Herd 303
Lochkern 78
Locus 15, 245
Long-acting thyroid-stimulating factor (LATS) 263
Lösungsmittel 445
Louis-Bar-Syndrom 254
LSD 233
Lues 305
- congenita 308
- Phasen 305ff
Luftdruck 471f
Luftembolie 174, **205,** 471
Luftweg, Verlegung 155
Luftzufuhr, Infusionsfehler 206
Lumenverschluß 181
Lunge, Strahlenschaden 467
Lungenabszeß 78, 203
Lungenadenomatose 353
Lungenatelektase 156
Lungenatrophie, senile 20
Lungenblähung 161
Lungenblutung 470
Lungenclearance 455
- → Clearing
Lungenemphysem 294, 453
Lungenembolie 201f
- alte massive 202
Lungenfibrose 304f, 340, 448, 453
Lungengangrän 204
Lungeninfarkt 202f
- infizierter 125, 203
Lungenkarzinom → Bronchuskarzinom
- Schneeberger 380
Lungenkaverne 324
Lungenödem 168, **207**
Lungenpol, Tbk 296
Lungenschwimmprobe 156
Lungentuberkulose 302f
Lungentyp, Metastasen 351
Lungenventilation 455
Lungenzyste 340
Lupus erythematodes disseminatus 260, 263, **338**
Lupuskarzinom 373
Lymphabfluß, gedrosselter 55, 85, 213, 294, 456
Lymphadenitis Piringer-Kuchinka 327
- retikulär abszedierende 315
Lymphadenopathie, angioimmunoblastäre 413
Lymphadenosis benigna cutis Bäfverstedt 413
Lymphangiektasie 456
Lymphangiom 410
Lymphangiosarkom 411
Lymphangitis 476
- tuberculosa 476
Lymphgefäßsystem, Lunge 455
Lymphgewebe 20
Lymphknoten 240ff
- subkapsuläre Zone 239
- Hyperplasie, angiofollikuläre 411
- Tbk 303
Lymphknotenpol, Tbk 296
Lymphknotensinus 218
Lymphknotenstation 437
Lympho-retikulohistiozytärsystem, Involution 264
- Tumor 411ff
Lymphoblast 422
- → Immunoblast
Lymphödem 208, 334
„Lymphogranulom“ Hodgkin **416f**
Lymphogranuloma inguinale 315

Lymphogranuloma
- venereum 315
  (Nicolas Favre)
Lymphokin 234, 250
Lymphom, diffuses 416
- großfollikuläres Brill-Symmers 423
- gutartiges 411
- Klassifikation 415
- malignes 323, 402, **414ff**
- - Stadieneinteilung
- noduläres 416
- Non-Hodgkin 419ff
Lymphoma malignum Hodgkin **416f**
Lymphopenie 254f, 464, 467, 470
Lymphosarkom 423
Lymphosarkomatose 419
Lymphozyt 236
- „beschriebener" 243, 420
- kompetenter 238ff
- ruhender 238
- sensibilisierter 149
- transformierter 418
- „unbeschriebener" 420
- verzögerte Immunität 420
Lymphozytengruppe 148
Lymphozytensystem 238ff
Lymphozytenzirkulation 239
Lymphozytophthise, essentielle 253
Lymphweg, Blockierung 55, 85, 213, 294, 456
Lyse 127, 284
Lysergsäurediäthylamid 233
Lysosom 29, 36, 81, 91f, 94, 102, 116, 120, 124f, **127**, 222, 226, 233, 264, 318, 465
- Enzym 235
- primäres 129
Lysozym 227f, 421, 425
Lyssa 47, 316, 319

M

m-RNS 32, 318, 369
Madenwurm 334
Magen, Kalkmetastase 118
Magenerosion, hämorrhagische 179, 189
Magenulkus 150, 198, 264, 374, 443
Maisesser 452
Makroglossie 81
Makrophag 62, 142, 169, **226,** 252
- → Histiozyt, Phagozyt
- dendritischer 241
Makropinozytose 220
Makrosomie 79
Malabsorption **54,** 450f
Maladie des griffes de chat 295, 322
Malassimilationssyndrom 53
Malaria 328
Malariapigment 93, 328f
Maldigestion 53
Malherbe, Epitheliom 117
Malignitätssteigerung 361
Malignitätszeichen, Tumor 348ff
Mallory-Körper 36
Maltase 81
Mamma, Fettgewebsnekrose 66
Mammakarzinom 386
Mammatumor, Maus 385, 390
Mamilla 367
Mantelpneumonie 203
Marasmus 473
Marchiafava-Syndrom 97
Marfan-Syndrom 86
Marginalstrom 271f
Margination 224
Marker-Enzym 27
Masern 47
Masernpneumonie 253
Maskengesicht 339
Mastzelle 226, 232, 256
Maulbeerzelle 397
Mausergewebe 134, 138, 438
Medianekrose 86, 340
Mediastinoskopie 305
Mediator **229f,** 247
Medikamente, Allergie 340
- Interaktion 198
- Schaden 106, 110, 174, 338, 384, 413, 442, 448, 463
- - → Antibiotika; Antikoagulantien; Zytostatika
Medulloblastom 353, **377**
Medusenhaupt 173
Meerwasser 111
Megakaryozyt 225
Meibom-Drüse 294
Mekoniumileus 85
Melaena 173
Melanin 90
Melaninmangel 91
Melanodermie 95
Melanom 90, 353
- amelanotisches 27
- juveniles 367
Melanophor 90
Melanosarkom → Melanom
Melanose 90
Melanosis circumscripta praeblastomatosa (Dubreuilh)
Melanozyt 90
Melanurie 90
Membran 124, 464
- entzündliche, echte 282
- hyaline 38, 210, 449 474
Membranveränderung, physikalisch-chemische 348
Memory-Lymphozyt 241, 252, 420
Memoryphase 236, **252**
Meningitis, eitrige 284
- tuberculosa 302
Meningeom 21, 47, 377
Meningoenzephalitis 307, 314
Meningokokken 193, 287
Meningokokkensepsis 174, 235
Meniskus, Ganglion 86
- Verfettung 62
Menopause 114
Merozoit 328
Mesangium 219, 260
Mesaortitis luetica 308
Mesenchym 85
- Tumor 393f
Mesenterialinfarkt 186
Mesenterialvenenthrombose 186, 196
Mesotheliom 411
Metachromasie 40, 72
Metall 47
Metallkrebs 383
Metallose 27
Metamyelozyt 267
Metaplasie 361, 373
- adenomatöse 432
- echte 147
- indirekte 147
- intestinale 147
- myeloische 474
Metastase, diaplazentare 353
- hämatogene 351f
- kanalikuläre 353
- lymphogene 351
- per continuitatem 353
- retrograde 352
- Tumor 350ff
Metasyphilis 307

Metazoon 330ff
Methadon 384
Methämoglobulinämie 443
Methylalkohol 174, 446
Methylcholantren 137, 381
Methylviolettfärbung 40
MIF 273
Migration 147
- inhibiting factor 273
Mikroaneurysma 78
Mikroangiopathie 77
Mikroembolie 329
Mikroenzephalie 15
Mikrofilament 102
Mikrofilarien 334
Mikroglia 320
Mikrogumma 308
Mikrometastase 437
Mikronekrose 179
- Myokard 112
Mikrophag → Leukozyt, neutrophiler
Mikropinozytose 128, 220
Mikrosom 101
Mikrothrombus 193
Mikrotubulus 102
Mikrovilli 102, 105
Mikrozirkulation 177
Milchalkalidität 116
Milchgangspapillom 364
Miliartuberkulose 302
Milieu, alkalisches 117
Milz 240
- Bakterienphagozytose 221
- Follikel 239
- Pulpom 411
- Tumormetastase 350
- Typhus 313
Milzatrophie 56, 170
Milzbrand 287
Milzinfarkt 185
Milzpulpa, perifollikuläre 239
Milzruptur 71, 313, 471
Milzschwellung, entzündliche 221
„Milztumor", spodogener 222
Minderdurchblutung 22
Mineralstoff 110
Minutaform, Malaria 326
Minutenvolumen 166
Miose 172
Mischinfektion 321
Mischstaubpneumokoniose 453
Mischtumor 378, **434ff**
- sog. Parotis- 363, 436
Mischzell-Form, Hodgkin 417
Mismatch 251
Mißbildung 4
- Diabetes 78
- Rubeolen 321f
Mitochondrium 28, 105, 113f, 116, 124, 160, 465
Mitose 24, 133, 274, 374, 464
- pathologische 355, 365, 427
- Tumor 355
Mitosegift 447
Mitosehemmer 137
Mitosephase 133
Mitosevermehrung 372
Mitralinsuffizienz 86, **166**
Mitralstenose 165
Mitralvitium 172
Mittelohr 69
Mittlersubstanz **229f,** 247
Mizelle 53, 97, 102, 108
Modifikation 6
Moll-Schweißdrüse 295
Möller-Barlow 175, 451
Molluscum contagiosum 47, **319**
- pseudocarcinomatosum 367
Mongolenfleck 91
Mongolisums 9, 370, 388
Monosomie 9
Monozyt 142, 220, **226f**
Montagsfieber 454
Morbidität 1
Morbilli → Masern
Morbus → Einzelnamen
- haemolyticus neonatorum 96, 103, 106, 257
Mortalität 2
Mosaikbildung 8
m RNS 32, 318, 369
MSH 90
Mühlengeräusch 206
Mukopolysaccharid 38, 77, **82,** 114, 142f, 394, 442f
Mukoproteingranulum 452
Mukoviszidose 54, **85**
Mukozele 85
Mukoziliarapparat 70, 217, 455
Mumifikation 186
Mumps 288, 321
Muramidase 228, 421
Muraminidase 425
Muskatnußleber 170
Muskel, aktiver 335
- Tumor 402
Muskelatrophie 21
Muskelhypertrophie 474
Muskelhypotonie 115
Muskellähmung, hyperkaliämische 111
- hypokaliämische 112
Muskelschwäche 112
Muskulatur, glatte 263
- quergestreifte 125, 263
- - Regeneration 140
Mutation 6, 212, 317, 347, 361f, 381f, **387f,** 464
Mutterkorn 181, 322
Muttermal 90
- → Nävus
Muzin → Schleim; Muko -
Myasthenia gravis 257, 263, 359
Mycobacterium leprae 310
- tuberculosis 295, 298
Mycosis fungoides 421, 423
Myelin 72
Myeloblast 290, 379
Myelom, multiples medulläres 39, 41, 44
Myelose, funikuläre 450
Myelozele 13
Myelozyt 290
Mykose 322, 444
Mykotoxikose 322
Mykotoxin 384
Myoepithel 172
Myofilament 144
Myoglobin 93
Myokard → Herz
Myokardhistiozyt 337
Myokarditis 314, 320
- diphtherische 279
- interstitielle 330
- rheumatische 335ff
Myokardzelle, holundermarkähnliche 81
Myolyse 280
Myom 402
- → Leiomyom; Rhabdomyom
Myopathie 359
Myosin 459
Myositis 93
- ossificans progressiva 119, 147
Myxödem 86
Myxom 85, 385, 394, 396
Myxomvirus 390
Myxosarkom 396
Myxovirus-Gruppe 320, 390

N

N → Stickstoff
N-Nitrosaminverbindung, aliphatische 383
Na → Natrium
NaCl-Retention 208
NADH-Oxydase 225
Na/K-Pumpe 124
Nachtazidose 97
Nachtblindheit 449
Nahrungsmittelkonservat 384
Nahrungsmittelvergiftung 177
Nahrungsmittelzusatz 436
Nahrungseisen 92
Narbe, sideromykotische 185
Narbenbildung 142, **276f**
Narbengewebe 356
Narbenkarzinom 456
Narbenkeloid 145
Narbenneurom 139
Nasenlappenplastik 148
Nasenpolyp 364
Nasenschleimhaut 341
Nasensekret, blutiges 321
Nasopharyngealfibrom 363, 396
Natrium 111
– Pumpe 28, 207
Natriumretention 208
Natriumurat 120
Natronlauge 448
Nävus 90
– blauer 91
– coeruleus 91
– flammeus 410
Nebeneffekt → Medikament
Nebenhodentuberkulose 303
Nebenniere, Blutung 174
– Glukokortikoide 385
– Insuffizienz 264
– Mark 407
Nebennierenrinde, Atrophie 22
Nebennierenrindenhyperplasie 264
Nebennierenrindeninsuffizienz 55, 90
Nebennierenrindennekrose 235, 287
Nebennierenrindenzellen 263
Nebenschilddrüse → Parathyreoidea
Negri-Körperchen 47, 316, 320
Nekrobiose 127
Nekrohormon 143
Nekrose 116, **123,** 203, 278
– fibrinoide 39, 149
– hämorrhagische 186
– landkartenähnliche 295
– Tumor 357
– zackig begrenzte 315
Nematoden 334
Neo-Antigen 348
– virales 418
Nephrektomie 131
Nephritis → Glomerulonephritis; Pyelonephritis
– interstitielle 257, 274, 280, 287
Nephroblastom 378
Nephrohydrose 34
Nephrokalzinose 118
Nephrolithiasis 49
– → Lithiasis
Nephron, Hypertrophie 140
Nephrose, osmotische 30
Nephrosklerose, maligne 40, 86
Nerv 318
– Tumor 405
Nervenfaser, cholinerge 27
Nervenregeneration 139
Nervenschädigung 449, 460
Netznekrose 103f
Neugeborener 119, 139, 174, 189, 210, 217
Neugeborenenikterus 107
Neugeborenenlisteriose 314
Neugeborenentetanie 254
Neunerregel 458
Neuraminidase 320
Neurinom 377, 405
Neuritis 56, 340
Neuroblastoma sympathicum 407f
Neurodermatomyositis 340
Neurofibrom 405
Neurofibromatose (v. Recklinghausen) 377
Neurohypophyse 80
Neuronophagie 320
Neuropathie 359
– diabetische 78
Neutralfett 50
Neutralisation 247
Neutron 470
Neutrophiler → Leukozyt, neutrophiler
Nezelof-Syndrom 254
Nickel 383
Niemann-Pick, Morbus 71
Niere, Strahlenschaden 467
– Subinfarkt 185
Nierenarterie, verengte 22
Nierenbeckenkarzinom 384
Niereninfarkt **184,** 339
Niereninsuffizienz 111, 341, 414, 451
– → Urämie
Nierenkarzinom, hypernephroides 436
– anaplastisches 436
Nierenrindennekrose 149, 235
Nierenrindenpapillom 364
Nierenschädigung 115f
Nierenstein 49
Nierentransplantation 148, 322
Nierentuberkulose 302, 476
Nierentubuli, Insuffizienz 79, 80
Nierentumor 372, 378, 385
– tubulärer 385
Nierenvenenthrombose 195f
Nikotin 181, 445
Nikotinsäureamid 452
Nitrat 384
Nitrit 6, 384
Nitrosegas 154, 159, 449
NNR → Nebennierenrinde
Nocardia-Infekt 295
Non-disjunction 8
Non-Hodgkin-Lymphom 419ff
Noradrenalin 204
Normergie 237
Nosologie 1, 360
– Tumoren 393ff
Nukleinsäure 119, 383
– → DNS, RNS
Nukleokapsid 316
Nukleolus 131, 355, 374, 421, 426
– eosinophiler 416
– Vergrößerung 465
„Null"-Zellen 248

O

O_2 → Sauerstoff
Obduktion 3
Oberfläche, zottenförmige 281
Oberflächenphagozytose 223

Oberflächenprotein 320
Oberschenkelkopfnekrose 443
Oberschenkelvene, tiefe 201
Obstipation 91
Ochronose 91
Ödem **206,** 465
- angioneurotisches 155, 210, **255**
- entzündliches 209, 269
- renales 208
- toxisches 209
Ofengas 446
Oligämie 176
Oligohydramnion 15
Oligophrenie 47, 115
Ölsee 55
Ölzyste 294, 397
Onychogryphosis 48
Opsonin 222
Opsonisation 222, 232, 247, 270, 284
Orbitalödem 269
Orchitis 288
Organisationsgewebe 126
Organisation 126, 284
- Thrombose 196
Organotropie **215,** 316, 326, **445**
Organsyphilis 306
Organtransplantation 148
- → Transplantation
Organtuberkulose 302
Ornithose 315
Osmose 29, 102
Ösophagus, Karzinom 371
- Soor 323
- Stenose 339
- Varizen 173
Ossifikation, enchondrale 451
Osteoblastom 367, 400
Osteochondritis syphilitica 308
Osteochondrom 399
Osteochondrose 24
Osteoid-Osteom 400
Osteoklastom 367, 400
Osteoma eburneum 400
- spongiosum 400
Osteomalazie 49, 56, 451
Osteomyelitis, eitrige 284
Osteoporose 114, 443
- senile 24
Osteosarkom 400
Osteosklerose 115
Osteozyt 113
Ostitis fibrosa cystoides multiplex Jüngling 304
Östrogen 362, 384f
Otomykose 324
Ovar 375
- Dermoidzyste 12
- Insuffizienz 114
Ovarialkystom 364
Ovarialtumor 385
Ovulationshemmer 386
Oxalose 120
Oxyuris vermicularis 334

P

PA (Primäraffekt) 306
Pacchioni-Granulation 20
Pachymeningosis haemorrhagica interna 450
Paget, Morbus (Mamma) 367
Pagus 12
Palisade 407
Panarteriitis nodosa 259f, 340
Pancreatic polypeptide 76
Paneth-Zelle 147
Pankreas, Adipositas 64
- B-Zelle 74
- endokrines 408
- Fettgewebsnekrose **64,** 117, 126
- Fibrose 76
- Insel 263
- Inselfibrose 76
- Inselhyalinose 41, 76
- Inselzellhyperplasie 79
- Resektion 75
- Speichelödem 65
- Tumor, endokriner 408
Pankreatitis 54, 64, 288
- chronische 75, 308
Pankreozymin 54
Panmyelopathie 255, 266, 279, 446
Pannus 315
Panzerherz 117, 167f
Papageienkrankheit 315
Papille, Niere 64
Papillennekrose 78, 443
Papillom 364
Papilloma-Virus 391
Papova-Virus 391
Parahämophilie 189
Parakeratose 48
Paralyse, progressive 267, 307
Paramyxovirus 321
Paraplegiker 119
Paraquat 157
Parasit 326ff, 388
- abgestorbener 117
- Zyste 328
Parathormon 194, 359, 444, 451
Parathyreoidea 113
- Hyperplasie, sekundäre 132
Paratyphus 177
Paravertebraltyp, Metastase 352
Parenchymatrophie 171
Parietalthrombose 195
Parietalzelle, Magen 232
Parotismischtumor 363, 436
Parotitis epidemica 288, 321
Parthenogenese 375
PAS 77
Pascal 471
Paschen-Körperchen 319
Pateau-Syndrom 9
Pathogenese 1
Pathogenität 212
Pathologie 1
PcP = Arthritis, rheumatoide 44, 260, 337
Pel-Ebstein-Fieber 417
Pellagra 444, 452
Pemphigoid 263
Pemphigus vulgaris 263
Pendelblut 166
Penetrationstiefe, Strahlen, ionisierende 464
Penicillamin 444
Penis-Karzinom 371
Penizillin 443
Pepper, Metastasierungstyp 407
Peptid 407
Perforation, Darm 313
Perfusionsstörung 158
Periarteriitis nodosa 259f, 340, 478
- Makroform 340
Pericarditis constrictiva 56
- fibrinosa 281
Perifokalentzündung 274, **287,** 354, 356
Periglomerulitis 341
Perikarderguß 167
Perikarditis 167
Peritonitis, eitrige 187
- fibrinöse 281
Permeabilitätsfaktor 232, 234
Perinatal-Sterblichkeit 473
Pernio 460
Perniziosa 98, 217, 263, 392, 450
Peroxid 381, 466
Pest 174
Petechie 173

Peyer-Plaque 312
Pf/dil (Permeabilitätsfaktor) 232, 234
Pfaundler-Hurler-Krankheit 87
Pfeifenraucher 445
Pflasterepithel → Plattenepithel
Pfortader 198, 290, 333
Pfortaderthrombose 170, 196
Pfortadertyp, Metastase 352
pH 124, 224
Phagolysosom 129, 222, 224, 267
Phagosom 128, 219, 222, 268
Phagozyt 95, 293
– cholesterinbeladener 68
– → Makrophag; Phagozytose
Phagozytin 227, 229
Phagozytose 78, 143, 196, **219f**
– Defekt 255
– Erythrozyt, RHS 329
Phalloidin 108
Phäochromozyt 75, 408

Phase, leukämische 419
– phänokritische 5
Phenazetin, Abusus 92, 384, 443
Phenolvergiftung 92
Phenylbutazon 198, 442
Phenylketonurie 49
Philadelphia-Chromosom 9, 388
Phlebolith 117
Phlegmone 213, **285**
Phosgen 157, 209
Phosphatase 114
– alkalische 108f, 116, 224
– saure 224, 421, 425
Phosphatdiabetes 451
Phosphatid 49, 71
Phosphattransport 114
Phosphaturie 80
Phospholipase A 65
Phospholipid 70, 157
Phosphor 448
Phosphorvergiftung 61, 174
Phosphorylierung 114, 160
Phtise 300
Picornavirus 320
Pigment 87
– gelbbraunes 92, 94
– hämo-/myoglobinogenes 92
Pigment
– rotbraunes 93
– schwarzes 89, 93
– schwarz-braunes 107
– wachsartiges, gelbbraunes
Pigmentnävus 90
Pigmentvermehrung 463
„Pille" 186, 386
Pilokarpin 131
Pilz, biphasischer 323
Pilzerkrankung 253, **322ff**
Pilzfaden 323f
Pilzpyämie 323
Pilzsepsis 323
Pilzvergiftung 446
Pinozytose 128, **219**
Piringer-Kuchinka, Lymphadenitis 327
Plaque 41
– jaune 95, 98
Plasmainsudation 460, 465
Plasmazelle 149, 237, 241, 253, 288
– Differenzierung 254
– Fehlen 254
Plasmin 188, 198, 213, **232,** 284
Plasminogen 188, 198
Plasminsystem 270
Plasmoblast 413, 419f
Plasmodium falciparum 329
– malariae 329
– vivax 329
Plasmozytom 34, 41, 44
Pleuraempyem 204
Pleuramesotheliom 383, 411
Pleuraplatte, hyaline 383
Pleuritis fibrinosa 281
Plexus praesacralis 352
Plättchen → Thrombozyten
Plattenepithelkarzinom 431f
Plattenepithelmetaplasie 389, 431, 455
Plattenepithelzyste 376
Plazenta 78
Plazentalösung 206
Pneumocystis carinii 150, 253, 288
Pneumokokkus 213, 283
Pneumokoniose 293, 453
Pneumonia alba 308
– ambulatoria 283
Pneumonie, croupöse 283
– fibrinöse 283
– gelatinöse 303
– käsige 303
Pneumonie
– lymphoplasmozytäre interstitielle 288
– xanthomatöse 70
Pneumozyt 70, 157
Pocken 47, 319
Pockengruppe, Viren 390
Podagra 120
Polioencephalitis haemorrhagica superior (Wernicke) 449
Poliomyelitis 320
Polyarthritis 340
– akute 335
– chronische 337
– rheumatische 360
– rheumatoide 44, 260, 337, 477
Polycythaemia vera 194, 446
Polydactylie 473
Polydipsie 73
Polyglobulie 471
Polymerisation 274
Polymorphie 355
Polyneuritis 340, 449
Polyomavirus 318
Polypeptid 126, 144
– basisches 229
Polypeptidkette 32, 37
Polyphagie 58
Polyploidie 355, 369, 464
Polyp 364
Polyposis coli, familiäre 377, 387
Polyurie 73
Polyzythämie 194, 446
Pompe, Glykogenose 81
Porphinpigmente 89
Porphyrie, toxische 447
Porphyrinring 98
Porphyrmilz 417
Portio-Karzinom 349
Postmortalveränderung 3, 94
Postoperativ 110
Postprimärperiode 301
Potenz, fetale 147
Poxvirus 319, 390
PP-Zelle 76
Präkanzerose 48, **362f,** 369, 436
Präkarzinogen 383f
Präparatbeschreibung 472
Prausnitz-Küstner-Versuch 257
Präzipitation 247
Prednison → Kortison
Primär-Antwort (IgM) 241
Primäraffekt 306
Primäreffekt 464

Primärherd 296
Primärherdlymphknoten 296
Primärherdphtise 300
Primärkaverne 300
Primärkomplex 299
Proakzelerin 188
Progesteron 385
Prohormon 41
Prokonvertin 188
Proliferation 142, **274ff**
Proliferationshemmung 468
Proliferationszentrum 422
Prolin 37
Promotionsfaktor 369f
Promotor 384f
Properdin 229, 250
Prophylaxe 82, 305, 310, 461
- Karzinom 436
Prosoplasie 146
Prostaglandin **233,** 359
- E 52
Prostatahyperplasie 132
Prostatakarzinom 386, 438
Protaminchlorid 197
Protease 233, 268
Proteinsynthese 73
- Hemmung 137
Proteinurie 33f, 171, 208
Proteoglykan 77
Proteolyse 184
Prothrombin 188
Prothrombinspiegel 445
Prothrombinsynthese 452
Protofibrille 37f, 275
Protozoon 326
Pruritus 417
Pseudoelastin 23
Pseudofollikel 419, 422
Pseudohermaphrodit 9
Pseudohypothyreoidismus 114
Pseudolymphom, Magen 412
Pseudomelanose 91
Pseudomembran 282
Pseudomischtumor 436
Pseudomyxoma peritonei 84, 151, 350
Pseudopodium 222, 224, 226, 229
-, undulierendes 219
Pseudotuberculosis rodentium 295
Pseudotumor 269
Pseudozyste 64, 150f
Psittakose 315
Psychose 444
Ptose 172
Pubertät 301
Puff-Bildung 18
Pulmonalsklerose 165, 169, 172
Pulpom, Milz 411
Purinantagonist 438
Purin 119
Puromycin 60
Purpura 173, 205, 448, 470
- cerebri 206, 329
- fulminans 174
- Schönlein-Henoch 286
- thrombotisch-thrombozytopenische 193
Pyämie 214, 284
Pyelonephritis 78
Pyknomitose 355
Pyknose 125
Pyramidon 384
Pyrimidin, halogeniertes 438
Pyrogen 267
Pyroninophilie 243
Pyrophosphat 114, 116
Pyrrolfarbstoff 98

Q

Quarzstaub 293 → Silikose
Quecksilber 117, 383, 447
De Quervain-Thyreoiditis 295
Quetschempfindlichkeit 431
Quincke-Ödem 155, 210, **255**

R

Rabies 47, 316, 319
Rachitis 451
- Vitamin D-resistente 80, 451
Rad (Strahlungsdosis) 463
Radiomimetikum 10
Radium 380
Radiumemanation 380
Radspeichenstruktur 243
Ramus bronchialis 202
Randsaum, gelber 203
- hämorrhagischer 184f
- roter 125
Rankenneurom 405
Rappaport-Azinus 171
- Klassifizierung, Non-Hodgkin-Lymphome 422f
Rassendisposition, Tumoren 386
Rathke-Tasche 376
Rattengift 447
Raucher → Zigaretten
Raucherkarzinom 382, 445
- Venezuela 370
Raum, extrakapillärer 206
Reagin 256
Reaktion, anaphylaktische 255f
- gegen Tbk 477
- hyperergische 228, 338
- zellstimulatorische oder blockierende 257
- zytotoxische 257
Reaktionsgruppe, Entzündung 268
Reaktionstypen (Coombs) 255ff
Realisationsphase 369
Rechtsinsuffizienz → Herz, Rechtsinsuffizienz
von Recklinghausen - Hämochromatose 95
- Neurofibromatose 377
Reflextod 161, 205
Regeneration 24, **133**
- Entgleisung 139
- pathologische 140
- reparative 138
Regenerationsreiz 465
Regulator, T-Lymphozyt 242
Reguritation 107
Reiben, Auskultation 203, 281
Reinfekt, exogener 303
Reißfestigkeit 144, 275, 450
Reiter-Syndrom 15
Reiztheorie 370ff
Rejection, first set 251
- second set 251
Rekanalisation 196
Rektaltemperatur 459
Rektovaginalfistel 315
Rektumstenose 315
rem (= Dosiseinheit) 463
Renin 208
Reparation 142, **275ff**
Reparaturenzym 24
RER 29, 90, 124, 139, 243, 268, 355, 369
RES → RHS
Residual body 36, 92, 129
Residualvolumen 156
Resistenz, geringe 214, 300, 414, 459
- → Resistenzverminderung
Resistenzlage 212
Resistenzphase 265

Resistenzverminderung
265, 318, 323, 326
– → Resistenz, geringe
Resorption 142
Resorptionsatelektase 157
Respirationskette 160
Restitution ad integrum
123, 476
Restkörper 36, 92, 129
Retentionsikterus 106
Retentionszyste 151
Retikulin 223
Retikulinfaser 137, 142,
170
Retikuloendothelial-
System → RHS
Retikulohistiozytär-System
→ RHS
Retikulum, endoplasmatisches, glattes 101, 123,
129
– rauhes → RER
Retikulumzelle, interdigitierende 241
Retikulumzellsarkom 423
– Knochen 402
Retina 71
Retinitis proliferans 78
Retinoblastom 378
Retinopathie 442, 444
– diabetische 78
Retroplazentarhämatom
193
Retroperitonäum 375
Reverse transcriptase 389
Rezeptor, Antigen 239
– C'3 226
– IgG 226
Rezidivbildung, Tumor 357
Rh-Inkompatibilität 96,
103, 106, 257
Rhabdomyom 402
Rhabdomyosarkom 403
– adultes, pleomorphes
403
– alveoläres 379, 403
– embryonales 403
– Vagina 379
Rhabdovirus 319
Rhagade 449f
Rheumafaktor 260, 263
Rheumaknoten 337
Rheumatismus, Phasen
336
– nodosus 478
– verus 335
Rhinitis 320f
– allergische 256
– chronische 341
Rhinovirus 321
Rhizopod 326
RHS 70, 95f, 101, 178,
187, 226, **218f,** 234f,
241, 302, 350, 475
– -Blockade 235
– Clearancefunktion 193
Rhythmus, tageszeitlicher
136
Riboflavin 450
Ribosom 32, 243, 268, 355
Rickettsia mooseri 314
– prowazeki 314
Riesenkern 372
Riesenkind 79
Riesenleber 81
Riesenniere 81
Riesenzelle **226,** 252, 294,
306
– Langhans-Typ 295, 297,
304, 376
– mehrkernige **226,** 337
– myogene 140
– Sternberg 416
– vielkernige 321
Riesenzellgranulom 400
Riesenzelltumor,
„benigner" 400
– xanthomatöser 69, 404
Rindfleisch-Zelle 310
RNS 6, 18, 131, 133, 381,
389, 421, 438, 465
– Polymerase 479
– -Virus 319f, 369
– – ,onkogenes 389
Röntgenarzt 380
Röntgenstrahlen 91, 137,
140, 144, 267, 284, 380,
436, **463ff**
– Leukämie nach 380
– → Strahlen, ionisierende
Röntgenkrebs 380
Röntgenpigmentierung 90
Röntgensensibilität 466
Röntgenvaskulopathie 39
Rosenkranz, rachitischer
451
Rosenthal-Faktor 189
Roseole 313
Rosettenbildung 378, 425
Rost 94
Rostgranulom 292
Röteln 321, 407
Rotor-Syndrom 108
Rubella 47, 321
Rubeola 47, 321
Rubor 211, 269
Rückenmark 307
– Demyelinisation 452
Ruhr, bakterielle 283
Rundzellsarkom 397
Ruß 382
Ruß
– → Kohlepigment
Russel-Körperchen 34,
243, 329

S

S-Phase 133
Sabin-Feldmann-Test 327
Saccharin 370
Sagomilz 46
Salizylsäure 106, 443
– Abusus 443
Salmonella typhi 310
Salpetersäure 449
Salzsäure 93, 449
Salzverlustsyndrom 79
Sanarelli-Shwartzman-Phänomen 174, 213, **235**
Saprophyt 225, 323
Sarcoma botryoides 403
– phylloides 434
Sarkoidose 115, 304
Sarkom, Definition 344
– hochdifferenziertes 396
– lymphoretikuläres 423
– neurogenes 407
– osteogenes 400
– polymorphzelliges 396
– rundzelliges 397
– spindelzelliges 396
Sattelnase 309
Sauerstoff, Mangel 28, 177
– – → Anoxie; Hypoxie
– -Partialdruck 160
– -Sättigung 471
– -Schaden 179
– Träger 159
– Transport 159
Säugling 106, 195f, 265,
300, 302, 310, 313, 323,
422, 449, 458
Saum, gelber 184f
Säure 448
Säureverluststellen 116, 118
Säurewirkung 40
Schädeltrauma 207
Schaden, chemischer 10,
442ff
– heredozellulärer
→ Mutation
– thermischer 457ff
Scharlach 287
Schaumann-Körperchen
304
Schaumleber 3
Schaumpilz 161
Schaumpumpen 206
Schaumzelle 62, 67, 70,
145, 294

Schilddrüse → Thyreoidea
Schinkenmilz 46
Schistosomiasis 206, 333, 371
Schizogonie 328
Schizontenbildung 193
Schizophrenie 444
Schlafkrankheit 329
Schlangengift 97, 213
Schleim **82** → Muko-
- mesenchymaler 85
Schleimabdomen 84
Schleimgranulom 85, 295
Schleimhaut-Typ 431
Schleimhautulkus 470
Schleimkarzinom 85
Schliere, basophile 268
Schlingenkappe, fibrinoide 78
Schmelzorgan 376
Schmincke-Regaud-Karzinom 432
Schneeberg, Lungenkrebs 373, 380
Schneeblindheit 463
Schneidezahn, tonnenförmiger 309
Schnelluntersuchung 357
Schnittfläche, Beurteilung 472
Schnupfen 84, 280
Schock, 157, **177,** 193, 204f, 235, 265, 280, 458, 470
- allergischer 205
- anaphylaktischer 180, 197, 256
- dekompensierter 179
Schockenteropathie 179, 283
Schockindex 180
Schocklunge 179
Schockniere 179
Schocktod 326
Schönlein-HenochPurpura 286
Schorf 141, 312
Schornsteinfegerkrebs 382
Schrumpfleber → Leberzirrhose
Schrumpfniere 467
- Ca-Oxalat 121
- Zysten, erworbene 151
Schüttelfrost 329
Schwangerschaft 132, 149, 235, 395, 451
Schwangerschaftsfettleber 61
Schwann-Zelle, Proliferation 139
Schwannom 405
Schwanzthrombus 192, 197
Schwartz-Bartter-Syndrom 359
Schwarzwasserfieber 329
Schwefelwasserstoff 93
Schweiß 85
Schweißausbruch 176
Schweizer Typ, Agammaglobulinämie 253
Schwellung, hydropische 76
- markige 312
- trübe 28, 124, 184, 464
Schwiele 142, 473
- → Narbe
Schwitzen 111
Sedimentationsgeschwindigkeit, Staub 455
Seemannshaut 463
Sehzelle 446
Sekret 228
Sekretin 54
Sektion 3
Sekundärantwort 252
Sekundärinfektion 127, 358
Selektion, klonale 243
Selen 383
Sella turcica 376
Semimalignität → Tumoren, semimaligne
Sensibilisierung 248
- Sonnenlicht 463
Sepsis 110, 214, 477
Septikämie 110, 214
Sequestrierung 127
Serom 145
Serotonin 190, **233,** 359, 407, 432
Serumkalzium 451
Serumkrankheit 260
Serumlipid 52
SH-Gruppe 442
Shope-Fibrom 390
- -Papillom 390
Shunt 167, 172
- -Bilirubin 98
Shwartzman-Sanarelli-Phänomen 174, 213, **235**
Sichelzellanämie 96
Siderin → Hämosiderin
Siderochromatose 75, **95**
Siderose → Hämosiderose
Siderosom 94
Siegelringzelle 85
Signalembolie 201
Silberfaser 38, 223, 275, 336
Silikatkristall 453
Silikose **293,** 453
Silikotuberkulose 456
Simon-Spitzenherd 302
Sinusendothel 219
Sinusoid 107, 170
Sjögren-Syndrom 263
Skelettmuskel → Muskel, Myo-
Sklerodaktylie 339
Sklerodermie 86, **339**
Sklerose **281,** 288, 339, 465, 473
-, noduläre 417
Skolex 333
Skorbut 137, 175, **450**
Skrotalkarzinom 382
Slow-Reacting Substance A 233, 256
Sludge 180
Smog 455
Sog 471
Somatostatin 76
Somatotropin 41
Sonnenbestrahlung 388, 428, 451
Sonnenbrand 280, 463
Sonnenstich 459
Soor **323,** 444
Spasmus 181
Spätgeneralisation 303
Spätmetastase 363
Spätstreuung 301
Speckhautgerinnsel 190
Speicheldrüsen-„Mischtumor" 363, 436
Speicherkrankheit 71, 129, 473
Speicherung 71
Speicherzelle 50
Sphingomyelin 71
Sphingosid 71
Spina bifida 13
Spinalganglion 318, 320
Spindelzellsarkom 396
Spirochaeta pallida 306
Spitzennarbe 302
Splenisation 156
Splenomegalie 72
Spondylitis Bechterew 15
- brucellosa 313
- tuberculosa 302f
Spontanabort 9
Spontanfraktur 398, 400
Spontanmutante 387, 392
Sporen 323f
Sporenpilz 323
Sporogonie 329
Sporozoon 327
Sporozoit 328
Spreading factor 213
Sprue **54f,** 97, 255, 452
Spulwurm 334

Sputum 169
SRS-A 233, 256
Stadium, Entzündung 268ff
Stammzell-Leukämie 379, 423
Stammzelle 238
- autoreaktive 262
Staphylococcus 213, 284, 321
- aureus 282
Staphylokokkenpneumonie 216
Star 78, 82, 463
Stärke 206
Starkstrom 462
Stase 171, 177, 269
Status lacunaris cerebri 186
- spongiosus 477
- varicosus cruris 22
Staubdichte 455
Staubqualität, Partikelgröße 454
Staubschäden 453ff
Staubspeicherung 453
Staubzelle 293
Stauung 173, 207
- rechtskardiale 60
- Stase 171
Stauungsatrophie 170
Stauungsbronchitis 169
Stauungsgastritis 170
Stauungsinduration 170f
Stauungslunge 168
Stauungsmilz, portale 170
- rechtskardiale 170
Stauungsstraßen 171
Stauungstranssudat 280
Steatorrhö 56
Steinkrankheit 371
Sterblichkeit, perinatale 473
Sterilisation 469
Sterkobilin 102
Stenose 13
Sternberg-Riesenzellen 416, 419
Sternhimmelbild 421, 426
Sternzelle, Kupffer 98, 219
Stewart-Treves-Syndrom 411
STH 73, 75, 136
Sticking, Leukozyt 272
Stickstoff, Blut 471
Stickstofflost 209
Stimulation, hormonale 464
Stoff, pyrogener 329
Stoffwechselstörung 25
Strabismus 115
Strahlen, infrarote 463
- ionisierende 6, 10, 47, 355, 369, 379, 438, 463ff
- → Röntgenstrahlen
- krebserregende 381
- Schutzvorschriften 436
- Spätschäden 465
Strahlenfibrose 414
Strahlenpathologie 464ff
Strahlenschaden 55, **464ff**
Strahlensensibilität 464, 466
Strahlentheorie 379ff
Strahlentherapie **437,** 468
Strahlenvaskulopathie 465
Strahlenwirkung 463ff
Strahlung, radioaktive 373
Stratum basale → Basalzellen
Streptokinase 198, 213
Streptokokken 213, 284f, 321, 335, 340
Streptokokkeninfekt 155
Streptolysin 223
Streptomyzin 137, 443
Streß 264
Streuquelle 301
Streuung, bronchogene 303
- diskrete hämatogene 302
- miliare 302
„Strickleiter" 201
Strom, elektrischer 461ff
Strommarke 461
Stromstärke 461
Struma lymphomatosa Hashimoto 289
Struma maligna 41, 380, 408, 436
Stuart-Prower-Faktor 189
Stuhl, acholischer 107
- blutiger 187
Subinfarkt 185
Sublimatvergiftung 117, 447
Substanz, alkylierende 266, 438
- radioaktive 380
- radiomimetische 355
- vasoaktive 205
Sudanfärbung 204
Sulfhämoglobin 93
Sulfonamid 106, 340
Superinfektion 321
Supermann 9
Suppressor-Lymphozyt 246, 420
Surfactant 157, 179, 210
Swiss cheese brain 327
Sympathikoblast 408
Sympathikomimetikum 444
Sympathikusläsion 172
Sympathikusreiz 175f
Sympathogoniom 407
Syndrom, adrenogenitales, kongenitales 79
- Atemnot 474
- immundefizitäres 253ff, 475, 477
- nephrotisches **33,** 35, 45, 68, 208
- paraneoplastisches 118, **358f,** 478
- postthrombotisches 197
- unspezifisches respiratorisches 454
Synovia 260
Synovialis 145
- Tumor 69, 404
Synovialom malignes 405
Synzytiumzelle 376
Syphilis 305
- → Lues; Gumma
System, fibrinolytisches 210
- lymphatisches 238ff
- retikulo-endothelial-histiozytäres → RHS

T

T-Immunoblast 244, 424
T-Killer-Lymphozyt 251
T-Lymphom 421
T-Lymphozyt 238
- Subpopulationen 244
T-Memory-Lymphozyt 253
T-Suppressor-Lymphozyt 262
T-Zell-Defekt, reiner 254
T-Zellsystem 418
Tabak → Zigarette; Raucher
Tabakteer 382
- → Teer
Tabes dorsalis 307
- mesaraica 56
Tachykardie 167, 176, 267
Talkgranulom 145, 206, 292
Talkum 206
Taenia saginata 332
- solium 330
Täniose 331f
Tardieu-Blutung 161, 174
Tätowierung 89
Taucherglocke 471
Tay-Sachs, Morbus 71

Tbk → Tuberkulose, Tuberkel
Teer 381
Teerwarze 365, 382
Teerprodukte, karzinogene 370, 373
Teilungsfähigkeit, Hemmung 438
Teleangiektasie 465, 468
Temperaturkontrollzentrum 329
Teratogenese 5
Teratologie 4
Teratom 12, **375f**
Testosteron 21, 362, 385
Tetanie 56, 114, 254
Tetrachlorkohlenstoff 60, 446
Tetrazyklin 61, 137, 444
Thalassämie 98
Thallium 447
Therapie, immunosuppressive 266, 322, 392, 414
- Tumor, maligner 437
- zytostatische → Zytostatikum
Thesaurismose 71
Thiamin 449
Thibierge-Weissenbach-Syndrom 118
Thioflavin-T-Färbung 40
Thiouracil 385
Thorium, kolloidales 380
- X 381
Thorotrast 380f, 468
Thorotrastom 381
Thorotrastschaden 468
Thrombarteriitis 213
Thrombin 188
Thromboembolie 475
Thromboid 476
Thrombokinase 187, 191f
Thrombolyse 187, 198
Thrombophlebitis 201, 213
Thromboplastin 192
Thrombose **187,** 200, 232, 460, 471
- → Pfortader
- Pathogenese 193
- Prädilektionsstelle 194
Thrombozyt 190, **225,** 233
- Adhäsion 190
- Aggregation 205
Thrombozytopenie 193
Thrombus 190
- hyaliner 192
- Organisation 275
- roter 192
- weißer 190
Thymom 359
Thymus 238
Thymusdysplasie 254
Thymusepithel 238
Thymushormon 238
Thymushyperplasie 380
Thymuskarzinoid 408
Thyreoglobulin 263
Thyreoidea, Adenom 385
- Aktivation 460
- Atrophie 22
- Geschwulst 411
- Hyperplasie 132
- Karzinom 41, 380
- - anaplastisches 436
- - medulläres 408
- Unterfunktion 86
Thyreoiditis Hashimoto 261, 263, 392
- subaktue, nichteitrige (de Quervain) 295
Thyroxin 385
Tibia, Verkrümmung 451
Tiefensensibilität 308
Tigerung, Herzmuskel 62
Tight junction 102, 105, 270
TNM-Klassifikation 354
Tochterblase 333
Tochtermetastase 352
Tochterzelle, postmitotische 427
Tod 2
- im Wasser 161
Todesursache, Tumor 344
Todeszeichen 2
Toleranz 236
- selektive 246
Toleranzzeit 183, 475
Tollwut 47, 316, 319
De Toni-Debré-Fanconi-Syndrom 80
Tonsillektomie 214
Tophus 120
Torsion 173
Torticollis congenita 395
Totenflecken 2
- hellrote 446, 460
Totenstarre 459
Totgeburt 96, 157, 322
Touton-Riesenzelle 68
Toxin 60, 212, 334
Toxoid 213
Toxoplasmose 15, **327**
Trachea 156
Tracheobronchialkollaps 156
Tracheomalazie 156
Tracheopathia osteoplastica 147
Tracheostoma 455
Trachom 315
Transfer-RNS 32
Transferrin 92f
Transformation, maligne 347
Transfusionssiderose 97
Transfusionssyndrom, feto-fetales 15
Transfusionszwischenfall 257
Translokation 8
Transplantatverwerfung 251, 287
Transplantation **147f,** 251, 261, 392, 478
Transplantationsantigen → HLA-Antigen 15
Transplazentarweg 384
Transportprotein 60
Transsudat 168, 171
Traubensarkom 379, 403
Trauma 10
Trefferschaden, DNS-Moleküle 466
Trematode 333
Triasterbildung 355
Trichine 335
Trichinella spiralis 335
Triglyzerid 49, **50**
Trikuspidalinsuffizienz 432
Triple-Reaktion 269
Tripelhelix 37
Trisomie 47: 9
- 13: 9
- 18: 9
- 21: 21, 388
Trommelfell 470
- Perforation 69
Tröpfcheninfektion 320
Trophoblastepithel 376
Tropokollagen 37, 275
Truncus pulmonalis 202
Trypanosom 329
Tryptophan 382f
Tse-Tse-Fliege 329
TSH 22
Tuberculosepsis acutissima Landouzy 253, 278, 302
Tuberkel 296f
- Differentialdiagnose 298
Tuberkelbakterien 295, 298
Tuberkelknötchen 296f
Tuberkulin 235
Tuberkulinreaktion 252, 298, 477
Tuberkulose 226, 261, **295ff**, 473
- Aufblühen 303
- exsudative 298
- Infektionswege 296
- Phasen 299f
- postprimäre 302

Tuberkulose
- Primärkomplex 299
- produktive 298
- - reine 304
Tuberkulostatikum 303
Tubulusepithel, Eiweißspeicherung 36
Tubulusnekrose, Nieren 446f
Tuffsteinlunge 118
Tularämie 295
Tumor 211, 213, **344**
- → Adenom; Karzinom; Carcinoma; Sarkom usw.
- ADH-bildender 111
- Altersfaktor 345
- Definition 344
- dysplasiogener 478
- Einteilung 360, 393ff
- endokrine Organe 385
- epithelialer 427ff
- generalisierter 438
- Gutartigkeit 347
- Häufigkeit 344
- Histogenese 367
- hormonale Einflüsse 361, 478
- hormonproduzierender 42
- Malignitätssymptome 348ff
- melaninhaltiger 90
- → Metastase
- Nekrose 478
- neuroektodermaler 90
- Organbefall 346
- pathologisch-anatomische Merkmale 348ff
- polypöser 356
- Prognose 360ff
- pseudomaligner 367
- Regression 478
- Rezidiv 357, 478
- schleimbildender 85
- semimaligner **362ff**, 395, 428
- - mesenchymaler 395
- Thorotrast 468
Tumordiagnostik, zytologische 358
„Tumorgenozid" 468
Tumorlehre 344ff
Tumorrezidiv 469
Tumorstroma 356
Tumortheorie 369ff
Tumorulkus 356
Tumorwachstum 356
Tumorzelle, „schlafende" 357, 478
Turban-Tumor 430
Tween 370
Typhus abdominalis 310
- Stadien 312
Typhusknötchen 313
Tyrosin 49, 90f

U

Überbein 86
Überdosierung, Medikament 442
- Vitamin D 451
Überdruck, plötzlicher 471
Überempfindlichkeitsreaktion 197, 235
- → Allergie
- anaphylaktische 256
- Coombs 255
- Immunkomplex-Typ 258
- immunologische 277
- zellgebundene 260
- zytotoxische 257
Überleben, 5-Jahres- 360
Überlebenszeit im Wasser 460
Überproduktionsikterus 106
Überwärmung 464
Überwässerung 27f, 464
Uferzelle 98, 219
Ulcus cruris 145, 197
- ventriculi 150, 198, 264, 374, 443
Ulrich-Turner-Syndrom 9
Ultraviolett-Licht 209, 319, 379f, 389, 463
Ultrazentrifugation 52
Unreife 210
Untersuchung, histologische 346
Urämie 111, 209, 229, 283, 341, 414, 443, 447, 451, 458
Urat 119
Uratkristall 120
Uratstein 120
Urgeschlechtszelle 375
Urenkelmetastase 352
Ureterkarzinom 384
Urin → Harn-
Urobilin 102
Urobilinogen 102, 106f
Urogenitalbilharziose 333
Urokinase 198
Urothel 147
Urtikaria 256
Uterusatonie 206
Uteruskarzinom 384
UV- → Ultraviolett-Licht
Uveitis 463
Uveitis
- anterior 15
Uveo-Parotitis 304

V

Vacciniavirus 235
Vagina 218, 403
- Karzinom 384
Vakat-Fettgewebswucherung 18
Vakuole 139
- Glykogen 81
- Hauptstückepithel 112
Vakuolisierung 268
Variola 319
Varizellen 47, 280, 318
Vasa privata 202
- publica 202
- vasorum 308
Vaskulitis 149, 274
Vaskulopathie, hypertensive → Arteriolosklerose; Arteriolonekrose
Vasodilatation 232, 256, 460
Vasokonstriktion 80, 149, 176, 179, 190, 233, 264, 460
Vasopressin 80
Vena azygos 169
- femoralis 194, 200
- mesenterica 186, 189
Venendruck, negativer 204
- zentraler 176, 179
Venenkontraktion 177
Venenthrombose 207
- → Thrombose
Venenverschluß 183
Venenwinkel 301
Venule 269f
- postkapilläre 240
Ventilationsstörung 154
- obstruktive 156
Veränderung, progressive 130
Verbrauchskoagulopathie 192, 235, 444, 474
- → Gerinnung, intravasale, disseminierte
Verbrennung 111, 177, 280, 370, **457ff**, 461, 463, 468
Verbrennungskarzinom 370, 458
Verbrennungsschock 179
Verbrennungstoxin 459
Verbrühung 457ff
Vererbung → Erbleiden
Vererbungstheorie, Tumor 386f

Verfettung, feintropfige 205, 460
- hypoxämische 170
- Leber 56
- nutritive 58
- zentrolobuläre 60
Vergiftung 60
- → einzelne Stoffe
- Nahrungsmittel 177
Verhornung 48f
Verkalkung 64, **116**, 127, 167, 286, 298f, 398
- → Calcium; Kalk
- dystrophische 117, 447
- Herzmuskel 452
- idiopathische 118
- metastatische 118, 304
Verkäsung 117, 125, 296f
Verknöcherung 399
Verkochung 462
Verkohlung 458
Verquellung, entzündliche 38
- fibrinoide **40,** 336, 340
Verruca juvenilis 391
Verschleimung → Schleim; Degeneration, mucoide
Verschlußikterus 452
Verschüttung 93
Versinkungstod 161
Verwachsung, bindegewebige 126
Verwerfung, Transplantat 149
Very low density lipoprotein 52, 58
Vestibularisschäden 443
Vinylchlorid 384
Virion 316
Virulenz 212, 323
- Resistenz (Verhältnis) 214
Virus 150, 253, 261, 388, 418
- → einzelne Gruppen und Typen
- Antigen 348
- Krebserreger 389ff
- Neuraminidase-positives 228
- onkogenes 318, 381
- Papova-Gruppe 389
- „schlafendes" 318, 322, 389
- slow acting 478
Virusinfekt 5, 11
- latenter 381, 389
Viruskrankheit 47, **316ff**
Virussarkom, Huhn 389
Virustheorie, Tumor 389ff
Virustumor, Mensch 391
Vitalkapazität, Verminderung 169
Vitamin 11
- A 449
- - -Mangel 389
- B 452
- B_1 449
- B_2 450
- B_{12} 56, 450
- C 450
- - -Mangel 137, 144
- D 56, 112f, **451**
- - -Intoxikation 118
- - -Überdosierung 115
- -E-Mangel 98
- K 56, 188, 452
- - -Antagonisten 197
- - -Mangel 189, 452
- -Störung 449f
Vitiligo 91
Vitium, Herz 165f
- → Herzfehler; Mitral- usw.
VLDL 52, 58
Volt 461
Volvulus 173
Vorderhornganglienzelle 320
Vorhofflimmern 194
Vorhofmyxom 86
Vorhofseptumdefekt 200
Vorhofthrombus 200
- myxomatös degenerierter 86

W

Wachstum, destruktives 349f
- endophytisches 357
- exophytisches 356
- infiltratives 350, 365, 410
Wachstumsfaktor 73
Wachstumsgeschwindigkeit 360
Wachstumshormon 73
Waldenström, Morbus 34, 44, 421f
Waller-Degeneration 139
Wanderung, amöboide 350
Wandläsion 193
Wanze 326
Warthin-Tumor 434
Wärzchenbildung 336
Wasser, Dissoziation 381
- -Stoffwechsel 27f
- → Ödem
Wasserstoffbrücken 272
Wasserstoffsuperoxyd-Bleichung 90
Wasserverlust 327, 458
Waterhouse-Friderichsen-Syndrom 174, 193, 235, 287
Wechselgewebe 134, 138, 438
Wegener-Syndrom 341
Werlhof, Morbus 257, 263
Wharton-Sulze 83, 85
Whipple, Morbus 55
Widerstand, elektrischer 461
Wiederbelebungszeit 183
Wilms-Tumor 378
Wilson-hepatolentikuläre Degeneration 122
Windpocken 47, 280, 318
Wirbelgelenksarthrose 380
Wirbelsäule 20
Wirkung, radiomimetische 438
Wirtshaustod 155
Wiskott-Aldrich-Syndrom 294, 392
Wismut 447
Witterung, schwüle 459
Wolfsrachen 13
Wolke, radioaktive 470
Wuchereria bancrofti 334
Wundheilung 24, 137, **141,** 469
Wundkontraktion 144
Wurmfortsatz → Appendix

X

Xanthelasma 68
Xanthofibrom 69, 394, 404
Xanthom, riesenzelliges 69, 404
Xanthoma tuberosum 67
Xanthomatose 66, 70
Xanthophthalmie 449
Xeroderma pigmentosum 388

Z

Zahn-Klappen 166
- Infarkt 196
Zäruloplasminmangel 122
Zellatmung 160
Zelle, chromaffine 27
- differenzierte 137
- endokrine 76

Zelle
- enterochromaffine 233
- epitheloide 227, 252, 294, 297, 306, 315, 337
- intermitotische 133
- Kanzerisierung 369
- maligne transformierte 347
- myoepitheliale 172, 410
- neuroendokrine 407
- pluripotente 375
- postmitotische 134, 138
- pyroninophile 243
- undifferenzierte 135
Zellhydrops 28
Zellinfiltrat, lymphoplasmozytäres 287
Zellkomplex, versprengter 375
Zellödem 28, 124, 184, 464
Zellparasitismus, obligatorischer 314
Zellproliferation 264
- → Zellvermehrung
Zellrasse, strahlenempfindliche 468
Zellriese 337, 464
Zellschädigung 123
Zellteilung, inäquale 136
Zelltod 123
- → Nekrose
Zellvermehrung, pathologische **132,** 264, **355**
Zellwasserhaushalt 28
Zentralnervensystem (ZNS) → Hirn; Rückenmark
Zentroblast 241, 252, 419f, 424
Zentrozyt 241, 252, 420, 424
Zerebosid 49
Zerebrosidsulfatidose 72
Zerkarien 333
Zeroid 56, **97**
Zervix-Karzinom 349
Zestode 330ff
Ziegenpeter 288
Zigarettenraucher 68, 77, 181, 371, 373, 382, 436, 455
- → Bronchialkarzinom, chronische Bronchitis u. dgl.
Zilienfollikel 294
Zirkulation, gestörte 20
- → Kreislaufstörung
- periphere 177
Zirkulationsfaktor 193
Zirrhose → Leberzirrhose
ZNS → Hirn, Rückenmark
Zöliakie 54, 112
Zollinger-Ellison-Syndrom 54
Zone → Kokarde
- parakortikale 240
Zonula occludens 102
Zoonose 228
Zottenatrophie 54
Zuckerspeicherung 30
Zungenatrophie 450
ZVD 176, 179
Zweitkontakt 251
Zwerchfellfurche 20
Zwerchfellhochstand 157
Zwergwuchs 87, 114
- renaler 80
Zwillinge 12, 15
- eineiige 148, 387
Zwischenhirn 267
Zwischenwirt 326ff
Zyankali 160, 447
Zyanose 169
Zyklamat 370
Zyklophospamid 268
Zylinderzellkarzinom 430
Zylindrom 363, 367, 430
Zystadenom 85
Zyste 150
- enzephalomalazische 151
Zystenbildung 186
Zystenpankreas 85
Zystinose 49
Zystinurie 49
Zystizerk 331
Zystizerkose 331
Zytologie 348
- diagnostische 3
- Tumor 358
Zytolysosom 36, 129
Zytomegalie 47, **322**
Zytopempsis 128, 220
Zytoplasma, Eosinophilie 125
Zytosegrosom 36, 129
Zytoskeleton 102, 105, 108
Zytostatikum 6, 10, 137, 140, 157, 267, 279, 322f, 391
Zytotoxizität **248,** 250